栄養アセスメント	第1章
栄養プログラム	第2章
栄養補給法	第3章
症状別栄養療法	第4章
疾患別栄養療法	第5章
術前・術後の栄養療法	第6章
特殊状態の栄養療法	第7章
栄養療法と薬剤	第8章

NST
臨床栄養療法
スタッフマニュアル

編集
清野　裕 関西電力病院総長 / 京都大学名誉教授
門脇　孝 東京大学大学院医学系研究科特任教授・糖尿病代謝内科学
中村丁次 神奈川県立保健福祉大学学長
本田佳子 女子栄養大学栄養学部教授

編集協力
矢吹浩子 明和病院看護部長
東海林徹 奥羽大学薬学部教授

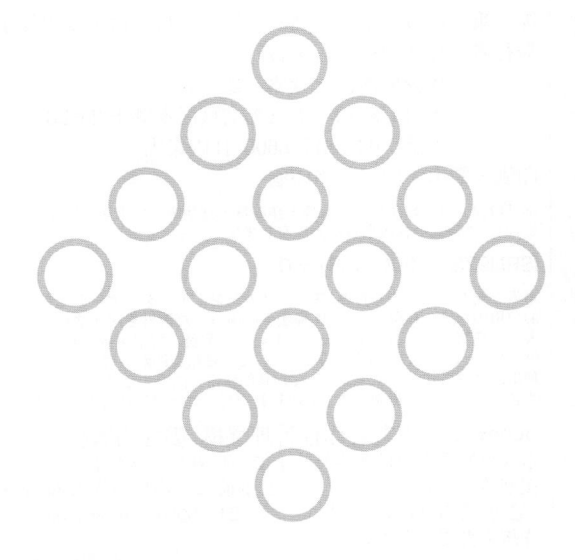

医学書院

NST 臨床栄養療法スタッフマニュアル

発　　行	2009 年 11 月 15 日　第 1 版第 1 刷Ⓒ
	2020 年 6 月 1 日　第 1 版第 3 刷

編　　集　清野　　裕・門脇　　孝・中村丁次・本田佳子

発行者　株式会社　医学書院

　　　　代表取締役　金原　　俊

　　　　〒113-8719　東京都文京区本郷 1-28-23

　　　　電話　03-3817-5600（社内案内）

印刷・製本　山口北州印刷

本書の複製権・翻訳権・上映権・譲渡権・貸与権・公衆送信権（送信可能化権を含む）は株式会社医学書院が保有します．

ISBN978-4-260-00815-0

本書を無断で複製する行為（複写，スキャン，デジタルデータ化など）は，「私的使用のための複製」など著作権法上の限られた例外を除き禁じられています．大学，病院，診療所，企業などにおいて，業務上使用する目的（診療，研究活動を含む）で上記の行為を行うことは，その使用範囲が内部的であっても，私的使用には該当せず，違法です．また私的使用に該当する場合であっても，代行業者等の第三者に依頼して上記の行為を行うことは違法となります．

JCOPY〈出版者著作権管理機構　委託出版物〉
本書の無断複製は著作権法上での例外を除き禁じられています．複製される場合は，そのつど事前に，出版者著作権管理機構（電話 03-5244-5088，FAX 03-5244-5089，info@jcopy.or.jp）の許諾を得てください．

序

　近年，我が国における国民の健康水準は世界的にもトップレベルとなったが，高齢社会の到来とともに，国民の疾病構造の変化，特に糖尿病や癌，虚血性心疾患といった生活習慣病の増加が深刻な問題となってきている．これらの疾患の発症には生活習慣が密接に関与しており，その予防や適切な治療において栄養的側面からのアプローチが重要であることはいうまでもない．

　そんななか，近年，栄養管理に対する需要が高まってきている．食育基本法の施行，食事指導や栄養管理に対する診療報酬加算など，国家的な施策も行われてきている．病態栄養専門師，糖尿病療養指導士をはじめ，栄養療法の専門的知識と技術を習得した専門家を養成するための認定制度も発足し，これらの専門スタッフが中心となって多職種協働によるNST（Nutrition Support Team）を構成し，施設内の栄養問題に対処できるシステムが全国に普及しつつある．本書は，これら臨床栄養療法を担う医療スタッフに向けて，臨床ですぐ使えるコンパクトなレファレンスブック，実践マニュアルを企図して出版されたものである．

　本書では，前半で基本的な栄養療法の知識と技術を解説し，各論では発達段階別の視点も取り入れながら，疾患別の具体的な栄養療法を解説している．特に栄養病態の理論的根拠に基づいて，それぞれの職種の専門的立場から，栄養食事療法の方針（プランニング），栄養アセスメント，栄養管理目標，栄養基準，食品構成，食品・素材の適否，献立・調理法の工夫，経腸・静脈栄養療法，栄養指導，看護のポイント，生活指導・在宅療養指導をまとめているのが特徴である．従来，栄養学，特に病態別に取り組んだ実用的な手引書はまったく存在せず，疾病の解説と，治療のなかで若干の栄養療法が記述されているのみであった．本書はまったく新しい視点から，疾病の治療における栄養療法に取り組んだもので，教科書的な記載は省き，まさに臨床に直結した実践的な記載となっている．本書が多くの栄養関連スタッフに活用され，少しでも我が国の臨床栄養療法の発展に寄与することを願ってやまない．

　最後に，本書の趣旨にご賛同いただき，それぞれにご多忙ななか，本書の執筆に多くの時間を割いていただきました諸先生方に，この場を借りて心よりお礼申し上げます．

2009 年 10 月

関西電力病院院長　清野　裕

執筆者一覧

編集
清野 裕 関西電力病院総長/京都大学名誉教授
門脇 孝 東京大学大学院医学系研究科特任教授・糖尿病代謝内科学
中村丁次 神奈川県立保健福祉大学学長
本田佳子 女子栄養大学栄養学部教授

編集協力
矢吹浩子 明和病院看護部長
東海林 徹 奥羽大学薬学部教授

執筆（五十音順）
赤星亜朱香 熊本市国際交流振興事業団
朝倉比都美 聖母会聖母病院栄養室栄養室長
蘆野吉和 北斗地域包括ケア推進センター長
足立香代子 臨床栄養実践協会理事長
安孫子亜津子 旭川医科大学内科学講座講師・病態代謝内科学分野
石井拓男 東京歯科大学短期大学学長
市川和子 川崎医療福祉大学医療技術学部臨床栄養学科特任准教授
一木 薫 兵庫医科大学病院感染制御部看護師長
一山 智 滋賀県立総合病院総長・病院長
出浦照國 元関東学院大学教授/昭和大学医学部客員教授
伊東七奈子 前橋赤十字病院看護部看護係長
伊藤美智子 東京山手メディカルセンター総合医療相談室看護師長・皮膚・排泄ケア認定看護師
伊藤 穣 名古屋市立大学病院准教授・呼吸器・アレルギー内科
稲月 摂 大阪大学歯学部附属病院看護部主任看護師長
稲葉雅章 大阪市立大学大学院医学研究科教授・内科系
岩川裕美 元滋賀医科大学医学部附属病院栄養治療部栄養治療副部長
岩田加壽子 三重大学医学部附属病院病院長顧問・管理栄養士
岩原由美子 有明福祉会館管理栄養士
内田耕一 山口県立大学看護栄養学部教授
内田陽子 群馬大学医学部保健学科教授
宇津 貴 日本生命病院・腎臓内科部長
梅林奎子 前群馬パース大学保健科学部看護学科教授
大関武彦 浜松医科大学名誉教授/前共立女子短期大学看護学科教授

執筆者一覧 v

大谷幸子	大阪樟蔭女子大学健康栄養学部特任教授/くすのき健康栄養センター長
大槻俊輔	近畿大学医学部附属病院脳卒中センター教授
大槻　眞	産業医科大学名誉教授/復井診療所理事長
大野朋加	千葉大学医学部附属病院看護部看護師長
大部正代	FOOD & HEALTH協会ククルテ代表理事
大和田　操	東京都予防医学協会・代謝病研究部長
岡崎一幸	京都大学医学部附属病院検査部・臨床検査技師
沖田幸祐	徳山中央病院・消化器内科
奥　朋子	千葉大学医学部附属病院看護部/がん看護専門看護師
小倉英郎	大西病院院長
恩地森一	久万高原町立病院/父二峰診療所
柏木厚典	草津総合病院糖尿病センター会長
片岡優実	藤田医科大学病院看護部
葛城　功	アルメイダ病院・内分泌科部長
加藤チイ	実践女子大学実践女子短期大学部生活学科准教授
金内則子	東都大学幕張ヒューマンケア学部講師
金澤良枝	東京家政学院大学健康栄養学科教授
金谷節子	金谷栄養研究所所長
金子順一	東京大学医学部附属病院講師・肝胆膵外科
金城永治	かねしろクリニック
兼平奈々	東海学園大学健康栄養学部管理栄養学科准教授
上山真美	群馬県立県民健康科学大学看護学部准教授
川崎英二	新古賀病院副院長
川島由起子	長野県立大学グローバルマネジメント学部教授
河原和枝	川崎医療福祉大学医療技術学部臨床栄養学科特任教授
北谷直美	関西電力病院疾患栄養治療センター部長
楠　進	近畿大学医学部客員教授・脳神経内科学
窪田光枝	国際医療福祉大学小田原保健医療学部看護学科講師
黒瀬　健	関西電力医学研究所糖尿病地域医療推進センター長
桑原節子	淑徳大学看護栄養学部栄養学科教授
小西尚美	兵庫医科大学病院臨床研究支援センター治験部門看護師
小林亜由美	群馬パース大学保健科学部看護学科教授
小林美亜	静岡大学創造科学技術大学院特任教授
今　寿賀子	虎の門病院栄養部部長
金胎芳子	前新潟県立大学人間生活学部健康栄養学科教授
齋藤長徳	青森県立保健大学健康科学部栄養学科教授
坂井田功	山口大学大学院医学系研究科教授・消化器病態内科学
佐々木智好	聖霊女子短期大学非常勤講師
佐々木裕	市立貝塚病院総長

執筆者一覧

佐藤　潤	東京医療保健大学東が丘・立川看護学部准教授
佐藤照子	北里大学病院栄養部科長
佐藤敏子	東都大学管理栄養学部講師
佐藤陽子	済生会向島病院糖尿病センター
椎名美知子	自治医科大学附属病院栄養部主任管理栄養士
幣　憲一郎	京都大学医学部附属病院副部長・疾患栄養治療部
篠﨑彰彦	光晴会病院顧問／長崎県栄養士会会長
柴田瑠美子	国立病院機構福岡病院小児科医師
島田和典	順天堂大学大学院医学研究科先任准教授・循環器内科
清水真幸	兵庫医科大学病院救命救急センター看護主任・救急看護認定看護師
下田正人	東邦大学医療センター大森病院栄養部次長
東海林　徹	奥羽大学薬学部教授／山形県薬剤師会会長
庄野　孝	熊本中央病院医長・消化器内科学
白木　亮	岐阜大学医学部附属病院准教授・血液内科
菅原寧彦	熊本大学病院小児外科・移植外科准教授
杉野万紀	神奈川県立足柄上病院管理栄養士
鈴木一幸	岩手医科大学医学部名誉教授・内科系
関根里恵	東京大学医学部附属病院病態栄養治療部副部長
代田浩之	順天堂大学保健医療学部学部長
髙野　操	国立国際医療研究センターエイズ治療・研究開発センター
高橋徳江	順天堂大学医学部附属浦安病院栄養科課長補佐
竹内純子	母恋天使病院栄養科栄養科長
竹田良子	兵庫医科大学病院看護部
武部久美子	名寄市立大学保健福祉学部栄養学科教授
谷口知慎	伊勢赤十字病院薬剤部
谷村　学	伊勢赤十字病院薬剤部長
俵　万里子	北陸学院大学短期大学部食物栄養学科講師
千島佳也子	厚生労働省医政局災害医療対策室DMAT事務局・救急看護認定看護師
千葉俊美	岩手医科大学医学部内科学講座教授・関連医学分野
千葉由美	横浜市立大学医学部看護学科教授
塚田芳枝	杏林大学医学部付属病院栄養部係長
津田とみ	前徳島文理大学大学院教授・人間生活学研究科
土江節子	神戸女子大学名誉教授
恒石美登里	日本歯科総合研究機構主任研究員
鶴見田鶴子	金沢学院大学人間健康学部助教
寺本民生	帝京大学医学部特任教授・臨床研究医学
土井悦子	虎の門病院栄養部長
銅山紀江	川崎医科大学附属病院栄養部
徳永佐枝子	東海学園大学健康栄養学部准教授

利光久美子	愛媛大学医学部附属病院栄養部部長
土肥栄祐	アラバマ大学バーミンガム校
富田真佐子	昭和大学保健医療学部看護学科教授
戸村加洋子	よしい内科クリニック栄養相談室室長
友田昭二	アストラ・ゼネカ研究開発本部安全性担当医師
外山健二	神奈川県立保健福祉大学保健福祉学部栄養学科教授
豊田裕輝子	大腸肛門病センター高野病院栄養科主任
中尾俊之	望星西新宿診療所院長
長尾美紀	京都大学医学部附属病院教授・臨床病態検査学
長岡由女	東京医科大学病院准教授・腎臓内科
中島 淳	東京大学大学院教授・呼吸器外科
中出美代	東海学園大学健康栄養学部管理栄養学科教授
中西靖子	前大妻女子大学家政学部食物学科教授
中野忠澄	宇治徳洲会病院糖尿病内分泌科顧問
西沢良記	大阪市立大学名誉教授
野口球子	前北里大学東病院栄養部部長
野添新一	志學館大学名誉教授
野田さおり	KKR高松病院看護部看護師長
野本尚子	千葉大学医学部附属病院臨床栄養部副部長
長谷川実穂	昭和大学医学部小児科学講座小児アレルギーエデュケーター（管理栄養士）
長谷部正晴	厚生会古川橋病院外科
羽田 均	はねだ内科クリニック院長
羽田勝計	旭川医科大学名誉教授・病態代謝内科学
濱野孝美枝	東京城東病院・消化器外科
林 典子	十文字学園女子大学人間生活学部健康栄養学科准教授
播磨陽平	山口労災病院・消化器内科
福井康三	青森市民病院副院長・心臓血管外科
堀江重郎	順天堂大学医学部教授・泌尿器科学
本田佳子	女子栄養大学栄養学部教授
牧 曜子	熊本大学医学部附属病院・消化器内科
松浦文三	愛媛大学大学院医学系研究科教授・先端病態制御内科学
松末 智	大手前大学健康栄養学部教授
松田直之	名古屋大学大学院医学系研究科教授・救急・集中医学分野
松原 薫	東京女子医科大学八千代医療センター栄養管理室室長
松本昌泰	広島大学名誉教授・堺市立総合医療センター顧問
三浦総一郎	国際医療福祉大学大学院長
三井良之	近畿大学医学部教授・神経内科学
三橋知明	埼玉医科大学教授・臨床検査医学

執筆者一覧

南　久則	熊本県立大学環境共生学部教授
三村洋美	昭和大学大学院保健医療学研究科長
宮脇尚志	京都女子大学家政学部食物栄養学科教授
武藤　智	順天堂大学医学部特任教授・遺伝子疾患先端情報学
村尾哲哉	魁正会服部胃腸科
村上　新	心臓血管センター金沢循環器病院顧問
村上啓雄	岐阜大学医学部附属病院副病院長
村川知弘	関西医科大学呼吸器外科学講座主任/附属病院呼吸器外科部長・呼吸器外科学
村越美穂	自治医科大学附属病院栄養部室長
森脇久隆	岐阜大学学長
矢島正榮	群馬パース大学保健科学部看護学科教授
柳沢慶香	東京女子医科大学医学部准教授・内科学
柳澤尚武	順天堂大学革新的医療技術開発研究センター准教授
山内治雄	東京大学医学部附属病院講師・心臓外科/医工連携部副部長
山内俊一	葵会柏たなか病院・糖尿病・内分泌内科
山本一彦	理化学研究所生命医科学センター副センター長
山本雅一	東京女子医科大学消化器・一般外科教授・講座主任
横峰和典	にしみ内科クリニック院長
吉松博信	元大分大学医学部教授・総合内科学第一講座
吉村吾志夫	新横浜第一クリニック院長
吉本勝彦	徳島大学大学院医歯薬学研究部教授・分子薬理学分野
鷲澤尚宏	東邦大学医療センター大森病院栄養部部長
渡邊明治	光生病院・内科
渡邉榮吉	新潟医療福祉大学特任准教授・健康科学部健康栄養学科
渡辺知佳子	防衛医科大学校医学教育部医学科講師・消化器内科学
渡邉由香	奥羽大学薬学部医療薬学系薬剤学分野助手

目次

序 iii

第1章 栄養アセスメント

1. 食事調査・栄養調査 ●津田とみ 2
2. 身体計測 ●川島由起子 10
3. 臨床検査 ●一山 智・岡崎一幸 15

第2章 栄養プログラム

4. 栄養療法の選択と決定 ●足立香代子 22
5. 栄養投与量の決定 ●幣 憲一郎 27

第3章 栄養補給法

6. 経口栄養 ●齋藤長徳/伊東七奈子 36
7. 経腸栄養 ●白木 亮・村上啓雄・森脇久隆/伊東七奈子 44
8. 経皮内視鏡的胃瘻造設(PEG)
　　　　　　●白木 亮・村上啓雄・森脇久隆/伊東七奈子 52
9. 輸液療法 ●松末 智 60
10. 経静脈栄養 ●松末 智/伊東七奈子 66

第4章 症状別栄養療法

11. ショック ●金城永治/河原和枝/千島佳也子 74
12. 発熱 ●金城永治/河原和枝/富田真佐子 80
13. 浮腫 ●黒瀬 健/河原和枝/富田真佐子 85
14. 下痢 ●黒瀬 健/豊田裕輝子/伊藤美智子 92
15. ダンピング症候群 ●松浦文三・恩地森一/野本尚子/小西尚美 99
16. 便秘 ●松浦文三・恩地森一/豊田裕輝子/伊藤美智子 104
17. 黄疸 ●松浦文三・恩地森一/利光久美子/千葉由美 110
18. 痩せ(るい痩) ●宮脇尚志/幣 憲一郎/千葉由美 116
19. 体重増加 ●宮脇尚志/幣 憲一郎/千葉由美 121

20.	摂食・嚥下・咀嚼機能障害	●渡邊明治／金谷節子／千葉由美	128
21.	褥瘡	●渡邊明治／加藤チイ／伊藤美智子	138

第5章　疾患別栄養療法

救急疾患

22.	熱傷	●金城永治／市川和子／清水真幸	146
23.	外傷	●松末　智／市川和子／銅山紀江／竹田良子	154
24.	食中毒	●松田直之／中西靖子	160

感染症

25.	急性腸管感染症	●牧　曜子・佐々木　裕／関根里恵／一木　薫	167
26.	肺炎	●長尾美紀／岩川裕美／一木　薫	174
27.	結核	●伊藤　穣／杉野万紀／一木　薫	181
28.	HIV感染症	●髙野　操／鶴見田鶴子／一木　薫	191

口腔疾患

29.	歯科疾患	●石井拓男・恒石美登里／篠﨑彰子／稲月　摂	199

消化管疾患

30.	食物アレルギー	●横峰和典・佐々木　裕／林　典子／長谷川実穂	205
31.	食道アカラシア	●庄野　孝・佐々木　裕／大谷幸子／小西尚美	212
32.	逆流性食道炎	●村尾哲哉・佐々木　裕／大谷幸子／小西尚美	220
33.	食道癌	●渡辺知佳子・三浦総一郎／桑原節子／小西尚美	228
34.	食道静脈瘤	●千葉俊美・鈴木一幸／塚田芳枝／小西尚美	235
35.	胃・十二指腸潰瘍	●千葉俊美・鈴木一幸／加藤チイ／小西尚美	242
36.	潰瘍性大腸炎	●渡辺知佳子・三浦総一郎／野口球子／片岡優実	249
37.	クローン病	●渡辺知佳子・三浦総一郎／野口球子／片岡優実	255
38.	短腸症（症候群）	●千葉俊美・鈴木一幸／佐藤敏子／小西尚美	262
39.	過敏性腸症候群	●渡辺知佳子・三浦総一郎／佐藤敏子／小西尚美	267
40.	吸収不良症候群	●千葉俊美・鈴木一幸／戸村加洋子／小西尚美	271
41.	イレウス	●千葉俊美・鈴木一幸／戸村加洋子／小西尚美	279

肝胆膵疾患

42.	急性肝炎・劇症肝炎	●渡邊明治／俵　万里子／奥　朋子	287

43.	慢性肝炎	●渡邊明治／岩田加壽子／佐藤　潤	294
44.	肝硬変	●播磨陽平・坂井田　功／岩田加壽子／佐藤　潤	300
45.	肝癌	●内田耕一・坂井田　功／俵　万里子／佐藤　潤	306
46.	脂肪肝・非アルコール性脂肪肝炎(NASH)		
		●沖田幸祐・坂井田　功／利光久美子／奥　朋子	312
47.	胆石症・胆嚢炎		
		●白木　亮・村上啓雄・森脇久隆／佐藤照子／大野朋加	317
48.	急性膵炎	●大槻　眞／佐藤照子／片岡優実	323
49.	慢性膵炎	●大槻　眞／佐藤照子／片岡優実	328

代謝疾患

50.	フェニルケトン尿症/糖原病	●大和田　操／佐藤陽子	334
51.	1型糖尿病	●川崎英二／高橋徳江／片岡優実	345
52.	2型糖尿病	●川崎英二／大部正代／片岡優実	355
53.	脂質異常症(高脂血症)	●寺本民生／本田佳子／小西尚美	366
54.	肥満症	●葛城　功・吉松博信／北谷直美／梅林奎子	373
55.	高尿酸血症・痛風	●山内俊一／本田佳子／梅林奎子	379
56.	骨粗鬆症	●西沢良記・稲葉雅章／岩原由美子／小林亜由美	385

内分泌疾患

57.	甲状腺機能亢進症/低下症	●三橋知明／今　寿賀子／小西尚美	391

呼吸器疾患

58.	呼吸不全	●長谷部正晴／金胎芳子／窪田光枝	399
59.	慢性閉塞性肺疾患(COPD)	●羽田　均／金胎芳子／窪田光枝	406

循環器疾患

60.	高血圧症	●宇津　貴・柏木厚典／金内則子／小林亜由美	413
61.	虚血性心疾患		
		●柳澤尚武・島田和典・代田浩之／椎名美知子／小林美亜	420
62.	うっ血性心不全	●福井康三／村越美穂／小林美亜	427

産婦人科疾患

63.	妊娠高血圧症候群	●友田昭二／朝倉比都美／奥　朋子	435

腎疾患

64. 糸球体腎炎／ネフローゼ症候群
　　　　　　　　　　　　　　　　　●吉村吾志夫／兼平奈々／三村洋美　442
65. 急性腎不全　　　　　●長岡由女・中尾俊之／渡邉榮吉／三村洋美　452
66. 慢性腎不全・透析　　　　　　●出浦照國／金澤良枝／三村洋美　460
67. 糖尿病性腎症　　●安孫子亜津子・羽田勝計／塚田芳枝／三村洋美　471

血液疾患

68. 貧血　　　　　　　　　　　●吉本勝彦／土井悦子／小林亜由美　479

神経・筋疾患

69. 脳血管障害
　　　　　　●土肥栄祐・大槻俊輔・松本昌泰／佐々木智好／野田さおり　485
70. 神経・筋変性疾患　　●三井良之・楠　進／下田正人／野田さおり　495

精神疾患

71. 神経性食欲不振症（拒食症）・神経性過食症（過食症）
　　　　　　　　　　　　　　　　　●野添新一／土江節子／野田さおり　501

アレルギー，他

72. アトピー性皮膚炎　　　　　　　　　　●柴田瑠美子／武部久美子　508
73. アレルギー　　　　　　　　　　　　　　●小倉英郎／武部久美子　514
74. 免疫疾患・膠原病　　　　　　　　　　　●山本一彦／武部久美子　519

第6章　術前・術後の栄養療法

75. 上部消化管手術　　　　　　　　　　　　●鷲澤尚宏／外山健二　526
76. 下部消化管手術　　　　　　　　　　　　●鷲澤尚宏／松原　薫　531
77. 肝・胆・膵手術　　　　　　　●濱野美枝・山本雅一／関根里恵　536
78. 心臓手術　　　　　　　　　　●山内治雄・村上　新／中出美代　542
79. 呼吸器手術　　　　　　　　　●村川知弘・中島　淳／中出美代　547
80. 泌尿器手術　　　　　　　　　●武藤　智・堀江重郎／中出美代　550
81. 移植時の栄養管理　●金子順一・菅原寧彦／南　久則・赤星亜朱香　554
82. 術前・術後の看護　　　　　　　　　　　　　　　　●野田さおり　557

第7章　特殊状態の栄養療法

83.	妊産婦	●柳沢慶香／竹内純子／矢島正榮	564
84.	新生児	●大関武彦／德永佐枝子／矢島正榮	575
85.	乳幼児	●大関武彦／德永佐枝子／矢島正榮	583
86.	小児(学童, 思春期)	●大関武彦／德永佐枝子／梅林奎子	592
87.	高齢者	●中野忠澄／大谷幸子／上山真美・内田陽子	599
88.	緩和栄養	●蘆野吉和	608

第8章　栄養療法と薬剤

89.	薬剤師のための服薬指導・薬剤管理	●谷口知慎・谷村　学	616
90.	飲食物と治療薬との相互作用	●渡邉由香・東海林　徹	624

索引　635

第 1 章

栄養アセスメント

1 食事調査・栄養調査

疾病時の栄養管理,あるいは日常生活において健康を考える場合,食事調査・栄養調査は欠かせない.しかし,食事調査の精度には限度がある.その限度を理解したうえで目的に応じた調査方法を選択し,病状や栄養状態の経過を把握することが大切である.

栄養食事調査

食べたもの(食事歴)の調査には,① 24 時間思い出し法,②食事歴調査,③食物摂取頻度アンケート調査,④食事歴アンケート,⑤半定量食物頻度調査などがあり,食べるもの(メニューや食物)を記録する,⑥メニュー記録,⑦見積もり記録,⑧秤量(計量)記録,⑨綿密計量記録などもある(図 1-1).最近では写真利用の記録も可能になってきた.また,患者の入院時の食事摂取状況は提供量と喫食率を把握して求めることができる.

栄養食事調査方法

方法としては,その時点から調査を始める前向き調査「食事記録法」(図 1-1 の右半分,表 1-1)と,摂取した食事を記録する後ろ向き調査「思い出し法」(図 1-1 の左半分,表 1-2)とに大きく二分できる.

食事記録法:前向き調査

食事記録法は,秤量法と非秤量法に分けられる.直接測定法も精密な研究に用いられる.また,食物摂取頻度調査法も広く用いられている.

- 秤量法は食べる前に実際に秤(ハカリ)で食物の重量をはかる.摂取食物から摂取栄養素を求めることができる.1 日だけの調査では,調査による不自然さが食事内容(食習慣)を変動させ,不正確となる可能性が大きい.
- 非秤量法では,秤量はせず目安の記録を行う.大きさや個数,容量などをできるだけ正確に記録する.実際には,すべての食物を秤量することが困難なことも多く,秤量法プラス非秤量法,すなわち半秤量法となることが多い.いずれの場合も,本人が記録する方法と,調査者が記録する方法とがある.
- 実際に食べたものを直接測定する方法を「陰膳法」という.陰膳法とは,調査対象者が食べるものと全く同じ食事をあらかじめもう 1 人分準備し,これを実測する方法である.正確に摂取量を知ることができるが,時間,手間,経費がかかるので実施は容易でない.
- 食物摂取頻度調査法は,食品のリストを用い,特定の食物を一定期間

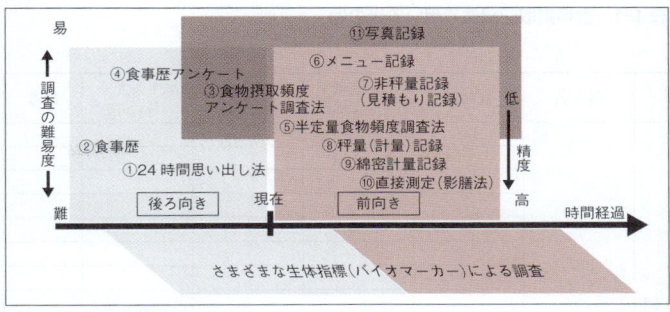

図1-1 栄養食事調査

内に何回摂取したかを調査するもので，FFQ (food frequency questionnaire)といわれ，国際的にもよく使われている．面接回答あるいは自記回答である．適切な食物リストを採用することが必要である．半定量食物摂取頻度調査票FFQW65では65食品のリストを用いる．
- 国民健康・栄養調査での栄養食事調査は，健康増進法に定められている全国規模の調査である．採用されている方法は調査者が実際に食べたものを記録する「秤量食事記録法」である．

思い出し法：後ろ向き調査

24時間思い出し法や食物摂取頻度調査法がある．24時間思い出し法は，記録する時点より，24時間遡って思い出してもらい，記録する．面接で答えてもらう場合と自記回答の場合がある．質問票を用意しておく．食物摂取頻度アンケート調査も，食生活の傾向を把握する目的でよく用いられる方法である．

調査方法の選択

多くの栄養食事調査方法(表1-3)から目的に応じたものを選択する．
- 実際に食べたものに基づく調査は食べたものの量を正確に把握できることが長所であるが，調査や分析に時間がかかり，また，対象者にも負担が大きいことが短所である．
- 24時間思い出し法，食物摂取頻度調査法は，本人または記録者の記憶に依存し，主観が入る要素が多い．
- 食事摂取記録法にも，調査員の熟練技術を要す．本人による記録には本人の主観が入る要素が多い．
- 各調査法の長所と短所を理解する必要がある(表1-4)．問題点を減ら

表1-1 食事摂取記録法で用いる表の例

年　　月　　日

	献立名	食品名	摂取量 (目安量)	摂取量 (g, mL)	エネルギー (kcal)	備考
朝食						
	小　計					
昼食						
	小　計					

第1章 1 食事調査・栄養調査

	献立名	食品名	摂取量 （目安量）	摂取量 （g, mL）	エネルギー （kcal）	備考
夕食						
	小　　計					
間食						
	小　　計					
合計						
その他						
その日のメモ						

表1-2 24時間思い出し法で用いる表の例

食事調査表　　　　　　年　月　日（　）　　　　名前＿＿＿＿＿＿

	献立名	食品名	摂取量 （目安量）
朝食	主食 主菜 汁物 飲み物・乳製品・果物		
間食			
昼食	主食 主菜 副菜 汁物 飲み物・乳製品・果物		
間食			
夕食	主食 主菜 副菜 汁物 飲み物・乳製品・果物		

すために「24時間思い出し法と食事摂取記録法」,「食物摂取頻度調査法と食事摂取記録法」というような複数の組み合わせで調査することが多い.
- 知りたい情報と,なぜ知りたいか,必要なのは栄養素全般か特定の栄

表1-3 栄養食事調査の方法と特色

調査の方向	調査方法			調査の内容	調査方法	定量か定性か
前向き* (食事摂取記録法)	食事記録	秤量法	秤量と記録	実際に食べたもの	自己または調査者	定量
		非秤量法	目安量記録	実際に食べたもの	自己または調査者	半定量
	直接分析	影膳法	直接測定	実際に食べたもの	調査者と測定者	定量
	半定量食物摂取頻度調査法		記録	実際に食べたこと	自己または調査者	半定量
後ろ向き** (24時間思い出し法)	食物頻度(アンケート)調査法		過去を思い出す	質問票	自己	定性
	24時間思い出し法		1日過去を思い出す	質問票	自己または調査者	定性
	食事歴法		過去を思い出す	質問票	自己または調査者	定性
どちらも可	バイオマーカー評価法			摂取栄養素による生体の変動を測定	調査者と測定者	—

＊前向き調査：prospective study　＊＊後ろ向き調査：retrospective study

表1-4 栄養食事調査の方法と長所・短所

	食事摂取記録法	24時間思い出し法
長所	実際に摂取するものを調査できる．1日以上，複数日の調査が可能	食習慣への干渉がない
短所	食習慣への干渉が生じる 被験者の負担が大きい 自己記録の場合，記載漏れ	標準化が困難 正確な思い出しが困難 調査者には熟練が必要 24時間以上，複数日の思い出しは不正確
誤差を生じる要因	調査を行うことによる食習慣の変化が出る 過少または過大申告が生じる 非秤量法では重量を誤る	調査者の技能に依存する 正確さの欠如

養素か，目標と必要な精度，すぐ知りたいか(緊急性)などを勘案して調査方法を選択する．
- 病院や医療施設では提供した食事を完全に食べることができたか否か，簡易喫食率調査を行い記録する．

調査の結果

- 摂取した食事の量を把握することができれば，日本食品標準成分表に掲載されている成分値から，エネルギー量および各栄養素の量を計算

で求めることができる．計算は，多様な栄養価（食品成分）計算ソフトが開発されているので，個々の計算ソフトの特性を理解したうえで目的に応じたものを使用する．
- 得られる結果の精度は，食事調査の精度に依存する．計算ソフトへの入力ミスもしばしば起こるので，誤った入力をしないよう注意を要する．
- 治療用特殊食品や，成分表示のある栄養剤などは，表示されている値を用いる．

栄養食事調査の結果得られるデータ
- 食品群別摂取量
- 摂取エネルギー量および栄養素摂取量
  エネルギーおよび主な栄養素（たんぱく質，脂質，炭水化物，カルシウム，鉄，ビタミンA，ビタミンB_1，ビタミンB_2，ビタミンC），コレステロール，食物繊維，食塩相当量
- それら栄養素の比率
  エネルギーを構成しているたんぱく質（P），脂質（F），炭水化物（C）の比，動物性たんぱく質と植物性たんぱく質の比，飽和脂肪酸（S）：一価不飽和脂肪酸（M）：多価不飽和脂肪酸（P）の割合，多価不飽和脂肪酸については，n-6系多価不飽和脂肪酸とn-3系多価不飽和脂肪酸の比．

臨床における栄養食事調査と栄養アセスメント

食べられる状態か否か

疾病時の（臨床における）栄養食事調査は疫学的な栄養調査とは異なり，個別の栄養状態を経時的に把握することが肝要である．食べられているか否か，消化器症状の有無など，主観的包括的評価（subjective global assessment；SGA）とも照らし合わせ，栄養食事調査と栄養アセスメントを行う．活動レベル，全身状態，意識レベル，精神状態なども併せて把握する必要がある．

生体指標との比較検討

- 食事調査の限界を知り，身体の数値（生体指標：バイオマーカー）との相関を見極め，双方を栄養状態の判定にいかす．身体計測の数値としては，体重の変動が第一義的な総括的なマーカーとなる．
- 栄養調査によく用いられる生体サンプル（血液，尿，唾液など）を使った生化学的臨床検査項目は，食事摂取状態や栄養状態を反映する指標

となる．これらのデータは食事調査の妥当性を検証するための指標にもなる．

臨床における栄養素摂取量調査

個別の対象者には食事摂取記録法と24時間思い出し法，または食物摂取頻度調査法などの長所を組み合わせて用いる．

■治療食摂取時（経口栄養法）

入院患者で治療食の経口摂取のみの場合は提供量と喫食率に個人での補食も合計して把握する必要がある．

■非経口栄養法実施下

経口と非経口の合計のすべての摂取栄養成分を把握する．それに対比する排泄総量との出納（バランス）も重要である．経腸栄養剤および経静脈栄養剤の成分（組成）と濃度を確認する．処方された量のみでなく，実際投与された量を把握する．

■真の摂取量

提供（または投与）予定量と実際の摂取量との差異を見逃さないよう注意する．嘔吐や下痢の有無も把握する．

■出納による摂取量の測定

ナトリウム摂取量，窒素摂取量，水分摂取量を24時間尿から調査する．体重は，水およびすべての栄養素の総合的な出納結果を示す指標である．

■栄養状態に影響をもつ要因

サプリメント類の摂取は食事調査時に見落とされることも少なくない．薬剤も栄養（代謝）に影響する要因である．服用している薬剤やサプリメント類も見落とさないこと．

【津田とみ】

MEMO

2 身体計測

身体各部を直接測定し，その値より間接的に身体の構成成分を観察する方法である．非侵襲的，簡便で，安価なため，栄養アセスメントの1つとして用いられ，スクリーニングや経時的に個人の栄養状態を評価するうえで重要な栄養指標である．

身体計測

- 測定値は標準値と比較したり，経時的変化により評価・判定する．測定方法によっては，測定誤差が生じるものもあるので，いくつかの指標と併せて評価・判定する．
- 常に同じ測定点になるように，測定精度を高めることが大切であり，測定法によっては，訓練する必要がある．

身長

- 小児では身体発育の指標であるが，成長期，高齢者以外では問題になることは少ない．
- 成人では体格指数の算出のために必要である．
- 車椅子，寝たきり，高齢者など直立姿勢がとれない場合は，間接的な方法である膝高，指極により身長を推定する．膝高は身長との相関が高い．
- 膝高計測による推定方法は，左足の膝と足首を直角に曲げ，踵から膝蓋骨上縁の長さを測定し，推定式により換算する（図2-1）.
- 日本人の膝高による身長推定式 （宮澤ら：日本静脈経腸栄養学会発表，2004）
  男性：$64.02 + [2.12 \times 膝高(cm)] - (0.07 \times 年齢)$
  　　（誤差範囲±3.43 cm）
  女性：$77.88 + [1.77 \times 膝高(cm)] - (0.10 \times 年齢)$
  　　（誤差範囲±3.26 cm）
- 指極測定による推計方法は，両手を両側にまっすぐ横に広げ，両手の最も長い指先から指先までの間隔を測定する．その値が身長となる．

体重

- 身体構成成分の総重量を表し，体重計により簡便に測定でき，多くの情報が得られる測定法である．
- 立位ができない場合は車椅子用の体重計やベッドスケールを用いる．
- 測定は早朝空腹時の排尿後とし，薄い衣類で，靴下，靴を脱ぎ，体重

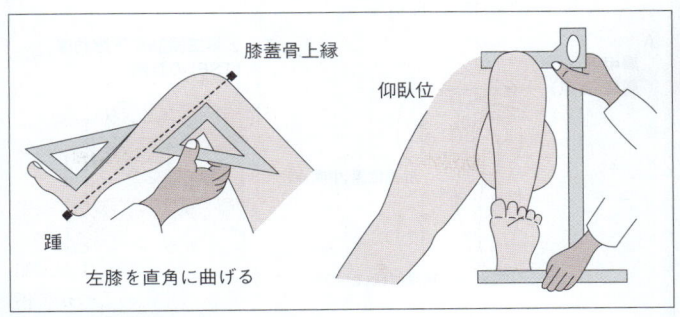

図 2-1 膝高計測の方法
〔川島由起子:身体計測の技術,中村丁次,山本 茂(編集主幹):管理栄養士技術ガイド,p22,文光堂,2008 より一部改変〕

計に静かに乗る.
- 測定値は体格指数,平常時体重や標準体重との比較,経時的変化,減少率などにより栄養状態を評価・判定する.
- 標準体重(SBW;standard body weight):理想体重(IBW)ともいわれ,身長$(m)^2 \times 22$ より算出する.
- 平常時体重(UBW;usual body weight):6〜12 か月安定している体重.傷病者や障害者の栄養ケア計画の目標値に使用される.
- 平常時体重に対する比(%UBW;% usual body weight)=測定時体重/平常時体重×100.85〜95%:軽度,75〜85%:中等度,75%以下:高度の栄養障害.
- 体重減少率(%LBW;% loss body weight)=平常時体重−測定時体重/平常時体重×100.体重減少率が6か月以内で10%以上または1日で0.2%以上の場合,中等度の栄養障害.

皮下脂肪(皮下脂肪厚)

- 皮下脂肪厚は,体内総脂肪量およびエネルギー蓄積量の判定の指標となる.
- キャリパー(皮下脂肪計)を用いて測定し,測定値は「日本人の新身体計測基準値(JARD2001)」と比較し評価する.
- 臨床上よく測定される部位には,上腕三頭筋皮下脂肪厚(TSF;triceps skin fold),肩甲骨下部皮下脂肪厚(SSF;subscapular skin fold)がある.現在は TSF が一般的である.
- 測定は,訓練された測定者が同一対象者に対し行うと測定誤差が少なくなる.経時的に測定する場合はとくに重要である.測定法は図 2-2

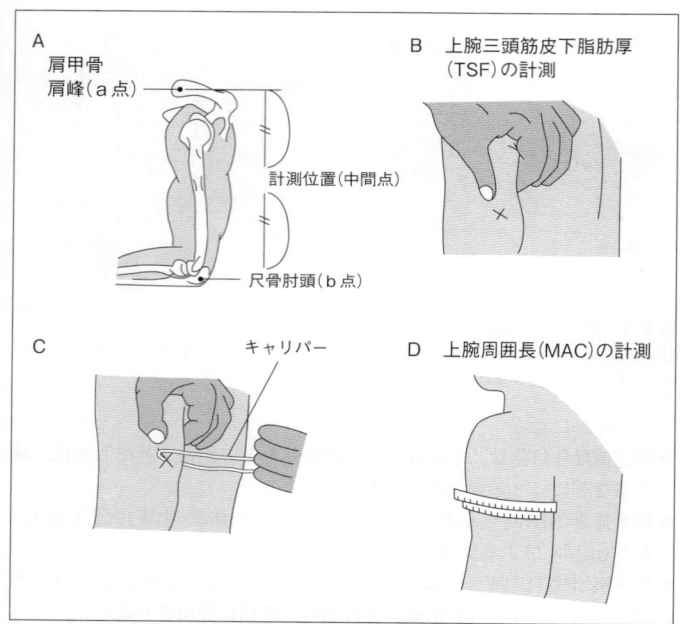

図2-2 上腕三頭筋皮下脂肪厚(TSF)と上腕周囲長(MAC)の計測の方法

① 被験者を立位または座位にし, 利き腕と反対の上肢を自然に下げた状態(寝たきりの場合は肘を直角に曲げ, 手を腹の上に置いた状態)にする(A).
② 測定側の肩甲骨肩峰突起と尺骨肘頭突起の中間点に印をつける(B).
③ 左手で中間点の1～2cm上方の皮膚を皮下脂肪と共につまみ上げ, 持ったまま印をつけた中間点をキャリパーで挟み, 2～3秒後に目盛りを読む(C).
④ 3回測定し平均値を取る.
⑤ 上腕周囲長は中間点部分の周囲をメジャーで測定し, 目盛りを読む(D).

〔川島由起子:身体計測の技術. 中村丁次・山本 茂(編集主幹):管理栄養士技術ガイド, pp26-27, 文光堂, 2008 より一部改変〕

に示す.

- 測定値を用いて, 体脂肪率の推定式により体脂肪率, 体脂肪量が算出できる(19歳以上).

男性(%):$[4.57/(1.0913-0.00116×皮下脂肪^*)-4.142]×100$
女性(%):$[4.57/(1.0897-0.00133×皮下脂肪^*)-4.142]×100$
　　　　＊皮下脂肪＝(TSF(mm)＋SSF(mm))
体脂肪量(kg)＝体重(kg)×体脂肪率(%)/100

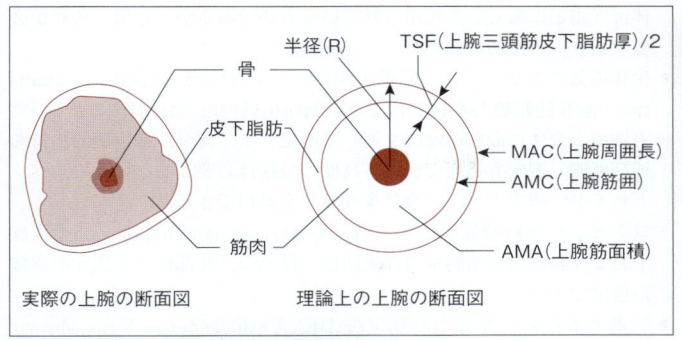

図2-3 上腕範囲（AMC）と上腕筋面積（AMA）
〔川島由起子：身体計測の技術，中村丁次，山本　茂（編集主幹）：管理栄養士技術ガイド，p27，文光堂，2008より一部改変〕

周囲長

- 身体の大きさを知る指標である．
- 伸縮性のないメジャーまたはインサーテープ（アボットジャパン社製）を使用する．
- ウエスト周囲長：日本肥満学会では内臓脂肪蓄積型肥満症の診断基準として，CT断面像と相関が高い臍位置での腹囲の周囲長を測定部位としている．
- 男性85 cm以上，女性90 cm以上は内臓脂肪蓄積型肥満症のリスクが高い．
- 上腕周囲長（MAC；midupper arm circumference）測定方法は，図2-2に示す．骨格筋量は，上腕三頭筋皮下脂肪厚と上腕周囲長の測定値から上腕筋囲（上腕筋周囲長―AMC；midupper arm muscle circumference）および上腕筋面積（AMA；midupper arm muscle area）を算出することができる（図2-3）．除脂肪体重と筋たんぱく量の指標となる．

  上腕筋囲（AMC）(cm)：上腕周囲長（MAC）(cm) $- \pi \times$ 上腕三頭筋皮下脂肪厚（TSF）(cm)

  上腕筋面積（AMA）(cm^2)：〔上腕筋囲（AMC）(cm)〕$^2 / 4\pi$

- TSFと同様に「日本人の新身体計測基準値（JARD2001）」と比較し評価する．

その他の測定方法

- 水中体重秤量法（水中比重法）：アルキメデスの原理を利用しており，

体密度測定に最も広く使用されている方法であるが、専用の装置が必要であり、実践的ではない。

- 生体電気インピーダンス分析法（BIA ; bioelectrical impedance analysis）：除脂肪組織と水分を含まない脂肪組織の電気伝導率に基づいた方法で、身体に微弱な電流を通して測定する。安全、非侵襲的、持ち運び可能、測定も迅速で簡便、高度の技術は必要としないため、ベッドサイドで測定でき、各身体構成成分を算出できる。
- コンピュータ断層撮影法（CT ; computerized axial tomography）：皮下および腹腔内の脂肪量の推定法にも役立つ。各部位の三次元の画像が描出できる。
- 二重エネルギーX線吸収測定法（DEXA ; dual-energy X-ray absorptiometry）：骨密度を測定する方法であるが、脂肪および除骨除脂肪組織測定にも使用できる。

体格指数

- 身長と体重により算出されるものが多く、身長と体重の釣り合いや体格を評価することにより栄養状態を判定でき、栄養状態の指標となる。
- 代表的な体格指数にはBMI（body mass index）〔体重(kg)/身長$(m)^2$〕がある。厚生労働省や肥満学会では、22を理想指数としている。
- ローレル（Rohrer）指数〔体重(kg)/身長$(m)^3 \times 10^7$〕は、学童期の肥満判定に用いられ、160以上が肥満と判定される。同年齢であっても、身長が高いと小さく、低いと大きく算出される傾向が欠点である。

【川島由起子】

MEMO

3 臨床検査

患者の栄養状態を客観的に評価（アセスメント）し，栄養治療の効果判定およびモニタリングを行ううえで，臨床検査データは大変重要であり，測定項目は多種にわたる（表3-1）．ここでは，栄養評価に用いられる一般的な検査項目について説明する．

血液・生化学検査

■血清総たんぱく（total protein；TP）

TPは主にアルブミン（albumin；Alb）とグロブリンで構成されている．グロブリンは肝機能障害や感染症，悪性腫瘍など栄養状態以外の要因でも変動し，TP値に影響を与えるため，TPのみでの栄養管理は注意が必要である．

■アルブミン（Alb）（表3-2）

Albを用いた栄養スクリーニングの例を図3-1に示す．栄養評価で最も用いられるマーカーであり，肝臓で合成される．体内貯蔵量が多く，血清Alb値が低下した際は血管外プールより速やかに補充されるため，低栄養状態に陥ったとしても直ちに血清Alb値には反映されない．また，Alb製剤や新鮮凍結血漿の投与によって容易に変動するため，短期間ではなく長期的栄養管理モニターとして用いるのが適当である．

■RTP（rapid turnover protein）

栄養アセスメントたんぱくとしてのRTPは表3-2に示した3項目が代表的でAlbに比べ半減期が短く，体内プールも少ない．また，血液製剤の影響も受けにくいため，急性期疾患や手術後など短期的な栄養管理に適している．

①プレアルブミン（pre albumin；PA）

たんぱく電気泳動法でAlbより先の陽極側にピークが出現するため，プレアルブミンとよばれている．内因性サイロキシンの一部と結合して輸送を担うことから，トランスサイレチン（transthyretin；TTR）とも呼ばれる．肝臓で合成され，半減期は2日である．炎症性疾患でも低下するため，炎症のマーカーであるC-reactive protein（CRP）も併せて評価すると，低栄養なのか，炎症による低下なのかの判別ができる．

②レチノール結合たんぱく（retinol binding protein；RBP）

肝臓で合成され，レチノール（ビタミンA），PAと結合して高分子複合体を形成し，標的組織（網膜，生殖器官など）にレチノールを供給する．

③トランスフェリン（transferrin；Tf）

肝臓で合成され，Tf1分子あたり2分子の鉄と結合し，輸送するたんぱ

表3-1 栄養評価検査項目

血液・生化学検査		
項目名	基準値	
総たんぱく(TP)	6.3〜7.8 g/dL	
アルブミン(Alb)	3.9〜4.9 g/dL	
レチノール結合たんぱく(RBP)	男性:3.6〜7.2 mg/dL 女性:2.2〜5.3 mg/dL	
プレアルブミン(PA)	男性:23〜42 mg/dL 女性:22〜34 mg/dL	
トランスフェリン(Tf)	男性:190〜300 mg/dL 女性:200〜340 mg/dL	
アミノ酸パターン ・フィッシャー比(簡易法:BTR)	2.5〜4.5(BTR:5〜9.5)	
総コレステロール(TC)	130〜220 mg/dL	
コリンエステラーゼ[*1] (ChE)	p-ヒドロキシベンゾイルコリン (PHBC)基質法 男性:251〜489 U/L 女性:214〜384 U/L	2,3-ジメトキシベンゾイルチ オコリン(DMBT)基質法 100〜240 IU/L
ビタミン		
微量元素		
尿検査		
尿中クレアチニン	成人男性:1.1〜1.9 g/日 成人女性:0.5〜1.6 g/日	
クレアチニン身長係数[*2]	60〜80%:中等度栄養不良 <60%:高度栄養不良	
3-メチルヒスチジン[*3]	男性:150〜500 μmol/日 女性:100〜300 μmol/日	クレアチニン補正後 男性:150〜300 μmol/g・Cr 女性:150〜330 μmol/g・Cr
窒素バランス[*4]	(+):同化 (−):異化	
尿中尿素窒素(BUN)	4〜13.8 g/日(24時間蓄尿)	
免疫検査		
総リンパ球数[*5]	1,200〜2,000/mL:軽度栄養障害 800〜1,199/mL:中等度栄養障害 <800/mL:高度栄養障害	
遅延型皮膚過敏反応		
リンパ球幼弱化反応		
リンパ球サブセット		

[*1]:使用する検査試薬の基質により基準値が異なるので注意する
[*2]:CHI(%)=(24時間尿中クレアチニン排泄量「実測値」/24時間尿中クレアチニン排泄量「理想体重」)×100
[*3]:3-メチルヒスチジンは筋肉量と相関するため,クレアチニン補正をするほうがよい 一部肉類の食事内容に影響を受けるので,3日以上の肉制限食とする
[*4]:NB(g/日)=投与アミノ酸量(g)/6.25−尿中尿素窒素排泄量×5/4
[*5]:総リンパ球数(/mL)=(白血球数(/mL)×リンパ球割合(%))/100

〔Alb,RBP,PA,Tf,クレアチニン身長係数,総リンパ球数の基準値は,日本静脈経腸栄養学会(編):コメディカルのための静脈経腸栄養ハンドブック,pp118-119,南江堂,2008より引用.その他の項目は,臨床検査データブック2007-2008,医学書院,2007より引用〕

表 3-2 アルブミン・RTP

名称	アルブミン (Alb)	RTP レチノール結合たんぱく (RBP)	RTP プレアルブミン (PA) (トランスサイレチン：TTR)	RTP トランスフェリン (Tf)
半減期	21 日	0.5 日	2 日	7 日
分子量	67,000	21,000	55,000	76,500
基準値	3.9〜4.9 g/dL	男：3.6〜7.2 mg/dL 女：2.2〜5.3 mg/dL	男：23〜42 mg/dL 女：22〜34 mg/dL	男：190〜300 mg/dL 女：200〜340 mg/dL
役割	物質の輸送 浸透圧の維持	レチノール(ビタミンA)の輸送	サイロキシンの輸送．血中でRBPと1：1で結合し，RBPの腎からの漏出を防ぐ	鉄の輸送
高値	脱水	慢性腎不全 過栄養性脂肪肝	腎不全 ネフローゼ症候群 甲状腺機能亢進症 妊娠後期 高カロリー輸液時	鉄欠乏性貧血 失血・脱水 妊娠中〜後期
低値	肝機能障害 ネフローゼ症候群 炎症性疾患 たんぱく漏出性胃腸症 低栄養	ビタミンA欠乏症 肝機能障害 甲状腺機能亢進症 吸収不全症候群 感染症・外傷 低栄養	肝機能障害 吸収不全症候群 炎症性疾患 低栄養 手術・外傷	肝細胞障害 感染症・炎症性疾患 ネフローゼ症候群 低栄養

〔小山 諭：ODAと生化学的指標，日本静脈経腸栄養学会(編)：コメディカルのための静脈経腸栄養ハンドブック，p108，南江堂，2008 より一部改変〕

く．PAと同様に負の炎症マーカーであるため，CRPも同時に測定することが望ましい．

■コリンエステラーゼ(ChE)
肝臓で合成される加水分解酵素．ChE活性は肝機能障害の程度を反映し，たんぱく合成能の指標となる．

■総コレステロール(TC)
低栄養の際，血清Alb値より早く低下するため，早期の栄養状態把握に適している．

■尿素窒素(BUN)/クレアチニン(Cre)比
BUN/Cre＞25ならば患者は脱水状態の可能性があり，血液の濃縮が考えられる．検査データは見かけ上高値となり，注意が必要である．

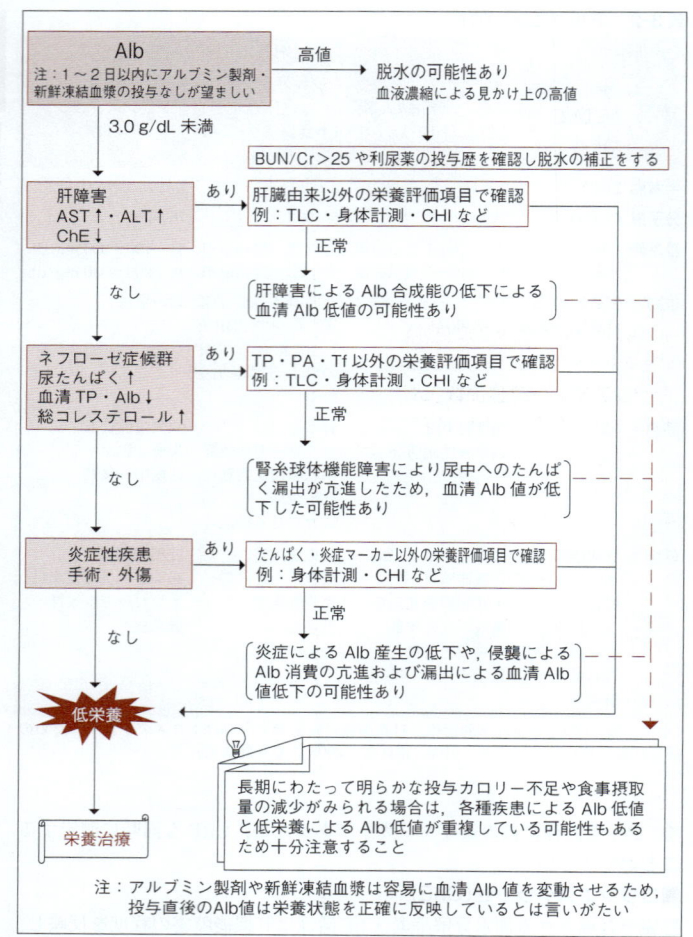

```
┌─────────────────────────────┐
│            Alb              │ ──高値──→ 脱水の可能性あり
│ 注：1～2日以内にアルブミン製剤・ │           血液濃縮による見かけ上の高値
│ 新鮮凍結血漿の投与なしが望ましい │                    ↓
└─────────────────────────────┘   ┌────────────────────────────────────────┐
              │ 3.0 g/dL 未満      │ BUN/Cr>25 や利尿薬の投与歴を確認し脱水の補正をする │
              ↓                    └────────────────────────────────────────┘
┌──────────────┐         ┌──────────────────────────────────────┐
│   肝障害      │ ──あり──→│ 肝臓由来以外の栄養評価項目で確認          │
│ AST↑・ALT↑   │         │ 例：TLC・身体計測・CHI など              │
│  ChE↓        │         └──────────────────────────────────────┘
└──────────────┘                       ↓ 正常
       │                    ┌──────────────────────────────────────┐
       │ なし                │ 肝障害によるAlb合成能の低下による         │
       │                    │ 血清Alb低値の可能性あり                  │
       ↓                    └──────────────────────────────────────┘
┌──────────────┐         ┌──────────────────────────────────────┐
│ ネフローゼ症候群 │ ──あり──→│ TP・PA・Tf以外の栄養評価項目で確認        │
│  尿たんぱく↑   │         │ 例：TLC・身体計測・CHI など              │
│ 血清TP・Alb↓  │         └──────────────────────────────────────┘
│ 総コレステロール↑│                    ↓ 正常
└──────────────┘         ┌──────────────────────────────────────┐
       │ なし                │ 腎糸球体機能障害により尿中へのたんぱ       │
       │                    │ く漏出が亢進したため，血清Alb値が低       │
       ↓                    │ 下した可能性あり                         │
┌──────────────┐         └──────────────────────────────────────┘
│  炎症性疾患    │ ──あり──→┌──────────────────────────────────────┐
│  手術・外傷    │         │ たんぱく・炎症マーカー以外の栄養評価項目で確認 │
└──────────────┘         │ 例：身体計測・CHI など                    │
       │                 └──────────────────────────────────────┘
       │ なし                          ↓ 正常
       │                    ┌──────────────────────────────────────┐
       ↓                    │ 炎症によるAlb産生の低下や，侵襲による      │
    低栄養                   │ Alb消費の亢進および漏出による血清Alb      │
       │                    │ 値低下の可能性あり                       │
       ↓                    └──────────────────────────────────────┘
   栄養治療
                 ┌──────────────────────────────────────────┐
                 │ 長期にわたって明らかな投与カロリー不足や食事摂取    │
                 │ 量の減少がみられる場合は，各種疾患によるAlb低値   │
                 │ と低栄養によるAlb低値が重複している可能性もある    │
                 │ ため十分注意すること                            │
                 └──────────────────────────────────────────┘

注：アルブミン製剤や新鮮凍結血漿は容易に血清Alb値を変動させるため，
    投与直後のAlb値は栄養状態を正確に反映しているとは言いがたい
```

図 3-1　アルブミンを用いた栄養アセスメント（スクリーニング）

■ AST (aspartate aminotransferase), ALT (alanine aminotransferase)

肝機能の指標となる酵素である．肝細胞が破壊されると血中に逸脱し，上昇する．栄養管理の直接的な指標ではないが，栄養アセスメントたんぱくは肝臓で合成されるため，肝機能障害の有無の判断には重要である．

■ビタミン B₁
高カロリー輸液での栄養管理の際,ビタミン B₁ 欠乏はウェルニッケ脳症の原因となる.

■ビタミン C,亜鉛
低栄養状態では褥瘡や創傷治癒の遅延が起こる.創部が治癒する際は,たんぱく質のほか,ビタミン C と亜鉛が必須である.

■総リンパ球数
低栄養状態が続くと胸腺やリンパ節が障害を受け,細胞性免疫を担う T 細胞が減少する.免疫能が低下すると感染症にかかりやすくなるので注意が必要である.

尿化学検査

■クレアチニン身長係数(CHI)
現体重と理想体重での 24 時間尿中クレアチニン排出量を比較して,筋肉量の割合から栄養障害の程度を知ることができる.

■尿中 3-メチルヒスチジン(Urea-3-MH)
筋たんぱくのアクチンとミオシンの構成アミノ酸.筋肉の分解の程度を表す.手術や外傷など筋たんぱくの異化が亢進すると尿中排出は増加し,低栄養状態では減少する.

■窒素平衡(nitrogen-balance ; NB)
たんぱく質(アミノ酸)には窒素が含まれており,摂取量と排出量を比較することで体内でのたんぱく量の過不足を判別できる.NB が「+」であればたんぱく摂取量は十分で,「−」であれば不足している.

栄養アセスメントの際は患者背景,目的によって検査項目を選択する必要がある.また,治療効果判定は栄養療法実施期間によって選択すべき項目が異なるため,必ず複数項目でモニタリングすることが望ましい.

【一山 智・岡崎一幸】

MEMO

第 2 章

栄養プログラム

4 栄養療法の選択と決定

> 栄養療法の選択は、ルートが静脈、経管、経口のいずれかであるかと、それが適正であるかを、個々の病態、症状に応じて決定する。とくに静脈栄養法から経腸栄養法への移行期は、消化器リスクに配慮した栄養剤、栄養量などを選択する。

栄養療法の選択

■栄養療法の適応基準

- 栄養療法の選択は、まず入院時に行う一般的な主観的包括的評価(SGA)にて、栄養状態を評価し、栄養摂取量の決定、栄養プランニング後に、投与ルートを選択する。
- 一般的には栄養不足の状態では、早期に栄養治療を実施することも重要であり、腸が機能している場合は、まずは腸を利用した経口または経腸栄養法が選択される。

■アクセスルートの種類

- 栄養療法には、最も生理的な経口栄養法、次に生理的な経腸栄養(enteral nutrition ; EN)と非生理的な静脈栄養法がある。これらは、単独で行われる場合と複数併用することがある。
- 静脈栄養法には、末梢静脈栄養法(peripheral parenteral nutrition ; PPN)と中心静脈栄養(total parenteral nutrition ; TPN)があり、小腸機能が強く障害されていれば必要となる。
- 経腸栄養法には、経鼻胃管、胃瘻、腸瘻を使用して注入する方法がある。
- 経口栄養法は、口から摂取することであり、食物のかたさにより流動食・粥食・常食などの種類がある。
- どの栄養療法にも、病態に配慮した栄養組成が選択できるだけの種類がある。

■ルート選択の基本

- 栄養療法の選択の基本は、腸管が使用できるかどうかで判断する。
- 静脈栄養法を選択するのは、経管栄養法を行うことが不可能な場合が基本となるが、入院当初、病態診断ができていない場合や脱水などでは、末梢静脈栄養を選択することがある。
- 経腸栄養法や経口栄養で十分な栄養量がとれない場合には、静脈栄養法を併用する。

■栄養量、栄養剤の選択

- まず、消化管機能に適応させた栄養ルートを選択する。次に病態、症

状に応じて短期，中期の別に，適正な必要栄養量を決める．
- 病態の安定とモニタリングにて，必要量を調整しながら長期的栄養量を決めていく．

静脈栄養法の選択と決定

■末梢静脈栄養法
- 末梢静脈栄養法（PPN）は末梢の細い静脈からカテーテルを使用して輸液を注入する．
- PPN では，浸透圧の高い高濃度のブドウ糖やアミノ酸の溶液を注入すると，末梢静脈炎を起こすために，1日に必要かつ十分な栄養量の投与が難しい．そのため，栄養状態が比較的よい患者で，侵襲がないか軽度侵襲下における短期間（2週間未満）の栄養療法に利用するのが一般的である．
- 主に，静脈栄養法が長期化しない場合，あるいは栄養ルートを決めかねている場合に，一時的な栄養および水，電解質補給に用いられる．

■中心静脈栄養法
- 中心静脈栄養法（TPN）は，鎖骨下静脈などから心臓に最も近い大静脈までカテーテルを入れて輸液ラインを確保し，このラインを介して輸液を投与する方法である．
- 運動制限がなく，静脈炎をきたすこともなく，長期に高濃度の輸液が可能である．
- 高濃度の糖質，アミノ酸を含む栄養製剤の投与が可能であり，1日に必要なエネルギー，窒素源，電解質，ビタミン，微量元素を補給できる．
- 静脈栄養法の実施が2週間以上に及ぶことが予測され，十分なエネルギー，アミノ酸が必要な場合に TPN を選択する．たとえば，消化器の安静が必要な出血性胃十二指腸潰瘍，炎症性腸疾患，急性膵炎などや経口摂取不可能な人工呼吸器使用，意識障害，循環動態が不安定な時期の栄養療法に使われる．
- 肝不全，腎不全などの場合の代謝障害時には，特殊なアミノ酸製剤の輸液投与を優先する必要があり，TPN を実施する．
- TPN が長期化すると，栄養の吸収に腸を経由しないために腸粘膜の絨毛が萎縮し，細菌や毒素が体内に入り込みやすい状態（バクテリアル・トランスロケーション）になるので，可能な限り腸管を使う方法に移行するのが望ましい．

■栄養剤の選択と決定
- 静脈栄養を選択するうえで重要なことは，当然病態に応じた製品の選

択であるが、ほかの栄養ルートからの栄養量をみて調整することである。たとえば、提供した食事が半分以下の状態が続く場合は、エネルギー、たんぱく質のみでなく、不足分の水分、ミネラル、ビタミンなどを静脈栄養で補給する。
- TPNの場合は、エネルギー、アミノ酸、ビタミンを総合的に含むフルカリック®に脂肪乳剤、鉄を含む微量栄養素製剤、生理食塩水をセットすれば、ほぼ必要な栄養量がとれる。しかし、多すぎると食欲低下あるいは、高齢者ではたんぱく質過剰になり腎機能が低下することもある。したがって、必ずビタミン、ミネラル、水分を含めて総栄養量を確認しながら、静脈栄養量を決定する。

経腸栄養法の選択と決定

■選択の基本
- 経腸栄養法は、基本的には腸管が一部でも機能していれば、適応となるが、食事により栄養量を十分補給できないことに加え、消化管機能があることが大前提である。
- 経腸栄養法は腸を使用するため、腸の萎縮を防ぎ、防御機能を維持できるほか、簡便、安全、低費用であるという利点がある。
- 消化管障害がない脳血管障害後遺症、神経・筋疾患に伴う嚥下障害では適応となる。

■ルートの選択
- 経管チューブのアクセスルートの選択は、経腸栄養法が4週間以上の長期におよぶか、あるいは胃・食道逆流による誤嚥性肺炎発生の危険性があるか、胃が残存しているかなどに考慮して選択する。
- 4週間以内の栄養管理で、誤嚥のリスクがない場合は、経鼻胃管での栄養管理法を選択する。4週間以上の栄養管理になると推測された場合、あるいは誤嚥歴のある患者では、経皮内視鏡的胃瘻造設術(PEG)の瘻孔、胃瘻から栄養を補給する栄養管理の選択が一般的である。
- 短期のため経鼻から注入したいが、逆流の危険性がある場合は、チューブサイズを8fr程度の細いタイプにして経過観察する。それでも解決しない場合は、チューブの先を幽門後ルートに挿入する。
- 胃瘻にても逆流が生じやすい場合は、PEGの瘻孔から長いチューブを空腸起始部に留置して栄養投与を行う方法(PEG-J)、あるいは外科的空腸瘻造設を行い、栄養管理をする。外科的方法は、食道癌や膵臓癌、胃癌などの手術の際に作成されることが多い。

■栄養剤の選択と決定
- 経腸栄養剤の選択の基本は、個々の栄養剤の組成を十分検討して病態

にあったものを選ぶことである．
- 病態が安定して，ストレスがほとんどない，消化器症状がない場合には，半消化態栄養剤の一般的な成分のものから選び，耐糖能異常時，腎不全，肝不全あるいは呼吸不全がある場合は，各病態に応じた特殊な栄養組成になっている栄養剤を選択する．短腸症候群やクローン病の場合には，成分栄養剤を優先的に選ぶ．
- 褥瘡や誤嚥性肺炎を繰り返す患者には，短時間で注入可能な半固形化栄養剤を選択することも検討する．

■経済的選択
- 経腸栄養剤には，医薬品と食品があり，在宅療法を行う場合には，患者の経済的負担が少ない医薬品を選択することが多い．

経口栄養の選択と決定

■選択の基本
- 消化管が機能していることと食べる機能があることを大前提に，食べる気があることが必要である．
- 重度の嘔吐や下痢，緊急手術が迫っている患者は適応にならないことがある．

■形態の選択と決定
- 食事形態は，嚥下機能，消化機能に応じて決定する．
- 液体の流動食は，主に消化器術後の一時期に選択することが多く，増粘剤を利用したヨーグルト状の形状は，誤嚥のリスクが高い場合に選択する．舌でも潰れるかたさの三分粥食菜をはじめ，歯牙での咀嚼が必要な五分粥食菜，全粥食菜などは，咀嚼機能に応じ，あるいは消化器症状により選ぶのが一般的である．

■病態・病状・症状による選択
- 食事は，他の栄養療法と同様に病態に応じて提供栄養量を決定する．
- 腎機能障害，肝不全，耐糖能異常，急性膵炎，うっ血性心不全などに考慮した栄養組成を選択する．ただし，小食や食欲低下により提供した食事が摂取できない場合は，一般的な栄養素の食事を選択し，摂取栄養量の把握により栄養管理することが多い．

■年齢，QOLに配慮した選択
- 一般的にわが国の平均寿命を上回った年齢で，極めて厳しい食事制限により余命が延長するとも考えにくい場合は，本人が食べたい，あるいは食べられる食事を提供するのが望ましい．なぜなら，何らかの食事制限が必要な高齢の入院患者は，極端な制限を行わなくても食事量が少ないこと，低栄養であること，制限食が患者の余命を長くすると

は考えにくいことなどがあるからである．よって，腎機能障害や血糖値の改善が多少悪くても，低栄養状態に至らないことと QOL を優先した選択をする．　　　　　　　　　　　　　　　　　　　【足立香代子】

MEMO

5 栄養投与量の決定

健常者における各種栄養素必要量は,「日本人の食事摂取基準(2005年版)」に基づき,年齢,性別,(食)生活環境,身体活動量などを考慮して,必要エネルギー量ならびに各種必要栄養素量が決定される.

エネルギー投与量の決定方法

- 基礎疾患(代謝亢進をきたす可能性のある疾患:甲状腺機能亢進症,悪性腫瘍,心不全,炎症性疾患など.代謝低下をきたす可能性のある疾患;甲状腺機能低下症,神経性食思不振症,吸収不良症候群など)をもち栄養状態に問題を抱えている場合や,手術・感染症などによる代謝亢進,消化器症状などが栄養投与量の決定に影響するため,平常時とは異なる栄養障害のリスクを回避するようなエネルギーと各種栄養素の投与量を決定する必要がある.
- 投与開始後も病状の改善状態を経時的に把握し,エネルギーと各種栄養素の投与量の再調整を行うことが重要となる.

(**方法1**) エネルギー投与量(kcal/日)
　　　　　= 身体活動量(kcal/kg)×標準(目標)体重(kg)

身体活動量の目安	・やや低い(デスクワーク中心・主婦):25〜30 kcal/kg ・適度(立ち仕事が多い職業):30〜35 kcal/kg ・高い(力仕事の多い職業):35 kcal/kg〜

(**方法2**) エネルギー投与量(kcal/日)
　　　　　= 基礎代謝量(BEE;basal energy expenditure)×活動係数
　　　　　　(AF;activity factor)×ストレス係数(SF;stress factor)

- 基礎代謝量(BEE)は,「生命を維持するのに必要な生理的に最小のエネルギー代謝量」と定義され,とくに重篤な栄養不良患者や急性膵炎,悪性腫瘍などのエネルギー代謝に影響を及ぼす疾患を有する場合は,間接熱量計によるBEEの実測が推奨される.しかし,実測が不可能な場合は,下記に示すハリス–ベネディクトの式を用いて計算することが多い.

男性　$BEE = 66.47 + 13.75 \times BW(kg) + 5.0 \times 身長(cm) - 6.75 \times 年齢(year)$

女性　$BEE = 655.1 + 9.56 \times BW(kg) + 1.85 \times 身長(cm) - 4.68 \times 年齢(year)$

表5-1　活動係数(AF)

状態	係数	適応
寝たきりの状態	1.0〜1.1	
ベッド上安静	1.2	
ベッド以外の活動が行える	1.3	1日1時間程度の歩行
低い(身体活動レベルⅠ)	1.5	1日2時間程度の歩行や立位での活動
普通(身体活動レベルⅡ)	1.75	1日2時間程度の歩行および筋肉活動
高い(身体活動レベルⅢ)	2.0	1日2時間程度の歩行および重い筋肉活動

表5-2　ストレス係数(SF)

状態	係数	適応
・手術(術後3日間)		
軽度	1.2	胆嚢・総胆管切除，乳房切除
中等度	1.4	胃亜全摘，大腸切除
高度	1.6	胃全摘，胆管切除
・外傷		
骨折	1.35	
褥瘡	1.2〜1.6	
・感染症		
軽度	1.2〜1.5	流行性感冒など
重症	1.5〜1.8	敗血症など
・熱傷		熱傷範囲10%ごとに0.2増加
体表面積〜20%	1.0〜1.5	
体表面積21〜40%	1.5〜1.85	
・発熱		36℃から1℃上昇ごとに0.2増加
37℃	1.2	

- 活動係数(AF)はあくまでも推定値であり，活動の程度により基準が設けられている(表5-1).
- ストレス係数(SF)は，基礎代謝に影響を与える疾患群に加えて，手術侵襲や外傷，感染症への罹患，熱傷，発熱などのストレス因子を考慮する必要があり，推定値(表5-2)を基準に活用する.
- 注意点として，過剰なエネルギー投与は肥満や脂肪肝を助長するばかりでなく，重度障害患者の場合，呼吸不全や人工呼吸器管理期間の延長につながることがある.

- とくに長期低栄養状態にあった患者への急激な栄養補給(とくに糖質)は,refeeding syndrome(主に低リン血症に影響される心不全,呼吸不全など)を呈し,死に至ることもあるので,栄養補給時には細心の注意が必要である.

■症例に基づくエネルギー投与量の決定手順

70歳,男性,身長170 cm,体重50 kg,軽度褥瘡のある患者へのエネルギー投与量(TEE)を算出する.ハリス-ベネディクトの式により,BEE = 66.5 + (13.8×50) + (5.0×170) − (6.8×70) = 1,136 kcal/日と計算される.患者の状態(AF・ST)により,TEE = 1,136(BEE)×1.1(AF)×1.2(SF) = 1,499 kcal/日を設定し,これまでの栄養補給量との差を確認する.投与後のアセスメントにより,各種係数の調整を行う.

たんぱく質投与量の決定方法

- たんぱく質は,骨格筋,内臓,血漿たんぱく質など組織構成たんぱく質や,ホルモンや酵素など機能性たんぱく質として体内に存在し,生命活動維持に必須の栄養素である.しかし,貯蔵形態をもたないため,摂取(投与)量が不足すると,主に筋たんぱく質を分解して生命維持に必要なアミノ酸を供給することになり,創傷治癒遅延,感染症のリスク増大につながる.そのため,毎日一定量のたんぱく質補給が必要となる.
- 必要エネルギー量の決定後,たんぱく質必要量を体重あたりの1日量で決定し(たんぱく質量×4),たんぱく質エネルギー量を決定する.健常者の場合の体重あたりの投与量は,0.8〜1.0 g/kg/日が基本的な数値であるが,基礎疾患に基づく代謝亢進状態や低栄養状態では,1.1〜1.4 g/kg/日で初期投与量を設定する.

> 総たんぱく質必要量 = (エネルギー必要量 ÷ C/N*) × 6.25
> *エネルギー(C)/窒素(N)比が一般的に150〜200になるように調整

- 尿中尿素窒素から求める考え方もある.1日の尿中尿素窒素×6.25でたんぱくの崩壊を算出し,それに非尿素窒素によるたんぱく量4 gをプラスすることで,定量的な求め方も可能となる.
- 栄養評価として,Maroni(マロニ)の式を活用し,患者個々のたんぱく質摂取量が適正量投与されているかを把握する必要がある.

> Maroniの式
> たんぱく質摂取量(g/日) = [尿素窒素排泄量(g) + 0.031×その時点の体重(kg)]×6.25

- 臨床でのたんぱく質必要量は，たんぱく質異化作用の程度と栄養摂取の妥当性を評価するためにも窒素出納によるチェックが望ましい．

> 窒素出納(g) = [たんぱく質摂取量(g)÷6.25] − [尿素窒素排出量(g/24時間) + 4(g)]

- 窒素出納の目標値は1〜3gで，マイナスの場合は体たんぱくの崩壊，プラスの場合は，筋肉形成での蓄積を意味する．

脂質投与量の決定方法

- 脂質は各種栄養素中最大のエネルギー源であり，脂質の基本的なエネルギー比率は約20〜25％に設定されることになる．
- コレステロールや細胞膜の構成成分，生理活性物質の前駆体としても重要な役割を果たすことから，量以外にも種類の使い分けが重要となる．
- 飽和脂肪酸(S)：一価不飽和脂肪酸(M)：多価不飽和脂肪酸(P)(SMP比)は3：4：3，n-6系多価不飽和脂肪酸：n-3系多価不飽和脂肪酸(n-6/n-3比)は4：1が推奨されている．
- 例外として，慢性閉塞性肺疾患(COPD)では，エネルギー比率の約50％を脂質で供給することが推奨されており，特殊な管理が必要な事例もある．
- 膵臓疾患や黄疸など膵外分泌酵素の低下，胆汁酸分泌の低下例では，脂質摂取量を制限するが，低脂肪食の継続は，脂溶性ビタミンの吸収を低下させるため別ルートでの補給を考慮する必要がある．

中鎖脂肪酸(medium chain triglyceride；MCT)

- 中鎖脂肪酸は，吸収経路が異なり，膵液の分泌を刺激することなく，門脈を通って吸収され，分解，代謝，エネルギー源として効率的に利用されるため，膵炎，吸収不全などのエネルギー補給に活用される．

炭水化物(糖質)投与量の決定方法

- 炭水化物(糖質)は最も速やかに利用されるエネルギー源として最も重要とされる成分である．

- 脳，神経，赤血球，腎尿細管などは，グルコースのみをエネルギー源としているため，1日100g以上の炭水化物(糖質)の摂取量を確保することが望ましいとされ，健常者において炭水化物の1日必要摂取量は，日本人の食事摂取基準(2005年版)によると「総エネルギーの少なくとも55%以上であることが望ましい」とされている．
- 必要以上に炭水化物(糖質)の供給量を制限した場合，生命維持活動にも大きな影響を与えることになり，ケトアシドーシス(酸血症)や体たんぱくの異化・分解，合成障害などへの影響がある．
- 炭水化物摂取量の調整は，Atwater(アトウォーター)係数を用いて，以下の式で算出できる．

$$炭水化物(g) = [エネルギー必要量(kcal) - たんぱく質必要量(g) \times 4(kcal) - 脂質必要量(g) \times 9(kcal)] \div 4(kcal)$$

■糖質投与時の注意点

- 糖質の過剰投与は，肥満や脂肪肝の原因となるため注意が必要である．
- 投与する糖質の種類は，消化吸収障害の有無，耐糖能の有無などを把握し，経静脈栄養法では，エネルギー源として速やかに利用されるグルコースが用いられることが多い．
- 経静脈栄養法では，高濃度のグルコースが補給されることから，代謝過程でビタミンB_1が必須となる．ビタミンB_1の不足により，ピルビン酸の蓄積，乳酸の大量生成につながり，乳酸アシドーシスを引き起こすことが知られており，経静脈栄養補給時のビタミンB_1投与の確認が重要となる．

水分量の決定方法

- 体内水分量は加齢とともに変化し，幼小児では70〜80%と高く，成人では60%程度，高齢者では50%程度に低下する．
- 体内水分量の約10%を失うことにより機能障害をきたし，20%を喪失することにより生命維持が困難になる．
- 体内の水分は不感蒸泄(皮膚より約500mL，呼気より約400mLなど)，排尿，排便などから安静時においても1,500mL前後が，活動時には2,500mL前後が排泄発散するため，水分摂取を怠ると生命維持にも影響を及ぼすことになる．
- 小児や高齢者では，1〜2%程度の少量の水分消失であっても容易に脱水症となることを念頭において管理することが必要となる．
- 生体における水分の役割は，①栄養素の消化吸収，②pHや浸透圧の

維持，③尿排泄時の溶媒，④血液濃度や粘度の調整・保持，⑤体温の調節機能，など非常に重要な役割をもつ．また，身体計測値や生化学検査値の解釈に影響を及ぼすことがある．

> 水分必要量＝尿量＋不感蒸泄量＋便中水分量（約 100 mL）
> 　　　　　　＋排液量（嘔吐・下痢などの場合）

簡易水分必要量計算式（mL）＝30 mL×体重（kg）または 1 mL×エネルギー摂取量（kcal）
- 臨床経過において，37℃以上の発熱がある場合は，1℃上昇ごとに 150 mL/日の水分追加を行う必要がある．
- 経腸栄養剤の水分含有量は（一般的な栄養剤）で約 80～85％であり，水分補給量の計算時には注意が必要となる．

ビタミン・ミネラル投与量の決定方法

ビタミン・ミネラルの必要量は，健常者では「日本人の食事摂取基準（2005 年版）」の推奨量もしくは目安量を参考とするが，疾患を有する患者には推奨量もしくは目安量を参考とし，疾患的特徴，栄養補給ルート，栄養剤の種類などの特徴を考慮し適宜調整する．

■ビタミン（表 5-3）
- ビタミンは，生体内での化学反応を調節し，一部補酵素としての働き

表 5-3　ビタミン必要量基準

	食事摂取基準量	経腸栄養基準量	静脈栄養基準量
ビタミン A	600 μg	900 μg	1,000 μg
ビタミン B_1（チアミン）	1.1 mg	1.2 mg	3 mg
ビタミン B_2（リボフラビン）	1.2 mg	1.3 mg	3.6 mg
ビタミン B_6	1.6 mg	1.7 mg	4 mg
ビタミン B_{12}	2.4 μg	2.4 μg	5 μg
葉酸	200 μg	400 μg	400 μg
ナイアシン	17 mg	16 mg	40 mg
パントテン酸	5 mg	5 mg	15 mg
ビオチン	30 μg	30 μg	60 μg
コリン	明確な規定なし	550 mg	規定なし
ビタミン C	100 mg	90 mg	100 mg
ビタミン D	2.5 μg	15 μg	50 μg
ビタミン E	10 mg	15 mg	10 mg
ビタミン K	65 μg	120 μg	1,000 μg

〔厚生労働省：日本人の食事摂取基準（2005 年版），2005，および，日本静脈経腸栄養学会（編）：静脈経腸栄養ガイドライン，1998 より引用〕

表5-4 微量栄養素基準量

	食事摂取基準量	経腸栄養基準量	静脈栄養基準量
クロム(Cr)	35 μg	30 μg	10〜15 μg
銅(Cu)	1.8 mg	0.9 mg	0.3〜0.5 mg
フッ素(F)	明確な規定なし	4 mg	明確な規定なし
ヨウ素(I)	150 μg	150 μg	明確な規定なし
鉄(Fe)	12 mg	18 mg	日常的には補給なし
マンガン(Mn)	4 mg	2.3 mg	0.06〜0.1 mg
モリブデン(Mo)	30 μg	45 μg	日常的には補給なし
セレン(Se)	60 μg	55 μg	20〜60 μg
亜鉛(Zn)	12 mg	11 mg	2.5〜5 mg

〔日本静脈経腸栄養学会(編):静脈経腸栄養ガイドライン,1998より引用〕

をもつ.
- 水溶性と脂溶性に分類され,脂溶性ビタミンは体内に蓄積されることから,補給時には過剰症に注意が必要である.

■ミネラル(表5-4)
- 臨床的に重要となる微量元素には,鉄,銅,ヨウ素,マンガン,セレン,亜鉛,クロム,コバルト,モリブデンなどがあげられている.
- 主な成分として,鉄は70%が血液中に存在し,赤血球のヘモグロビンと結合して酸素の運搬を行っている.褥瘡発生時には低下することが多く,補給が必要となる.
- 亜鉛もたんぱく質の構成成分として不可欠な微量元素である.亜鉛の欠乏は,最も臨床で接する機会が多く,増悪する皮疹の状態に関連して,口内炎,舌炎,脱毛,爪の変形なども出現し,創傷治癒が遅れることがある.

【幣 憲一郎】

第3章

栄養補給法

6 経口栄養

栄養補給は，生命維持，成長および新陳代謝の促進など生きるために行う．栄養補給法は，経腸栄養法と静脈栄養法に分かれ，経腸栄養はさらに強制経腸（経管）栄養と経口栄養に分かれる．

目的，特徴，適応基準

■目的・特徴
- 経口栄養は，調理・調製された食物を咀嚼・嚥下・消化し，腸管から栄養素として吸収し，体内に取り入れる方法である．主として食事療法である．
- 経口的に食物を摂取し，消化・吸収・代謝することは，人間にとって最も自然で生理的であり，合併症（バクテリアル・トランスロケーションなど）が少なく，嗜好満足やQOL向上など種々のメリットがある．

■適応基準
- 経口栄養適応には，次の条件がある．①食欲や食べる意志が存在すること．②咀嚼や嚥下などの摂食行為が可能なこと．③上部腸管に閉塞性病変が存在しないこと．④適正な小腸の運動と面積があること．とくに①と②が経口栄養の特異的条件である．
- 補給される内容が量的にも質的にも豊富で，制限されることが少ない．
- 経口栄養のみでは，患者の食欲や味覚に摂取量が影響されるため，必要エネルギー量などを十分に供給できないこともある．
- 食欲は，空腹感のみならず，心理的状態，自己体験，さらに社会的要因などにより強い影響を受ける．逆に精神的ストレスによるやけ食いなどの過食もある．
- 経口栄養で栄養量を十分に得るためには，嗜好性の高い献立や食品にしたり，おいしく提供する工夫，食環境整備および咀嚼・嚥下障害への対応などが必要である．
- 必要栄養量の確保にあたっては，経口（食事）栄養補給法が，経腸・静脈栄養法に比べ安全で安価であり，医療コストの低減にもつながっている．

【齋藤長徳】

手技（種類）

- 入院患者の病院食は，一般食と特別食とに分類され，厚生労働省の入院時食事療養費制度では，一般食は特別食以外の患者食であり，特別食は疾病治療の直接手段として，医師の発行する食事箋に基づいて提供される食事である．また，これら一般食や特別食のエネルギー量や

表6-1 一般食利用患者の推定エネルギー必要量算出の方針と算出例

①成人 　基礎代謝量(kcal/日)×身体活動レベル ②小児(1～17歳) 　基礎代謝量(kcal/日)×身体活動レベル＋エネルギー蓄積量(kcal/日) ③妊婦 　初期　基礎代謝量(kcal/日)×身体活動レベル＋50 kcal 　中期　基礎代謝量(kcal/日)×身体活動レベル＋250 kcal 　末期　基礎代謝量(kcal/日)×身体活動レベル＋500 kcal ⑥授乳婦 　基礎代謝量(kcal/日)×身体活動レベル＋45 kcal	身体活動レベル ベッド上安静：1.2 ベッド外活動：1.3 リハビリを行っている場合：1.4

成人および高齢者の例(身体レベル：1.3)

男性					
年齢	基礎代謝基準値 (kcal/kg/日)	基準体重 (kg)	基礎代謝量 (kcal/日)	推定エネルギー必要量(kcal/日)	
				基礎代謝×1.3	暫定丸め値
18～29	24.0	63.5	1,520	1,981	2,000
30～49	22.3	68.0	1,520	1,971	1,950
50～69	21.5	64.0	1,380	1,789	1,800
70～	21.5	57.2	1,230	1,599	1,600
女性					
年齢	基礎代謝基準値 (kcal/kg/日)	基準体重 (kg)	基礎代謝量 (kcal/日)	推定エネルギー必要量(kcal/日)	
				基礎代謝×1.3	暫定丸め値
18～29	23.6	50.0	1,180	1,534	1,550
30～49	21.7	52.7	1,140	1,487	1,500
50～69	20.7	53.2	1,100	1,432	1,450
70～	20.7	49.7	1,030	1,337	1,350

〔独立行政法人国立健康・栄養研究所(監修)：日本人の食事摂取基準(2005年版)の活用——特定給食施設等における食事計画編，p17，第一出版，2005より一部改変〕

　栄養素量を種類別に数値化したものが約束食事箋であり，多くの医療施設において作成している．
- 一般食においては，さらに形態別とライフステージ別があり，近年は両方を加味している施設も少なくない．形態別とは，常菜，軟菜，七分菜，五分菜，三分菜，流動などやきざみ食，ミキサー食，とろみ食(嚥下困難食ともいう)に分けられる．ライフステージ別では，離乳食，幼児食，学童食，妊産婦食，成人食，高齢者食などに分けられる．
- 形態別は，形態がやわらかくなるほど，エネルギーや栄養素を十分に

表 6-2 エネルギーコントロール食の栄養基準

No.	エネルギー(kcal)	たんぱく質(g)	脂質(g)	糖質(g)
E1	800	60	20	100
E2	1,000	60	25	135
E3	1,200	60	30	170
E4	1,400	60	35	210
E5	1,600	65	40	245
E6	1,800	70	45	280
E7	2,000	70	55	305
E8	2,200	75	60	340
E9	2,400	80	65	375

〔日本臨床栄養学会:入院時食事療養病院食栄養基準(三訂), p8, 2001 より〕

は補給できないが,絶食解除からの経口摂取移行期や術後の回復期,消化・吸収能の低下時において有効である.しかし,長期継続は栄養状態の低下を招くので,他の栄養補給法との併用を考慮する.
- 常食は,健常者に近い食事であり,疾患の治療上,とくにエネルギーや栄養素の給与量に制約のない患者に提供する.その栄養適正量については,「日本人の食事摂取基準(2005年版)」に示された指標を適切に用いることとなっており,また,患者の体格・病状・身体活動レベルを考慮し,治療方針に沿って適宜増減することが望ましいとされている(表6-1).
- 特別食においては,栄養成分別分類と疾病別分類に分けられ,栄養成分別とは,エネルギーコントロール食,たんぱく質コントロール食,脂質コントロール食,塩分(ナトリウム)コントロール食,易消化食などに分類され,患者の体格や病状に合った食種を選択することができる.疾病別分類は糖尿病食,肥満食,肝臓病食,脂質異常食,心臓病食,腎臓病食,胃十二指腸潰瘍食などがあり,一疾患を有している場合は選択が容易であるが,複数の疾患がある場合には,選択しにくいなどの問題点がある.近年はより患者に即した栄養量の提供が求められることから,栄養成分別分類を取り入れる施設が多い.
- エネルギーコントロール食は,肥満・糖尿病・過栄養性脂肪肝などに適用されるエネルギー制限食や授乳期・甲状腺機能亢進症・低栄養状態時などに適用される高エネルギー食がある(表6-2).
- たんぱく質コントロール食は,各種腎臓疾患,糖尿病性腎症,肝硬変非代償期などに適用され,病態によっては,食塩・カリウム・リンなどの制限も加味される(表6-3).

表 6-3 たんぱく質コントロール食の栄養基準

No.	エネルギー(kcal)	たんぱく質(g)	脂質(g)	糖質(g)
P1	1,800	< 5	50	340
P2	1,400	20	35	250
P3	1,600	20	40	290
P4	1,800	20	50	320
P5	2,000	20	55	360
P6	1,600	30	40	280
P7	1,800	30	50	310
P8	2,000	30	55	350
P9	1,600	40	40	270
P10	1,800	40	50	300
P11	2,000	40	55	340
P12	1,600	50	40	260
P13	1,800	50	45	300
P14	2,000	50	55	330
P15	2,200	50	60	360
P16	1,600	60	45	240
P17	1,800	60	50	280
P18	2,000	60	55	320
P19	2,200	60	60	360
P20	1,600	70	40	240
P21	1,800	70	45	280
P22	2,000	70	55	305
P23	2,200	70	60	350

〔日本臨床栄養学会:入院時食事療養病院食栄養基準(三訂), p8, 2001 より〕

- 脂質コントロール食は，肝炎(黄疸合併期)胆嚢・膵臓疾患，Ⅰ型脂質異常症などに適応され，脂質の量や割合および質的内容(多価不飽和脂肪酸，一価不飽和脂肪酸，飽和脂肪酸や n-3・n-6 系不飽和脂肪酸の比など)も加味される(表 6-4).
- 塩分(ナトリウム)コントロール食は，心疾患や腎疾患および妊娠高血圧症候群などに適用されるが，エネルギーコントロール食およびたんぱく質コントロール食と併用されることが多い.
- その他の栄養成分コントロール食では，鉄欠乏性貧血に対する鉄強化食，高尿酸血症に対するプリン体制限食，出血性大腸炎に対する低残

表6-4 脂質コントロール食の栄養基準

No.	エネルギー(kcal)	たんぱく質(g)	脂質(g)	糖質(g)
F1	1,000	30	<5〜10	210
F2	1,400	50	20	250
F3	1,600	55	20	300
F4	1,800	60	20	350
F5	2,000	65	20	390
F6	1,400	55	30	230
F7	1,600	60	30	270
F8	1,800	65	30	320
F9	2,000	65	30	370
F10	1,400	60	40	200
F11	1,600	65	40	245
F12	1,800	65	40	295
F13	2,000	70	40	340
F14	1,400	60	50	175
F15	1,600	65	50	225
F16	1,800	70	50	270
F17	2,000	70	50	320

〔日本臨床栄養学会:入院時食事療養病院食栄養基準(三訂), p8, 2001より〕

渣食などがある.
- 易消化食は,胃腸に対しなるべく物理的刺激や科学的刺激を与えないで,胃内停滞時間が短くなるよう,食品の選択や調理法に工夫している
- 術後食は,手術後の咀嚼・嚥下,消化・吸収能に応じた食事の提供が必要であり,手術の種類や個々の状況によって考慮される.
- 上記のほか,検査食があり,臨床検査に影響を与える食事中の物質や成分を除外したものなどである.これらの食事は検査前の一定期間提供される.[例]大腸X線検査と大腸内視鏡検査:大腸検査食(低脂肪低残渣食)・検査前1日間,フィッシュバーグ濃縮検査:乾燥食・前日夕食

【齋藤長徳】

合併症と対策

- 経口栄養は,人間にとって最も自然で生理的であり,安全で合併症(バクテリアル・トランスロケーションなど)が少ないが,患者の食欲や

味覚，咀嚼・嚥下機能に摂取量が影響されるため，必要栄養量を十分に供給できないこともある．
- 必要栄養量の補給や調製が十分にできない場合は，特別用途食品(厚生労働大臣が許可する乳児用，幼児用，妊産婦用，嚥下困難者用，病者用など特別の用途に適する旨の表示をした食品)の利用も考える．とくに病者用食品には，低たんぱく食品などの単一栄養成分に特化した食品がある．また，介護食品には食品や調理品にとろみをつける増粘剤などもあり，便利であり調製しやすい．その他，経腸栄養剤を補助食品として，経口摂取する方法もある．　　　　　　　　【齋藤長德】

6 診療報酬基準(一般病院対象)(図6-1)

- 経口栄養における診療報酬は，平成20(2008)年4月現在，社会保険診療報酬医科点数表の入院時食事療養費によって定められており，入院時食事療養(Ⅰ)【640円/食】と入院時食事療養(Ⅱ)【506円/食】に分けられ，前者の場合のみ特別食加算【76円/食】，食堂加算【50円/日】，特別メニュー料金【患者負担】を請求できる．
- 入院時食事療養(Ⅰ)は，一般的食事提供事項のほかに，管理栄養士または栄養士の配置，適時，適温，検食，関係帳簿の整備が行われ，届出ることとされている．なお，それ以外の場合には，入院時食事療養(Ⅱ)となる．
- 加算の対象となる特別食は，「疾病治療の直接手段として，医師の発行する食事箋に基づいて提供される，患者の年齢，症状などに対応した栄養量および内容を有する治療食，無菌食および特別な場合の検査食をいうものであり，治療食を除く乳児の人工栄養のための調乳，離乳食，幼児食など並びに治療食のうちで単なる流動食および軟食は除かれる」(社会保険医科点数表解釈)とされている．
- 治療食とは，腎臓食(心臓疾患，妊娠高血圧症候群などの減塩食を含む)，肝臓食，糖尿食，胃潰瘍食，貧血食，膵臓食，脂質異常食，痛風食，先天性代謝異常食，胃十二指腸潰瘍食，消化管術後食，低残渣食，高度肥満食，貧血食などとされている．

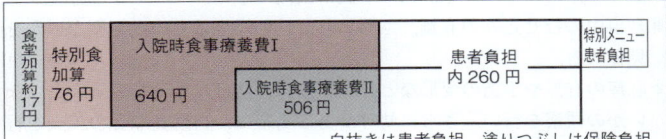

食堂加算約17円	特別食加算76円	入院時食事療養費Ⅰ 640円		患者負担 内260円	特別メニュー 患者負担
			入院時食事療養費Ⅱ 506円		

白抜きは患者負担，塗りつぶしは保険負担

図6-1　入院時食事療養費の概要

- 食堂加算は，環境サービス的評価で病棟単位で必要な床面積（$0.5\,\mathrm{m}^2$／床あたり）の食堂を備えた場合に加算できる．
- 特別メニューの食事は，患者への十分な情報提供を行い，患者の自由な選択と同意が必要である．種別的には，多数品目の中から選択する形と主菜を中心に二者から選択する形がある．いずれも患者負担となる．

【齋藤長德】

看護のポイント

■準備

- 食べるための準備として，最も重要な看護のポイントは口腔ケアである．とくに自分で歯磨きができない患者には，看護師または歯科衛生士が行い，家族にも指導する．
- 義歯の有無や不具合など口腔内の環境の観察が必要である．不具合がある場合には誤嚥の危険性も高くなるため，歯科医に調整を依頼する．
- 絶食中の場合にも原則的に義歯を装着する．数日間，装着しないと義歯の不具合が生じるため，可能な限り日常と同様に装着するよう，患者と家族に指導する．義歯を誤嚥する可能性がある場合には，日中の数時間でも装着するよう心がける．
- 嚥下機能を把握する．加齢による嚥下障害なども考え，経口摂取開始の際には，摂食の場に立会い，嚥下状態を観察する．
- 適切な食形態をアセスメントする．経口摂取は，一般的に消化のよい流動食から始めるが，嚥下障害のある患者では誤嚥の危険性があるため十分注意する．
- 体が動揺しない体位に調整し，患者や家族にも指導する．

■食事中

- 喫食量を観察する．必要エネルギー量を満たすように献立しても，食べなければ無意味であるため，喫食量のモニタリングが重要である．全体の○％を摂取しているのかを観察することはもちろんだが，少なくとも主食が○％，副食が○％で喫食量をとらえる．さらに，副食の喫食量を3大栄養素でおおまかにとらえることで，食事に対する詳細なアセスメントができ，次の看護が展開できる．
- 食事中のむせ込みの有無，さらにむせ込む場合はどの食形態なのかを見極める．
- 麻痺の有無や手指の変形など，食事動作の妨げになっていることはないかの観察を行い，さらに妨げがある場合は，自助具などの工夫を行う．
- 楽しい食事になるよう周囲の環境を整える．

■食後
- 口腔内の食物残渣の有無を確認する.
- 消化促進や誤嚥予防のため,すぐに横にならず20〜30分は起きている(座位)ように指導する.
- 夜間の誤嚥を予防するため,就寝前には歯磨き(口腔ケア)を行う.

【伊東七奈子】

【文献】
[目的,特徴,適応基準,手技,合併症と対策,診療報酬基準]
1) 中村丁次:ビジュアル臨床栄養百科 第3巻. pp8-11, pp162-169, 小学館,1996
2) 外山健二:系統看護学講座専門基礎 人体の構造と機能3 栄養学. pp164-172, 医学書院, 2005
3) 戸田和正:管理栄養士技術ガイド 第3部 経口栄養(食事)の技術. pp132-134, 文光堂, 2008
4) 淀川 都:ビジュアル臨床栄養百科 第3巻. pp124-144, 小学館, 1996
5) 医科診療報酬点数表 平成20年4月版. pp520-524, 社会保険研究所, 2008

MEMO

7 経腸栄養

1967年に中心静脈栄養(TPN)が開発され,外科手術をはじめさまざまな疾患・病態において優れた臨床効果をあげた.一方で非生理的な投与経路であるTPNは合併症やコスト面でのリスクが指摘されるに至り,近年では経腸栄養の優位性が再評価されている.米国静脈経腸栄養学会(ASPEN)のガイドライン[1]でも,消化管機能が保たれている限り,経腸栄養を行うべきとされている.

目的,特徴,種類,適応基準

■目的・特徴
- 経腸栄養(EN)は,経管栄養(tube feeding)ともいわれ,チューブを通して胃や腸に栄養剤を注入する方法である.
- 経腸栄養は,経静脈栄養と異なり腸管を利用するため生理的であり,その維持・管理も比較的容易である.長期間TPNを行うと,消化管を食物が通らないため小腸粘膜が廃用性萎縮を起こす結果,消化酵素の活性低下・吸収面積減少のため,栄養素の吸収が行えなくなるばかりでなく,腸管の免疫機構が破綻をきたし,細菌や細菌毒素が腸管を透過しやすくなる(バクテリアル・トランスロケーション).経腸栄養ではこれが防止でき,また,TPNにみられるような,血胸・気胸などの合併症やカテーテル関連血液感染症のリスクがなく,安価で代謝上の合併症も少ない.

■種類
- 経腸栄養投与ルートには,経鼻経管法,胃瘻法,腸瘻法があげられる.
- 経鼻胃管法は,栄養チューブを鼻から挿入するだけで比較的容易に行うことができるが,チューブが鼻腔や咽頭を通っているため不快感を伴う.そのため比較的短期間の経腸栄養症例が適応となる.胃瘻などが造設できない症例や意識がなく苦痛がない症例では長期間使用することもある.また,炎症性腸疾患で間欠的経腸栄養療法を行っている患者も適応となる.
- 胃瘻法の適応は,長期間にわたり経腸栄養を行う必要性のある症例が適応となる.嚥下機能の低下もしくは廃絶した患者や耳鼻咽喉科領域の悪性疾患症例が適応となることが多い.胃瘻の造設には内視鏡を用いる方法と開腹手術で行う方法があるが,造設キットの進歩により内視鏡的に作成することが多くなっている.また,従来の経皮内視鏡的胃瘻造設法(PEG)では適応とならなかった症例にも経腸ルートを作成することができる経皮経食道胃管挿入術(PTEG)が開発されており,

表7-1　投与ルートの特徴

	経鼻胃管法	胃瘻法	腸瘻法
ルート作成	侵襲少ない	内視鏡的 (外科的)	外科的 (内視鏡的)
投与速度	200〜400 mL/時	200〜400 mL/時	100 mL/時以下 原則的にポンプが必要
誤嚥	可能性大きい	可能性あり	少ない
事故(自己)抜去	多い	少ない	少ない
長期留置	困難	可能	可能
その他	固定部のびらん形成 気管への誤挿入	瘻孔管理が必要 定期的交換 腹腔への誤挿入	瘻孔管理が必要

患者の状態に応じたルートを適切に選ぶ必要がある．表7-1にそれぞれのルートの特徴について示す．

- 腸瘻法は，胃の手術後などで胃瘻造設ができない症例が適応になる．また，食道や膵臓などの手術後早期に経腸栄養療法を行う場合に，手術中に腸瘻を造設する施設が増えている．
- 経腸栄養剤の種類は，構成される成分から半消化態栄養剤，消化態栄養剤，成分栄養剤の3つに大別される(表7-2)．
- 半消化態栄養剤は，天然の食品を加工してビタミン・微量元素などを添加したものである．窒素源は，たんぱく質またはカゼインである．吸収するためには消化が必要であるため，消化吸収障害が高度の患者には不適切である．また，味がよく経口摂取が容易にできるため，食事摂取量が少ない患者にも適している．
- 消化態栄養剤は，成分栄養剤と同様に，栄養素があらかじめ消化された形態で含有されているが，成分栄養に比べて脂質の含有量が多い．たんぱく質はペプチド・アミノ酸の形で含まれ，成分栄養剤に比べて多少消化を要するが，残渣はほとんど残らない．
- 成分栄養剤は，炭水化物はデキストリン，窒素源はすべてアミノ酸であり，あらかじめ消化された形で含有され，さらに脂質含有量が極めて低いので，消化液の分泌がなくてもほぼ完全に吸収され残渣が生じない．したがって，高度の消化吸収障害が存在しても使用できるが，長期投与の場合，必須脂肪酸の欠乏症が発生するおそれがある．また，アミノ酸が独特の味を呈する．
- そのほか，特殊組成栄養剤として，芳香族アミノ酸が少なく分岐鎖アミノ酸が多い栄養剤，血糖値の上昇を抑えるため炭水化物のエネ

表7-2 経腸栄養剤の種類と特徴

	半消化態栄養剤	消化態栄養剤	成分栄養剤
特徴	1) 低残渣あるいは食物繊維付加 2) 脂質の含有量が多い 3) 炭水化物の形で配合 4) 完全栄養の栄養剤	1) 低残渣 2) 脂質の含有量が多い 3) 炭水化物はデキストリンの形で配合 4) たんぱく質はアミノ酸あるいはペプチドの形で配合	1) 低残渣 2) 脂質の含有量が極めて少ない 3) 炭水化物はデキストリンの形で配合 4) たんぱく質はアミノ酸の形で配合
適応	消化管の機能が正常か,または軽度に障害されている患者	消化管の機能異常が在する患者でも使用可能	消化管の機能異常が存在する患者でも使用可能
製品	ラコール®, エンシュア・リキッド®, メインバランス®, テルミール®, ほか	エンテルード®, ツインライン®	エレンタール®
利点	1) 浸透圧性の下痢を起こしにくい 2) 必須脂肪酸欠乏症が起こりにくい 3) 味がよく経口摂取が容易	1) 短腸症候群や炎症性腸疾患のように高度の消化吸収障害が存在しても使用可 2) 必須脂肪酸欠乏症が起こりにくい	短腸症候群や炎症性腸疾患のように高度の消化吸収障害が存在しても使用可(脂質消化吸収障害の存在下でも使用可)
欠点	消化管の機能が高度に障害されている疾患では使用不可(脂質消化吸収障害の存在下では使用不可)	1) 浸透圧性の下痢を起こしやすい 2) 高度な脂質消化吸収障害の存在下では下痢発生 3) 味が悪い	1) 浸透圧性の下痢を起こしやすい 2) 必須脂肪酸欠乏症の発生する危険性がある 3) 味が悪い

ギー比率を下げ,食物繊維を多く含む栄養剤,たんぱく質制限の栄養剤,CO_2の産生を抑制するため炭水化物のエネルギー比が低く,脂質のエネルギー比が高い栄養剤,外科手術患者・ICU患者などを対象とした免疫能賦活栄養剤などそれぞれの病態を考慮した製剤がある.
- 経腸栄養剤には,医薬品に分類されるものと食品に分類されるものがある.医薬品扱いのものは健康保険の適用となるため,患者の費用負担は少なくなる.

■適応基準
- 消化管機能が保たれていなければ経静脈栄養の適応であるが,保たれていれば経腸栄養法の適応となる.
- 投与のルートは,経腸栄養管理期間および誤嚥のリスクを参考にして決定する(図7-1).
- 期間がおおむね4〜6週間以内であれば,経鼻経管栄養法,それ以上

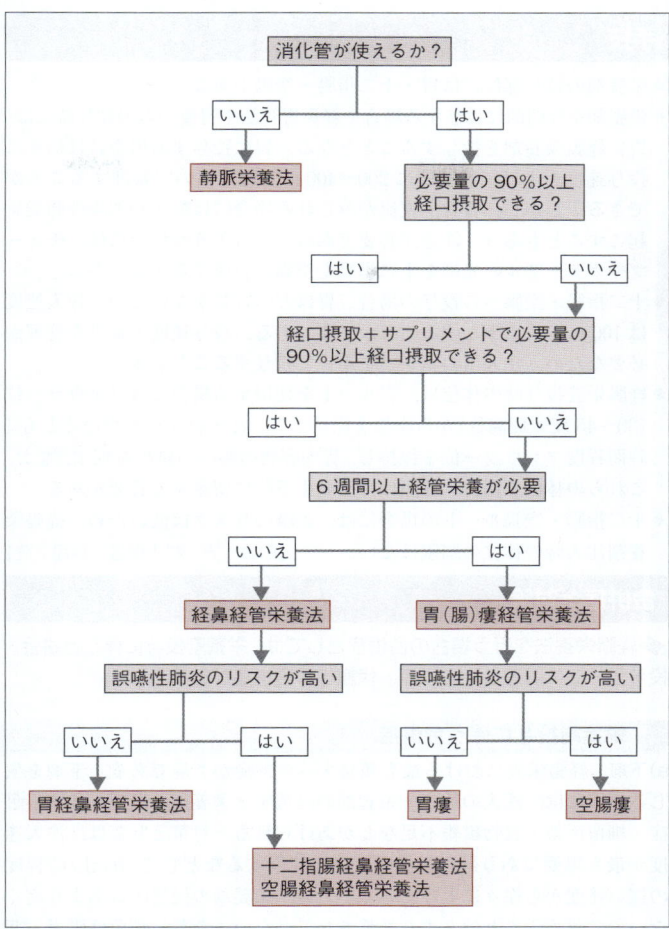

```
              消化管が使えるか？
                ┌──────┴──────┐
             いいえ            はい
              │                │
         静脈栄養法       必要量の90%以上
                         経口摂取できる？
                         ┌──────┴──────┐
                        はい           いいえ
                                        │
                              経口摂取＋サプリメントで必要量の
                              90%以上経口摂取できる？
                         ┌──────┴──────┐
                        はい           いいえ
                                        │
                              6週間以上経管栄養が必要
                         ┌──────┴──────┐
                        いいえ          はい
                         │              │
                    経鼻経管栄養法   胃(腸)瘻経管栄養法
                         │              │
                  誤嚥性肺炎のリスクが高い   誤嚥性肺炎のリスクが高い
                   ┌────┴────┐       ┌────┴────┐
                 いいえ      はい     いいえ      はい
                   │          │       │          │
            胃経鼻経管栄養法   │      胃瘻      空腸瘻
                              │
                    十二指腸経鼻経管栄養法
                    空腸経鼻経管栄養法
```

図 7-1　投与ルートの選択[1]

であれば胃・腸瘻造設が考慮される．
- 経鼻経管栄養法で誤嚥のリスクが高い場合，幽門後ルートが選択され，胃瘻造設患者で誤嚥のリスクが高い場合，経皮内視鏡的胃腸瘻造設（PEG-J）または空腸瘻造設が選択される．

【白木　亮・村上啓雄・森脇久隆】

手技

- 栄養剤の投与部位には胃・十二指腸・空腸がある．
- 栄養剤を経口的に投与する場合や経鼻胃管法や胃瘻からの投与時には，胃に経腸栄養剤を投与することとなる．胃に投与する場合には徐々に投与速度を上げ，最終的に200～400 mL/時くらいで管理することができる．しかし，胃食道逆流がみられる場合には嘔吐や誤嚥性肺炎を起こすこともあり，注意が必要である．このような場合には，チューブやカテーテルの先端を十二指腸や空腸に留置する必要がある．
- 十二指腸・空腸への投与の場合，胃ほどの容量がないため，注入速度は100 mL/時以下とすることが必要である．投与速度の厳重な管理が必要なため，注入用のポンプを用いて投与することが多い．
- 経腸栄養投与時の体位は，胃ルートを使用する場合にはファウラー位（30～45度頭側高位）から座位を保持する．注入終了後も少なくとも1時間程度ファウラー位を保持し，胃内容物の腸への排出を促す．なお，これらの体位を保持する際は褥瘡発生予防に留意する必要がある．
- 十二指腸・空腸ルートの場合には，誤嚥のリスクは低いため，経腸栄養剤注入時の体位の制限はない． 【白木 亮・村上啓雄・森脇久隆】

合併症と対策

経腸栄養法を行う場合の合併症としては，栄養剤投与に伴う合併症・投与ルートに関連した合併症・代謝性の合併症がある．

栄養剤投与に伴う合併症

a) **下痢**：経腸栄養における最も頻発する合併症が下痢である．下痢を生じる原因には，注入の速度・栄養剤の浸透圧・栄養剤の温度・乳糖不耐症・細菌汚染・食物繊維不足などがあげられる．対策としては，注入速度が最も重要であり経腸栄養ポンプを使用するなどして50 mL/時程度の遅い速度から徐々に上げていく．一方，栄養剤の浸透圧はあまり高くないので薄めることはあまり推奨されていない．なお，細菌性腸炎・薬剤性腸炎・偽膜性腸炎などの鑑別も忘れてはならない．

b) **誤嚥性肺炎**：経管経腸栄養の最も重篤な合併症は，注入した栄養剤の口腔・咽頭への逆流とそれに引き続く誤嚥性肺炎である．胃食道逆流から誤嚥性肺炎を併発すると，経腸栄養が続行不能となるのみならず，時として致命的となることもある．対策としては，逆流の危険性の高い症例には，経腸栄養チューブの先端を空腸に留置することが推奨される．その他の対策としては，注入中および注入後1～2時間のギャッチアッ

ブ・緩徐な注入速度・消化管機能改善薬の投与などがあげられる．また，胃瘻症例では，半固形化栄養剤などが逆流防止に効果があるとの報告[2]がある．なお，かたくて太いチューブでの経鼻胃管法では，チューブ通過による食道括約筋障害を惹起し胃食道逆流の危険因子となるため注意が必要である．

c)悪心・嘔吐・便秘：さまざまな消化器症状が出現する可能性があり，注意を要する．

投与ルートに関連した合併症

a)咽頭不快感・鼻粘膜の刺激・びらん：経鼻チューブを長期間，同一部位に固定していると，鼻腔・鼻粘膜に阻血性壊死を起こすことがある．予防のためにはやわらかな素材であるシリコン製またはポリウレタン製の細いチューブ(8 Fr 以下)を用いる．チューブの固定についても鼻翼の接触壊死に気をつけ，固定位置を時々変えることが望ましい．また，長期間経鼻チューブを使用する場合は，胃瘻造設を考慮する．

b)誤挿入：経鼻チューブを誤って気管内に挿入し，そのまま栄養剤を注入すると致死的な肺炎となる．誤挿入した場合，通常はむせ込みなどから容易に察知可能であるが，高齢者や嚥下障害・意識障害がある場合は，咳反射が乏しく気管内挿入に気づかないことがある．対策としては，チューブの先端位置を X 線写真で確認することが望まれる．送気音の聴診による確認法が広く行われているが，チューブの先端が左肺下葉に位置すると区別できない場合もあり，推奨されない．

c)チューブ内腔の閉塞：経鼻チューブは，一般に 6〜12 Fr の細径のものが用いられるため，その内腔の閉塞が問題となる．とくに薬剤投与が閉塞の原因となることが多い．簡易懸濁法が閉塞予防に効果的とされる[3]が，重要なのは栄養剤・薬剤注入ごとに白湯によるフラッシュ洗浄をしっかり行うことである．

代謝性の合併症

a)脱水・電解質異常：高齢者や意識障害の患者では，口渇を訴えないことが多いため脱水や電解質異常をきたすことがある．とくに発熱や利尿薬使用時には注意を要し，定期的な電解質のチェックが必要である．

b)糖代謝異常：経腸栄養剤の糖質には単糖類・二糖類が用いられ，消化吸収の速いデキストランが配合されている．糖代謝能力以上の糖質を投与することで，高血糖状態になりやすい．経腸栄養導入・増量時には適宜血糖測定を行い，必要に応じ血糖降下剤やインスリン使用などを検討する必要がある．

【白木 亮・村上啓雄・森脇久隆】

診療報酬基準

鼻腔栄養は，注入回数の如何を問わず1日につき60点とされ，胃瘻より流動食を点滴注入した場合も鼻腔栄養に準じて算定される．ただし，在宅成分栄養経管栄養法指導管理料または在宅寝たきり患者処置指導管理料を算定している患者に対して行った鼻腔栄養の費用は算定しない．

【白木　亮・村上啓雄・森脇久隆】

看護のポイント

■チューブの先端が胃内にある場合

- 誤挿入防止のための確認を行う．チューブがテープできちんと固定されていても，チューブが口腔内にたわんでいたり，抜けかかっている場合もある．投与前は，見た目で判断するのではなく「胃内容物の吸引」「胃内注入音の聴取」を必ず確認する．
- 胃からの排出量を確認する．胃残留量が多いのに，次の栄養剤を投与すると嘔吐の原因になるため，栄養剤がどのくらい残留しているのかをシリンジで吸引し残量を確認する．一般的には，残留が50 mL以下で注入が可能とされる．
- 内容物の逆流による誤嚥の可能性があるため，座位または頭部を30～45度に挙上して投与する．
- 一般的な投与速度は100～150 mL/時である．滴下の不具合を生じる可能性もあるため適宜調節する．
- 投与中に嘔吐や下痢の出現，チューブの自己（事故）抜去の危険性があるため，患者の様子を常に観察し，異常の早期発見に努める．
- 経鼻チューブは，可能な限り細い径のものを使用し，患者の苦痛を最小限にする．
- 細菌汚染の危険を減らすため，可能な場合は吊り下げバッグ製剤（RTH式）を使用する．
- ソフトバッグに移し替えて使用する場合，6時間後から細菌の増殖がみられる．主な原因は，栄養剤の移し替えの際に生じる接触感染であるため，細心の注意が必要である．できれば，ソフトバッグは使い捨てにする．
- 口腔ケアは，口を経由しない経管栄養の患者こそ，しっかり行う必要がある．

■チューブの先端が空腸にある（腸瘻）場合

- 内容物の逆流の危険性は少なくなるが，可能な限り上体を起こして投与することが望ましい．

- 空腸に直接投与することになるので,基本的には24時間持続投与する.
- 経腸栄養ポンプを使用し,20 mL/時より開始する.消化器症状をモニタリングしながら段階的に増量する.
- 下痢や嘔吐などの合併症がなく100 mL/時ほどに増量できれば,間欠的な投与も可能である.
- 24時間持続投与の場合,バッグ(コンテナー)は6〜8時間ごとに交換する.

【伊東七奈子】

【文献】
[目的,特徴,種類,適応基準,手技,合併症と対策,診療報酬基準]
1) ASPEN Board of Directors : Guides for use of enteral and parenteral nutrition in the adult and pediatric patient. JPEN J Parenter Enteral Nutr 17 : 7 SA, 1993
2) 蟹江治郎:固形化栄養剤の調理法と注意点.臨床老年看護 11:56-64, 2004
3) 倉田なおみ:内服薬.経管投与ハンドブック 第2版,じほう,2006

8 経皮内視鏡的胃瘻造設(PEG)

1979年にGauderer, Ponskyらによって内視鏡補助下に胃内と腹壁外の瘻孔を造設する低侵襲手技として開発されたPEGはその後,開腹的胃瘻造設術に代わり急速に診療現場に普及し,現在では新規造設が年間10万件以上と推測され,胃瘻造設の標準的術式と考えられている.

目的,特徴,種類,適応基準

■目的・特徴

- 経皮内視鏡的胃瘻造設(PEG ; percutaneous endoscopic gastrostomy)は,主として経腸栄養の投与経路を造設する目的で行われる内視鏡的治療手技である.
- 他の内視鏡治療手技とPEGと異なる点は,ほとんどの内視鏡治療は病変を対象として行われ,手技の成功は患者の予後に直結するが,一方PEGにおいては,造設することが患者の予後改善のための始まりにすぎないことである.つまり,造設自体が目的ではなく,造設後,胃瘻を適切に使用することが重要となる.
- 通常の内視鏡手技のように主治医と内視鏡チームの連携だけでなく,造設後の管理を念頭において看護師,栄養士,薬剤師,リハビリ担当者,訪問診療担当者などを含めたPEGチームの協力体制が必要であり,さらに患者および家族の理解と協力も必須である.

■種類

胃瘻カテーテルは,胃内の形状からバンパー型とバルーン型,外部の形状からチューブ型とボタン型に分かれる.したがって,胃瘻カテーテルは,これらの順列組み合わせから4種類に大別される.表8-1にバンパー型とバルーン型,表8-2にチューブ型とボタン型の特徴を示す.

■適応基準

- 何らかの理由で摂食ができない例では,経腸栄養か経静脈栄養を考慮するが,消化管の消化吸収障害がなければ,長期栄養管理のためには経腸栄養を選択すべきである.
- 経腸栄養の投与経路として経鼻胃管などの選択肢もあるが,1か月以上の経腸栄養が見込まれる例では,PEGが第一選択となる.
- 適応に関しては,表8-3のごとく日本消化器内視鏡学会ガイドラン[1]で示されているが,消化管機能が温存されており,生命予後がある程度(通常1か月以上)見込めることが原則である.
- 低侵襲とはいえ対象は高齢者がほとんどであり,肺炎を含めた術後1

表 8-1 バンパー型とバルーン型

	バンパー型	バルーン型
利点	・耐久性が高い ・交換の頻度が少ない ・不慮の抜去の可能性が少ない	・交換時の苦痛がほとんどない ・交換手技がやさしい ・交換時に瘻孔損傷や腹腔内誤挿入の可能性が少ない
欠点	・交換時に苦痛がある ・交換手技が難しい ・交換時に瘻孔損傷や腹腔内誤挿入の危険性がある	・耐久性が低い ・交換の頻度が高い ・不慮の抜去の危険性がある

〔鈴木　裕，上野文昭，蟹江治郎：経皮内視鏡的胃瘻造設術ガイドライン．日本消化器内視鏡学会卒後教育委員会（編）：消化器内視鏡ガイドライン第3版，p318，医学書院，2006 より〕

表 8-2 チューブ型とボタン型

	チューブ型	ボタン型
利点	・接続しやすい	・不慮の抜去の危険性が少ない ・清潔保持がしやすい ・リハビリテーションがしやすい ・外観がよい ・瘻孔にかかる圧が均等
欠点	・不慮の抜去の危険性が高い ・清潔保持がしにくい ・リハビリテーションがしにくい ・外観が悪い ・瘻孔にかかる圧が不均等になりやすい	・シャフトの長さの調節がきかない ・接続しにくい

（同上書，p318 より）

か月の単純死亡率が欧米の報告では 4.1〜26％と高率のため，安易な造設は危険である．あくまで経腸栄養のルートの 1 つであり，状態が悪い場合には経鼻胃管などからの経腸栄養とし，全身状態安定後に造設を検討すべきである．

- PEG の絶対的禁忌は表 8-4 に示す通り比較的少ないものの，相対的禁忌（表 8-5）は多い．相対的禁忌例では効果と危険を評価し対策を講じて，慎重な造設と術後管理が望まれる．

【白木　亮・村上啓雄・森脇久隆】

表 8-3 PEG の適応

1) 嚥下・摂食障害
  1. 脳血管障害，認知症などにより自発的に摂食できない
  2. 神経・筋疾患などのため，摂食不能または困難
  3. 頭部・顔面外傷のため摂食困難
  4. 咽喉頭・食道・胃噴門部狭窄
  5. 食道穿孔
2) 繰り返す誤嚥性肺炎
  1. 摂食できるが誤嚥を繰り返す
  2. 経鼻胃管留置に伴う誤嚥
3) 炎症性腸疾患
  1. 長期経腸栄養を必要とする炎症性腸疾患，とくにクローン病患者
4) 減圧目的
  1. 幽門狭窄
  2. 上部小腸狭窄
5) その他の特殊治療

〔鈴木　裕，上野文昭，蟹江治郎：経皮内視鏡的胃瘻造設術ガイドライン．日本消化器内視鏡学会卒後教育委員会(編)：消化器内視鏡ガイドライン第3版，p311，医学書院，2006 より〕

表 8-4 PEG の絶対的禁忌

1. 通常の内視鏡検査の絶対禁忌
2. 内視鏡が通過不可能な咽頭・食道狭窄
3. 胃前壁を腹壁に近接できない
4. 補正できない出血傾向
5. 消化管閉塞(減圧ドレナージ目的以外の場合)

(同上書，p311 より)

表 8-5 PEG の相対的禁忌

- 大量の腹水貯留
- 極度の肥満
- 著明な肝腫大
- 胃の腫瘍性病変や急性胃粘膜病変
- 横隔膜ヘルニア
- 出血傾向
- 妊娠
- 門脈圧亢進
- 腹膜透析
- 癌性腹膜炎
- 全身状態不良
- 生命予後不良
- 胃手術既往
- 説明と同意が得られない

(同上書，p311 より)

手技(表 8-6)

■ Pull 法

- Pull 法は，経皮的に挿入したループワイヤーを内視鏡下で把持し，内視鏡を抜去することで口腔外へ出し，体外でそのガイドワイヤーに胃

表 8-6 各種 PEG 造設手技の比較

	Pull 法・Push 法	Introducer 法	Direct 法
カテーテルの太さ	太い	細い	太い
カテーテルの種類	バンパー型	バルーン型チューブ	バンパー型ボタン（それ以外も可能）
内視鏡挿入回数	2回（処置具操作あり）	1回（観察のみ）	1回（観察のみ）
カテーテル咽頭通過（清潔操作可否）	あり（清潔操作不能）	なし（清潔操作可能）	なし（清潔操作可能）
胃壁固定	任意	必須	必須
入れ替え時期	長期	短期	長期（バンパー型なら）

瘻カテーテルのワイヤーを結びつけ，腹壁外から引き上げて経口的にカテーテルを挿入する方法である．

- 利点は，穿刺針が細いため穿刺が容易で安全であること，一期的に太い胃カテーテルを留置できることである．また，胃瘻カテーテルを腹壁側に引き出す過程で周囲組織を少しずつ拡張していくために圧迫止血も兼ねることになり，造設後の出血の危険性が少なくなることである．
- 欠点は，口腔・咽頭の細菌がカテーテルに付着するので，不潔手術となり術後創部感染の発生率が高いこと，内視鏡を2回挿入しなければならないことである．最近，口腔・咽頭細菌の汚染を防御した胃瘻キットにより創部感染を予防可能である．

■ Push 法

- Push 法は，経皮的に挿入したガイドワイヤーを内視鏡下で把持し，Pull 法と同様に口腔外へ出し，体外でそのガイドワイヤーを胃瘻カテーテル内腔に通し，ガイドワイヤーに沿わせて経口的にカテーテルを挿入する方法である．利点と欠点は，Pull 法とほぼ同様である．

■ Introducer 法

- Introducer 法は，内視鏡観察下でトロカール針を経皮的に胃内へ穿刺，内筒を抜去した後，留置した外筒シースの内腔を通し胃瘻カテーテルを胃内に挿入する方法である．
- 利点は，内視鏡を1回挿入するだけでよいことと，術後の創部感染が少ないことである．
- 欠点は，造設時に太径のカテーテルが留置できないこと，カテーテル逸脱の危険性があること，胃壁固定を必要とすること，穿刺針が太い

ことなどである．

■ Direct法

- Pull法・Push法・Introducer法の長所を生かす形でのDirect法という挿入キットも近年開発されている．これは，胃壁腹壁固定を実施後皮膚切開し，さらに皮下組織を十分に剝離する．その後，内視鏡観察下でトロカール針を経皮的に胃内へ穿刺し，ガイドワイヤー下に鈍的に拡張後，太径の胃瘻カテーテルを胃内に挿入する方法である．

【白木　亮・村上啓雄・森脇久隆】

合併症と対策

PEG造設時および急性期の合併症および偶発症について，PEGに関する第2回コンセンサス・ミーティング(2004年よりHEQ研究会学術用語委員会)により「Complicationについて」が報告[2]され，major complicationとminor complicationが定義されている(表8-7)．complicationの頻度について，海外のデータではmajor complicationは3%，minor complicationは13%，死亡率は1%と報告[3]されている．PEG対象患者は高齢者が主体であり，さまざまな併存疾患を有する例も多いため，合併症や偶発症(表8-8)の予防や早期発見は重要である．

a) 他臓器の誤穿刺

他臓器の誤穿刺として胃と腹壁の間に入る可能性のあるものは，主として横行結腸などの腸管および肝臓などがある．造設位置決定に際しては，内視鏡で胃内に十分送気して胃と腹壁を接するようにし，内視鏡の透過光を体表から確認(illuminationサイン)したり，腹壁を指で圧迫して内視鏡で確認(指サイン)したりすることで，胃と腹壁の間に介在する他臓器がないことを確認してから穿刺する．いずれの方法でも確認できない場合には，X線透視下で胃と横行結腸の位置を確認したり，腹部エコーで肝臓などが介在していないかを確認したりする．また，局所麻酔時には試験穿刺を行い，穿刺針が胃内に出る前に血液や腸管ガスが引けないことを確認し，安全な穿刺位置を選択する．

b) 創部感染

創部感染は術後早期に起こる合併症の1つであり，多くは咽頭部の細菌がカテーテルを介してバンパーに付着することが原因である．創部感染は主にPull・Push法の場合に問題となるため，予防的抗菌薬の投与が推奨されている．口腔内を通過しないIntroducer・Direct法で施行することも有用であるが，咽頭部の細菌の付着を防ぐために，オーバーチューブを併用することで創部感染を軽減することは可能である．

表8-7 major complication と minor complication

1) major complication
   定義：PEGに関連した死亡，またはなんらかの全身的な処置や治療（注1）を行わなければ死に至ったり，危篤な後遺症（注2）を残す complication
   注1）通常，開腹手術等の外科的治療や2週間以上の入院治療
   注2）不可逆性の精神・身体機能障害の発生，または明らかな増悪
2) minor complication
   定義：major complication 以外のなんらかの処置や治療を要する complication

〔高橋美香子，上野文昭，嶋尾　仁，他：第2回PEGコンセンサス・ミーティング報告「complication について」．在宅医療と内視鏡治療 8：60，2004 より〕

表8-8 PEGに関連した主な合併症

1. 造設手技自体に関連したもの
   - 心呼吸停止，喉頭痙攣
   - 誤嚥
   - 腹膜炎，敗血症，創感染
   - 胃出血，血腫，胃穿孔
   - 内臓誤穿刺
2. 留置した胃瘻チューブに関連したもの
   - 局所圧迫壊死
   - 創感染
   - チューブ逸脱
     バルーン脱気，破裂
     バンパー埋没，脱落
   - 胃排泄能低下，イレウス
   - 胃潰瘍
   - 幽門閉塞
3. 経腸栄養剤投与に関連したもの
   - 胃食道逆流
   - 誤嚥
   - 下痢，食欲不振
4. チューブ交換トラブル
   - 出血
   - バンパー脱落，摘出不能

c) 自己抜去

PEG 患者は，脳血管障害や精神障害などのため無意識にカテーテルを自己抜去してしまうことがある．瘻孔完成前にカテーテルが抜去されると，重篤な腹膜炎をきたす場合があり注意を要する．

【白木　亮・村上啓雄・森脇久隆】

診療報酬基準

胃瘻造設術（経皮的内視鏡下胃瘻造設術を含む）は9,460点であり，経皮的内視鏡下胃瘻造設術で用いるカテーテルおよびキットの費用は所定点数に含まれ，別に算定できないとされている．
胃瘻カテーテル交換法は200点であり，十分に安全管理に留意し，胃瘻

カテーテル交換後の確認を画像診断等を用いて行った場合に限り算定するとされている.なお,その際行われる画像診断等の費用は,当該点数の算定日に限り,1回に限り算定するとされている.

【白木 亮・村上啓雄・森脇久隆】

看護のポイント

■造設初期
- 瘻孔が完成する約2週間までの時期を指し,合併症の予防が目的である.
- 合併症を「機械的」,「消化器」,「代謝性」の3つに分け,具体的なアウトカムとして設定し,毎日評価を行う(表8-9).
- 瘻孔周囲の消毒は,創傷治癒を遅延させるため不要である.造設後48時間以降は,ガーゼなどでPEGを覆わず開放することも可能で,瘻孔周囲のカットガーゼも不要である.
- 瘻孔周囲のカットガーゼは,皮膚の浸軟を招くため,ティッシュのこよりが有用である.ティッシュであれば在宅で手軽に行える.
- PEGがパジャマなどに直接つくことを気にしたり,自己抜去の危険性のある患者では腹帯などを使用する.
- 5日目よりシャワー浴,7日目に入浴が可能である.

■慢性期
- 瘻孔が完成する2週間以降のことを指し,適切な瘻孔管理が目標である.
- 慢性期でも,造設初期と同様のアウトカム評価を行い,異常の早期発見に努める.
- 栄養状態の改善に伴う皮下脂肪の増加により,カテーテルがきつくなり,局所圧迫壊死(バンパー埋没症候群)を起こす可能性もあるため,瘻孔周囲の観察は重要である.
- バンパー埋没症候群の予防のため,ストッパーをクルクル回し,回転できることや皮膚とのゆとりがあることを毎日確認する.
- 瘻孔周囲に付いた粘液や皮膚の汚れは,微温湯と石鹸などで毎日洗ったり,拭くなどして清潔を保つ.特別な方法ではなく,健常時と同様のスキンケアで十分である.
- カテーテルは栄養剤の付着などで汚れやすく,細菌やカビが繁殖する可能性もあるため,栄養剤投与後は,必ず微温湯でフラッシュし汚染を防止する.また,酢水をカテーテルに充填させることで,カテーテル内の汚染を防止できる.
- 経腸栄養剤を固形化することで下痢や嘔吐などの合併症の改善が期待

表 8-9　PEG 後のアウトカム

機械的：誤嚥性肺炎なし　感染なし 　　　　瘻孔より漏れなし　出血なし 　　　　ストッパーによる皮膚障害なし
消化器：腹部膨満なし　嘔吐なし 　　　　水様性下痢なし 　　　　胃に食物の停滞がない
代謝性：血清電解質の異常なし 　　　　高血糖　脱水なし　出血傾向なし

できる．
- ペースト食の投与も同様の効果が期待でき，さらに合併症予防だけでなく，家族と同じ通常の食事を摂取できるという喜びにもつながる．

【伊東七奈子】

【文献】
[目的，特徴，種類，適応基準，手技，合併症と対策，診療報酬基準]
1) 鈴木　裕，上野文昭，蟹江治郎：経皮内視鏡的胃瘻造設術ガイドライン．日本消化器内視鏡学会卒後教育委員会（編）：消化器内視鏡ガイドライン第 3 版，pp310-323，医学書院，2006
2) 高橋美香子，上野文昭，嶋尾　仁，他：第 2 回 PEG コンセンサス・ミーティング報告「Complication について」．在宅医療と内視鏡治療 8：60，2004
3) Larson DE, Burton DD, Schroeder KW, et al : Percutaneous endoscopic gastrostomy. Indications, success, complication, and mortality in 314 consecutive patients. Gastroenterology 93 : 48-52, 1987

MEMO

9 輸液療法

輸液療法を施行する際は，体液の代謝（水，電解質，pH）に対する理解が大前提である．それが，幾多の体液異常の防止，早期診断，さらに発症時の適切な治療につながる．

目的

- 生体は平衡（バランス）で成り立っている（図9-1）
- 生体はその恒常性（ホメオスタシス）を保っていることが最重要である．これを維持するためにホルモン・神経系など内因性の調節機構が働いている．この調節機構に大きな影響を与えるのが水，電解質，栄養素の出入の平衡である．
- 水分，電解質平衡は火急の重要事項で，生命維持に密接にかかわる．
- 輸液療法はとくに水と電解質に注目した療法である（栄養素：ブドウ糖，アミノ酸，脂肪酸，ビタミン，微量元素は対象としない，これらについては経静脈栄養療法の項を参照）．
- 具体的には，①体液の恒常性の維持，②循環血漿量の保持，③尿量の維持，が目的である．

生理学的知識とアセスメント

輸液療法を理解するには，生体内水分，電解質分布とその平衡，体液のpHについての生理学の理解が必須（生理学の教科書を読む．うろ覚えは何も知らないより危険と心得よ！）

■体液（生体内水分）分布

体重に占める水分量には個人差が大きい．左右するのは体脂肪である．健康成人男性の水分は体重の60%を占め，女性のそれは体重の50%である．年齢が上がるにつれ水分の占める割合は下がる．なお小児は水分の占める割合は高い．例として，体重60 kgの健康成人男性では体内水分量は36 Lである．その内訳として，細胞内に体重の40%（24 L；細胞内液），細胞外に体重の20%（12 L；細胞外液）が存在する．細胞外液のうち，体重の15%（9 L）はリンパ液を含めて組織間隙にあり（間質液），体重の5%（3 L）が血漿中に存在する．水はこれらの分布内を移動して，恒常性を保っている（図9-2）．

■体液内の物質分布

体液には種々の物質が溶解している．溶質には電気的に陽イオンと陰イオンに分離して存在する電解質とイオンにならない非電解質がある．主な電解質の体液内での分布と濃度は表9-1に示す通りである．

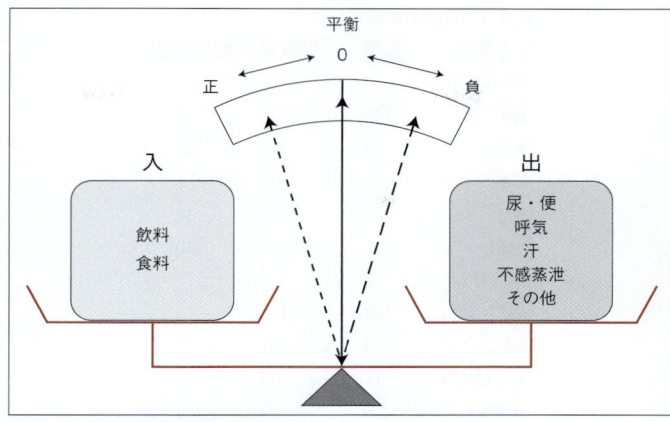

図 9-1 体液の平衡を保つ因子
「出」のその他には,健常では認められない瘻孔からの廃液などが含まれる.

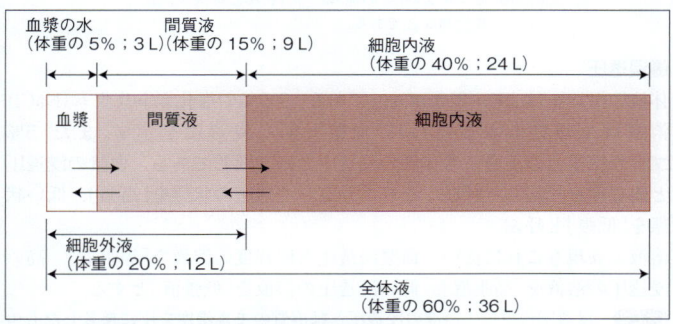

図 9-2 体重 60 kg の健康成人男性の体液分布

> **メモ1** 電解質濃度の単位:血漿など体液中の電解質の濃度を表現するには,通常のような重量/容量(例:g%)単位ではなく,1L 当たりの mmol(ミリモル)または mEq という単位で表す(すなわち,mEq/L). 1 mmol は分子量に mg をつけた値で,1 mEq はイオンの mmol(原子量に等しい)を原子価で除した値である. ちなみに,原子量 23 のナトリウムイオンは原子価が 1 であるので,1 mmol と 1 mEq は等しく 23 mg であるが,原子量 40 のカルシウムイオンは原子価が 2 であるため,1 mmol は 40 mg,1 mEq は 20 mg である. 電解質溶液中では,陽イオンの総和と陰イオンの総和は同じ値である.

非電解質は,ブドウ糖やたんぱく質の分解産物である尿素やクレアチニンである.

表9-1 体液の電解質分布

電解質	血漿	間質液	細胞内液
陽イオン			
Na^+	142	145	10
K^+	4	4	159
Ca^{2+}	5	3	1
Mg^{2+}	2	2	40
合計	153	154	210
陰イオン			
Cl^-	103	117	3
HCO_3^-	25	28	7
たんぱく質	17	—	45
その他	8	9	155
合計	153	154	210

注)陰イオンの「その他」は,ATPなど有機リン酸化合物などである.

■浸透圧

体液の浸透圧は290〜310 mOsmである.0.9%の塩化ナトリウム(NaCl)溶液は生理食塩水といわれ,血漿と同じ浸透圧を示す.また,5%ブドウ糖溶液の浸透圧も体液の浸透圧とほぼ同じである.血漿の浸透圧と同程度を「等張」と呼び,それより高い浸透圧の状態を「高張」,低い状態を「低張」と呼ぶ.

溶液の表現もこれに従い,血漿浸透圧と同程度の溶液を「等張液」,高い浸透圧の溶液を「高張液」,低い浸透圧の溶液を「低張液」とする.

メモ2 浸透圧の単位:溶液の浸透圧とは溶質のモル濃度を圧に換算したもので,1L当たりミリオスモル(mOsm)で表す.もしブドウ糖が60 mmol/Lの濃度で溶けている溶液があれば,その浸透圧は1L当たり60 mOsmとなるわけである.

■体液のpH

正常血漿(動脈血)のpH(水素イオン濃度)は7.35〜7.45である.pHが7.8を超えるアルカローシスや6.8以下のアシドーシスは生命が危機的状況になっていることを示す.pHを決定するのは体液中の炭酸水素イオン(HCO_3^-)濃度と炭酸(H_2CO_3)濃度である.pHの調節は,血漿内や肺・腎で行われる.

■平衡を乱す事項の検討

体液の平衡を乱す因子は出入の増減(表9-2)であり,その組み合わせに

表 9-2　出入の増減と事例

出入	増減	事例
入	減少	経口摂取の減少
	増加	経口摂取の増加
出	減少	尿量減少
	増加	尿量，排便量の増加，発汗多量，嘔吐，異常体液排出（瘻孔など）

表 9-3　水分の出納と症状

入	出	平衡		病態
少	多	負	→	脱水
多	少	正	→	浮腫

より症状が発現する．
- 平衡の障害により現れる症状として日常臨床で問題になるのは，表 9-3 のような脱水と浮腫の発現である．この際，水分だけでなく，電解質の平衡も考慮に入れる．
- 脱水には水分欠乏性とナトリウム欠乏性があるが，実際の臨床では，両方の要素をもつ混合型の脱水がほとんどである．
  1) **水分欠乏性脱水**：水そのものが欠乏した場合．体液は高浸透圧となる．
     水摂取の不可能→昏睡，消化管狭窄，水不足（大災害時など）
     水分喪失→下痢，嘔吐，発汗，多尿
  2) **ナトリウム欠乏性脱水**：水とナトリウムが失われたときに水しか補給されなかった場合に起こる．体液の浸透圧を保つために，水が細胞外から細胞内に移動する．循環血漿量が下がる．
- 浮腫とは間質液が異常に増加した状態．腹水，胸水もこれの範疇に入る．心疾患，腎疾患，低たんぱく血症（血漿浸透圧の低下による），肝疾患などで起こる．

■アセスメント
- 病歴：詳細な病歴はアセスメントの第一歩
- 症状：全身倦怠，筋力低下，多尿，口渇，痙攣
- 所見：皮膚乾燥，浮腫，頻脈，呼吸頻回
- 観察，身体計測：皮膚の状況，顔色，呼吸数，脈拍，体重，尿量，排液の有無
- 検査データ：血球数，ヘモグロビン濃度，ヘマトクリット，血清電解質濃度（Na，K，Cl，Ca，Mg，リン酸など），尿検査，尿中電解質排泄量（Na，K，Cl など）
- 画像診断：胸部 X 線写真（肺水腫，心陰影拡大など），心電図

モニタリングと効果判定

🔖水，電解質異常は生命的危機に直結する危険性をもっているので，きめ細かなモニタリングと輸液計画の変更が重要である．
- **症状，所見，身体計測**：頻回の観察が必要．
- **定期的検査**：頻回の血液学的検査が必要になる．
- **治療の終了の判断**：症状の消失，検査の正常化，経口摂取の回復などをみて，速やかに通常生活に復帰する．

輸液製剤の副作用

- **配合禁忌**：とくにカルシウムやマグネシウム製剤とリン酸製剤の混注時に，リン酸カルシウム，リン酸マグネシウムが形成され沈殿し，肺塞栓をきたすことがある。混注時は配合禁忌の情報を周知しておく(同時投与の抗生物質なども十分な配合禁忌を知っておく)．
- **過多**：輸液量の投与量や投与速度が過多のとき，心・肺・腎機能の状況により，浮腫，心不全，肺水腫などを引き起こすことがある．
- **投与経路(静脈)の障害**：血管痛，周囲浮腫，発赤が症状の血栓性静脈炎．
- **感染**：静脈炎，敗血症．末梢静脈からの敗血症もあるために，刺入部の管理は大切である．

投与量・投与速度

- 一定速度が原則，急速輸注は危険．
- 体重あたりの1日投与量が決定されれば，投与時間から，単位時間量が決まる．おおむね，500 mL を 2〜2.5 時間での投与を目安とする．
- 心，肺，腎などの疾患をもつ患者へはきめ細かな輸液計画が必要である．
- 投与の際，使用する点滴セットには，17〜18 滴が 1 mL のものと 60 滴が 1 mL の小児用のものがあり，適正使用が重要である．

投与経路

- 末梢静脈を第一，患者の運動，利き手などの条件で投与静脈を決定する．
- 末梢静脈使用が不可能な場合や大量輸液が必要なときは中心静脈を使用する．

欠乏量輸液・維持輸液

欠乏した電解質を重点的に補充する必要があるときもある.

①**低ナトリウム血症** 血清中のナトリウム濃度が低下した状態. 嘔吐, 下痢が続く場合や, 利尿薬などでナトリウムの排泄が増えた場合など. 全身倦怠, 嘔気, 意識低下などをきたす. 塩化ナトリウムの濃度が高い液が必要になる.

②**低カリウム血症** 血清カリウム濃度が3.5mEq/L以下に低下した状態. 胃液の嘔吐や利尿薬の長期投与時などに起こる. 筋無力状態や心電図異常(T波平坦化)が現れる. 補正にはカリウム輸液製剤を輸注されるが, 20 mEq/時を超えないような輸液計画が必要である. 急速静注は不整脈から心停止に至ることがある.

③**低カルシウム血症** 血清中のカルシウム濃度が下がると筋の痙攣(テタニー)をきたす. 上皮小体機能低下や, ビタミンD欠乏時に起こる. カルシウムを添加した輸液が必要になる.

感染症対策

無菌的操作が原則であり, 以下の点で注意する.

- 輸液混注時, 滅菌マスク, 手袋は必須, できればクリーンベンチ内で(喋りながらの混注操作は厳禁!)
- 皮膚消毒, 輸液針・カニューラ挿入部の無菌的保護
- 血栓性静脈炎予防:カニューラは72時間で交換, この間, 間欠投与の場合, ヘパリンロックを行う(生理食塩水でのロックでもよいという意見があるが, 血栓形成の発生率が高い). カニューラ交換のときは刺入静脈も替える.
- 他の薬剤を混注した輸液製剤の速やかな使用
- 輸注中に点滴製剤内への他の薬剤混注は禁:やむをえず使用する場合は側管から無菌的に行う.

【松末　智】

10 経静脈栄養

低栄養で消化器機能が障害されているときに経静脈栄養が適応となり、短期間のときは末梢静脈栄養(PPN)が適応であり、長期になる場合は中心静脈栄養(TPN)が必要である。その施行中には重大な合併症もあるので厳密な管理が要求される。

目的、特徴、種類、適応基準

■目的
低栄養で消化器機能が障害されている患者に対する唯一の栄養法である。

■特徴
- 必要栄養素をすべて静脈を経由して投与するもので、PN (parenteral nutrition)と呼称される。
- 栄養素はエネルギー源としてブドウ糖・脂肪酸、たんぱく源としてアミノ酸を含む。これ以外に、13種類のビタミン、微量元素(亜鉛、ヨウ素、マンガン、セレンなど)を配合する。脂肪はカロリー源として使用する以外、必須脂肪酸投与でも必要である。
- 1日必要栄養素をすべて静脈栄養で投与する場合、体重50 kgで1日必要水分量を2,000 mLとすれば、これに必要カロリー(30 kcal/kg)をブドウ糖でまかない、アミノ酸を1.25 g/kg(kcal/N比:150として)を混入し、さらに、必要電解質(Na, K, Cl, Ca, リン酸, Mg)、ビタミン、微量元素を配合する必要がある。輸液の浸透圧は血清浸透圧の約6倍(約2,000 mOsm/L)以上になる。

■種類
投与経路別に、中心静脈に投与する中心静脈栄養(TPN)、末梢静脈に投与する末梢静脈栄養(PPN)に分類する。

中心静脈栄養(図10-1):中心静脈(心臓近くの、血液の豊富な静脈;通常は上大静脈)に挿入したカテーテルを通じて、非常に高濃度のすべての必要栄養素(1日約2,000 kcal)を含有した溶液を24時間かけて、一定速度で輸注する方法である。

末梢静脈栄養:末梢静脈から静脈留置針カニューラを用いて、1日1,000 kcal前後の栄養素(血漿浸透圧の3倍ぐらいの液)を輸注する方法である。

■適応基準
- 強制栄養補給が必要とされた低栄養患者で、消化器機能が障害されているときがPNの適応である。

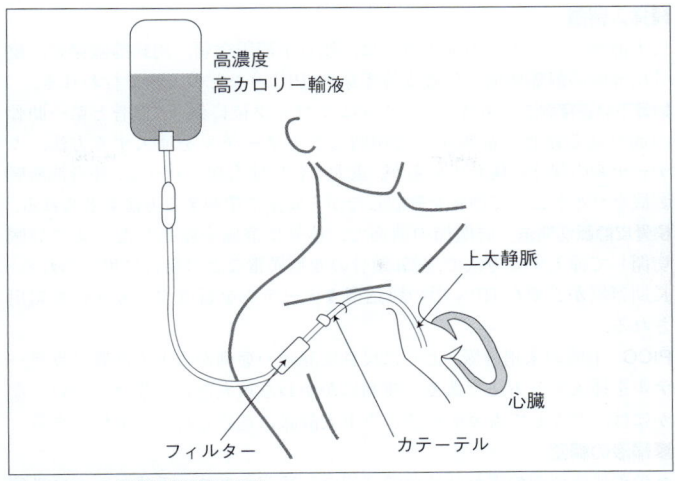

図10-1 中心静脈栄養(TPN)

画像ラベル：高濃度高カロリー輸液／上大静脈／心臓／フィルター／カテーテル

- 低栄養でなく消化管機能が2週間以内に回復し，経口や経腸栄養が可能ならPPNを行う．2週間以上PNが続く場合，TPNが適応となる．その他，心不全や腎不全で水分摂取が制限されるときやその効果が不利益を上回るときにTPNが適応とされる．
- TPNが長期にわたり必要で他の状態が安定している患者の場合，退院して在宅環境でTPNを継続することがある．これを在宅静脈栄養（home parenteral nutrition；HPN）という．　【松末　智】

中心静脈栄養 TPN

手技

■カテーテル

材質：シリコン（シラスコン®など），ポリウレタンの2種類が中心．シリコン製は血栓形成が少ないが，腰が弱く挿入しにくい．ポリウレタン製は抗血栓性もあり，腰がある程度強く挿入しやすいが，かたくて血管壁への物理的刺激が大きい欠点がある．

形態：通常型は単純なカテーテルで一般的に使用される．数か月にわたって使用される場合は，途中に滑脱防止のためのテフロンカフの付いたブロビアックカテーテルを使用する．一方，埋込型は皮下にリザーバーをもつカテーテルで，HPNで一時的に休止するような場合に使用する．

■挿入留置

上大静脈カテーテルの挿入留置は，鎖骨下静脈穿刺，内頸静脈穿刺，橈骨皮静脈の静脈切開，尺骨皮静脈穿刺（PICC）などの方法で行われる．

鎖骨下静脈穿刺法：患者をトレンデレンブルク位に保ち，鎖骨と第一肋骨の間を通る鎖骨下静脈を直接穿刺してカテーテルを挿入する方法．カテーテルの保守に優れているが，重大な合併症も起こりうる．超音波断層装置をガイドにして静脈を確認しながら安全に穿刺する方法もとられる．

橈骨皮静脈切開法：肩関節の前面で，橈骨皮静脈を露出したうえで静脈切開して挿入する方法で，胸郭鎖骨の変形異常などの場合に用いられる．長期留置が必要なHPN用の埋込型カテーテルを留置するときにも頻用される．

PICC：上腕の末梢静脈，とくに尺骨皮静脈の穿刺から上大静脈にカテーテルを挿入する方法である．穿刺にかかわる重大な合併症は少ない．なかには，どうしてもカテーテルを上大静脈に進められない症例もある．

■輸液の調整

- 栄養輸液製剤の調整は無菌的に行い，滅菌マスク，手袋の着用は必須である．できればクリーンベンチ内で行う．
- ブドウ糖とアミノ酸の混合はメナード反応という化学反応を防止するために直前に行う．
- ツインバッグ形式の輸液製剤の場合も，ブドウ糖とアミノ酸を隔てている隔壁は使用直前に開通する．開通後は速やかに使用する．
- ビタミンは混注後活性が失われやすいため，混注は輸注日最初のボトル（バッグ）に行い，遮光カバーをつける．

■輸注

- 細菌の除去目的だけでなく，微細異物除去のために，輸液フィルターを使用するほうがよい．
- 輸液速度は一定にする．輸液ラインは毎日，輸液フィルターは1週間毎に交換する．
- カテーテル挿入部は1週間毎に消毒（ヒビテンアルコール，ヨードチンキまたはイソジン®）しドレッシングを交換する．ドレッシング剤はフィルム型でもパッド型でも，滅菌された状態であればよい．

■中断，終了

- 合併症などでTPNの緊急中断を余儀なくされるときは，末梢静脈から等張ブドウ糖電解質液を点滴静注する．
- 経口または経腸栄養による栄養が全体の80％以上になれば，静脈栄養は終了する．終了後は栄養摂取状況，栄養アセスメントを十分に行い，再度の低栄養状態に陥るのを予防する．

表 10-1　TPN 中の合併症

カテーテルに関するもの	感染性合併症	肝障害
気胸 空気塞栓 鎖骨下動脈穿刺 屈曲 破損 閉塞 位置異常 カテーテル塞栓 血腫 胸水貯留 上大動脈血栓症	カテーテル感染 真菌性眼内炎 椎骨骨髄炎	肝酵素上昇 胆汁うっ滞
	代謝性合併症	
	耐糖能異常 電解質異常 代謝性アシドーシス 高アンモニア血症 腎前性高窒素症 ビタミン欠乏 微量元素欠乏	

合併症と対策（表 10-1）

合併症は TPN を中止しなければならなくなることが多く，時には重大なものもある．頻度の高いものと対策をあげる．

■カテーテルに関するもの

挿入時合併症：気胸と動脈穿刺に注意する．気胸では操作終了時の患者観察，胸部 X 線写真撮影が必須となる．動脈穿刺は鎖骨下動脈の誤穿刺によって起こるため，穿刺中に気づくことが多い．患者観察が大切である．

施行中：カテーテル発熱（catheter fever：TPN 施行中の原因不明の発熱）に注意する．カテーテルを抜去して解熱する．予防は無菌的操作しかない．

抜去時：誤ってカテーテルを断裂して先端が心臓内に迷入することがある（カテーテル迷入，カテーテル塞栓）．心カテーテル下に回収する．

■代謝性合併症

耐糖能異常：急速な輸注，拙速な輸液増量計画などで起こる．従前に耐糖能異常の有無を調べておくことは大切で，施行中は，定期的尿糖検査，3＋以上のときは血糖測定．耐糖能異常が判明すれば，カロリーダウン，増量計画を再検討する．それでもコントロール不可ならインスリンの使用を考える．血糖 100～200 mg/dL を目安とする．

電解質異常：患者の状態が不安定，排尿排便とともに排液の増加などでは注意する．定期的検査で異常の早期発見が大切．

ビタミン B_1 欠乏症：短期間で発症し，急激なアシドーシスをきたす．PN 中はビタミン B_1 の投与が必須．

微量元素欠乏：2～3 か月の長期間 TPN で亜鉛が投与されていないときに皮疹として発症．アルカリフォスファターゼの低値が特徴．

■肝障害
- 肝機能異常，黄疸，肝不全などをきたすことがある．カロリー過多，消化管非使用などが原因．
- 肝機能異常を認めたら，カロリーダウン，等張液(通常の維持輸液製剤：たとえばソリタT3など)に変更，消化管使用(経腸栄養)を探る．

患者管理要点

■検査
- 血糖，血清尿素窒素(BUN)，電解質は週2～3回検査する．
- 総血球数(CBC)，肝機能，血漿たんぱく分画は，週1回評価する．
- 血液ガス分析，血清・尿中浸透圧，血清アミノ酸分析，血清微量元素(鉄，亜鉛，銅，セレンなど)の定期的検査は代謝性合併症の診断，予防に重要．

■日常の管理原則
- バイタルサインの定期的チェック
- 厳重な出入量の記録
- できれば毎日，体重測定を行う．
- 6時間毎の尿糖検査
- 筋運動は筋肉量を増し，脂肪沈着を防ぐため，歩行や運動を取り入れる．
- 予定輸液量を維持するが，遅れても時間輸注速度を厳守する．急速輸注は厳禁．
- 輸液セットを毎日交換する．
- カテーテル挿入部のドレッシングの定期的交換．通常は1週間に1回．
- 間欠的投与の場合や入浴などで一時中断する場合は，カテーテルをヘパリンロックする．

【松末　智】

末梢静脈栄養 PPN

手技

■静脈
前腕の関節にかからない十分な径を有する静脈が最適
- カニューラはできるだけ細いもの(22Gくらい)を使用する．
- 間欠的投与が原則．非使用時はヘパリンロックする．
- 約72時間で交換．トラブルが起こればその静脈は再利用不可能となるため，トラブルがなくても，交換が原則．

■輸液製剤
PPNに適した市販輸液製剤はほとんどのものは，末梢静脈から輸注可能である血清浸透圧比が2～3に設定されている．これに，カロリーを

増量する目的で、脂肪製剤を付加することが多い。
■**脂肪の投与方法**
通常は単独で投与するか、ブドウ糖アミノ酸液と並列にして投与されることが多いが、最初からすべて混合して投与できる製剤も販売されている。このような製剤の場合、輸液の混濁などが目視できないので、注意が必要である。

合併症と対策

血栓性静脈炎は疼痛、浮腫、発赤といった症状がみられ、直ちにカニューラを抜去して場所を変更する必要がある。時間経過とともに必ず起こるので、72時間以内交換を守ることが血管温存につながる。

【松末　智】

診療報酬基準(平成20年4月の時点)

■**手技関連**
G005　中心静脈注射(1日につき)　　　140点
　注5　6歳未満の乳幼児に対して行った場合は、50点を加算する。
G005-2　中心静脈注射用カテーテル挿入　　1,400点
　注2　6歳未満の乳幼児に対して行った場合は、500点を加算する。
　注3　別に厚生労働大臣が定める患者に対して静脈切開法を用いて行った場合は、所定点数に2,000点を加算する。
G006　埋込型カテーテルによる中心静脈栄養(1日につき)　　125点
K618　中心静脈栄養用埋込型カテーテル設置
　1　開腹して設置した場合　　11,800点
　2　四肢に設置した場合　　10,500点
　3　頭頸部その他に設置した場合　　10,800点
　注1　6歳未満の乳幼児の場合は、300点を加算する。
■**製剤関連**
G020　2．無菌製剤処理料2　40点
■**在宅関連**(月1回算定)
C104　在宅中心静脈栄養法指導管理料　　3,000点
　(3)在宅中心静脈栄養法指導管理料を算定している患者については、G005中心静脈注射の費用は算定できない。
C160　在宅中心静脈栄養法用輸液セット加算　　2,000点
C161　注入ポンプ加算　　1,250点

【松末　智】

看護のポイント

■中心静脈栄養
- カテーテルの感染症の予防対策は，①挿入時の高度バリアプレコーション(清潔手袋，ガウン，マスク，帽子と大きな覆布)を義務づける，②三方活栓による側注は可能な限り避ける，③ミキシングの薬剤は無菌操作で行う．
- CVラインには，原則的にフィルターを組み込んだほうが安全である．
- カテーテル挿入部は，週に1〜2回，定期的な消毒と滅菌ドレッシング剤の交換を行う．
- 輸液セットも週に1〜2回定期的に交換する．
- 輸液ポンプを使用する場合は，患者氏名，コンセント，点滴ボトルの薬剤，ポンプ速度，刺入部，ライン，クレンメ，三方活栓，シリンジポンプの位置などを指差し呼称によりダブルチェックする(末梢静脈栄養でも同様である)．
- 入浴は防水処置を厳重に行い，入浴後は必ずドレッシングケアを行う．
- 患者の日常生活の制限を極力なくすため，カテーテルやラインの固定を工夫する．

■末梢静脈栄養
- 末梢輸液が，糖と電解質の輸液なのか，栄養輸液なのかを把握する．
- 患者の安全安楽を最優先に考えた挿入部位を選択し，固定方法を工夫する．
- 指示通りの薬剤であるかを必ず確認し，患者氏名，指示伝票，投与する薬剤，投与速度，投与時間，投与方法をダブルチェックする．
- 指示通りの薬剤が適切に投与されているか，輸液の残量，ミキシングによる混濁，隔壁開通の有無，ボトルからの薬液漏れの有無など輸液ボトルの確認を行う(中心静脈栄養でも同様である)．
- 留置針の挿入部位，体位などにより滴下速度が変化することがあるため，モニタリングと滴下の調節を行う．
- メインルートとサブルートからの薬剤がミキシングされることで配合変化を起こすことがあるため，事前に確認する．
- 血液，血液製剤，脂肪乳剤を投与した輸液ラインは24時間で交換する．
- 輸液ラインの屈曲，破損，汚染の有無，ルート内にエアの混入の有無を確認する．
- 静脈炎を起こしていないか挿入部位の確認を行い，予防のためにルートは3〜4日で定期的に入れ替える．

【伊東七奈子】

第4章

症状別栄養療法

11 ショック

多臓器不全へ移行させないよう，まずは低血圧からの離脱を第一に患者管理をすることが重要であるが，目の前の病態の重篤さに気をとられることなく，適切なタイミングで栄養療法を開始することにより，原疾患の予後改善に寄与することができる．

症状の知識

▶**概念** ショックとは末梢組織の血液灌流不全のことで，組織への酸素供給の減少から酸素消費との不均衡をもたらし，細胞機能異常から臓器障害，多臓器不全，ついには死に至る重篤な病態．組織灌流は，心拍出量と体血管抵抗で規定されるが，ショックではそのいずれかの減少がみられ，他方の代償的増加がみられることがある．

▶**分類** ショックはその循環動態に基づき，次のように分類される．
① 循環血液量減少性ショック：出血性，体液減少性（非出血性）
② 血液分布異常性ショック：septic shock，アナフィラキシー性，神経原性，内分泌性，薬物性
③ 心原性ショック：心筋異常（心筋梗塞，心筋症，心筋炎など），不整脈，弁膜異常，自由壁・中隔破裂など
④ 心外閉塞・拘束性ショック：緊張性気胸，肺動脈血栓塞栓症，心タンポナーデなど

▶**症状** いずれも低血圧（収縮期血圧＜90 mmHg もしくは収縮期血圧低下＞40 mmHg）を呈し，乏尿や意識障害，低酸素血症などが出現してくる．

▶**治療** まずはショックからの速やかな離脱をはからなければならない．ショック状態が丸一晩も続けば不可逆的変化が訪れるのは必定で，栄養うんぬん言っている場合ではない．病歴，身体所見から原因を推定，各種検査で診断を確定し，輸液やカテコラミンで resuscitation（蘇生）を開始する．
【金城永治】

栄養病態

多くは的確な原因治療がなされれば速やかに改善することが期待されるので，以降の栄養療法は原疾患に依存するが，血行動態の不安定性が比較的長時間持続する septic shock や心筋傷害に由来する心原性ショックは，特別な配慮を要すると考えられる．
【金城永治】

栄養食事療法

基本方針
- 栄養食事療法が開始されるのは,急性期を切り抜け,循環動態が安定した後である.
- ショックに陥った原因に対応した栄養食事療法を行う.ショックに陥る原因には,多量出血,心不全,重症熱傷,重症感染症,アナフィラキシーなどがある.

栄養アセスメント
■アセスメント項目

身体計測	身長／体重／BMI／体重変化率／上腕囲／上腕三頭筋皮下脂肪厚／上腕筋囲／安静時エネルギー代謝
血液・生化学検査	Ht／Hb／TP／Alb／プレアルブミン／レチノール結合たんぱく／血糖／血中脂質／リンパ球数／フェリチン／Cr／BUN／CRP
蓄尿検査	尿量……摂取水分量と排泄水分量のバランス
	尿素窒素……摂取たんぱく質量を推定
	クレアチニン……体格指数を推定
	Na……摂取食塩量を推定
摂取栄養素量	摂取量……必要栄養素量との比較
排便状況	回数／量／形状
消化機能	嚥下／口腔／消化

■モニタリング・評価のポイント
- 多量出血,重症熱傷,重症感染症などでは,生体への侵襲で代謝が亢進状態にあるが,治療により状態は刻々と変化するので経時的モニタリングを欠かさない.

栄養管理目標
■必要栄養量
- 必要栄養量は,BEE×ストレス係数×生活活動強度で算出する.
- 簡易熱量測定器で実測して安静時エネルギー代謝を測定し,それに生活活動強度を乗じて算出してもよい.

■栄養補給方法
- 急性期:絶食→経腸・静脈栄養療法の項参照
- 回復期・安定期:経口(流動食〜常食)

栄養基準・食品構成

■病期別栄養管理
- 循環動態安定後,病態に応じた開始食を決定する(流動食・分粥食・全粥食・常食).
- 経口摂取で栄養量が不足する場合は,経腸栄養剤や経静脈栄養を併用する.

■栄養基準例

区分	エネルギー kcal	たんぱく質 g	脂質 g	炭水化物 g	水分 mL
流動食	900	30	30	140	1,700
三分粥食	1,100	45	35	140	1,400
五分粥食	1,200	50	35	160	1,500
全粥食	1,500	60	40	230	1,500
常食	1,900	70	50	300	1,200

(川崎医科大学附属病院栄養ケアマニュアル検討委員会:栄養ケアマニュアル,一般治療食,p1)

■食品構成例

流動食		三分粥食		五分粥食		全粥食		常食	
重湯	450	三分粥	600	五分粥	750	全粥	600	米飯	400
くず粉	6	いも類	30	いも類	30	食パン	80	食パン	80
味噌	15	果物(缶)	50	果物(缶)	50	小麦粉	10	小麦粉	10
牛乳	400	野菜類	70	野菜類	150	いも類	60	いも類	50
乳飲料	80	魚介類	50	魚介類	50	果物類	100	果物類	100
ポタージュ	150	卵類	75	若鶏	30	野菜類	300	野菜類	300
高栄養流動食	200	大豆製品	65	卵類	50	海藻類	2	海藻類	5
砂糖	10	味噌	15	大豆製品	65	きのこ類	30	きのこ類	40
ジュース	125	牛乳	200	味噌	15	魚介類	60	魚介類	70
野菜スープ	150	高栄養流動	200	牛乳	200	肉類	50	肉類	70
だし汁	150	砂糖	10	高栄養流動	200	卵類	50	卵類	50
水	150	ジュース	125	砂糖	10	大豆製品	70	大豆製品	70
		植物油	5	植物油	5	牛乳	200	牛乳	200

■食品構成例(つづき)

流動食		三分粥食		五分粥食		全粥食		常食	
		だし汁	150	だし汁	150	砂糖類	15	砂糖類	15
						ジャム	20	ジャム	20
						油脂類	10	油脂類	15
合計	1,886	合計	1,645	合計	1,755	合計	1,657	合計	1,495

(川崎医科大学附属病院栄養ケアマニュアル検討委員会:栄養ケアマニュアル,一般治療食,pp2-4 より一部改変)

食品・素材の適否

推奨
- 消化のよい良質のたんぱく質(牛乳,ヨーグルト,卵,魚,豆腐,脂肪の少ない肉類など)
- ビタミン・ミネラルの多い食品(緑黄色野菜,果物類,少量の海藻類)

不適
■摂取してはいけない飲食物
- 食品が原因のアナフィラキシーショックの場合は,アレルゲンとなる食品は禁忌.

■避けたほうがよい食品
- 回復前期は不溶性食物繊維の多い食品(こんにゃく,ごぼう,たけのこ,わらび,ぜんまいなど),脂肪の多い肉類は避ける.

献立・調理法の工夫

- 胃腸に負担の少ない調理法(煮もの,蒸しもの,汁もの,蒸し焼きなど)を優先するが,常食を摂取できる状態になれば,とくに制限はない.
- 味に変化をもたせる(味噌,しょうゆ,ソース,ケチャップ,コンソメ,酢,ポン酢,塩,マヨネーズなど).

【河原和枝】

経腸・静脈栄養療法

① septic shock

循環動態が落ち着き次第,早期に経腸栄養を導入することが望まれる.エネルギー消費過多で筋たんぱく分解が進み,免疫能低下や人工呼吸離脱困難などを介して予後が悪化することを栄養療法は低減するが,経静脈療法より経腸栄養のほうが予後改善効果が高いことが示されている.

■注意事項
- 投与栄養量は 10〜18 kcal/kg 体重とする.内科系 ICU 患者で経腸栄養を施行した場合,25 kcal/kg を目標値として全体の 33〜65％の投

与量のときが最も予後がよかった，とのデータがある．この場合の体重は現体重か理想体重の軽いほうとする．ショックを脱して原疾患のコントロールがつけば，25〜30 kcal/kg とする．
- 可能な限り回腸から(回腸瘻，経鼻空腸チューブ)，しかも持続投与とする．カテコラミン使用下では胃や腸の排泄能が低下しているので，嘔吐による誤嚥のリスクを減らし，胃への投与よりも総投与量を増やすことができる(胃 1,000 kcal，回腸 1,500 kcal 程度)．
- 発症なるべく早期に，できれば 24 時間以内に開始する．開始直後は目標量の 1/4 程度から開始し，状況をみながら漸増していく．人工呼吸中の患者は目標量で投与開始するより VAP(人工呼吸器関連肺炎)発症のリスクが減るというデータがある．
- 目標カロリー量を経腸で達成できないときのみ，経静脈栄養を考慮するが，不足分のみの投与に留め，overfeeding(栄養過剰)にならないように注意する．
- 経静脈的な脂質の投与は，VAP や line sepsis(カテーテル性敗血症)のリスクを上げるので控えたほうがよいが，経静脈栄養のみの場合は必須脂肪酸欠乏に留意する(具体的には週 1 回程度脂肪製剤 400 mL 投与する)．

②心原性ショック

うっ血性心不全を起こしていることが多く，厳密な水分出納管理が必要であることと，腸管の浮腫による吸収不全，交感神経緊張とカテコラミン使用による腸管血流減少による蠕動低下のため，経静脈栄養を中心に考えるべきである．しかし，あくまで循環動態の安定化を最優先とし，循環への影響が許す範囲内で必要カロリー量まで数日かけて漸増するようにする．

- 重症患者一般で，経静脈栄養のみの場合，脂肪投与を控えるほうが感染症の合併が少なくなるので，同じ対応でよい．
- 心臓手術後患者では早期からの経腸栄養で予後改善が期待できるので，心原性ショックが遷延する患者でも，腸管免疫や腸管粘膜の integrity(統合性)を保持するため，少量でも経腸栄養を併用するほうがよい場合もある．また，ショックから離脱次第，経腸栄養の比率を増やしていくべきである．

【金城永治】

栄養指導

- 慢性的な原疾患がある場合は，再発予防のための栄養指導を行う．
- 慢性疾患などがなければ，健康を維持するために，いろいろな食品をバランスよくとることを指導する．

- 1日3食，1食に主食，主菜，副菜2品程度を目安とする．
- ゆっくりよく噛んで食べる． 【河原和枝】

看護のポイント

- 経腸栄養開始時，ショックによる腸管絨毛上皮障害や長期の絶食により下痢に傾きやすく，肛門周囲の皮膚トラブルを生じやすい．便の皮膚への接触を防ぐためサニーナ®やワセリンを予防的に肛門周囲へ塗布し皮膚トラブルを防ぐ．
- 経腸栄養用ポンプを使用するなど，滴下流速が早すぎないよう注意する．

■退院指導
- 1日の食事のリズムをつくるよう指導する．
- 朝食をとり，夜食や不規則な食生活は避けるよう指導する．
- 食塩や脂肪は控えめにするよう指導する．
- 自分の適正体重を知り，日々の活動に見合った食事量を心がけ，適度な運動を行うよう指導する． 【千島佳也子】

【文献】
[症状の知識，栄養病態，経腸・静脈栄養療法]
1) Kreymann KG, et al : ESPEN Guidelines on Enteral Nutrition : Intensive care. Clin Nutr 25 : 210-223, 2006
2) Heyland DK, et al : Canadian clinical practice guidelines for nutrition support in mechanically ventilated, critically ill adult patients. JPEN 27 : 355-373, 2003
3) ASPEN Board of Directors : Guidelines for the Use of Parenteral and Enteral Nutrition in Adult and Pediatric Patients. JPEN 26(1 suppl) : 1SA-138SA, 2002
4) Krishnan JA, et al : Caloric intake in medical ICU patients. Chest 124 : 297-305, 2003

MEMO

12 発熱

基礎代謝の亢進による消費熱量の増加は疾患によらず普遍的であるが，栄養療法の中身は，疾患別に対応すべきである．不感蒸泄の増加に伴う水分不足にも十分注意する．

症状の知識

▶**定義** 発熱とは，個人の深部体温の日内変動の範囲を超えた上昇のことで，高体温（hyperthermia）のように体温調節機能の破綻によるものではなく，感染症をはじめとした種々の病態により産生された TNF，IL-1，IL-6 などの発熱性サイトカインの影響で，PGE_2 の増加を介し，体温調節中枢である視床下部のセットポイントが高く設定されたことによるものである．健常青壮年の口腔温で正常の 99％が早朝 37.2℃以下，午後 37.7℃以下であったことから，早朝 37.3℃以上，午後 37.8℃以上を発熱とする定義があるが，個人差が大きいと思われる．直腸温は一般的に口腔温より 0.6℃程度高めである．また閉経前の女性では，早朝温は月経後のほうが月経前よりも 0.6℃高めである． 【金城永治】

栄養病態

🔖 発熱時は，平熱時と比べ当然消費熱量が増加する．

- 1℃上昇ごとに消費熱量は 13％増加するといわれている．たとえば 37℃から 40℃まで上昇すれば，$1.13 \times 1.13 \times 1.13 ≒ 1.44$ で，44％も増加する，ということになる． 【金城永治】

栄養食事療法

基本方針

- 一口に発熱といっても，随伴する症状なども考え合わせて栄養食事療法を行わなければならない．
- 38℃を超える熱があるときは，水分を十分補給し，発汗を促す．
- 多くの場合は食欲が低下していることが多いので，温かくて胃腸に負担をかけないものが適している．
- 発熱により基礎代謝が亢進するので，エネルギー不足に陥らないようにする．一度に多く食べられない場合は，回数を多くする．

栄養アセスメント

■アセスメント項目

身体計測	身長／体重／BMI／体重変化率／上腕囲／上腕三頭筋皮下脂肪厚／上腕筋囲／安静時エネルギー代謝
血液・生化学検査	Ht／Hb／TP／Alb／血糖／血中脂質／リンパ球数／CRP
尿検査	尿量……摂取水分量と排泄水分量のバランス
	尿素窒素……摂取たんぱく質量を推定
	クレアチニン……体格指数を推定
摂取栄養素量	摂取量……必要栄養素量との比較
嚥下・消化機能	嚥下状況／口腔内状況／消化器症状／食欲の有無

■モニタリング・評価のポイント
- 栄養補給方法を検討しなければならない発熱に誤嚥性肺炎がある．嚥下機能評価を正しく行い，C反応性たんぱく(CRP)の変化に注意する．
- 全身的な管理が必要であり，多方面から総合的に栄養評価を行う．

栄養管理目標

- 体力の消耗を防止するため，十分なエネルギー量を補給する．
- 脱水に気をつける．
- 免疫機能を高めるビタミンA，βカロチン，ビタミンC，ビタミンE，ポリフェノール類などを十分に摂取する．

■必要栄養量
エネルギー　30～35 kcal/kg 標準体重
たんぱく質　1～1.2 g/kg 標準体重
水分　　　　1,500～2,000 mL/日

■栄養補給方法
- 原則的には経口摂取(流動食・分粥食・全粥食・常食)
- 誤嚥性肺炎による発熱の場合は，嚥下機能評価を行った後，栄養補給方法を決定する．

栄養基準・食品構成

■病期別栄養管理
ショックの項(76頁)参照

■栄養基準例
ショックの項(76頁)参照

■食品構成例

流動食		三分粥食		五分粥食		全粥食		常食	
重湯	450	三分粥	600	五分粥	750	全粥	600	米飯	400
くず粉	6	いも類	30	いも類	30	食パン	80	食パン	80
味噌	15	果物(缶)	50	果物(缶)	50	小麦粉	10	小麦粉	10
牛乳	400	野菜類	70	野菜類	150	いも類	60	いも類	50
乳飲料	80	魚介類	50	魚介類	50	果物類	100	果物類	100
ポタージュ	150	卵類	75	若鶏	30	野菜類	300	野菜類	300
高栄養流動食	200	大豆製品	65	卵類	50	海藻類	2	海藻類	5
砂糖	10	味噌	15	大豆製品	65	きのこ類	30	きのこ類	40
ジュース	125	牛乳	200	味噌	15	魚介類	60	魚介類	70
野菜スープ	150	高栄養流動	200	牛乳	200	肉類	50	肉類	70
だし汁	150	砂糖	10	高栄養流動	200	卵類	50	卵類	50
水	150	ジュース	125	砂糖	10	大豆製品	70	大豆製品	70
		植物油	5	植物油	5	牛乳	200	牛乳	200
		だし汁	150	だし汁	150	砂糖類	15	砂糖類	15
						ジャム	20	ジャム	20
						油脂類	10	油脂類	15
合計	1,886	合計	1,645	合計	1,755	合計	1,657	合計	1,495

(川崎医科大学附属病院栄養ケアマニュアル検討委員会:栄養ケアマニュアル,一般治療食,pp2-4 より一部改変)

食品・素材の適否

推奨
- 良質のたんぱく質(白身魚,鶏卵,牛乳,ヨーグルト,豆腐)
- ビタミンA・Cの多い食品(果物類,やわらかい緑色野菜,じゃがいも)
- 口当たりのよい食欲を増進させる食品(梅干,のりつくだ煮などもよい)
- スポーツドリンク,果汁

不適 ■摂取してはいけない飲食物
- 炭酸飲料,アルコール飲料(消化器に負担をかける)

■避けたほうがよい食品
- 消化の悪い食品・料理(揚げもの,不溶性食物繊維の多い食品)
- ガスを発生させやすい食品(さつまいも),多量の香辛料を使用したもの

献立・調理法の工夫

■献立
- たんぱく質,ビタミン,ミネラルに富んだ献立とする.
- 栄養バランスのとれた比較的水分の多い献立(卵粥,しょうが湯,煮込みうどん,雑炊,温かいスープ,シチューなど)
- 発熱のため口が乾くときは,冷たいポタージュ,アイスクリーム,プリン,果物などもよい.

■調理方法
- 消化のよい調理法とする(よく煮込む,蒸す,裏ごしするなど).
- 喉ごしのよい料理(温かいポタージュ,プリン,茶碗蒸し,くず湯,煮魚,湯豆腐,梅粥など)
- 味は薄めにする.

【河原和枝】

経腸・静脈栄養療法

- インフルエンザでは40℃の発熱があったからといってすぐに栄養療法を開始するわけではなく,数日で解熱することが期待されるので,口からとれる分だけとっておく,ということになる.
- 重症で経腸栄養や経静脈栄養を開始したからといって,日毎,時間毎の体温変化に合わせて必要カロリー量を再計算し,処方を出しなおすのは現実的ではなく,病名・病態に合わせた処方が重要と思われる.
- むしろ発熱時に考慮すべきは,投与水分量である.不感蒸泄量は,$[10 + (体温℃ - 37) \times 4.5]$ mL/kg/日で表されるので,体重60 kgの人は37℃で600 mL,39℃で1,140 mLになり,平熱時と比べ約500 mLのマイナスバランスになるので,脱水にならないよう水分投与の追加を検討しなければならない.
- 不感蒸泄は皮膚と肺から行われ,その比率は2:1である.人工呼吸中は肺からの不感蒸泄は0になるため,全体量は計算式の2/3になることに注意する.ちなみに,維持水分量は,
10 kgまで:100 mL/kg/日
10〜20 kg:$[1,000 + (体重 kg - 10) \times 50]$ mL/日
20 kg以上:$[1,500 + (体重 kg - 20) \times 20]$ mL/日
肥満の場合は理想体重で計算する.

【金城永治】

栄養指導

- 免疫力を高めるために，いろいろな食品をバランスよく食べる必要性を理解してもらう．
- 解熱しやすくするため，水分をしっかりとる．
- 炎症反応が強く，食欲不振が続く場合には，半消化態栄養食品の利用を勧めることも1つの方法である．
- 3食で1日に必要な量がとれない場合は間食も勧める．
- 安静にする．
- 嚥下機能障害に伴う発熱の場合は，嚥下機能に応じた形態の食事のとり方を指導する．

【河原和枝】

看護のポイント

- 経時的に体温測定を行い，熱型を分析する．
- 体温上昇時，悪寒・戦慄がみられる場合は寝具による保温や温罨法により温める．発熱時には解熱と安楽をはかるため，冷罨法を施す．氷枕や高温の場合は氷嚢で総頸動脈，腋窩動脈，大腿動脈を冷やす．熱の放散を促すために，通気性のあるゆったりとした寝衣で，寝具もかけすぎない程度とする．
- 発熱により体力を消耗しやすいので安静を保つ．発熱に対する不安を受けとめ，精神的ケアにも配慮する．
- 脱水に注意する．脱水症状の観察，水分摂取を促し，輸液管理と水分出納チェックを行う．
- 発汗により皮膚が汚染されやすくなるので，寝衣・寝具の交換，清拭を行う．口唇乾燥を予防するためにリップクリームなどを塗布する．
- 解熱薬を使用した場合は，体温測定を行い過度の体温低下がないか注意する．

【富田真佐子】

【文献】

[症状の知識，栄養病態，経腸・静脈栄養療法]

1) Mackowiak, PA, Wasserman, SS, Levine, MM : A critical appraisal of 98.6 degrees F, the upper limit of the normal body temperature, and other legacies of Carl Reinhold August Wunderlich. JAMA 268 : 1578, 1992

13 浮腫

多くの成因が複雑に関与する病態であり、まず病因・病態を明らかにし、原疾患の治療を行う。腎疾患に伴う浮腫が多いが、心性、肝性も多く、それぞれの病態に応じた治療が必要である。水・電解質バランスに目を向け、是正を目的に栄養管理を行う。

症状の知識

▶**概念** 浮腫とは細胞外液量、とくに間質液(組織間液)量の増加した状態をいう。細胞外液の主要な組成である水分や NaCl が間質に蓄積・貯留する。

▶**分類** 浮腫は臨床的に大きく2つに分けられる。①**全身性浮腫**：心性(うっ血性心不全)、肝性(肝硬変)、腎性(ネフローゼ症候群、急性腎炎、腎不全)、栄養性(低たんぱく血症)、内分泌性(甲状腺機能低下症、クッシング症候群)、妊娠性(妊娠高血圧症候群)、薬剤性(カルシウム拮抗薬、消炎鎮痛薬)、原因不明(特発性)などがある。②**局所性浮腫**：リンパ管閉塞、静脈血栓症、炎症性・アレルギー性、血管神経性浮腫、遺伝性血管神経性浮腫などがある。

▶**診断** ①**肝性浮腫**：肝臓の線維化により脈管が圧迫される肝硬変では、門脈圧が亢進し、腹腔内の毛細血管圧が上昇する。肝疾患では血漿たんぱく、とくに Alb が減少しており、これが血漿膠質浸透圧を低下させ、組織圧の低い腹腔内に浮腫を生じ、腹水となる。また、肝臓の腫大や肝硬変が下大静脈を圧迫し、これが下肢の浮腫や腎機能低下をもたらす。循環血液中からの体液の喪失は腎からの Na、水の再吸収を促す。アルドステロンによる Na の貯留や抗利尿ホルモン(ADH)による水の貯留が重要な役割を演じている。②**心性浮腫**：うっ血性心不全では心拍出量が減少し、循環血液量は身体需要をまかなえない。腎機能は低下し、糸球体ろ過量(GFR)が減少し Na、Cl が貯留する。腎外性因子として副腎皮質機能の亢進によりアルドステロンが増加し、さらに Na が貯留する。また、交感神経系の緊張を介してノルアドレナリン分泌が増加し、ADH が増え水の再吸収が増加して、浮腫を増大させる。さらに Alb の減少は血漿膠質浸透圧を低下させ浮腫の要因となる。また、うっ血による静脈圧の上昇が毛細管圧を上昇させ、低酸素血症による毛細血管透過性の亢進も浮腫形成に関与する。このように一時的な原因は心臓にあり、有効血液量の減少から腎での Na と水の貯留を促進する。③**腎性浮腫**：急性糸球体腎炎などでは顔面とくに眼瞼部に浮腫が好発し、ネフローゼでは顔面、手足に現れ長期に持続すると全身性になる。腎炎では糸球体

障害をきたし，GFR の急激な低下から糸球体-尿細管不均衡をきたし，水・電解質の排泄障害により体液貯留による浮腫をきたす．ネフローゼ症候群では多量の尿たんぱくと低アルブミン血症のため，血漿膠質浸透圧が著明に低下し浮腫を形成する．低アルブミン血症により血漿膠質浸透圧が低下すると，毛細血管からの体液漏出が増加し，循環血漿量が低下する．低下した循環血漿量を正常に維持するためにレニン-アンジオテンシン-アルドステロン系や交感神経系が活性化され，腎での水・Na 再吸収が亢進する．その結果，血漿たんぱくはますます希釈され血漿膠質浸透圧が低下し，浮腫はますます増強する．有効循環血漿量の低下は抗利尿ホルモンの分泌を促し，水の排泄障害が加わり浮腫が増悪する．また，ネフローゼ症候群では皮質集合管の Na-K ポンプ異常や髄質内層の集合管上皮細胞の心房性利尿ペプチドに対する応答性の低下があり，腎での Na 再吸収が一時的に亢進している．顔面などに浮腫をきたしやすいことから，組織圧の低いところに浮腫が多いことなど，局所因子も関与している．

▶治療　原疾患の治療が浮腫の治療になるが，多くの場合，利尿薬の併用が有効である．治療に際して電解質異常に注意が必要である．腹水治療の基本は門脈血流の維持と腎血流の増加にあり，安静臥床が第一である．薬物による腹水治療は利尿薬が主体であるが，抗アルドステロン薬，ループ利尿薬が使用される．経口利尿薬の吸収が不良な場合は注射薬が使用される．また，高度の腹水ではアルブミン製剤の使用や腹水穿刺による排液も行われる．心不全患者において水，Na の管理は非常に重要で，血圧，体重管理など非薬物治療も有効である．薬物として利尿薬，ACE 阻害薬，アンジオテンシン受容体阻害薬，β 遮断薬，抗不整脈薬，抗凝固薬などが病態に応じて使用される．急性腎炎症候群の浮腫には減塩，水分制限と利尿薬が，高度の腎機能低下では血液透析，除水を行うこともある．急速進行性腎炎では副腎皮質ステロイド，抗凝固療法，抗血小板療法に加え血漿交換，免疫抑制薬が使われることもある．ネフローゼ症候群では安静臥床，四肢挙上，塩分水分制限とループ利尿薬などの利尿薬の使用，アルブミン製剤の併用などがある．　　　　　　【黒瀬　健】

栄養病態

- 全身性浮腫では全身の間質液が貯留して水分，塩分が過剰に貯留しているので，多くの場合塩分，水分制限が行われる．
- 肝疾患では食塩を 7 g/日以下，場合によっては 3〜5 g まで制限する．
- 心不全でも食塩を 6 g/日，重症では 4 g 以下，腎炎などでは急性期には 3 g 以下に制限する．

- 低栄養によるものなどでは悪性腫瘍や高齢者で咀嚼,嚥下困難などを伴うものも多く,それぞれ全身的な治療が必要である.
- 内分泌性ではホルモン異常の是正,薬剤性では原因薬剤の除去が奏効する.
- 局所性浮腫もそれぞれ局所の問題を解決することが重要で,原因を特定して診断することが先決である.　　　　　　　　　　　【黒瀬 健】

栄養食事療法

基本方針

- 浮腫があるときはできるだけ安静にして,心臓や腎臓の負担の軽減をはかり,食塩を制限する.
- 低たんぱく血症の場合は,良質のたんぱく質を補給する.

栄養アセスメント

■栄養アセスメント項目

身体計測	身長／体重／BMI／体重変化率／上腕囲／上腕三頭筋皮下脂肪厚／上腕筋囲／安静時エネルギー代謝／腹囲
皮膚状態	皮膚／爪
血液・生化学検査	Ht／Hb／TP／Alb／血糖／血中脂質／リンパ球数／Cr／BUN／電解質／AST／ALT／γ GTP／CRP
尿検査	尿量／比重／Na排泄量／尿たんぱく／クレアチニン排泄量
摂取栄養素量	摂取量……必要栄養素量との比較
排便状況	回数／量／形状
消化機能	嚥下／口腔／消化

■モニタリング・評価のポイント

- 急激な体重増加は,体脂肪の増加ではなく,水分貯留の可能性が高い.
- 浮腫を伴う場合の体重は,栄養状態を正しく反映しない.
- 蓄尿中のNa排泄量を測定することでNa摂取量を推定でき,食塩制限の遵守状況を判定できる.

栄養管理目標

- 各臓器への負担の軽減,末梢の浮腫の減少,呼吸の改善,全身的な栄養状態の改善を目標とする.

■必要栄養量

エネルギー　25～35 kcal/kg 標準体重

たんぱく質　1〜1.2 g/kg 標準体重(腎疾患，肝疾患に起因する浮腫の場合はたんぱく制限が必要)
食塩　3〜10 g/日

■**栄養補給方法**
急性期：絶食→末梢静脈栄養
回復期：経口(流動食〜常食)

栄養基準・食品構成

■**病期別栄養管理**
- 浮腫の原因に応じて栄養管理を行う．

■**栄養基準例**＊ネフローゼ症候群，腎不全，肝硬変などでの浮腫の場合は該当ページ参照

	食塩(g)	水分(mL)	エネルギー(kcal)	たんぱく質(g)	脂質(g)	炭水化物
軽症	7〜10	通常は制限なし	30 kcal/kg前後	1〜1.2 g/kg	脂肪エネルギー比 20〜25%	炭水化物エネルギー比 60%前後
中等症	5〜6	1,000〜1,200	同上	1〜1.2 g/kg	同上	同上
重症	3以下	800〜1,000	同上	1.5 g/kg	同上	同上

■**食品構成例**(エネルギー 1,600kcal，たんぱく質 60g，食塩 6g)

食品群	分量(g)	目安量
米飯	300	茶碗2杯
食パン	70	5枚切1枚
いも類	70	1/2本
果物類	150	りんご1個
魚介類	70	中1切れ
肉類	40	薄切り肉1枚
卵類	50	中1個
大豆製品	100	木綿豆腐1/4丁

食品群	分量(g)	目安量
牛乳	200	1本
緑色野菜	100	
その他の野菜	250	
きのこ	40	
海藻類	5	
油脂類	10	大さじ1杯弱
砂糖	6	小さじ2杯

表 13-1 減塩食の工夫

1. 酸味を上手に利用
2. 香味野菜,香辛料の利用
3. こげの風味を利用する
4. 食材の持ち味をいかす
5. 油の風味をいかす
6. 表面に味を集中させる
7. 味をからめる
8. 食塩の濃淡をつける

食品・素材の適否

推奨
- 良質のたんぱく質(卵類,魚類,肉類,乳製品)
- 果物類,豆類,野菜類(カリウム喪失系利尿薬を服用している場合は,野菜,果物類の摂取を増やし,低カリウム血症にならないように注意する.ただし,腎機能が低下している場合は状況に応じて制限)

不適
■摂取してはいけない飲食物
- 禁忌:アルコール飲料(消化管粘膜もむくんでいるため)
- 避けたほうがよい食品:漬けもの類,塩干物,魚・肉練り製品,つくだ煮類

献立・調理法の工夫

■献立
- 栄養素のバランスのとれた食事とする.
- 1回の食事摂取量が十分でない場合は頻回食とする.
- 甘味,酸味,辛味,苦味,香味などいろいろな味を取り入れる.

■調理法
- 減塩食をおいしく食べる工夫をする(表 13-1). 【河原和枝】

経腸・静脈栄養療法

一般的に水分制限が行われているので,輸液量は必要最小量で,カロリーは高くする必要がある.

- 全身性浮腫の急性期では,絶食下にあることが多く,数日は窒素平衡が負にならない程度の栄養を投与する.

処方例
ブドウ糖　100 g/日

- 電解質は病態に応じるが,一般に Na が制限されているため,維持輸液程度の Na か,ブドウ糖のみの輸液を行う.

🍂浮腫が増悪する非代償期肝硬変などの場合，分岐鎖アミノ酸含有の肝不全用経腸栄養剤などを用いて，栄養病態・低たんぱく血症の改善をはかる．

処方例

ヘパンED，アミノレバンEN

🍂心不全では，輸液できる水分量は限られており，その範囲でのエネルギー投与となるため，高張グルコースを主体とすることが多い．

処方例

末梢から：10％ブドウ糖液を1日400 kcal
中心静脈栄養：20～25％ブドウ糖液を1日1,000～1,500 kcal

🍂急性腎不全では，乏尿期，利尿期，回復期の経過をたどり，体液管理が重要であるので，水分を含め各電解質の出納を確認しながら輸液を決定する．

処方例

中心静脈栄養：50～70％ブドウ糖液700～1,000 mL，約2,000 kcal
　　　　　　　（30～40 kcal/kg/日）
　　　　　　　50～100 mEqのNa，Kは適宜投与

🍂経腸栄養剤で消化管を用いる場合，成分栄養剤，消化態栄養剤，半消化態栄養剤など，いずれを用いるのか，消化吸収能を検討して適切な製剤を選択する．

処方例

水分制限が必要で，注入量を増やしたくないとき：1.5～2 kcal/mLのものを選択→テルミールソフト，エンシュアH，アイソカル2K，メイバランス2.0など
糖尿病，肝不全，腎不全などがある場合：病態に応じた製剤を選択
腎不全：リーナレンPro1.0，リーナレンPro3.5などを組み合わせて使用

【黒瀬 健】

栄養指導

- 食生活上の問題点を見つけ，食事療法が必要な理由と本人の病態を説明して動機づけを行う．
- 食塩含有量の多い食品について，理解を深めてもらい，単に禁止するのではなく，少量を上手に使用することは可能であることも含め指導する．
- 薄味でもおいしく食べられる調理法，味付けの工夫，減塩のための治療用食品を紹介する．
- 外食が多い人には外食の食べ方についても指導する． 【河原和枝】

看護のポイント

- Naと水の尿中排泄を促進するために安静を保持する．
- 皮膚・粘膜の清潔と保護に努める．浮腫を起こしている皮膚は傷つきやすく感染しやすい．清拭や洗浄時は，強くこすらない．清潔ケアの後は保湿ローションなどで乾燥を防ぎ，傷つけないよう保護する．爪は短くする．
- 末梢循環を改善するために保温する．温罨法による低温熱傷には注意する．靴下はゴムで皮膚を締め付けないように，ゴムのきついものは避ける．
- 圧迫を避けながら浮腫部位を挙上する．
- 臥床時は水分貯留を軽減させるために適宜体位交換を行い，褥瘡の発生を予防する．
- 水分出納をチェックし，体重測定や腹水がある場合は腹囲測定を行う．
- 必要に応じて水分や塩分制限についてよく説明し，患者の好みや生活に合わせた摂取方法を指導する．
- 癌手術後のリンパ浮腫では，患肢の挙上，リンパ誘導マッサージ，弾性ストッキングまたは弾性包帯，それら着用による圧迫を加えながらの運動，蜂窩織炎予防のスキンケアについて指導する．　【富田真佐子】

MEMO

14 下痢

> 栄養素の吸収が障害され,脱水に加え電解質異常も伴っている.原疾患を特定し,それぞれの治療を行うほか,まず脱水と電解質異常の是正が基本となる.

疾患の知識

▶**概念** 下痢とは糞便内の水分量が多くなり,糞便が本来の固形状の形態を失い,水様ないしは粥状となった状態をいう.通常排便回数の増加を伴う.

▶**分類** 下痢は臨床的に急性の経過をとる急性下痢と,長期にわたって持続する慢性下痢に区別される.

▶**病因** 下痢の発生にかかわる因子として,①腸管内腔の浸透圧の上昇(浸透圧性下痢),②消化管分泌の増加(分泌性下痢),③消化管運動の異常などがある.浸透圧性下痢の原因としては非吸収性物質の摂取(塩類下剤の服用)や吸収障害などがあり,分泌性下痢の原因としては細菌毒素(コレラ)や消化管ホルモン(WDHA症候群,Zollinger-Ellison症候群)の作用によるものがある.運動異常によるものとしては自律神経性(過敏性腸症候群や腸管拡張反射)のものや内分泌性(甲状腺機能亢進症,Zollinger-Ellison症候群など)のものなどがある.通常の下痢の発生には上記のいくつかが組み合わさって複合して作用しているものが多い.

▶**治療** NaとKの欠乏が起こりやすく,一般的な食事,生活指導に加え薬物治療も行う.薬物には止痢薬,整腸薬,腸管運動抑制薬に,感染が疑われる場合はニューキノロンなどの抗菌薬も使用する. 【黒瀬 健】

栄養病態

- 腸は水と電解質の分泌を行う一方で水と電解質の吸収も行っている.
- 腸液の分泌は1日約2Lで,飲水,唾液,胃液,膵液,胆汁とを合わせて1日約9Lの水分が腸に流入し,このうちほとんどは腸管で吸収される(小腸で約8L,大腸で0.5〜0.9L,糞便中に0.1〜0.2L).
- 消化管内への分泌液は血漿から移行した水分と電解質からなり,1日に分泌される消化液の量は約8Lに達し,これは血漿量の約2倍,組織間液の約2/3に達する.したがって,経口摂取障害,下痢が持続すると脱水に移行し,必ず体液の電解質組成に異常を生じて生命が脅かされる.体液の欠乏は次のごとく推定される.

体液欠乏量(L)＝健常時の体重(kg)×0.6×(1−健常時Ht/脱水後Ht)

- Naについても水と同様に供給量と排泄量の間にバランスが保たれて

おり，健常者の1日のNa摂取量は170〜200 mEq（NaClに換算して9.9〜11.7 g）であり，大部分が尿中に排泄される．便として排泄されるNaは1日10 mEq以下で，不感蒸泄ではNaは排泄されない．腎機能が正常であれば，Naが摂取されないとき腎でのNa再吸収は最大となり，数日で尿中Na排泄を5 mEq/日以下にする．しかし，消化液中のNa濃度は胃液の60 mEq/L以外小腸の140 mEq/Lなどと高く，消化液の喪失によりNaとClは急速に失われ，脱水症とともに高度のNa欠乏が起こる．

- 生体内のKは体重1 kgあたり50 mEq程度存在し，約90%は細胞内に存在している．健常者の1日K摂取量は50〜100 mEqで，腎から尿中に排泄される．腎でのK保持能はNaほど完全ではなく，Kが摂取されないときでも毎日尿中に20 mEq以上が失われる．消化液には5〜10 mEq/L程度のKが含まれ，通常大部分が再吸収されるが，下痢で消化液の喪失が高度になれば多量のKが失われることになる．血清K値1.0 mEq/Lの低下で200〜400 mEqのKの欠乏が推定されるので，それを目安とする．血清K値が2.0 mEq/L以下になると，呼吸筋麻痺，重篤な不整脈など生命に対する危険が増大する．緊急なK補給が必要となる．
- HCO_3^-は炭酸緩衝系として酸塩基平衡に重要な役割を果たしている．HCO_3^-は膵液，胆汁，腸液に多く含まれているので，下痢ではアルカリ性消化液が失われ，細胞外液のClの上昇とHCO_3^-から高Cl性代謝性アシドーシスをきたす．

【黒瀬 健】

栄養食事療法

基本方針

- 急性下痢の場合は，安静を保ち，絶食とし，症状が回復するとともに，流動食から五分粥食，全粥食，常食へと移行させる．また，脱水症状や電解質喪失などへの配慮が必要となる．
- 慢性下痢の場合は，絶食の必要はないが，栄養障害を引き起こす可能性がある．十分なエネルギー，栄養バランスのとれた食事をすることが重要である．
- 消化が悪く，腸管を刺激し，下痢を助長する脂質は制限する．
- 腸管壁に刺激を与える香辛料，刺激の強い野菜類（にんにく，しょうがなど）は控え，カフェイン，アルコール，炭酸飲料は禁止する．
- 腸管内で発酵し，ガスを発生し，腸管を刺激する豆類，さつまいも，栗などは控える．
- 腸管を刺激し，下痢を助長する冷たい飲みものは避ける．

- 牛乳・乳製品などで下痢をする場合は控える．
- 消化管に負担をかけないよう，食事の1回量は少なめに，食事回数を増やす．

栄養アセスメント

■アセスメント項目
- 食生活状況・食事摂取状況の問診(食欲，嘔気，嘔吐の有無なども確認する)．
- 身体計測を行い，体重減少有無をチェックし，体重減少率などでリスク判定を行う．
- 脱水症状(皮膚，冷感，口渇，倦怠感など)がないか確認する．

■モニタリング・評価のポイント
- 脱水症状，電解質バランス失調がないか観察する．血液検査では，赤血球数，Hb，Ht，総たんぱく，Na，K，Cl，Ca，BUN，血糖などの値に注意する．
- 臨床症状として倦怠感，腹痛，食思不振，悪心・嘔吐，口渇，発熱の有無を確認する．
- 便の形状・回数を確認する．

栄養管理目標

🍃 適正なエネルギー量を補給する．たんぱく質は成人の推奨量を目安にする．原則として低脂肪・低繊維食とする．

■必要栄養量
エネルギー　2,000 kcal
たんぱく質　75 g
脂質　45 g
水分　1,500 mL (症状により適宜)

■栄養補給方法
急性期：絶食→末梢静脈栄養
回復期：経口(流動食～常食：粥食→軟食)

MEMO

栄養基準・食品構成

📝 急性期・回復期に応じて栄養管理を行う.

急性期
- 栄養素別エネルギー比:糖質62%,たんぱく質21%,脂質17%
- 食事の硬度:流動→五分粥→全粥
- 消化のよい食品を中心に,低脂肪・低繊維食.

回復期
- 栄養素別エネルギー比:糖質65%,たんぱく質15%,脂質20%
- 食事の硬度:常食
- 主食は米飯,副食は揚げものや肉の脂身は控える.

■栄養基準例

病期	食事	エネルギー(kcal)	たんぱく質(g)	脂質(g)	糖質(g)
急性期	流動食	700	35	13	110
	五分粥食	1,100	50	19	149
	全粥食	1,600	67	40	245
回復期	常食	2,000	75	45	323

■食品構成例

食品群	分量(g)
米飯	650
いも類	60
果物類	100
魚介類	80
獣鳥肉類	50
卵類	40

食品群	分量(g)
大豆製品	65
味噌	15
牛乳(スキムミルク)	200(20)
緑黄野菜	100
淡色野菜	200

食品群	分量(g)
きのこ類	10
海藻類	5
植物油	15
種実	3
砂糖	10

MEMO

食品・素材の適否

推奨
- お粥・やわらかめのご飯・食パン・うどんなどを主食とする.
- 主菜は消化のよい食品(半熟卵,オムレツ,豆腐,白身魚,脂肪の少ない肉など)
- 野菜は繊維が少なく,茹でる,蒸すなどの調理方法がよい(温野菜,煮ものなど).
- いも,葉菜類は裏ごしすると消化がよい.
- 果物類などの水溶性の食物繊維は胃内で攪拌され消化されやすい状態になるため,とくに制限はない.
- 油の使用量は8g程度に控える.
- 牛乳などで下痢をする場合は,それに代わる食品(ヨーグルト,スキムミルクなど)を選択する.
- 水分補給には番茶やミネラルウォーターなどが適している.

不適
- いか,たこ,するめ,乾物野菜など素材のかたいもの.
- かたい不溶性食物繊維(ごぼう,れんこん,たけのこ,もやし,わらびなど).
- 冷たい飲みもの,アルコール,カフェイン,油の多い食品や料理,香辛料など,腸を刺激する食品.
- 腸管内で発酵し,ガスを発生し,腸管を刺激する豆類,さつまいも,栗など.

献立・調理法の工夫

■献立
- 十分なエネルギーとともにたんぱく質,ビタミン,ミネラルを豊富に含んだ献立にする.
- 消化がよく,栄養バランスのとれた食事にする.

■調理方法
- 野菜類はかたい皮は取り除き,やわらかく煮たり,裏ごしやすりおろししたりする.
- 水分補給として,腸を刺激しない温かい飲みものや野菜スープなどを添える.
- 果物や果汁などから開始するとよい.
- 鶏肉などは皮を除いて調理する.牛肉・豚肉などは脂身の少ない部位を選び,湯通ししたり,レンジで蒸したりしてさらに油分を落とす.煮る・蒸す・焼くなどの調理方法が適している.

【豊田裕輝子】

経腸・静脈栄養療法

🖉 代謝障害を是正するには HCO_3^- の補充に加え，Na-Lactate，Aspara-K ないし KCl の形で輸液を行う．

℞ 処方例

乳酸化リンゲル液　500 mL
5%ブドウ糖液　500 mL + (8.4%NaHCO₃ 80 mL) + KCl
カリウム投与　10 mEq/時程度が望ましく，利尿確認後に投与する．

🖉 慢性の下痢で炎症性腸疾患などの病態では，消化管での消化吸収不良があり，経腸栄養か経静脈栄養かどちらが望ましいかの判定が必要になる．

- 急性増悪期の高度な下痢の場合，腸管の安静を考え，経静脈栄養が適応となり，電解質の補正がポイントとなる．
- 緩解期の場合は，成分栄養剤を用いた経腸栄養法を実施する．
- 経口摂取が不能の場合は経鼻胃管による投与が行われる．
- 成分栄養剤は高浸透圧であり，初期には 0.5 kcal/mL の低濃度から開始し，徐々に濃度を上げ，浸透圧性下痢を予防する必要がある．
- 成分栄養剤は脂質が少なく，長期投与では必須脂肪酸欠乏が起こるので，静注用脂肪乳剤の点滴を定期的に実施する．　【黒瀬　健】

栄養指導

- 食歴をチェックし，下痢をしやすい食品の摂取は控える．牛乳などで下痢をする場合は，それに代わる食品(ヨーグルト，スキムミルクなど)を選択する．栄養のバランスも考慮する．
- 腸に刺激を与えないようにする．冷たい飲みもの，油の多い食品や料理，香辛料，不溶性の食物繊維の多い食品を避ける．野菜は生野菜ではなく，温野菜か煮ものなどの調理したものが消化がよい．
- 消化の悪い食品は避ける．いか，たこ，するめ，乾物野菜など素材のかたいものは消化が悪いため控える．
- 1日3回食で下痢をするなら5～6回食にする．一度の食事量が多いと，胃腸に負担がかかりすぎて下痢を再発しやすいため，1回量を少なめに，1日5～6回に分けて摂取する．朝食，昼食，夕食に影響を及ぼさない程度で，1～2回の間食をとるとよい．間食は果物類，いも類，乳製品などで補うと，1日の栄養バランスもよくなる．
- かたい不溶性食物繊維(ごぼう，れんこん，たけのこ，もやし，わらびなど)を控える．水溶性の食物繊維は胃内で攪拌され消化されやすい状態になるため，とくに制限はない．　【豊田裕輝子】

看護のポイント

- 慢性下痢の場合は，疾患に基づいた継続治療・療養が重要であり，自己管理ノートなど活用する．

■生活指導

- 排便状態，下痢に伴う随伴症状，体重変化を観察する．
- 回復状態に合わせた運動を行う．運動量が増すと腸蠕動が亢進する．
- 身体を冷やすと消化管運動が低下する．腹部への温刺激は交感神経を刺激し腸蠕動を鎮静させるので，湯たんぽや衣服などを調整して保温をはかる[1]．
- 予防的スキンケア；排便中の消化酵素の付着，頻回な清拭により肛門周囲に皮膚障害や感染を起こしやすい．皮膚を強くこすらない．弱酸性洗浄剤，被膜剤，保湿剤など使用する．
- 高齢者や長期臥床者，麻痺患者で下痢便の失禁を認める場合，腹筋の低下やいきめないために，直腸内の硬便（糞石）の間を水様便がつたわり排泄されることがあるので，直腸視診を行い，適宜，摘便を行う．
- 不安・ストレスを軽減する．

【伊藤美智子】

【文献】

[看護のポイント]
1) 伊藤美智子：排便コントロールのための看護と栄養．看護技術 46：33-41, 2000

MEMO

15 ダンピング症候群

胃切除術症例では，術後高頻度にダンピング症候群が合併する．食物の胃から腸への急速な移動がその病因であるので，食事は少量分割食が基本である．

症状の知識

▶**概念**：ダンピング症候群は，胃切除術後障害として最も高頻度にみられる合併症で，胃切除術症例の10～30%にみられる．食後30分以内に出現する症状（早期ダンピング症候群）と食後2ないし3時間後に出現する症状（晩期ダンピング症候群）に分けられる．

▶**原因疾患**：胃切除術後，食物の胃から腸への急速な移動により発生する．

▶**診断・検査**：早期ダンピング症候群は，高張の食物が急激に腸に流入することによる腸管拡張，循環血漿量の減少，交感神経を介する変化，体液性因子（セロトニン，ヒスタミン，ブラジキニンなど）による腸運動亢進のため，脱力感，めまい，動悸，冷汗，顔面蒼白，腹痛，嘔気・嘔吐，下痢などの症状がみられる．晩期ダンピング症候群は，食後急峻な糖質吸収による高血糖・高インスリン血症とそれに引き続く低血糖・電解質異常（とくに低カリウム血症）による意識消失発作がみられる．

▶**治療**：1回の食事量を少なくし，1日5～6回の分割食とする．食事内容は，高たんぱく食，高脂肪食，低炭水化物食とする．

【松浦文三・恩地森一】

栄養病態

血糖値の急激な変動（高血糖から低血糖）をきたす病態とともに，たんぱく質，脂質の吸収障害を招来する病態である．

- 食物が胃から腸へ急激に移動することが主な原因である．
- 食事は，1日の必要栄養量をおおよそ6分割し，1回の栄養量とする．
- 食事は，時間をかけて摂取する．
- 食事は，高たんぱく質，高脂質，低炭水化物とし，水分はあまり多くせず，刺激物は避ける．

【松浦文三・恩地森一】

栄養食事療法

基本方針

🖋 栄養素の組成や経口摂取の仕方の管理により、発生の頻度を抑えて、栄養状態と生活の質が下がらないようにすることが重要である。

- ダンピング症候群は、胃切除後の患者に起こることがまれではなく、十分に食事がとれないことや腸管の活動亢進による下痢により低体重や栄養不良になりやすい。
- 症状を評価し、食事の内容、節食時間、回数などを詳細に分析して、本症候群が出現しやすい環境や条件を把握する。
- 高たんぱく、高脂質、低炭水化物(とくに単純糖質であるスクロース、ラクトース、デキストロースは避ける)の食事とする。
- 食事とともに液体成分を摂取すると、消化管の通過を加速させダンピング症状を誘発する。液体は食間に少量ずつ摂取する。

栄養アセスメント

- ダンピング症候群の発生頻度、出現しやすい環境を把握することと、栄養状態を正しく把握することが重要である。
- 症状の発生頻度を問診で把握する。
- 食生活状況、食事摂取状況を調査・問診する。
- 身長、体重、身体計測などにより身体の栄養の貯蔵状態を確認する。
- 血清 Alb などにより栄養状態を把握する。
- 血中リンパ球総数で免疫能を把握する

■アセスメント項目

食事摂取状	食事の時間／回数／食事の内容(摂取エネルギー量、たんぱく質量、単純糖質の把握、たんぱく質・脂肪・炭水化物の割合)／水分の摂取状況と摂取時間
身体情報	意思疎通／身長／体重／BMI／年齢／体重／理想体重比／上腕三頭筋皮下脂肪厚／上腕筋囲
全身栄養状態	血清総たんぱく／血清 Alb
症状の情報	症状の発生頻度／内容の把握 [参考]早期ダンピングの症状:発汗、めまい、脱力感、顔面紅潮、顔面蒼白、頭重感、頭痛、呼吸困難、失神などの全身症状と悪心、嘔吐、下痢、腹痛、腹満感などの腹部症状 後期ダンピングの症状:食後2〜3時間してからの脱力感、めまい、息切れ、動機、発汗、手指振戦、ときに、失神、痙攣などの低血糖症状
免疫能	総リンパ球数

■ モニタリング・評価のポイント
- 症状の発生頻度や血糖値をモニタリングする．
- 栄養状態の変化，体重（%IBW）の変化，血中総たんぱく，血清 Alb，総リンパ球数に注意する．

栄養管理目標

■ **必要栄養量**[例]160 cm，60 歳，男性，軽労作の場合（ハリス-ベネディクトの式にてエネルギー必要量算出）

エネルギー(kcal)	たんぱく質(g)	脂質(g)	糖質(g)
1,600	80	71	160

■ **栄養補給方法**
三分，五分，七分，全粥，常食の 5〜6 回食

栄養基準・食品構成

早期ダンピングの栄養素別エネルギー比：糖質 40%，たんぱく質 20%，脂質 35〜45%
後期ダンピングの栄養素別エネルギー比：糖質 40%，たんぱく質 20%，脂質 35〜45%
低血糖時の糖の摂取の仕方など対処方法も把握しておく．

■ **栄養基準例**

食事	エネルギー(kcal)	たんぱく質(g)	脂質(g)	糖質(g)
常食	1,800	90	80	180
全粥	1,800	90	80	180

■ **食品構成例**

食品群	分量(g)
米飯	270
いも類	15
果物類	175
魚介類	75
獣鳥肉類	60
卵類	50

食品群	分量(g)
大豆製品	130
味噌	12
ヨーグルト	100
緑黄色野菜	80
淡色野菜	150
きのこ類	0

食品群	分量(g)
海藻類	0
食物油	35
種実類	2
砂糖	4

食品・素材の適否

推奨
- 高たんぱくで脂質分の多い食品—卵, 豆腐, 魚, 肉, チーズ, ヨーグルト
- 油は, 乳化した脂肪を使用する.
- ペクチンは上部消化管の通過速度を低下させ, 粘度を増大させ, ダンピング症状の発生を予防するため有効である.

不適
避けたほうがよい食品
- 食事と同時に汁ものや飲みものなどの摂取は避ける.
- 単純糖質, ラクトース, スクロース, デキストロース
- 牛乳, 乳糖不耐症を同時に併発する例も多いためラクトースの摂取は避ける.
- 消化管術後のため不溶性食物繊維が多い海藻, きのこ, 繊維の多い野菜は避けることが望ましい.

献立・調理法の工夫

- 食事の水分量はなるべく減らす.
- 1回の量は少なく5〜6回に分けて食べる少量頻回食で計画する.

【野本尚子】

経腸・静脈栄養

- 急性期で食事摂取が不能の場合は, 水分バランス, 血中電解質, 血糖に注意しながら, 静脈栄養を行う. 【松浦文三・恩地森一】

栄養指導

- 胃切除後のダンピング症候群の発生頻度は10〜20%と高いので, 術後食事開始時には注意深く観察すると同時に, 発生予防のため, できるだけ時間をかけてよく噛んで摂取するよう食べ方の指導を行う.
- 経口摂取時にはできるだけ水分摂取を避け, 固形食の摂取後30〜45分後に水分をとるよう指導する.
- 炭水化物, たんぱく質, 脂質の食品の割合を評価し, 適正な割合を理解させる.
- 体重のモニターのしかたを指導する. 【野本尚子】

看護のポイント

- 早期ダンピング症候群予防のために, 食事に関する注意として「1回量を少なくする」,「ゆっくりと時間をかけて摂取する」,「食事中の水

分摂取を控える」,「冷たいものを控える」,「食後30～60分は臥床する」などを指導する.
- 食事は副食から摂取し,主食を後から摂取するなど,糖質を減らし,たんぱく質・脂肪を多くとるように指導する.
- 食欲・消化器症状・排便の性状などをみながら,少しずつ1回の食事量を増やしていくように指導する.
- 早期ダンピング症候群の症状が食事療法で改善されないときには,薬物治療も考えられるため,医師と相談するように説明する.
- 後期ダンピング症候群に対しては,糖分の過剰摂取を避け,症状が起こった場合は飴を舐めるなど低血糖発作時と同じ対応を指導する.
- 1回の食事量が少ないので,必要エネルギー量を摂取するためには分割食や間食が必要となる.継続して行えるよう患者・家族と相談し,患者を取り巻く環境を考慮したうえで,状況に適した方法や食物を工夫する.

【小西尚美】

【文献】
[栄養食事療法,栄養指導]
1) 桜井洋一,他:ダンピング症候群.早期発見とその対策.臨床栄養110:709-712, 2007
2) Mahan LC, Escott-Stump S : Food, Nutrition & Diet Therapy 11th ed, 2003/木村修一,香川靖雄,他(訳):食品・栄養食事療法事典, pp699-704, 産調出版, 2006
3) 岡島邦雄,北村彰英:術後合併症とその管理 ダンピング症候群.消化器外科 8 : 938-940, 1985
4) Jenkins DJ, Bloom SR, Albuquerque RH, et al : Pectin and complications after gastric surgery : normalization of postprandial glucose and endocrine responses. Gut 21 : 574-79, 1980
5) Karamanolis G, Tack J : Nutrition and motility disorders. Best Pract Res Clin Gastroenterol 20 : 485-505, 2006

MEMO

16 便秘

便秘症例をみた場合は，まず腸閉塞（イレウス）を合併していないかの確認が重要である．習慣性便秘の場合は，食事指導とともに生活習慣の改善，ストレスの改善も同時に指導する必要がある．

症状の知識

▶**概念**　便秘は，糞便が長時間にわたって大腸内にとどまることにより，便中の水分が吸収されて便がかたくなり，排便に困難を伴う状態をいう．通常，便秘を訴える人の排便回数は週に2回以下である．

▶**原因疾患**　①器質的便秘：大腸や肛門部の腫瘍や炎症，術後の癒着，隣接する骨盤内臓器の腫瘍や炎症による大腸の物理的狭窄により発生する．②弛緩性便秘：腸管の蠕動低下により発生する．高齢者の便秘はこの型が多い．③痙攣性便秘：腸管の痙攣のため糞便の輸送が障害され発生する．過敏性腸症候群の便秘型がこの型である．④直腸型便秘：直腸の排便反射の減弱のために発生する．多くの場合，便意を故意に抑制する習慣のために起こる．日本人の便秘の半数以上を占める．⑤その他の便秘：糖尿病や甲状腺機能低下症の内分泌疾患，あるいは腸管壁内，脊髄，大脳などの先天的・後天的な神経病変により排便反射が障害された場合に発生する．また，抗コリン薬や向精神薬，麻薬などの薬物による便秘もある．

▶**診断・検査**　①問診：便秘の発現時期と程度，便の性状の変化の有無，腹部手術歴の有無，薬物の服用歴，基礎疾患の有無，便秘と下痢の交代の有無，腹痛・悪心・嘔吐・血液の付着の有無などに注意して病歴を聴取する．②身体所見：腹部の視診で腹部膨隆の有無や手術痕の有無，腹部聴診で腸蠕動音の亢進・減弱，腹部打診で鼓音の有無，腹部触診で腫瘤や圧痛の有無に注意して診察を行う．③腹部X線検査や大腸内視鏡検査：腸管内ガスの程度，通過障害の程度，腫瘍や炎症の有無などを検査する．

▶**治療**　器質的疾患による場合は，原疾患の治療を行う．過敏性腸症候群の場合は，心理的・社会的ストレスが増悪因子となるので，できるだけストレスを緩和する．食事指導としては，水分，食物繊維，オリゴ糖を多く摂取する．生活指導としては，毎朝食後トイレに行く習慣をつけるとともに，適度の運動と十分な睡眠を確保する．薬物療法としては，便軟化剤，大腸粘膜刺激剤，消化管運動調整剤を必要に応じて用いる．

【松浦文三・恩地森一】

栄養病態

🔖 **重症化すれば，イレウスを引き起こすため，日常的な管理が必要である．**
- 便中の水分不足，食物繊維不足が存在する．
- 腸管の運動障害や機械的通過障害，排便反射の減弱により発症する．
- 食事を規則正しく摂取する．
- 水分，食物繊維，オリゴ糖を多く摂取する．
- 毎日の排便習慣をつける．
- 適度な運動と十分な睡眠，ストレスの緩和を行う．

【松浦文三・恩地森一】

栄養食事療法

基本方針

🔖 **便通を整えるためには，栄養のバランスのみならず，食物繊維の多い食品を積極的にとるよう心がけることが必要である．**
- 便秘には，結腸の緊張がゆるんで蠕動運動が弱くなっている弛緩性便秘，直腸・結腸反射が鈍くなって便意を感じにくくなっている直腸性便秘，結腸の運動が強くなりすぎて腸管が収縮している痙攣性便秘などがあり，それぞれ食事療法が異なる．

栄養アセスメント

■アセスメント項目
- 食生活状況・食事摂取状況を問診する．
- 排便回数・便の形状をたずねる．
- 器質的疾患のある便秘，便秘と関連のある基礎疾患（糖尿病，甲状腺機能低下症，脳血管障害による便秘など）の既往を把握する．

■モニタリング・評価のポイント
- 食事摂取量，水分摂取量の確認を行う．
- 臨床症状として腹痛，腹部膨満感，食思不振などの有無を確認する．

栄養管理目標

🔖 **適正なエネルギー量を補給する．たんぱく質は成人の推奨量を目安にする．1日の食物繊維 20〜25 g 摂取を目標とする．**

■必要栄養量
エネルギー　2,000 kcal
たんぱく質　75 g

脂質　55 g
水分　1,500 mL
食物繊維量　20〜25 g

■**栄養補給方法**

経口（常食程度）

栄養基準・食品構成

- 弛緩性便秘，直腸性便秘，痙攣性便秘の病態に応じて栄養管理を行う．
- 栄養素別エネルギー比：糖質60％，たんぱく質15％，脂質25％
- 食事の硬度：常食
- 主食は五分づき米，胚芽米，玄米，雑穀入り米飯など食物繊維の含有量の多い食品を選ぶ．
- 食物繊維：20〜25 g

■**栄養基準例**

食事	エネルギー(kcal)	たんぱく質(g)	脂質(g)	糖質(g)
常食	2,000	75	55	323

■**食品構成例**

食品群	分量(g)	食品群	分量(g)	食品群	分量(g)
五分づきご飯	660	大豆製品	65	海藻類	5
いも類	60	味噌	15	植物油	15
果物類	100	牛乳	200	種実	3
魚介類	80	緑黄野菜	150	砂糖	10
獣鳥肉類	50	淡色野菜	250		
卵類	40	きのこ類	10		

MEMO

食品・素材の適否

推奨
- 五分づきご飯,麦ご飯,ライ麦パン,胚芽パン,日本そばなどを主食とする.
- 穀類,いも類,豆類,野菜類,果物類,海藻類,きのこ類,乾物類など,あらゆる食品からバランスよく摂取する.
- 整腸作用のある乳酸菌飲料を毎日とるようにする.

不適
痙攣性便秘の場合は,大腸への刺激の少ない食事をとることが基本である.
①ごぼう,れんこん,たけのこなどかたい繊維のものを,一度にたくさん食べるのは控える.
②香辛料やアルコール,炭酸飲料,脂肪の多いメニューや食品などは,大腸を刺激するため避けるようにする.

献立・調理法の工夫

■献立
- 十分なエネルギーとともにたんぱく質,ビタミン,ミネラル,食物繊維を豊富に含んだ献立にする.
- 麦ご飯,玄米,胚芽米,五分づきご飯,変わりご飯,丼ものなどのメニューで繊維量が増える.
- 野菜は毎食盛り込む.1日の野菜摂取量の目安は350g程度である.
- ひじき煮,切干大根,五目豆ピクルス,昆布つくだ煮などの常備菜を加える.
- 汁ものなどは具沢山にする.煮込み料理,鍋もの,シチューなども野菜が多くとれる.

■調理方法
- 野菜は茹でる・蒸す・炒めるなどの調理でかさを減らす.
- 煮もの料理はだしを効かせ薄味にする.

【豊田裕輝子】

栄養指導

弛緩性便秘

①栄養バランスのよい食事をとる.
　毎食,主食+主菜(魚・肉・卵・豆腐など)+副菜2~3品(いも類・豆類・野菜類・海藻類・種実類など)を組み合わせる.果物類,乳製品などはおやつやデザートでとる.

②1日3食を基本に,朝食は必ず摂取する.
　朝食,昼食,夕食はできるだけ決まった時間帯に摂取し,食習慣が乱

れないように配慮する．朝食後は胃・結腸反射が強く起こり，腸の蠕動運動が活発となり，排便がスムーズとなる．
③便をやわらかくし排便を楽にするため，水分を十分摂取する．とくに冷たい水を朝食前にとると効果的である．1日の飲料水の目安は1,000〜1,200 mL 程度である．
④食物繊維を1日に20〜25 g 程度摂取する．
食物繊維を多く含んだ食品を摂取することにより，便量が増え，腸の蠕動運動が高められて，排便が促される．食物繊維は水溶性(果物，海藻など)と不溶性(穀類，豆類，いも類，野菜など)に分類される．水溶性の食物繊維は便をやわらかくし，不溶性の食物繊維は腸を刺激して便秘を改善する．どちらも便秘に効果があり，バランスよく摂取するとよい．
⑤脂肪を適量とる．
脂質に含まれる脂肪酸が腸を刺激して，排便をスムーズにする．
⑥腸を刺激する食品を利用する．
柑橘類などの果物，冷たい牛乳，ビタミン B_1（穀類・豆類に多い）は腸の働きを活発にする．
⑦整腸作用のあるヨーグルトや乳酸飲料を利用する．
ヨーグルトには乳酸菌が含まれる．乳酸菌の働きには，有害菌の増殖を抑え，有用菌を増殖させる，腸の働きを活発にする，消化・吸収・排便を促進するなどがある．
⑧オリゴ糖は腸内の有用菌であるビフィズス菌を増やす働きがある．

直腸型便秘
- 排便をがまんする習慣，高齢者や肛門疾患の人，浣腸の乱用などにより起こる．これを防ぐためには，まずは便意を逃さず，排便の習慣をつけることが大切である．朝食後に起こる胃結腸反射を利用して，排便リズムをつける．これには朝食は必ずとり，その後，便意をもよおさなくても，トイレに行く習慣をつけていく．

痙攣性便秘(過敏性腸症候群)による便秘
- 大腸の痙攣がその病態であるので，大腸への刺激の少ない食事をとることが基本である．
①消化のよい食事を心がける．
②腸を刺激しない水溶性の食物繊維(酸味の少ない果物，海藻類など)が有効である．
③不溶性の食物繊維の野菜を食べるときは，煮たり茹でたりして，温かくやわらかく調理するのがよい．ごぼう，れんこん，たけのこなど，かたい繊維のものは，一度にたくさん食べるのを控える．

④香辛料やアルコール,脂肪の多いものなどは大腸を刺激するため避ける.
【豊田裕輝子】

看護のポイント

- 高齢者では嚥下・咀嚼障害により食事・水分摂取量,食物繊維などが不足している場合があるので,便の量を増やすよう食事を工夫する.
- 長期臥床者,麻痺のある場合は腹筋が弱く腹圧を十分にかけられないので,排便方法の工夫を要する.

■生活指導・在宅療養指導

- 便秘に伴う腹部症状,内外痔核,裂肛などを観察する.
- 毎朝,決まった時間に食事をとる.胃-結腸反射により食後30~40分に腸蠕動が活発になるので排便を試みる.便意をがまんしない.
- 適度な運動,腹部マッサージによる蠕動の促進,いきむ呼吸方法などを練習する.
- 温罨は腹部と第3~5腰椎を中心に行う[1].
- 座位で排便する場合はかかとを床から少し浮かせた前屈姿勢をとる.
- 誤った習慣(下剤の乱用)や考え方について理解し,行動変容できるようにかかわる.
- 日本版便秘尺度(CAS)[2]などを用い自己管理に努める. 【伊藤美智子】

【文献】
[看護のポイント]
1) 川島みどり:排便・排ガスの技術.ナーシング・トゥデイ 9:8-11,1994
2) 深井喜代子:便秘のケア.菱沼典子・小松浩子(編):看護実践の根拠を問う 改訂第2版,南江堂,pp103-119,2007

MEMO

17 黄疸

黄疸をきたす疾患では，通常栄養素の吸収障害とともに，肝での合成障害を合併していることが多い．黄疸の原因検索と同時に，経静脈的あるいは経口・経腸的に適切な栄養補給を行う必要がある．

症状の知識

▶**概念** 黄疸とは，血液中に老化赤血球のヘモグロビン由来のビリルビンが増加した状態．血清総ビリルビンが 3 mg/dL 以上になると皮膚や眼球結膜の黄染に気づくことが多い．

▶**原因疾患** ①肝前性黄疸：赤血球の破壊の亢進により，非抱合型ビリルビンが上昇する溶血性貧血など，②肝細胞性黄疸：肝細胞の障害によるもの(急性肝炎，肝硬変，肝癌)や肝細胞内へのビリルビンの取り込み障害(Gilbert 症候群)，ビリルビンの抱合に関する酵素低下(Crigler-Najjar 症候群)，肝細胞から抱合したビリルビンを胆管に排泄する経路の障害(Rotor 症候群，Dubin-Johnson 症候群)によるもの，③肝外胆道閉塞による黄疸：胆石，胆道癌などによるもの，に分類される．

▶**診断・検査** 黄疸の発症が急性か慢性か，貧血の有無，腹水や出血傾向，意識障害などの肝不全徴候の有無，発熱や胆嚢腫大の有無に注意して病歴を聴取する．体質性黄疸では，黄疸以外の症状を伴わない．肝細胞の障害によるものは，ウイルス，細菌，アルコール，薬物，自己免疫，鉄や銅の代謝異常など，その原因は多岐にわたる．

▶**治療**：原疾患の治療を行う． 【松浦文三・恩地森一】

栄養病態

- 肝前性では，貧血を合併する．
- 肝細胞障害例では，種々の程度の糖質代謝異常(肝細胞内へのグリコーゲン貯蔵の減少)，たんぱく代謝異常(低たんぱく，低アルブミン血症，分岐鎖アミノ酸低下)，脂質代謝異常(低コレステロール，低 HDL，低 LDL 血症)，高アンモニア血症，腹水・胸水，出血傾向，内因性ホルモン・外来性薬物代謝遅延などが起こる．
- 肝外胆道閉塞による黄疸の場合は，脂質，脂溶性ビタミン(ビタミン A，D，E，K)の吸収障害が起こる．ビタミン K 不足の場合は，出血傾向をきたす．
- 一般の肝疾患の食事は，エネルギーは 25～35 kcal/kg，たんぱく質 1.0～1.5 g/kg，脂肪エネルギー比 20～25%である．肝硬変患者で血中アンモニアが上昇するようなたんぱく不耐例は，たんぱく質 0.5～

1.0 g/kg とし,分岐鎖アミノ酸製剤でアミノ酸 13～26 g を追加する.

【松浦文三・恩地森一】

栄養食事療法

基本方針

🔖 黄疸には,溶血性亜黄疸,肝細胞性黄疸,閉塞性黄疸があり,高度の黄疸を伴うような胆汁排泄障害の場合に脂肪の制限を行う.

- 脂肪摂取により胆汁の分泌を増加させ,胆囊を収縮させるため,脂肪を控える必要がある.
- 経口摂取は胆汁分泌を促すため,黄疸が強い極期(急性期)には,基本的に絶食とし輸液管理を行う.
- 必須脂肪酸と脂溶性ビタミンの消化吸収能の低下に配慮する.
- 病状の改善に合わせ,消化がよく食欲不振状態に配慮した糖質から開始する.
- 胆汁分泌の刺激になるような刺激物や香辛料などは避ける.
- 黄疸の強い時期はとくに食欲不振を伴うことが多い.そのため,経口摂取不良時には,経口と輸液併用による栄養管理を行う.長期にわたる場合は,脂溶性ビタミンの欠乏にも注意する.

栄養アセスメント

- 嘔気,嘔吐,下痢,食欲不振などの調査,問診を行う.
- いつの状態から食欲不振状態にあり,食事摂取不良になったのかを確認する.
- 身体状況の変化と体重の変化を確認する.
- 身体計測(体重,体重変化率,上腕三頭筋部皮脂厚,上腕筋囲)を行う.
- 血清ビリルビン値を把握する.

MEMO

■アセスメント項目

身体情報	身長／体重／BMI／年齢／看護度／自由度／自立度
入院時栄養状態	嘔気，嘔吐／下痢／食欲不振／体重変化

目的	検査項目	初期目標値・基準値
全身栄養状態	体重／体重変化率	
	上腕三頭筋部皮脂厚	
	上腕筋囲	
	血清総たんぱく	6.7〜8.3 g/dL
	血清 Alb	3.8〜5.3 g/dL
	レチノール結合たんぱく	2.9〜7.9 mg/dL
	プレアルブミン	22.0〜40.0 mg/dL
黄疸の状態	総ビリルビン	0.4〜1.4 mg/dL
	直接ビリルビン	0.0〜0.3 mg/dL
肝臓，胆嚢検査	AST	10〜40 IU/dL
	ALT	5〜45 IU/dL
	γ-GPT	5〜80 IU/dL
	ALP	114〜349 IU/dL
	尿中ビリルビン	0.06〜0.16 mg/dL

■モニタリング，評価のポイント

- 血清ビリルビン値と肝臓，胆嚢の機能状態を観察する．
- 嘔気，嘔吐，下痢，食欲不振などの症状を確認する．
- レチノール結合たんぱくやプレアルブミン，身体計測(体重，体重変化率，上腕三頭筋部皮脂厚，上腕筋囲)の変化により栄養状態を把握する．

栄養管理目標

🔖 黄疸極期(急性期)は絶食とし，輸液管理を行う．回復につれて糖質主体の食事から徐々に進める．エネルギー量はベッド上安静を基本として設定する．

■必要栄養量(回復期)

エネルギー　20〜25 kcal/kg
たんぱく質　1.0 g/kg
脂肪量　　　30〜40 g

■栄養補給方法

極期(急性期):絶食,末梢静脈栄養または中心静脈栄養

回復期:経口(糖質を主とした流動食から開始)+末梢静脈栄養(食事摂取不良時)

栄養基準・食品構成

■極期(急性期)
- 絶食:末梢静脈栄養または中心静脈栄養
- 糖質主体の消化のよい食事から開始
- 脂肪量10 g以下
- 食事形態は流動食,三分粥食,五分粥食,七分粥食と段階的に進める.

■回復期
- 栄養素別(糖質エネルギー比60〜65%,たんぱく質エネルギー比15〜17%,脂肪エネルギー比15〜20%)

■栄養基準例

病態	食事	エネルギー(kcal)	たんぱく質(g)	脂質(g)	糖質(g)
極期(急性期)	流動	400	3〜5	5	90〜100
	三分粥食	800	20	10	160
	五分粥食	1,000	40	15	180
	七分粥食	1,300	50	20	220
回復期	全粥食	1,600	60	30	250
	常食	1,800	70	40	300

■食品構成例(回復期)

食品群	分量(g)
米飯	500
いも類	80
果物類	200
魚介類	60
獣鳥肉類	50
卵類	30

食品群	分量(g)
大豆製品	100
味噌	15
乳製品	100
緑黄色野菜	100
淡色野菜	250
きのこ類	5

食品群	分量(g)
海藻類	2
植物油	10
種実	2
砂糖	15

食品・素材の適否

推奨
- 良質のたんぱく質を含み脂肪量が少ないもの(ささみ,白身魚,豆腐など)
- 野菜,果物によるビタミンの充足

不適
- 胆汁分泌を促進するような食品(サラダ油,バター,マーガリン,バラ肉,ベーコンなど)
- 刺激物,香辛料は控える

献立・調理法の工夫(回復期)

■献立
- 良質のたんぱく質,ビタミン,ミネラルを豊富に含んだ食事にする.
- いろいろな素材を使用し,食欲低下をきたさないような食事にする.

■調理
- 油を使った料理を控え,焼く,蒸す,煮るなどの調理にする.
- 香辛料や刺激物などを控え,素材の味をいかす.

【利光久美子】

経腸・静脈栄養

- 意識障害や消化管出血を伴う肝不全例,肝外胆道閉塞例では,食事摂取が不能となるので,一時的に静脈栄養を選択する.この場合,グルコースを主体とした管理とする.慢性肝不全の場合は,分岐鎖アミノ酸を追加する.必要に応じて,非たんぱくエネルギー源としての脂肪酸も用いる.
- 肝外閉塞性黄疸の場合は,脂溶性ビタミン吸収障害が起こっており,経静脈的に脂溶性ビタミン(とくにビタミンK)を投与する.

【松浦文三・恩地森一】

栄養指導(回復期)

- 食事は3食,規則正しく摂取する.
- 脂肪含有の多い食材や調理法に注意する.
- 食事のバランスに注意する.
- 外食は,脂肪や香辛料が含まれていることが多く,注意する.
- 間食を摂取するときは,生クリームやバターが多く含まれているので,過度にならないように注意する.

【利光久美子】

看護のポイント

- 第一に黄疸の原疾患による症状緩和をはかるためのケアを行う．
- 黄疸の急激な変化，右上腹部の痛み，全身倦怠感，疲労感，皮膚瘙痒感，感冒の症状，発熱の有無，尿・便の色などを確認する．
- 体力維持のために激しい運動を避けるとともに，症状が重度の場合，安静にしているよう指導する．
- 免疫機能低下の場合，易感染状態にあるので，爪を短く切り，皮膚損傷の防止と皮膚や粘膜の清潔を保つ．
- 清拭の際には，瘙痒感の軽減のために重曹による清拭，あるいは0.5%メントールと0.25%フェノールを含むような保湿用ローションを用いる．
- 皮膚の瘙痒感を防止するため，刺激のある衣服や石鹸を使用しない．
- 易出血性となるので，打撲や浮腫，瘙痒感によるかき傷に注意する．
- 口腔ケアでは，やわらかい歯ブラシを使用する．
- 薬剤を正しく使用する．
- 高たんぱく，高ビタミンの食事をとるよう指導する．
- ストレスなどの精神的なケアを行う．

【千葉由美】

MEMO

18 痩せ(るい痩)

環境やライフスタイルの変化がないにもかかわらず体重の減少が続く場合は,何らかの疾患による可能性が考えられる.若年女性の極端な痩せは,摂食障害などの心身医学的要因が背景にある場合が少なくない.

症状の知識

▶**概念と診断** 痩せ(るい痩)とは,脂肪組織や体たんぱく質の減少により,標準体重(BMI=22)よりも著しく体重が減少している状態をいう(BMI=体重(kg)÷身長(m)÷身長(m)).なお,BMI<18.5であれば低体重と定義する.臨床的に問題となることが多いのは,標準体重より20%以上(BMI<17.6)減少した場合である.ただし,痩せていても,もともと体質的に体重の少ない場合は病的とはいえないので,体重の経時的な変化をみることも必要である.

▶**原因** 主な原因として,エネルギー摂取量低下,エネルギー利用あるいは貯蔵の障害,エネルギー消費量増大やエネルギー喪失,消化吸収障害などがあげられる.エネルギー摂取量低下の原因として,ダイエット,飢餓,精神的要因(神経性食思不振症などの摂食障害,うつ病,ストレスなど),咀嚼や嚥下障害,消化管の通過障害,内分泌疾患や種々の全身疾患などによる食欲不振などがある.エネルギー利用あるいは貯蔵の障害として,糖尿病(とくに1型),肝障害(肝炎,肝硬変)などがある.エネルギー消費量増大やエネルギー喪失の原因として,過剰な運動,甲状腺機能亢進症,褐色細胞腫,発熱,悪性疾患,下剤の乱用や麻薬使用などがある.消化吸収障害の原因として,消化液の分泌障害,消化管運動の亢進,術後の消化吸収障害などがある.

▶**疫学** 平成19年の国民健康・栄養調査によると,日本の20歳以上における低体重者(BMI<18.5)の割合は,男性で4.2%,女性で10.7%であった.女性では20~40歳代において低体重が増加傾向であった.

▶**症状** 低栄養に伴う体力や抵抗力の低下などが生じるが,無症状の場合も多い.また,痩せの原因に応じて,貧血,出血,発熱,甲状腺腫,腹痛,嘔吐,下痢などの消化器症状,動悸,不整脈などの循環器症状,無月経,口渇,多飲,多尿など多彩な症状が生じる.神経性食思不振症の場合は,低体温,徐脈,うぶ毛などを認める.高齢者で長期臥床の場合,痩せに伴う低栄養のため褥瘡(床ずれ)ができやすい.

▶**治療** (1)痩せの原因疾患が明らかな場合はその治療を行う.(2)原因疾患がない場合は,原則として経口で食事量を増加させて体重増加をはか

る．(3)食欲亢進作用のある内服薬や消化剤を併用する場合もある．(4)極端なダイエットや神経性食思不振症などが原因である場合は，心身医学的治療を併用する．(5)経口摂取ができない場合や低栄養状態が強い場合に経腸栄養や輸液などが必要となる． 【宮脇尚志】

栄養病態

📖 治療の必要な痩せの場合は低栄養状態，異化亢進，脱水が認められる場合が多い．

- 低栄養状態の指標として，尿検査では尿中ケトン体陽性，血液検査では，貧血，血清アルブミン，クレアチニン，コリンエステラーゼ，血糖値，T_3 などの低下や肝機能障害などが認められる．
- 神経性食欲不振症で嘔吐を伴う痩せの場合，血清カリウムは低下する．
- その他，原因疾患によって特徴的な病態を生じる． 【宮脇尚志】

栄養食事療法

基本方針

- 痩せでは，エネルギー代謝ならびにたんぱく質代謝などが負の状態にある．
- 原因疾患はないものの，標準体重の60％以下の痩せ，全身衰弱状態，絶食に近い摂取量が続いている場合には，入院治療が適応となる場合もある．

栄養アセスメント

■アセスメント項目

- 栄養アセスメント項目としては，①食事摂取量，②体重の推移，③消化器症状，④各種血液生化学検査項目，⑤薬物の使用状況，などがある．
- 痩せの原因として，食事摂取量の低下に伴うものか，各種栄養素の消化・吸収面に障害があるものか，消費エネルギー量の増加（基礎疾患に基づく代謝亢進）に伴うものか，などのチェックが必要となる．
- 痩せの判断には，皮下脂肪厚や上腕筋囲の測定が有用となる場合がある．

■モニタリング・評価のポイント

- 食事摂取量の把握では，体重減少に関連した時期の食事摂取量の聞き取りとともに，その時期の食欲の変動などについてもたずねる．
- 体重の推移を把握することにより，その体重減少が急激に起こったものか，長期的に推移しているものかなどによって緊急的な対応の必要

性などにも影響を及ぼす.
- 病的な体重減少であるのか,もともと体重が少ない状態であったのかなどの評価も重要であり,最高体重,最低体重,20歳頃の体重などの聞き取りが必要である.
- 体重減少率が1か月に5%以上になると,免疫能の低下,体温調節機能の低下,うつ状態が出現する.

> 体重減少率(%) = (通常体重 − 現体重) ÷ 通常体重 × 100

- 消化器症状などのチェックとして,基礎疾患に随伴する腹痛,悪心,嘔吐,下痢,便秘などを確認する.
- 痩せにより,無月経,低血圧,低体温などの症状を示すことがあり,体重増加による症状の改善傾向を確認する.
- 各種血液生化学検査項目では,血中総たんぱくやアルブミンではなく,プレアルブミンやレチノール結合たんぱく,トランスフェリンなどを活用して,早期の栄養状態を確認することが有用となる.
- ASTやALTの上昇,ChEの低下など肝機能障害,脱水によるBUN,Crの上昇,低カリウム・低ナトリウム血症などのチェックが必要となる.
- 薬物の使用状況の確認では,下剤の使用状況,甲状腺ホルモン剤,向精神薬の使用に注意する.

栄養管理目標

はじめから標準体重を目標にするのではなく,現体重の維持(1か月1kg程度の増加)の目標を設定する.

■必要栄養量
- 必要エネルギー量の設定では,消費エネルギー量の20%増し程度で経過観察を行う.
- たんぱく質は1日目標体重あたり,1.2〜1.5g程度に設定する.
- 炭水化物量は250g/日以上を確保する.
- 脂質摂取量はエネルギー比率25%程度を目標にするが,消化吸収のよいものに配慮する.

■栄養補給方法
- 経口摂取を基本とするが,病状や消化管状態により,経腸栄養法,経静脈栄養法などを併用することもある.
- 経口摂取量が十分量確保できない場合は,微量栄養素補給用の栄養剤を活用する.たとえば,摂取量不足による亜鉛欠乏が存在する場合,

亜鉛補給により味覚・食欲が改善し,食事量が増加することがある.

栄養基準・食品構成

■栄養基準例

エネルギー(kcal)	たんぱく質(g)	脂質(g)	炭水化物(g)	塩分(g)
1,200	60	40	150	10
1,400	65	40	195	10
1,600	70	40	240	10

■食品構成例(1,400 kcal)

食品群	分量(g)	食品群	分量(g)	食品群	分量(g)
米飯	(粥に変更可能)300	獣鳥肉類	60	きのこ類	–
		卵類	25	海藻類	3
いも類	50	牛乳	(低脂肪乳に変更可能)200	植物油	10
果物類	100			種実類	1
大豆製品	100	緑黄色野菜	100	砂糖類	10
魚介類	80	淡色野菜	250		

食品・素材の適否

- 低エネルギー食品の使用は控える.
- 食欲亢進を目的として,比較的濃い味付けの食事を提供したり,柑橘類の使用を検討する.

献立・調理法の工夫

- 摂取全体量が少ないことから,植物性たんぱく質よりも動物性たんぱく質が推奨され,ビタミン・ミネラルを豊富に含む献立が求められる.
- 摂取してはいけない飲食物,避けたほうがよい食品などはとくになく,摂取量を増やすため患者の嗜好に十分配慮する. 【幣 憲一郎】

経腸・静脈栄養療法

- 経口摂取ができない場合や低栄養状態が強い場合に経腸療法や末梢静脈あるいは中心静脈栄養を行う.
- 経腸療法は,短期間の場合は経鼻チューブが,長期間の場合は胃瘻造設が用いられる.
- 重度の痩せの場合は,末梢静脈からの輸液や中心静脈栄養が必要である.

- 神経性食思不振症では,中心静脈栄養は原則として施行しない.

【宮脇尚志】

栄養指導

- 消化器症状を呈することから,食事摂取量が増えないことがあり,患者の食事歴の聞き取りが重要となる.
- 体重増加への恐怖感や食品そのものに対する恐怖感があり,患者の嗜好に配慮する.
- 重度の痩せ,低栄養状態が続いている場合には,経静脈栄養補給の併用も考慮するが,病状や現状を十分に説明しながら対応する.
- 嗜好品(菓子類)を好むあまりに,3回の食事からの栄養素の補給に問題のある場合もあり,嗜好品の調整を行うことは重要となる.
- 理想的な食品構成にこだわることなく,本人が摂取できる食品を増やすことから開始する.

【幣 憲一郎】

看護のポイント

- 定期的に体重を測定する.
- バランスのとれた食事を準備し,栄養摂取カロリーを把握する.必要時,高カロリー食や温めるだけで食べられる食品などを準備する.
- 歯の不具合や義歯などの適切性を確認し,食物のかたさを調整する.
- 少量を頻回に食するよう工夫する.個人的好みを考慮し,食の進む食材を選択する.
- 食欲低下や嚥下障害といった消化器の障害,糖尿病や甲状腺機能亢進症といった内分泌・代謝障害のような潜在的疾患の有無を確認する.
- 適切な時間に服薬するよう指導する.
- ゆっくり,自分のペースで摂取するよう促す.
- 基礎代謝や運動量の低下がある場合には,柔軟体操によるストレッチや有酸素運動などを指導する.
- 認知症,食思不振,抑うつ状態やうつ病などの精神医学的な問題がないかを確認する.
- 利用可能な社会資源を用いて,食べ物を確保する.

【千葉由美】

19 体重増加

体重増加の最も多い原因は肥満である．肥満は体脂肪の過剰状態である．減量治療が必要となるのは，肥満に起因ないし関連して発症する健康障害を有するか，または予測される場合であり，これを「肥満症」という．

症状の知識

▶**概念と診断** 体重はさまざまな原因で増加する．最も多い原因は肥満である．肥満とは身体に占める脂肪組織(体脂肪)が過剰に蓄積した状態である．体脂肪率と体格指数(BMI)は正相関するため，診断にはBMIを使うことが多い．BMI 25以上の場合を肥満と診断するが，肥満はあくまでも体脂肪が過剰という状態である．医学的な見地で減量治療が必要となるのは，肥満に起因ないしは関連して発症する健康障害(合併症)を有するかまたは予測される状態であり，これを「肥満症」という．健康障害(合併症)には，糖尿病，脂質代謝異常，高血圧，高尿酸血症(痛風)，脂肪肝，冠動脈疾患，脳梗塞，骨・関節疾患，睡眠時無呼吸症候群，月経異常などがある．脂肪細胞の過剰な蓄積以外に，体重増加の原因として，体液貯留増加(腎疾患や肝硬変など)，妊娠などでも生じる．

▶**肥満の分類** 肥満には単純性(原発性)と症候性(二次性)がある．単純性(原発性)肥満とは，体質的な要因に加え，食習慣や運動不足などにより発生する肥満のことである．一方，症候性(二次性)肥満とは，何らかの疾患や遺伝などが原因で肥満を生じている場合であり，原因として内分泌性(甲状腺機能低下，クッシング症候群など)，遺伝性，視床下部性肥満，薬物による肥満(向精神薬，副腎皮質ホルモンなど)などがある．また，肥満には皮下脂肪型と内臓脂肪型がある．腹囲の増加(男性85 cm以上，女性90 cm以上)は内臓脂肪蓄積が疑われる．内臓脂肪型にはその約9割に何らかの合併症が認められ，メタボリック症候群の危険因子である．肥満症には脂肪細胞の質的異常によるものと量的異常によるものとがあり，質的異常では主として内臓脂肪の蓄積が合併症を引き起こすものとされる．

▶**疫学** 平成18年の国民健康・栄養調査によると，日本の20歳以上における肥満者(BMI≧25)の割合は，男性で29.7％，女性で21.4％であった．男性では，すべての年齢階級において，肥満者の割合は20年前，10年前と比べて増加している．

▶**症状** 体重増加に特異的な症状はない．肥満症の場合は合併症によるさまざまな症状が認められる．また，症候性肥満の場合は，原因疾患に

伴う症状が認められる．体液貯留による体重増加の場合は，その程度に応じて，浮腫や腹部膨満，呼吸困難などの生じる場合がある．

▶**治療** 肥満症の治療には，食事療法，運動療法，薬物療法，行動療法，外科療法がある．肥満の程度や病態に応じてこれらの療法を組み合わせて行うが，基本は食事療法と運動療法である．また，肥満に伴う合併症を有する場合は，その合併症に対する治療も行う．症候性肥満の場合は，原因となる疾患の治療が主となる．また，体液貯留増加など，肥満以外の原因で体重増加を認める疾患を有する場合は，その疾患に対する治療を行う．体液貯留による体重増加では，利尿薬を用いる場合がある．

【宮脇尚志】

栄養病態

肥満症の場合，肥満や内臓脂肪の蓄積により，脂肪細胞から分泌されるさまざまな生理活性物質（アディポサイトカイン）の分泌異常をきたし，インスリン抵抗性（インスリンによる血糖降下作用が阻害されること）を引き起こす．その結果，同一個人に高血圧，糖尿病，脂質代謝異常などの合併症が集積し，動脈硬化を進展させる．また，アディポサイトカイン自体が直接動脈硬化を進展させる．

【宮脇尚志】

栄養食事療法

基本方針

筋肉組織・骨量などの増加に伴う体重増加は比較的問題とはならず，脂肪組織の増加による体重増加と区別して考える必要がある．本項では，「肥満症治療ガイドライン2006」に基づき，肥満に関連する疾患の発症防止，および病態の改善を目的とし，内臓脂肪を標的とした治療を目標とする（運動療法の併用も念頭において管理を行う）．

- 栄養比率は，健常者と同様に，たんぱく質20％，脂質25％，炭水化物55％が推奨されている．
- 減量目的にて，摂取エネルギー量の調整を行うが，栄養障害を起こすことのないように，ビタミン・ミネラルの確保に注意する．
- ケトーシスを防ぐことを目的として，炭水化物（糖質）は最低100 g/日を確保する．

栄養アセスメント

- 以下に示すアセスメント項目を複数組み合わせて評価を行うことが有用である．

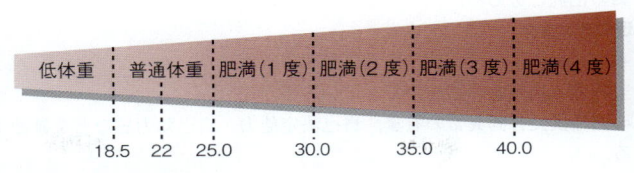

```
低体重 │ 普通体重 │ 肥満(1度) │ 肥満(2度) │ 肥満(3度) │ 肥満(4度)
     18.5      22    25.0       30.0       35.0       40.0
```

BMI による肥満度の算出
BMI＝体重 kg ÷(身長 m×身長 m)

※BMI 22 が最も病気にかかりにくく，寿命が長いことなどから，理想体重 kg を身長 m× 身長 m×22 で算出することもできる．

図 19-1　日本肥満学会による肥満判定基準
(日本肥満学会肥満症診断基準検討委員会：新しい肥満の判定と肥満症の診断基準，肥満研究 6：18，2000)

■アセスメント項目

身体計測値，肥満歴の確認

- 身長，体重，体脂肪率(量)，骨格筋量，体水分量，腹囲，基礎代謝量などの計測を実施する．
- 肥満の判定基準としては，わが国では BMI 25 以上であり，WHO の基準では 30 以上となっている(図)．
- とくに，内臓脂肪肥満の判定が重要とされ，腹囲を測定し，男性 85 cm 以上，女性 90 cm 以上の者を内臓脂肪型肥満と判定する．
- 本来ならば CT スキャンを用い，臍レベル腹腔内内臓脂肪面積が 100 cm^2 以上を判定することが必要となるが，患者への侵襲を考慮して，腹部 MRI や腹部超音波法が代用される場合も多い．
- 必要に応じて呼気ガス分析なども実施し，減量効果を予測・判定することも必要となる．とくに筋肉量の減少は，基礎代謝量の低下に影響することから，体脂肪量，骨格筋量の把握は重要なアセスメント項目となる．
- 最高体重，最低体重，20 歳頃の体重を確認し，いつごろから肥満となり，ここ数年の体重変動を確認する．さらに，これまでに行った減量法やその効果などを確認しておくことも重要である．
- 合併症(健康障害)の有無を確認する．

生活歴と食習慣のチェック

- 日常生活における基本行動パターンや運動習慣の有無などを確認する．
- 3 食の摂取状況(朝食抜きなどの確認)・摂取時間(早食い，夜食傾向など)，間食・アルコール摂取の有無・量などの確認により，問題行

動の把握に努める.

心理のチェック
- 本人のボディイメージや肥満に対する誤認はないか.
- 空腹感・満腹感の認知ができているか.
- 心因性摂食行動異常の有無, 自己決定能力・自己効力感などを確認する.

■モニタリング・評価のポイント
- 体重ならびに腹囲の改善傾向のチェックにより, 内臓脂肪の減少効果を判定する.
- 身体計測基準値(骨格筋量, 体脂肪量, 体水分量など)の改善傾向をチェックする.
- 血清総コレステロール, 中性脂肪, LDLコレステロール, 血糖値, 尿酸値などにより, 肥満による代謝異常の改善度のチェックを行う.
- 血圧を確認する.

栄養管理目標

🔖 内臓脂肪型肥満の減量目標においては, 食事療法開始後3か月で腹囲の5%改善を目標とし, その目標体重に見合った必要量の栄養素を確保することが必要となる. また, 体重コントロールでは, 介入当初から標準体重を目標にするのではなく, 現体重に近い目標(現体重の5〜10%程度)の減量目標を設定する.

■必要栄養量
- 数か月間で体重を5%以上減少させるには, 少なくとも1日200 kcal以上, 消費エネルギーよりも摂取エネルギーが少なくなるように指示量を設定する必要がある.
- 必要エネルギー量の設定は, 目標体重あたり20 kcalを目安量とし, 体重減少効果を経過観察しながら調整を行う.
- 肥満の食事療法には3種類あり(表19-1), 食事制限療法, 低エネルギー療法(LCD)と超低エネルギー療法(VLCD)に分類され, 患者の状態に応じて選択する.
- たんぱく質は, 筋たんぱく質の崩壊, 貧血, 無月経, 骨粗鬆症など栄養障害を起こさないように, 目標体重あたり1.0〜1.2 g/日が必要である.

脂質
- 脂質摂取量は, 摂取エネルギー量の20〜25%程度に管理し, とくに過剰摂取には注意が必要である.
- 脂溶性ビタミン(A・D・E)の吸収を考慮して, 動物性, 植物性, 魚

表 19-1　肥満の食事療法の種類と利点・欠点

	食事制限療法	低エネルギー療法 low calorie diet	超低エネルギー療法 very low calorie diet
エネルギー量 (kg IBW/日) 1日あたり	20〜30 kcal 1,200〜1,800 kcal	10〜20 kcal 600〜1,200 kcal	10 kcal 以下 600 kcal 以下
体重減少効果	小さい，緩徐		大きい，急速
長期的治療	可能	可能	困難
治療方法	外来	主に外来	主に入院
栄養素バランス	容易	やや困難	困難，たんぱく質確保
副作用	なし	ほとんどなし	多い
体重再増加	比較的少ない	しやすい	多い

　介類からの摂取割合を適正に維持する．
- EPA（エイコサペンタエン酸）などの多価不飽和脂肪酸はインスリン抵抗性を改善させるとの報告もあり，脂肪酸組成にも注意を払う必要がある．

栄養基準・食品構成

■栄養基準例

エネルギー(kcal)	たんぱく質(g)	脂質(g)	炭水化物(g)	塩分(g)
800	50	20	100	10
1,200	60	40	150	10
1,600	85	50	195	10

■食品構成例（1,200kcal）

食品群	分量(g)
米飯	300
いも類	(主食調整)50
果物類	80
大豆製品	50
獣鳥肉類	60

食品群	分量(g)
卵類	25
牛乳	200
緑黄色野菜	150
淡色野菜	200
きのこ類	10

食品群	分量(g)
海藻類	5
植物油	5
種実類	1
砂糖類	10

食品・素材の適否

- 減量に伴う空腹感を訴える患者が多いので，野菜類，海藻類，きのこ類，こんにゃくなどを積極的に使用する．

- 食塩含有量の多い食品は，食欲を亢進するため控える．
- エネルギー管理を目的とした治療用特殊食品が数多く販売されているが，治療用特殊食品はあくまでも食事療法の補助として活用する．
- アルコールなどの自己管理意欲を乱すような食品は避ける．

献立・調理法の工夫

- 油を使用する献立を控え，焼きもの（ホイル焼きなど），和えもの（梅肉和えなど），お浸し，蒸しもの，煮ものを活用して摂取エネルギーを抑える．
- スープ煮，雑炊，鍋ものなど汁気を多くして，満足感を出す工夫をする．
- 量を多く見せる工夫をする．野菜の切り方を大きくすることにより，量を多く見せる．
- 味付けは薄味を基本に．だしを活用して薄味でもおいしい味付けにする．
- 献立は 3 食の配分を均等にすることを検討し，とくに夕食のエネルギー量が多くならないように注意する．
- 各食品の使用量については，できるだけ計量を心がけ，外食時などでの目分量を養う．
- 献立に使用する食材は種類を多くし，皿数を増やすことにより満足感を確保する． 【幣　憲一郎】

経腸・静脈栄養療法

- 食事療法の 1 つとして用いられる超低エネルギー療法（VLCD）においては，フォーミュラー食（Optifast など）を用いる．フォーミュラー食は，含有エネルギー 300～450 kcal で，良質のたんぱく質 30～70 g/日，糖質 30～45 g/日を主成分とし，必要量の必須脂肪酸，ビタミン，ミネラル，電解質が含まれている．
- VLCD の治療中は脱水や便秘を起こしやすいため，1 日 2 L 以上のカロリーのない水分を摂取することを心がけ，尿量が減少する場合は 500～1,000 mL 程度の生食の点滴を行い尿量を確保する． 【宮脇尚志】

栄養指導

- 短期間で実行可能な目標を患者とともに設定する．実行できたという達成感を感じさせながら，長期間継続して実施できる内容を考え，最終的な目標まで到達できるように援助することが重要となる．
- 行動療法の 1 つとして体重日記がある．患者が客観的データを認識し継時的変化を記録することが有効な手段となる．
- 「3 食規則正しく，夕食は少なめに」を実践することにより，体重減少

- に結びつく食習慣を意識させる．
- 早食いを予防するために，1回に多くの食べ物を口に入れることに注意し，満足感を得るために，よく噛んで食べることを教育する．
- エネルギー制限による空腹感には，食事前の水分補給（炭酸水など）を行うことにより，少量の食事でも満足感を得ることができることを教育する．
- 外食に関連するアルコール摂取時には，空腹での飲酒を注意し，枝豆・冷奴など注文後すぐに摂取できるものを選ぶなどの工夫点を教育する．
- ビタミン・ミネラルの補給を目的としたサプリメント・健康食品などの活用には十分注意するように指導する． 【幣　憲一郎】

看護のポイント

- 定期的に体重を測定する．可能であれば，患者自ら記録するよう指導する．
- 毎日の摂取カロリーを計算し，適切な食品の選択や摂取ができているかを確認する．
- 1日3食決まった時間に，きちんと食事をするよう指導する．
- 主食・主菜・副菜をバランスよく食べる．
- ゆっくりしっかり噛んで，満腹感が得られるように心がけ，腹8分目とするよう促す．
- 間食，夜食，飲酒，清涼飲料水，ジュース類などを控えるよう説明する．
- 飲酒歴があるかを確認し，飲みすぎの場合，控えるよう指導する．
- 油料理を避け，茹でる，蒸す，煮る，焼くといった調理法に代わるものを取り入れるよう指導する．
- 濃い味を控え，香料やスパイスを用いることを教える．
- 軽い負荷運動（早歩きで汗ばむ程度）を毎日20～30分実施するよう指導する．
- 食べ物に関係しない趣味や活動を生活に取り入れるよう説明する．
- 体重増加と生活の変化やストレス，幸福感といった精神的な状況との関係がないか把握する． 【千葉由美】

【文献】

[栄養食事療法，栄養指導]
1) 日本肥満学会肥満症ガイドライン作成委員会．肥満症治療ガイドライン2006．肥満研究　12（臨時増刊号）：1-91，2006
2) 日本肥満学会（編）：食事療法の進め方．肥満・肥満症の指導マニュアル．医歯薬出版，1997

20 摂食・嚥下・咀嚼機能障害

摂食・嚥下障害は食物が口から食べられないことをいう．原因疾患によって，その病態に特徴がみられ，個々の症例に適した水分・栄養管理が必要となる．

症状の知識

▶**概念** 高齢者，認知症や脳血管障害の患者などでみられる低栄養の原因となる重要な症状である．摂食(機能)障害は，食べ物をみても食べようとし(口をあけ)ない，食物を口に入れても咀嚼や嚥下に至らない場合で，嚥下(機能)障害は食物を口腔から咽頭，さらに食道を経て胃に運ぶ機能に異常がみられる場合である．また，咀嚼(機能)障害は歯の欠落や磨耗などによる不十分な咬合あるいは咀嚼筋力の低下のために，食物を咀嚼して嚥下しやすい食塊を形成する機能の障害を指す．これら3つの症状は同時にみられることが多いため，しばしば摂食・嚥下障害とか咀嚼・嚥下障害と呼ばれる．ただし，単に摂食障害といえば，思春期から青年期の女性に好発する代表的な心身症である神経性食欲不振症と神経性過食症を指すことがあるので留意したい(別項を参照)．

▶**原因** 嚥下障害には，前段階としての摂食障害を生じる原因疾患と嚥下後の胃内への食物輸送が困難な食道疾患などが含まれるため，その原因疾患は多い．すなわち，脳血管障害や頭部外傷でみられる意識障害・神経麻痺，認知障害(認知症)，食道の疾患(癌，アカラシア)などがあげられる．言語(構音)障害と嚥下・咀嚼障害をきたす代表的な疾患に球麻痺と仮性球麻痺があり，上を向かないと食物を送り込めない，口腔内に食物がいつまでも残るという症状が特徴である(第1期の障害)．

▶**診断・検査** 嚥下機能のスクリーニング検査として，水のみテストや反復唾液のみテストがよく行われ，また，誤嚥の評価法としてのビデオ嚥下造影検査は診断だけでなく治療方針の決定にも役立つ(詳細は専門書を参照)．普通に食事ができていても潜在的な嚥下障害を伴う場合があるため，これらの診断・評価法を積極的に試みる．

▶**治療** 誤嚥性肺炎を予防しながら，経口摂取の介助と嚥下障害のリハビリテーション(摂食時の訓練と食事を介さない訓練)を試みる．経口摂取以外の栄養治療には，4週間以内の場合には経鼻胃チューブを用いた栄養管理が，4週間以上の場合には胃・空腸瘻の造設が行われる．嚥下障害の適切な治療ができなければ低栄養状態が進展し，さらに嚥下機能が低下するとの悪循環に陥る．

【渡邊明治】

栄養病態

- 嚥下障害がある場合には経口摂取だけでは十分な栄養や水分を補給できていないことが多いので,栄養スクリーニング・アセスメントと食物摂取量の正確な把握が必要となる.
- 咀嚼・嚥下能力の低下のために,飲み込みやすい物性の食品に限定されがちとなり,そのため摂取すべきエネルギー,たんぱく質やビタミン・ミネラルなどの必要栄養素量が確保できていないことが多い.

【渡邊明治】

栄養食事療法

基本方針

📎 摂食・嚥下障害のレベルに対応した段階食を用い,誤嚥と咽頭残留物の除去により誤嚥性肺炎を防止する.さらに,「口から食べる」喜びを回復するとともに,良好な栄養状態を確保する.

- 嚥下食のレベルを確認するためにスクリーニングテストを行う.
- 嚥下内視鏡検査や嚥下造影検査のエビデンスをもつ「聖隷三方原病院の5段階食」を発展させた「嚥下食ピラミッド」(図20-1,132頁)に従い段階的に食事を進める.
- 提供温度で食物物性や食中毒の安全性は変わる.冷たいものは10℃以下,温かいものは60℃以上で提供する.
- 経口栄養による不足栄養量は,栄養補助食品や経管栄養法で補う.

栄養アセスメント

- 栄養スクリーニングの結果,低栄養状態が中等度,高度の患者に対し栄養アセスメントを行う.
- 食事摂取状況,食生活状況を調査する.
- 身体計測により,体重変化,理想体重比,上腕三頭筋皮脂厚,上腕筋を測定する.
- 水分管理,浮腫,脱水の測定をする.
- 口腔内状況における義歯不適合,口腔内炎症,口腔内乾燥などを調査する.

■栄養スクリーニング

栄養スクリーニング項目	体重変化,食物摂取変化,消化器症状,主観的包括的評価(SGA)

■低栄養状態の評価

	軽度	中等度	高度
血清 Alb 値(g/dL)	2.8〜3.4	2.1〜2.7	2.1 未満
理想体重 =(身長^2×22)	80〜90%	70〜79%	70% 未満
体重減少の目安		1〜2%以上/週 5%以上/月 7.5%以上/3か月 10%以上/6か月	

■アセスメント項目

原因・疾患	嚥下機能にかかわる疾患の有無,嚥下障害のレベル,加齢に伴う機能低下または脳血管疾患
栄養補給法摂取状況	経口(食事の種類,食事摂取量)/経口+経管栄養/非経口
摂食方法	摂取方法(自力,一部介助,全介助/一口量/スライス法/体位(ヘッドアップ30度,45度,90度)
身体項目	意思疎通/傾眠傾向/看護度/ADL/自由度/身長/体重/BMI/浮腫率
口腔内状況	乾燥(とくに抗うつ薬など多くの薬剤による唾液分泌低下)/炎症/義歯不適合/総義歯
栄養状態	消化器症状/排泄状況/浮腫率/脱水

■モニタリング・評価のポイント

- 1回の食事摂取量が少量になりがちになるとともに,低栄養傾向を招きやすい.Vクレスゼリー®などの栄養補助食品を加味することで,不足しがちなビタミン・ミネラルを毎日の食事に加え,低栄養状態にならないようにする.
- 良好な排泄は,悪臭便の改善,腸内細菌叢の改善,免疫に関与する短鎖脂肪酸の生成の指標となる.

栄養管理目標

■必要栄養量

エネルギー 30〜40 kcal/kg
たんぱく質 1.2〜2.0 g/kg
水分 30〜50 mL/kg

- ビタミン・ミネラルは一般成人必要量より多くし,栄養補助食品で不足分を補う.
- 活性酸素吸収能の高い緑茶,香辛料,ドライフルーツ系のジャムなど

毎食使用する．

■栄養補給方法および栄養基準例

物性	嚥下訓練食 均質性			嚥下食・介護食 不均質性	
Level	L0(開始食)	L1(嚥下食Ⅰ)	L2(嚥下食Ⅱ)	L3(嚥下食Ⅲ)	L4(移行食)
嚥下食(経口)	1品／1食 100 mL, 100 kcal	2品／1食 300 mL, 150 kcal	3〜4品／1食 500 mL, 300 kcal	1日3食 2,000 mL, 1,400〜2,500 kcal 個々に合わせ成分栄養管理	1日3食 2,000 mL, 1,400〜2,500 kcal 個々に合わせ成分栄養管理
	楽しむ程度	楽しむ程度	濃厚流動ゼリー	濃厚流動ゼリー	濃厚流動ゼリー
経管栄養(非経口)	L1，L2では経管栄養が主体．経口摂取の増加に伴い不足分を経管栄養で補う				

■食種の決定
- 食種の決定には栄養スクリーニングテストを行う．低栄養状態，とくに血清アルブミン値の低下は免疫能の低下や感染症が疑われる．誤嚥性肺炎防止のため，「誤嚥性肺炎のリスクマネジメントマニュアル」（SEIREI栄養ケア・マネジメントポケットマニュアル，医歯薬出版，2006）で評価するとよい．
- 嚥下食は均質性と不均質性に大別される．初期訓練では「嚥下訓練食」として均質性であるLevel 0，1，2(L0，L1，L2)が用いられる．
- 食品の評価は官能テストと物性テストがある．個々人の嗜好や食歴にあわせ，最終的には官能テストを優先する．
- 物性では流動と変形を重視する．「かたさ」は窒息しやすさ，「凝集性」はまとまりやすさ，「付着性」は口腔・咽頭粘膜でのくっつきやすさを表す．

■嚥下食スクリーニングテスト

嚥下食スクリーニングテストの種類	RSSTテスト，改訂水飲みテスト(3mL, 10mL, 25mL)フードテスト(L0 ゼラチンゼリー，L1 プリン，L2 ヨーグルト，L3 粥，L4 一口大の南瓜など

- フードテストでは3〜4gのスライス法（扁平状）で行う．
- 品質管理された嚥下食が絶対条件であり，加工市販品は優れている．提供温度は冷たいものでは10〜15℃以下，温かいものは45〜60℃以上とする．

■嚥下食ピラミッド
- 嚥下食ピラミッドとは，摂食・嚥下の難易度をレベル(Level，以下L)

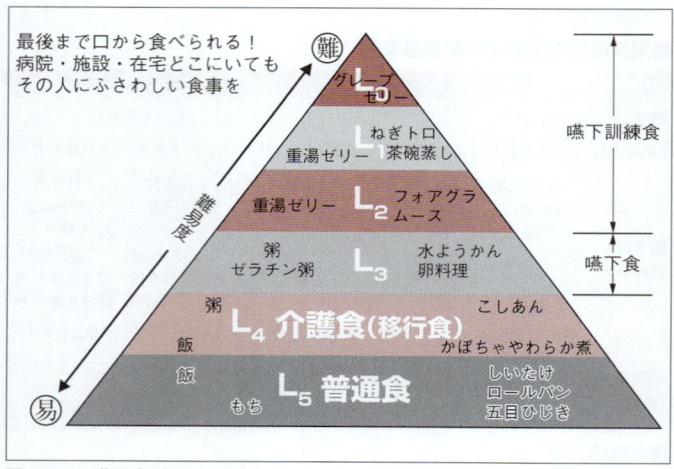

最後まで口から食べられる！
病院・施設・在宅どこにいても
その人にふさわしい食事を

```
          (難)
           ▲
          / L₀\  グレープ
         /     \ ゼリー
        /  L₁   \ ねぎトロ
       / 重湯ゼリー \ 茶碗蒸し
      /    L₂      \ フォアグラ
     / 重湯ゼリー     \ ムース
    /     L₃           \ 水ようかん
   / 粥 ゼラチン粥         \ 卵料理
  /    L₄ 介護食(移行食)     \ こしあん
 / 粥                        \ かぼちゃやわらか煮
/ 飯    L₅ 普通食              \ しいたけ
/ 飯 もち                        \ ロールパン 五目ひじき
──────────────────────────────────
(易)
```

図20-1 嚥下食ピラミッド

で表したもので、嚥下訓練食を $L_0 \sim 2$，安定期としての嚥下食を L_3，介護食（移行食）を L_4，普通食を L_5 の6段階に分けている（図20-1）．

● 高齢者施設では，普通食から咀嚼に対応した介護食へ，最終的にはターミナル食としての L_0 へと進む．他方，脳卒中などによる摂食・嚥下障害者では L_0 から開始され，段階的に L_5 まで進む．難から易へ，易から難へと双方向が成立する．

● 「嚥下食ピラミッド」の目的は，①どのレベルの嚥下食が食べられるか，「フードテスト」を行うことであり，②咽頭に残留している食物を，交互嚥下（例：L_3 の粥の次に L_0 のゼラチンゼリーを食べるというようにゼラチンゲルと食物を交互に食べる）で誤嚥のリスクを防止することである．

■ 嚥下食食事基準

● 食事のレベルアップ基準

1. 摂食時間が30分以内で70％以上摂取できている状態が3食以上続く．
2. 誤嚥の疑いがある場合：3日間9食分の摂取状況を確認する．

食品・素材の適否

最も優れた食材にゼラチンがある．ゼラチンゲルは18℃で表面が，30℃で内部が溶解開始する．口腔内温度はほぼ20℃であり，さまざまな

食品にゼラチンを加えることで，美味で喉ごしのよい嚥下食を作ることができる．不適と思われるたけのこも，ミキシングした後ゼラチンで固めると香りあるおいしい嚥下食ができる．温かく食べるものには，ソフティア②®などの増粘剤を利用する．

■ 献立・調理の工夫

①品質管理された嚥下食の調整は，調理や提供時における温度と時間が絶対必要条件である．たんぱく質凝固開始温度は58℃，かたさの決め手となるたんぱく質と水の分離開始温度は68℃，食物繊維破壊温度は92℃である．

②正確な計量：まとめて作り必要に応じて使う．ゼラチンやとろみ調整剤は微量である．たとえば，10人分などいつも決まった量をまとめて作り，定量化する．ゼラチンは製品によりゼラチン強度（冷却後の固まり具合）は違う．

③前日調理し，品質の安定をはかる．ゼラチンの構造安定には24時間必要であるため前日調理とする．ただし「新田ゼラチンRR」®は2時間で熟成する．

④真空調理法により，香りある，おいしく安全な嚥下食を作ることができる．

⑤形のない食事ではなくイメージできる食事．ベタベタ，ドロドロではなく「食塊」がありイメージでき，何を食べているかがわかるものがよい．加齢とともに，幼き日の，母親が作った食事への回帰傾向がみられる．たとえば，黒砂糖で作る「黒密ゼリー」は食欲を促し，喜ばれる．テストフードとしてもよい．

⑥良好な排泄の確保
茶カテキンや食物繊維などの食品機能を利用したL_1「お茶ゼリー」，L_2「ヨーグルト」から良好な排泄を確保し，免疫力をアップする．

■調理例：人気のあるメニュー「嚥下ちらし寿司」

L_1：重湯（米1：水10の割合で加熱，沸騰後25分加熱後漉す）これに，ゼラチン1.3％，すし酢を加え冷却し，重湯ゼラチンゼリーに「とろまぐろ」®（マルハチ村松）を乗せる．

L_2：L_1に，「とろとろ卵」が加わる．

L_3：ゼラチン粥（ポリ袋に米1：水5の割合にゼラチン1％（新田ゼラチンRR）を加え，沸騰後40分加熱，保温20分）に寿司酢を加え，トッピングは「とろまぐろ」，「とろとろ卵」，にんじん・しいたけのピューレ．

L_4：主食はゼラチン粥，イクラ，一口大のにんじん・しいたけ，錦糸卵．

L_5：L_4に，イクラ→えび，にんじん→酢蓮となる．

表20-1 聖隷三方原病院の嚥下食の食事基準例

	L0(開始食)	L1(嚥下食Ⅰ)	L2(嚥下食Ⅱ)	L3(嚥下食Ⅲ)	L4(移行食)
形態	スライス法で咽頭部を重みでスムーズに通過するもの(ざらつき・付着は全くない) 3-4gのスライス法	ゼラチンゼリームース 開始食のゼリーに加え、スープ、ジュース、重湯などをゼラチンで固めたもの、べたつき・ざらつきがなく、粘膜にくっつきにくいもの 3-4gのスライス法	ゼラチンゼリームース 開始食のゼリーに加え、スープ、ジュース、重湯などをゼラチンで固めたもので嚥下Ⅰよりべたつき、ざらつきが多少あるもの. 3-4gのスライス法	ゼラチンゼリー一般の食事をムースやピュレに. とろみ調整剤 嚥下Ⅱに加え、ピュレ状の形態のものを追加する. 舌で押した時、砕けずまとまりがあるもの、水分にとろみをつける. 3-4g〜徐々に増やし、スライス法	ゼラチンゼリームースやピュレやわらかいものを一口大 とろみ調整剤 水分を多く含むもの、やわらかく煮たもの、細かすぎず、パサパサしたものは避ける、必要ならば水分にとろみをつける. 個人対応
水分など	お茶ゼリー 酒ゼリー 梅酒ゼリー 黒糖ゼラチンRR:1.4%濃度,ゼライス:1.6%濃度) ウーロン茶(ツ)	お茶ゼリー 酒ゼリー 梅酒ゼリー 黒糖ゼリー 甘酒ゼリー	お茶ゼリー 酒ゼリー 梅酒ゼリー 黒糖ゼリー	とろみ茶 (ソフティア1%) アイソトニックゼリー(ニ) やわらかゼリー 緑茶(明)	とろみ茶 (ソフティア1%) アイソトニックゼリー(ニ)
主食		重湯ゼリー 嚥下Ⅰ白粥(ツ)	重湯ゼリー	温:粥、パン粥 冷:ゼラチン粥 FFKおいしくミキサーかにがゆ・しら粥(ホ)	温:粥、軟飯 冷:ゼラチン粥 OKUNOSU 栄養支援おじや(ホ)
卵		全卵蒸し(具なし、85℃)	温泉卵65℃	スクランブルエッグ ポーチドエッグ	茶碗蒸し 半熟卵
魚・肉		とろまぐろ(マ) 嚥下Ⅰ麻婆豆腐(ツ)	ムース (サーモン、ほたて、白身魚など) ほたてクリーム(マ)	魚、貝、肉のピューレ+生クリームや油脂類10%含有ミートムース(明) 焼き鮭の煮こごり・うなぎの蒲焼き煮こごり・鯖の煮こごり・マグロの煮こごり(マ)	ハンバーグ(一口大)、煮魚、マグロ刺身、FFKおいしく総菜鶏肉のうま煮(ホ)、いわし小粒団子・やわらかポーク・やわらかチキン・やわらかいか・ほとんど魚・エビ入り団子・やわらかかまぼこ(ふ)、とりの照り焼き煮こごり・まぐろフレーク(マ)
乳・乳製品		プリン プッチンプリン(グ)	ヨーグルト プロビオヨーグルトLG21(明)	アイスクリーム プレーンヨーグルト ブルガリアヨーグルトケーキ・メイバランスMiniアイス(明)	牛乳 乳酸飲料

表 20-1（つづき）

	L0（開始食）	L1（嚥下食Ⅰ）	L2（嚥下食Ⅱ）	L3（嚥下食Ⅲ）	L4（移行食）
果物	ぶどうゼリー，オレンジゼリー，ももゼリー，りんごゼリー			ジュース＋とろみ剤 コンポート カットフルーツゼリー・やわらかゼリー桃（明）	バナナ，いちご，もも，りんご，みかん缶など
豆		絹ごし豆腐65℃ 味噌汁ゼリー 麻婆豆腐（ツ）	小豆ムース（明）	豆乳 おいしく栄養胡麻とうふ・OKUNOSUデザート小豆（ホ）	木綿豆腐 ひきわり納豆 厚揚げやわらか煮
野菜		にんじんジュースゼリー オクノスデザートほうれん草（ホ）	南瓜ゼリー ポテトビシソワーズ，ホウレン草のゼリー オクノスデザートほうれん草（ホ） やわらか野菜（カ）	野菜ピュレ ペースト（トマト，ホウレン草，モロヘイヤ南瓜，トロロ汁，スープで元気・やわらか食シリーズ（明） OKUNOSほうれん草裏ごし（ホ）	こんにゃく以外はほとんどよい． コロコロほうれん草・野菜茶巾（ふ）
栄養補助食品	Vクレスカップ・ブロッカゼリー（ニ） メイバランスビタミンゼリー（明） S・UP開始食ウーロン茶（ツ） アイソカルジェリークリン（ネ） フルーツゼリー（キ） エンゲリード（大）	Vクレスゼリー（ニ） S・UP＋IMN黒蜜（ツ） ブロッカZnゼリー甘酒（ニ），ジュレ杏仁（新），アイソカルジェリー Arg・PCF（ネ）	濃厚流動ゼリー アイオールソフト120（ニ） アイソカルジェリー（ニ） メイバランたんぱくゼリー・メイバランソフト jelly（明）	メイバランス MiniLアイス・メイバランスソフトパウダー（ニ） アイソカルプディングLSバニラ（ネ）	Vクレス・Vクレスベリーズ・はいババロア（ニ）
ゾル・ゲル化剤	ニッタゼラチンRR（1.4%） ゼライス（1.6%濃度）	ニッタゼラチンRR（1.4%） ゼライス（1.6%濃度）	ゼラチン とろみ調整剤	でんぷん くず 寒天 とろみ調整剤	でんぷん くず 寒天 とろみ調整剤
備考	ゼラチン食が中心で濃厚流動食（間接的経口食道栄養法など）併用．濃厚流動ゼリーはブルーベリーソース付き			個人対応別の栄養量 でんぷん，寒天，増粘剤が使える	
注意	ゼリーは揺すったとき，プルンプルンとなるのを目安とする．卵スープは沸騰させると高温によるたんぱく変性が起き，誤嚥しやすくなるので危険．85℃以下で調理する．でんぷんは30℃以下では物性が変わる．また，時間の経過とともに粘性が増す．				

〔川西秀徳（監修）：SEIREI栄養ケア・マネジメントポケットマニュアル，医歯薬出版，2006 一部改変〕

ゴチックは市販品メーカー：（ニ）ニュートリー，（明）明治乳業，（マ）マルハチ村松，（ツ）ツバメプロジェクト・小田島アクティー，（キ）キッセイ薬品工業，（ふ）ふくなお，（ネ）

第4章 20 摂食・嚥下・咀嚼機能障害

真空調理を用いることで,いつでも同じように,かつおいしく嚥下食が簡単にできる.これらは「嚥下食メニューレシピ集」(金谷節子監修,東電・生活デザイン研,2007)および「嚥下食ピラミッドによる嚥下食レシピ125」(金谷節子監修,医歯薬出版,2007)を参照されたい.　　【金谷節子】

経腸・静脈栄養療法

- 障害の程度に応じて,経管食,流動食,ミキサー食,ゼリー食,とろみをつけた極きざみ食などを患者ごとに選択する.
- 口腔・咽頭ケアとともに摂食時の姿勢(体位)などにも配慮しながら,食事の介助を行う.
- 生命予後とも関係する誤嚥性肺炎を防止するには経管栄養による管理も必要となるが,それでも誤嚥が繰り返される場合には胃・空腸瘻の造設を考慮する(PEGの項を参照).
- 腸管に機能的・器質的異常のない限り,長期の栄養管理法として中心静脈栄養は行わない.　　【渡邊明治】

栄養指導

- 嚥下障害の原因を理解し,レベルにあった食品,一口量,体位などの重要性を学ぶ.多くの失敗は,かつて食べていたからと勝手に食事のレベルを上げてしまうことが原因である.
- 良好な栄養状態の確保のためには食事喫食調査(ミールラウンド)と体重測定を実施する.
- 退院後,他院・施設・在宅のどこに行っても同じ食事が提供されるようにする.共通言語およびその標準として「嚥下食ピラミッド」を使用する.
- 調理者に対し,退院時は調理実習を通し専門知識・技術を習得する.
- 口から食べることで「生きる喜び」を実感する.　　【金谷節子】

看護のポイント

- 自覚症状を確認する.
- 全身状態,嚥下5期(認知期〜食道期の5期)をアセスメントする.
- 覚醒レベル,認知,視力,聴力などに応じ,覚醒の促進,テーブルの高さ,配膳位置,声かけを工夫する.
- 食事を口に運ぶ際,必要時は補助具を用いる.
- 唾液分泌,口腔内清潔度,口腔内残渣を確認し,十分に口腔ケアを行う.
- 麻痺や拘縮,咀嚼状況などに応じ,安全に食べられるための(健側を

通る)体位と食物形態の工夫を行う.
- 食事時の咳・むせ,湿声嗄声を観察する.
- 構音,食塊移送時間,味覚などを確認し,一口量調整と食事形態,体位を工夫する.
- 閉口力,嚥下反射の有無,嚥下反射惹起時間,咳反射・むせ,甲状軟骨の挙上などを確認し,必要な代償法を検討し,支援する.
- 胃食道逆流などがある場合には,食後30分以上座位(リクライニング位)を保つ.
- 食事前の準備体操や間接訓練を行う.
- 発熱や痰がらみ,体重減少,免疫機能などの全身リスクを観察し,改善をはかる.
- 精神的支援を行う. 【千葉由美】

MEMO

21 褥瘡

褥瘡の発生には局所的な要因だけでなく，低栄養や免疫能の低下など全身的な要因も重要である．そのため，適切な栄養評価に基づく栄養管理が創傷治癒にとって大切となる．

症状の知識

▶**概念** 自らの体重による圧力がひとところに加わり，摩擦やずれ，湿潤などの外的因子が加わることによって生じる虚(阻)血性潰瘍(皮膚，皮下組織，筋肉)である．仙骨部や大転子部などに好発する．

▶**原因疾患** 低栄養と老化が背景にあり，脳梗塞，脊髄損傷，心不全などの基礎疾患による意識障害，神経麻痺，低血圧・低酸素分圧などが引き金となって発症する．とくに低栄養は全身状態を悪化させ，軟部組織の圧力と摩擦に対する抵抗力を弱める結果となる．

▶**診断・検査** 寝たきり状態で，仙骨部など骨隆起部に炎症性・肉芽性・壊死性の皮膚病変がみられることから診断できる．褥瘡の病態は，深さ，浸出液，大きさ，炎症/感染，肉芽，壊死組織，ポケットについて点数化して評価され，その重症度が判断される（日本褥瘡学会の「褥瘡対策の指針」を参照）．栄養摂取量の把握ならびに栄養スクリーニング・アセスメントに必要な身体計測や臨床検査を行う．

▶**治療；対症療法** 個々の症例で，知覚障害，湿潤，活動性，可動性，栄養状態，摩擦とずれから，発症にかかわる危険因子を点数化し，それを基礎として褥瘡予防に努めることが肝要である．そのため栄養状態の維持・改善に努めるとともに，体位変換やエアマットの使用などによる除圧が必要となる．治療の基本は栄養管理と創部への十分な血流(酸素)供給であり，局所治療としては創部の洗浄・消毒，壊死組織の除去，外用薬の塗布などが行われる．さらに，高齢者では糖尿病，動脈硬化，腎不全など創傷治癒を阻害する合併症を伴うことも多く，脱水，痩せや失禁などの全身・局所的な要因，さらには介護の状態など社会的な要因にも配慮しなければならない．

【渡邊明治】

栄養病態

- 栄養スクリーニング・アセスメントを行うとともに食事摂取状況を把握し，余分な栄養素の損失(下痢・嘔吐，局所での浸出液の漏出など)がないかを確認する．
- 炎症反応や肉芽形成にはエネルギー(糖質と脂質)，たんぱく質，ビタミンAやビタミンCを含む水溶性ビタミン，銅・亜鉛などの消費量

が増大する．とくに，体たんぱく質の異化の亢進によってたんぱく質がエネルギー源として利用され，たんぱく質・エネルギー栄養失調症（PEM；protein energy malnutrition）に陥りやすい．低栄養状態では創部の回復は遅れ（肉芽組織の形成が抑制），さらなる進展につながる．
- 創面の修復を促進するため必須アミノ酸（たんぱく質）とエネルギー（糖質と脂質）の十分量を給与しなければならない（深い褥瘡では30 kcal/kg/日以上が必要）．【渡邊明治】

栄養食事療法

基本方針

- 栄養状態の低下は褥瘡の危険因子となる．栄養不足の場合には，体たんぱくや体脂肪がエネルギー源として利用されるために栄養状態は悪循環に陥る．褥瘡の治癒には細胞増殖や血管新生を促進させる必要があり，摂食機能，創部の状態，栄養評価などを考慮して十分な栄養を補給する．

栄養アセスメント

褥瘡の治療において栄養アセスメントは重要である．栄養不良と判定された場合には，その原因について整理しておく．原因としては①病態によるもの，②嗜好によるもの，③摂食機能障害によるもの，④食事の疲労感による摂取不足などがあげられる．

■アセスメント項目

摂取栄養量の評価：食事状況，内容，摂取栄養量，水分摂取量を把握する．摂取エネルギーが基礎代謝量（概算20〜25 kcal/kg）を下回ると褥瘡発生のハイリスクとなる．

身体計測・触診：BMI，標準体重比，平常時体重比などから体重を評価する．体重は栄養状態を評価できる簡便な方法であるが，浮腫・脱水など体内水分の影響を受けるので，生化学データ，病態も考慮して総合的に判断する．触診により皮膚の張り，筋肉や皮下脂肪の状態を評価する．

血液検査：血清アルブミンから体たんぱくを評価する．血清アルブミン値3.0 g/dL 未満[1]は褥瘡発生のハイリスクとなる．ヘモグロビン，ヘマトクリットより貧血を評価する．

■モニタリング・評価のポイント

- 客観的データと主観的データを総合して栄養評価を行う．
- 摂食機能障害は栄養摂取不足や誤嚥につながるので食べ方，食事の姿勢，食事に要す時間についても詳細に評価する．

創部アセスメントの重要性

- 浸出液が多い場合，血漿成分のたんぱく漏出が多いので，血清アルブミンを評価しながら十分量のたんぱく質を補給する．
- 創に赤みがない，浮腫傾向にある場合，栄養不良の可能性がある．摂取栄養量を評価し栄養プランを再検討する．エネルギー，たんぱく質だけでなくビタミン類，鉄，亜鉛などのミネラルについても詳細に栄養評価を行い適切な栄養補給を行う．

栄養管理目標

■必要栄養量

- 必要栄養量については予防，治療の目的別，褥瘡の重症度，糖尿病・感染症などの合併症の有無などによって異なる．一般的に必要と思われる栄養量を表21-1に示す．
- その他，結合組織であるコラーゲンを構成するビタミンC，皮膚粘膜の増殖にかかわるビタミンAなど肉芽の形成に必要な栄養素を補給する（表21-2）．
- 腎不全・肝不全など栄養管理上たんぱく制限が必要な症例については，創の状態，病態を評価し，基礎疾患を悪化させずに褥瘡治癒に必要な栄養量が確保できるよう計画する．

■栄養補給方法

- 経口食を基本とする．重症度が高く，必要栄養量を食事で摂取できない場合は経腸栄養剤の経口摂取，間食などを検討する．
- 重症の下痢など消化管が使用できない場合には経静脈栄養法の適応となるが，末梢静脈栄養が漫然と行われていないか，アミノ酸や脂肪，

表21-1 褥瘡の予防および治療に必要な栄養量の目安[2]

区分	エネルギー（kcal/kg）	たんぱく質（g/kg）
褥瘡予防	25〜30	1.0
褥瘡（Ⅰ，Ⅱ度の軽症例）	30〜35	1.2〜1.5
褥瘡（Ⅲ度以上の重症例）	35〜40	1.5〜2.0

表21-2 創傷治療における栄養素の役割[3]

栄養素	役割	摂取基準量
鉄	貧血の改善，組織への酸素供給	6.5 mg/日
亜鉛	酵素の構成成分，細胞増殖	8 mg/日
ビタミンA	上皮細胞の分化・増殖	550 μgRE/日
ビタミンC	コラーゲン合成に関与	85 mg/日

ビタミン，ミネラルなど必要な栄養素が適切に投与されているか評価する．

栄養基準・食品構成

■病期別栄養管理
予防目的，皮膚組織を越えないⅠ～Ⅱ度の褥瘡，皮下組織を越えるⅢ度以上の深い褥瘡など重症度や合併症により栄養処方が異なる．合併症のない場合の投与栄養量の目安は表21-1を参照．

■栄養基準例
標準的な体格を体重50～60 kgとした場合，軽症褥瘡では1,800 kcal，重症褥瘡では2,500 kcal程度が目安となる．

■食品構成例（褥瘡）

	軽症例	重症例
	1,800 kcal たんぱく 80 g	2,400 kcal たんぱく 100 g
米飯	360	400（g）
パン	60	80
いも類	100	100
魚介類	80	100
肉類	80	100
鶏卵	50	50
大豆製品	100	150
乳製品	300	500
油脂	20	30
緑黄色野菜	100	100
淡色野菜	200	200
果物類	150	150
砂糖・ジャム	20	20
菓子類		50

食品・素材の適否

■推奨される食品
亜鉛を多く含む食品：細胞の合成には亜鉛が必要である．たんぱく質食品は亜鉛の補給源となる．亜鉛含有量の多い食品の例を表21-3に示す．
少量で高エネルギーの食品：さんま，さば，ぶりなどの脂が多い魚，ごま，ピーナッツなどの種実類，チーズ，卵黄，アイスクリーム，カスタードプリンなど．

表21-3 亜鉛を多く含む食品の例(100gあたり)[4]

食品名	エネルギー(kcal)	たんぱく質(g)	亜鉛(mg)
かき	60	6.6	13.2
牛肉(赤身)	201	20.2	5.7
かに	59	13.0	3.2
豚肉(赤身)	125	20.9	3.1
うなぎ蒲焼	293	23.0	2.7
ほたて貝	72	13.5	2.7
大豆(ゆで)	180	16.0	2.0
ししゃも	166	21.0	1.8

■避けたほうがよい食品

下痢を起こしやすい食品は控える:仙骨部,殿部の褥瘡の場合には便汚染により皮膚が刺激を受け,褥瘡の発生・悪化につながる.氷菓,冷たい飲みもののとりすぎ,香辛料の多い料理など下痢を起こしやすい食品に注意する.

水分の多い食品:三分粥,五分粥,汁もの,ジュース,ゼリーなどは水分補給としては効果的だが,水分が多く栄養量は少ない.三分粥食や五分粥食では積極的な栄養補給が困難である.

献立・調理法の工夫

- 主食,主菜,副菜,デザート,飲みものなど穀物,たんぱく食品,野菜,果物などいろいろな食品を組み合わせた栄養バランスのよい献立とする.
- 褥瘡として障害された身体構成成分を修復するには多くの栄養素を必要とする.とくに体たんぱくを構成するためには各種のアミノ酸を過不足なく摂取することが重要であり,一度の食事で肉・豆腐,卵・肉など複数のたんぱく食品を組み合わせる.
- 必要な栄養を効率よくとるためには患者の嗜好や食習慣を把握し,味付けや見た目も考慮する.
- 食が細く食事量が少ない場合には,乳製品や卵を使ったたんぱく質の多いデザートや飲みものを工夫する.
- 経腸栄養剤をゼリーやシャーベットに加工して間食に用いる方法もある.

【加藤チイ】

経腸・静脈栄養療法

- 自然食品・治療用食品，経腸栄養剤（食品），サプリメントなど，嗜好にも配慮しながら個々の症例で望ましい食物形態を選択し組み合わせて栄養管理を実施する．
- 侵襲・障害係数を1.1～1.3とし，活動係数は寝たきりの場合1.2，歩行可能な場合では1.3として必要エネルギー量を算出し，血清アルブミン3.0～3.5 g/dL以上，ヘモグロビン11 g/dL以上などを目安とする．
- 腸管に機能的・器質的な異常がない限り経口・経腸栄養が優先されるべきで，静脈栄養は原則的には行わない．
- 摂食・嚥下・咀嚼障害を伴う例や基礎疾患・合併症を伴う例には，それらの病態についての栄養管理を加味することにも留意したい．

【渡邊明治】

栄養指導

- 褥瘡の治療には十分な栄養摂取が必要であることを説明し，意欲的に食事を摂取してもらう．
- 必要により亜鉛やたんぱく質を補給するための栄養調整食品を使用する場合は患者に製品についてよく説明をする．
- 食事摂取量が少ない場合には創の回復に必要な食品であるたんぱく質やコラーゲン，亜鉛を含む肉・魚・大豆・卵などのおかず，ビタミンAの補給源である緑黄色野菜，ビタミンCの補給源である果物から優先的に食べてもらう．
- 十分量の食事を摂取するためには見た目，料理の喉ごし，季節感など食事の質も大きく影響する．とくに高齢者の場合には，長年の食習慣，嗜好を重要視する．
- 嚥下障害がある場合は食べる姿勢，速度，一口の量など食事状況をよく観察する．誤嚥に気がつかないまま，食事が過量になっている場合があるので，食物が確実に嚥下されていることを確認する．
- 創の変化，栄養評価の状況を患者に伝えて食べることが治療につながっていることを理解してもらう．

【加藤チイ】

看護のポイント

在宅療養指導

- 褥瘡の原因である圧迫，摩擦・ずれ，湿潤，栄養の改善など全身管理，新たな褥瘡発生を予防する．

- 在宅では家族の介護力とマンパワー，ソーシャルサポートによる地域連携が鍵を握る．
- 介護者が入院中から局所・全身ケアに参加できるように計画し具体的に指導する．

■**生活指導**
- 栄養療法のより生理的な方法を考え，経口摂取の検討，嚥下訓練の継続を指導する．
- 体圧分散寝具の使用
  (1) 経管栄養で誤嚥性肺炎予防のために長時間座位をとる場合は，頭部挙上は30度程度とする．45度以上の頭部挙上・骨突出の場合は体圧分散寝具の厚みは10 cm以上を選択し，底付きしていないか確認する．
  (2) 自力体位維持困難な場合はポジショニング用クッションを使用し，ずれを予防する．
- 尿や便の付着，頻回な清拭により皮膚障害や感染を起こしやすいので，皮膚障害の予防に努める．【伊藤美智子】

【文献】
[栄養食事療法，栄養指導]
1) 厚生省老人保健福祉局老人保健課監修：褥瘡の予防・治療ガイドライン．褥瘡予防と治療に必要な栄養素．pp40-44，照林社，1996
2) 表志津子，他：栄養管理を知る．真田弘美，須釜淳子(編)：実践に基づく最新褥瘡看護技術．pp104-114，照林社，2007
3) 厚生労働省策定：日本人の食事摂取基準(2005年版)．p181，第一出版，2005
4) 女子栄養大学出版部：五訂増補食品成分表；2009 より作成
[看護のポイント]
1) 真田弘美，須釜淳子(編)：実践に基づく最新褥瘡看護技術．照林社，2007

MEMO

第 5 章

疾患別栄養療法

22 熱傷

数ある疾患のなかでも異化亢進の程度がとくに激しく，適切な栄養療法がなされないと，短時間で消耗して種々の合併症を引き起こし，死亡率増加につながるため，受傷早期から必要十分な栄養投与を行うことを忘れてはならない．

症状の知識

熱傷が広範囲に及ぶと，呼吸，循環，代謝，免疫をはじめとした体内ホメオスタシスに重大な障害が起き，多臓器不全から死に至ることもありうるので，迅速かつ適切な処置が必要である．代謝は異常に亢進し，40％以上の熱傷なら，安静時代謝率が正常時の2倍まで増大することもある．

【金城永治】

栄養病態

受傷早期は血管透過性が増大して大量の血漿成分が血管外に漏出するため，循環虚脱から末梢循環うっ滞の領域(the zone of stasis)が拡大，熱傷深度が悪化するとともに，ショック，急性腎不全，多臓器不全と連なっていく．これらを防止するために，十分な volume resuscitation（必要十分な輸液投与）が必要である．Parkland の公式を目安に輸液を開始するが，あくまでも目安にすぎず，実際は尿量を指標に輸液量を調節する．

Parkland の公式

受傷からの24時間の輸液必要量(細胞外液で)

= 4 mL ×受傷面積％×体重 kg

＊50％を最初の8時間で，残り50％を続く16時間で投与．
＊小児はこれに維持量を追加．10 kg まで4 mL/kg，次の10 kg まで2 mL/kg 追加，20 kg を超える分はさらに1 mL/kg 追加．
＊目標尿量は大人 0.5～1.0 mL/kg/時，小児 1.0～1.5 mL/kg/時．

亢進した代謝の需要に見合うだけの栄養投与がなされないと，免疫抑制，創傷治癒遅延，敗血症，除脂肪体重減少，ひいては死亡率増加といった悪影響が出るため，早期からの栄養療法が肝要である．代謝亢進の抑制，同化の促進を目的とした以下の補助療法も考慮する．

①全層熱傷部の早期の切除と植皮

壊死や感染による全身反応を減らして消費熱量を減少させる．

②室温調整

体表からの不感蒸泄増加とそれに伴う熱量喪失により，視床下部の体

温調節が2℃程度高めにリセットされて熱産生が亢進するため，高めの室温調整(28〜32℃)によりそれを低減できる．受傷早期には，熱喪失による低体温から反射性血管収縮を起こして熱傷深度が増すので，それを軽減する効果もある．

③βブロッカー・鎮痛薬投与

プロプラノロールを投与することで，消費熱量を減らし除脂肪体重の減少を抑制することができる．鎮痛薬で痛みによる交感神経緊張を下げ，消費熱量を減らす．しかし麻薬の投与は経管栄養の耐容性を下げるので，受傷直後を除いて最小限に留める．

【金城永治】

栄養食事療法

基本方針

広範囲熱傷患者では容易に低栄養状態に陥り，体重の著減，創傷治癒の遅延，感染防御能の低下を招く．一般的には，消費エネルギーの20〜50%が体たんぱくをエネルギー源としている．そのため，高エネルギー・高たんぱくの栄養量の補給が必要となる．

- 侵襲時の特殊栄養として，グルタミン，n-3系多価不飽和脂肪酸，アルギニン，また，創傷治癒においてビタミンA・C・E，亜鉛などの投与が有効である．
- n-3系多価不飽和脂肪酸から生成されるエイコサノイドは炎症作用が弱く，侵襲反応を抑制する．
- アルギニンは，免疫能の賦活作用をもつ．また，NO（一酸化炭素）の前駆物質としても注目されている．
- ビタミンA・C・Eは，抗酸化作用を有する．
- 亜鉛は，成長，創傷治癒，免疫能，味覚，皮膚の保湿などに関与している．
- バクテリアル・トランスロケーションの防止のために，受傷後早期からの経口・経腸での栄養摂取が望まれる．

栄養アセスメント

■アセスメント項目

体重	急性期には輸液などの投与により正確な体重の把握は困難な場合が多いが，可能な限り経時的な測定を行う．
血液	Alb，トランスフェリン，レチノール結合たんぱく，プレアルブミン，コリンエステラーゼ，コレステロール，総リンパ球数，WBC，CRP，血液ガス，血糖値，電解質
尿	クレアチニン，尿素窒素

■モニタリング・評価のポイント

- 窒素バランスを評価する．
    - 窒素バランス＝窒素投与(摂取)量－窒素排泄量
    - 窒素投与量＝たんぱく質(アミノ酸)投与量(g)/6.25
    - 窒素排泄量＝尿中窒素排泄量(g/日)×5/4
- ストレスや高エネルギー付加に伴う高血糖状態の有無，および糖尿病の状態を評価する．
- 高齢者の場合はとくに，高たんぱく食による腎・肝機能の状態を評価する．

栄養管理目標

🔖 **十分なエネルギーとたんぱく質を補給する．**

■必要栄養量

- エネルギー：消費熱量は熱傷面積にほぼ比例していくが，50%を超える高範囲熱傷の場合，ハリス－ベネディクトの式で出したエネルギー量では過剰となる傾向がある．熱量投与の不足は，異化を増加させ，過剰では肝機能障害などの弊害を招く．消費熱量は，合併症の有無など個々の症例によりさまざまであるため，投与熱量の決定は間接熱量測定などで評価を行うことが望ましい．
- BEE の 1.5～2 倍量が必要エネルギー量となる．
- Currie の必要エネルギー量(kcal)
    - 成人(60歳未満)：25 ×体重(kg) + 40 ×受傷面積(%)
    - 成人(60歳以上)：20 ×体重(kg) + 65 ×受傷面積(%)
- たんぱく質：たんぱく所要量が増大しているため，窒素カロリー比(NPC/N)が 100～120 程度になるように調節する．1.5～2.0 g/kg/日
    - 窒素カロリー比＝糖質と脂質のエネルギー総量(kcal)
      ÷たんぱく質量(g)÷6.25
- 創傷治癒には，ビタミンや微量元素が必要であるため十分に投与する．
- 高カロリー輸液時には，高カロリーキット(総合ビタミン・糖・アミノ酸・電解質)を使用し，これらが不足しないようにする(フルカリック1号・2号®，ネオパレン1号・2号®)．
- 経口摂取時には，高栄養流動食やミネラル飲料などにより補給を行う(テゾン®，マルチジュース®)．
- 急性期の微量元素必要量[1]　銅 3.75 mg/日(通常 0.9 mg/日)
    - 亜鉛 40 mg/日(通常 55 mg/日)
    - セレン 375 μg/日(通常 11 μg/日)

■栄養補給方法

- 経口摂取が生理的で重要な栄養経路であるが,重症熱傷患者では十分な経口摂取を確保することが容易ではない.経口摂取が困難であったり,摂取量が過少な場合には経腸栄養がしばしば使用される.静脈栄養が絶対適用となる患者を除くすべての患者に対して,早期から経腸栄養を行う.

＜経静脈栄養法＞

中心静脈栄養法
　　会陰部熱傷,顔面熱傷,気道熱傷の患者
　　消化管の機能的・器質的障害合併時(腸管麻痺・下痢・出血)のある患者
　　敗血症や多臓器不全を合併した重症患者
末梢静脈栄養法
　　受傷後4〜5日のうちに,経口的にあるいは経腸的に栄養摂取が可能な患者

＜経腸栄養法＞

経管栄養法
経口栄養法：流動食→三分粥→五分粥→全粥→常食
　　　　　　必要に応じて,経静脈栄養または経腸栄養(経管・経口)を併用する.

栄養基準・食品構成

■栄養基準例(経管栄養)

＜成分栄養剤・消化態栄養剤＞

- 排便量が極めて少ないため,会陰部熱傷の患者で人工肛門を造設できない場合に使用する.ただし,静脈用脂肪乳剤の併用が必要である.

MEMO

半消化態栄養剤：病態別特殊別経腸栄養剤

	医薬品	食品	
侵襲時用	なし	インパクト，イムン，アノム	侵襲時に臓器機能低下や創傷治癒遅延，免疫能低下に進展する．そのため侵襲時に低下する分岐鎖アミノ酸，グルタミン，アミノ酸などの成分を配合している．
		オキシーパ	NO過剰産生を促進しないアルギニンを配合しているため，セプシスの患者に投与できる．
糖尿病患者用	なし	グルセルナ，タピオン，インスロー	糖質を減らしエネルギー源を脂質としている．パラチノースなどを使用して糖質の吸収速度を軽減させている．
腎機能低下者用	なし	リーナレンpro1.0，リーナレンpro 3.5，レナウェルA，レナウェル3	腎機能低下患者は，水分とたんぱく質の排泄障害と電解質の調節障害がある．このため，高エネルギー，低たんぱくでK，リン，Naの含有量を抑えている．
呼吸器機能低下者用	なし	プルモケア	不足しているエネルギーの補充および炭水化物の摂取量を減らし，二酸化炭素の産生量を減少させて呼吸器の負担を軽減させている．
肝不全患者用	アミノレバン-EN，ヘパン-ED	なし	肝不全患者は，バリン，ロイシン，イソロイシンなどの分岐鎖アミノ酸の保有量が少なく，フェニルアラニン，チロシンなどの芳香族アミノ酸が多くなるなど血中アミノ酸のバランスが崩れている．このため，これらの血中アミノ酸のバランスを是生させる配合になっている．

- GFO（glutamine-fiber-oligosaccharide）は，1週間以上絶食が予想される場合に使用する．消化管粘膜細胞のエネルギー基質を供与し，粘膜表面に対する物理的刺激によって粘膜の萎縮を抑制するとともに，腸管内の異常細菌の増殖を抑制する．
- グルタミンは，腸粘膜の主たるエネルギー基質であり，リンパ球やマクロファージなどの免疫担当細胞の機能の維持にも重要な役割を果たしている．腸粘膜の機能維持によるバクテリアル・トランスロケーションを防止する．

食品・素材の適否

推奨
- 痛み緩和のために鎮静薬を投与されていることが多く，消化管の蠕動運動が低下しているため消化吸収のよい食品が望ましい．
  例)高栄養流動食，牛乳，乳製品，プリン，ゼリー，果物，ポタージュ，ミックスジュース

不適
■ 摂取してはいけない飲食物
とくにないが，基礎疾患の状況によってはアルコール類や糖質の多い食品，脂質の多いものは注意する．
■ 避けたほうがよい食品
刺激の強い嗜好品や香辛料を多く使用したもの

献立・調理法の工夫

- 1日3食の食事だけでは必要栄養量を満たすのは困難であるため，間食を取り入れたり，高栄養流動食を付加したりすることで十分なエネルギー・たんぱく質を確保する．

【市川和子】

経腸・静脈栄養療法

TPNによるoverfeeding（過剰栄養）は死亡率増加を招くので，経腸栄養が第1選択である．早期からの経腸栄養で，熱傷患者の代謝増大を抑制することができる．

■ エネルギー投与量の目安

Curreriの式

16～59歳：25 kcal ×体重kg ＋ 40 kcal ×受傷面積%
≧60歳：20 kcal ×体重kg ＋ 65 kcal ×受傷面積%

Galvestonの式（小児）

1,500 kcal/m^2 ×（体表面積 m^2 ＋ 受傷面積 m^2）

これで大体 1.35～1.45 × REE（安静時エネルギー消費量，間接熱量計で実測したもの）になる．

- 50%以上の熱傷では，Curreriの式では過剰評価になりやすいので，経腸のみで追いつかないからといって，必ずしも経静脈栄養と併用する必要はない．
- 侵襲によるインスリン抵抗性増加で高血糖になるが，インスリンの持続静注で血糖値を低く保つことで予後改善につながり，肝臓の中性脂肪合成を増やすことなく筋のたんぱく合成を刺激する作用も期待できる．しかし，ただやみくもに投与カロリーを増やしても，ある程度の

除脂肪体重減少は避けられず，1.2〜1.4×実測REE以上の経腸栄養は，除脂肪体重を増加させず脂肪肝などの合併症を増やす．
- 重症熱傷でのたんぱく質需要は1.5〜2.0 g/kg/日である．
- 早期からグルタミンを投与することで腸管機能を温存することができ，創傷治癒の促進，感染率，在院期間，死亡率の減少が期待できる．0.5 g/kg/日程度を2週間くらい使用する． 【金城永治】

栄養指導

- 急性期から安定期に移行後は過剰なエネルギーは控えるが，良質なたんぱく質(卵，牛乳・乳製品，肉，魚など)は十分に補うよう指導する．
- 植皮術による出血がある場合にはミネラル(Fe, Zn, Cuなど)の補給にも注意して指導を行う．補食としてFe・Ca強化牛乳，Zn入りゼリーやドリンクの活用を促す． 【市川和子】

看護のポイント

- 疼痛・不安・自動運動の制限によるストレスは，代謝率を上昇させる因子となりうるので，ケアに十分配慮する．
- ガーゼ交換時は体温が変動しやすく，エネルギーを消費するので保温に努める．
- 幼児や高齢者，また，侵襲熱による食欲減退を認めるときは，持ち込み食でエネルギー量を補うことを考慮する．
- 感染は代謝を上昇させ体たんぱくの異化を亢進させるため，熱傷創面の変化や滲出液の性状・色調・においに注意し，感染徴候の早期発見に努める．
- 排便コントロールを行い，便による創面の汚染を防ぐ．

■生活指導・在宅療養指導

- 関節や瘢痕拘縮を起こさないように，積極的な運動をするように指導する．
- 創部の清潔を保ち，直接，日光が当たらないように心がけることを指導する． 【清水真幸】

【文献】

[疾患の知識，栄養病態，経腸，静脈栄養療法]
1) Kreymann KG, et al : ESPEN Guidelines on Enteral Nutrition : Intensive care. Clin Nutr 25 : 210-223, 2006
2) Heyland DK, et al : Canadian clinical practice guidelines for nutrition support in mechanically ventilated, critically ill adult patients. JPEN 27 : 355-373, 2003

3) ASPEN Board of Directors : Guidelines for the Use of Parenteral and Enteral Nutrition in Adult and Pediatric Patients. JPEN 26(1 suppl) : 1 SA-138 SA, 2002
4) Ipaktchi K, Arbabi S : Advances in burn critical care. Crit Care Med 34 (suppl) : S239-S244, 2006
5) Herndon DN, Tompkins RG : Support of the metabolic response to burn injury. Lancet 363 : 1895-1902, 2004
6) Ansermino M, Hemsley C : ABC of burns : Intensive care management and control of infection. BMJ 329 : 220-223, 2004
7) Hart DW, et al : Energy expenditure and caloric balance after burn : Increased feeding leads to fat rather than lean mass accretion. Ann Surg 235 : 152-161, 2002

[栄養食事療法, 栄養指導]
1) 東口高志(編):重症患者と栄養管理Q&A, 救急・集中治療 18(11・12月号), 2006
2) 日本病態栄養学会(編):病態栄養ガイドブック, pp254-257, メディカルレビュー社, 2005

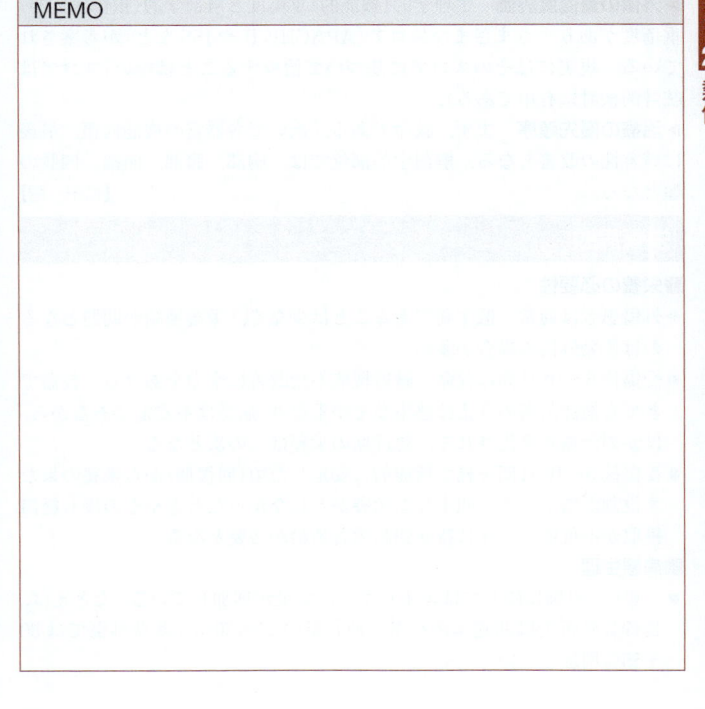

MEMO

23 外傷

外傷患者は低栄養であることは少なく，損傷の程度，損傷臓器の評価に引き続く救命が最優先され，栄養は回復期（受傷後5〜10日）から重要となる．栄養法は消化器機能の状況で決定され，所要量は病態，活動度から決定する．

疾患の知識

▶**定義** 物理的エネルギーが原因で，身体の一部が破壊される外因性の疾病を外傷と呼び，引き起こされた組織の崩壊を損傷と呼ぶ．損傷を受けた器官，臓器の機能不全により病態は変わる．

▶**障害の程度** 生命維持を脅かす危篤な状態から各器官がもつ生理的機能の破綻，機能不全，整容的障害までさまざまである．

▶**多発外傷** 頭部，胸部，腹部，四肢の2か所以上に生命を脅かしうる重篤な損傷が存在する外傷をいう．診断・治療が極めて困難である．

▶**外傷の重傷度評価** 生理学的（機能的）重傷度と解剖学的（損傷部位の）重傷度があり，さまざまなスコア（APACHE Ⅱ や ISS など）が考案されている．現実にはそのスコアに基づいて治療することはない（スコアは統計的検討に有用である）．

▶**治療の優先順序** まず，救命である．次いで各器官の機能回復，最後に整容性の改善となる．解剖学的部位では，胸部，腹部，頭部，四肢の順となる．

【松末 智】

栄養病態

■栄養の必要性

- 外傷患者は通常，低栄養であることは少なく，栄養補給が問題となるのは多発外傷の場合が多い．
- 受傷後5〜10日間は救命，臓器機能不全改善に全力をあげる．救命できても機能障害のうえに感染などが重なり，病態は不安定であるから，ほかの治療が優先される．急性期の栄養は二の次となる．
- 受傷後5〜10日間を経て機能的に安定した頃（回復期）から栄養の果たす役割が増す．その間十分な栄養がとれなかったときやその後も経口摂取が不可能なときに特殊強制栄養補給が必要となる．

■病態生理

- 一般に，外傷に際してはエネルギー消費量が増加している．たとえば，長幹骨骨折では基礎エネルギー消費量の15〜30％，多発外傷では30〜55％増加している．

- 重症外傷の際は，組織損傷などが原因で急速なたんぱく質崩壊が広範囲にわたって起こり，この崩壊にも多量のエネルギーが消費されており，"消費エネルギー"が見かけ上，亢進しているようにみえる．
- 筋運動低下のため，筋たんぱく合成は低下し，筋に関するエネルギー消費は低下する．
- エネルギー必要量を決定する際は，理論的な数値はあくまで参考にとどめ，患者の状況，活動度など，きめ細かい観察のうえ，投与量を決める． 【松末 智】

栄養食事療法

基本方針

🖉 外傷は，その部位と程度によって大きく異なる．

- **腹部外傷** 腹部では肝臓・脾臓・腎臓など血流の多い臓器の損傷による腹腔内出血に伴う出血性ショックが対象となる．まず止血が優先され，輸液で体液管理を行った後，経腸栄養を開始する．基礎疾患がない限り積極的に栄養補給を行う．また，胃・腸・膵臓などの損傷は腹腔に消化管内容物が漏れ出ることにより腹膜炎を引き起こす場合がある．そうなると開腹手術となるため絶食となる．
- **胸部外傷** 多発肋骨骨折など胸郭が動揺して呼吸障害を起こした場合には，体内に CO_2 が蓄積しないように，エネルギー源が炭水化物に偏らないような PFC 構成を行い，一度に多く摂取しないよう注意が必要である．肺挫傷となると人工呼吸器などによる管理となる．その際には経鼻による栄養補給が中心となる．
- **頭部外傷** 栄養学的には，嚥下摂食障害の有無により経口か経腸栄養補給に大別される．基礎疾患がない限り，健常者と同程度の栄養補給とする．
- いずれも損傷部位と重傷度により，栄養補給方法および栄養素などの量は異なるが，基礎疾患がない限り，とくに厳しい制限は必要なく，十分なエネルギー，たんぱく質の補給を行う．

MEMO

栄養アセスメント

🔖 外傷部位によるアセスメントは異なるが，共通して行うことは体液管理・呼吸管理・感染予防が第一選択となる．

■アセスメント項目

体重	急性期には輸液などにより正確な体重の把握は困難な場合が多いが，可能な限り経時的な測定を行う．
血液	アルブミン，トランスフェリン，レチノール結合たんぱく，プレアルブミン，コリンエステラーゼ，コレステロール，総リンパ球数，白血球，C反応性たんぱく，血液ガス，血糖値，電解質
尿	クレアチニン，尿素窒素

■モニタリング・評価のポイント

- 損傷部位からの感染状況を把握する．
- 呼吸状態を把握する．
- 栄養マーカーの推移をみながら栄養補給量の確認を行う．
- 体液や窒素バランスを評価する．
- 出血量が多い場合にはヘモグロビン，赤血球数，網赤血球数，血清鉄，フェリチン値に注意する．
- 基礎疾患を考慮する．とくに血糖値コントロールは感染予防にも重要である．
- 高齢者の場合はとくに，高たんぱく食による腎・肝機能の状態を評価する．

栄養管理目標

🔖 十分なエネルギー量とたんぱく質を補給する．

■必要栄養量

- 消費熱量は外傷の重傷度により異なるが，熱量投与の不足は，異化を増加させ，過剰では肝機能障害などの弊害を招く．消費熱量は，合併症の有無など個々の症例によりさまざまであるため，エネルギー投与量の決定は間接熱量測定が望ましいが，臨床の現場では困難なことが多いためハリス-ベネディクトの計算式を用いることが多い．
- 基礎代謝量(BEE)に活動係数1.2～1.5とストレス係数1.5～2をかけて必要エネルギー量となる．
- 標準体重を用いて30～40 kcal/kg より算出する．
- たんぱく質は必要エネルギー量の15～20％が一般的で，その値を「4」で除して算出する．
- 糖質(炭水化物)は必要エネルギー量の55～60％．
- 脂質は必要エネルギー量の20～25％．

- そのほかに損傷治癒のために、十分なビタミンや微量元素の投与を行う.

■ 栄養補給方法
- 経口摂取が生理的で重要な栄養経路であるが、経口摂取が困難であったり、摂取量が過少な場合には経腸栄養との併用が推奨される（経腸栄養剤などについては熱傷の項参照）.

栄養基準・食品構成

■ 栄養基準例（術後食）

食事	エネルギー(kcal)	たんぱく質(g)	脂質(g)	炭水化物(g)
流動食	900〜1,000	30	35〜40	140
三分粥食	1,100〜1,200	40	35〜40	140
五分粥食	1,200〜1,400	50	35〜40	160
全粥食	1,500〜1,600	60	35〜40	250
常食	1,800〜2,000	70	50	300

（川崎医科大学附属病院栄養部食事基準参照）

【市川和子・銅山紀江】

経腸・静脈栄養療法

- 栄養補給法の選択は、通常の原則が当てはまる.
- 低栄養であったり、十分な経口摂取が得られないような状態の患者では特殊強制栄養補給が必要となる. 消化器機能の評価が最優先事項である.
- 強制栄養として経腸栄養(EN)と経静脈栄養(PN)が適応となるが、消化器機能が温存されていればできるだけENを行い、PNは消化器機能が廃絶していたり、十分でない場合やEN施行が困難である場合に適応とする.
- 多発外傷など、とくに胸部、腹部などに対する損傷が大きい場合の栄養補給には難渋することが多い.
- 十分な栄養補給経路のアセスメントが必要で、1つの栄養方法にこだわらず、状況に応じて考慮する. すなわち、ENで十分な栄養補給が不可能なときは、躊躇せずPNを併用するか完全に切り替える.
- 経過中に消化管機能の評価は継続的に行い、ENが可能になればENに移行する.
- 特殊栄養素配合の栄養輸液製剤や経腸栄養剤の外傷における有用性は確立していない.
- EN, PN施行時にも、できるだけ筋運動は促進する必要がある. リ

ハビリが必要なら，施行中も積極的に推進する．

■経腸栄養(EN)
- 外傷時の EN には特別な配慮は少ない．当初は，経鼻胃管からの栄養で十分であるが，長期に継続が必要な場合は，PEG などを考慮する．

■経静脈栄養(PN)
- 外傷時の問題として，カテーテル挿入箇所が確保できるか，経腸栄養に移行できるか，長期になり在宅静脈栄養(HPN)が必要になるか，という点がある．そのほかは特別な配慮はない．
- できるだけ，TPN のカテーテルは単独使用が望ましい．ダブルルーメン，トリプルルーメンカテーテルを用いての TPN 施行中の感染率は高い．
- そのほかは，通常の TPN 施行中の管理，合併症などと変わらない．

【松末　智】

栄養指導

腹部損傷　開腹手術を施行をした場合には，流動食から徐々に常食まで進める．膵臓損傷の場合には脂肪を控え，血糖のコントロールに留意するよう指導する．

胸部損傷　呼吸障害を伴う場合には，少量でエネルギー量の多いメニューやデザートを紹介する．ただし，高脂肪食により脂質異常をきたさないよう注意する．

頭部外傷　摂食障害を伴う場合には，とろみをつけた嚥下食から開始してきざみから一口大へと摂食リハビリを兼ねて食事指導を行う．

＊肥満者の場合，リハビリを行うにあたり，過体重は足・腰に負担がかかるため，標準体重を目標にエネルギー量の調整を行い指導する．

【市川和子・銅山紀江】

看護のポイント

■外傷初期看護
- 受け入れ準備：外傷患者の必要情報を正確に収集し，予測性・即応性のある準備を行う．
- 呼吸管理：気道閉塞に対して気道確保と換気を的確に実践する（必要時胸腔ドレーン挿入の介助）．
- 循環管理：外傷患者は循環障害を起こしている場合が多く，重症ではショックとなる．外傷患者のショックの最大原因は出血性ショックによるものであり，出血性ショックに対しては出血源の検索と止血が行われる．

- 意識レベルの観察：外傷患者は刻々と意識レベルが変化する．レベルの判定とともに瞳孔径・対光反射の有無を観察し，必要に応じて四肢の神経学的所見をみて麻痺の有無を観察する．
- 体温管理：外傷患者は低体温になりやすく，低体温は出血傾向を助長し，代謝性アシドーシスを悪化させる．室温，輸液・輸血の加温，体表保温など早期から保温に努める．
- 家族対応：危機的状況にある家族に対して精神的支援を行う．

■ 以後の看護
- 全身管理：バイタルサイン，水分バランスのほか，各種(SpO_2, CVP, 頭蓋内圧など)の綿密なモニタリングを行う．
- 外傷患者は，体表の損傷やドレーン挿入など種々の創を有する．創の種類に応じて洗浄の実施，ドレッシング材の使用を考慮する．ドレーンを留置している場合は，目的を理解し排液量を経時的にチェックする．感染徴候を見逃さず，無菌操作を徹底する．
- 廃用症候群予防のため，状況に応じて早期から積極的にリハビリテーションを行う．
- 創傷治癒に必要な栄養の摂取・吸収ができない場合，栄養管理が必要となる．感染症合併の有無，外傷の侵襲による外科的糖尿病など個々の状況に応じる．
- 外傷患者は，死への不安，障害が残ることへの恐怖の感情が大きい．看護師は，患者の話を傾聴し，現在の状況や今後の治療計画などの説明を行うことで心理的支援を行う．
- 退院時は地域で活用できる資源と支援サービスについて，MSWによる適切なアドバイスが受けられるように調整する．　　　【竹田良子】

【文献】
[栄養食事療法，栄養指導]
- 日本病態栄養学会(編)：病態栄養ガイドブック，pp254-257，メディカルレビュー社，2005
- 中谷壽男(編)：重傷病態に即した栄養管理の実際．救急医学 27：207-209, 2003

MEMO

24 食中毒

> 食中毒は感染型と毒素型の大きく2つに分類される．脱水により全身状態が損なわれやすいため，適切な輸液を必要とする．併せて，栄養評価が重要であり，早期の栄養食事療法の再開を目標とする．

疾患の知識

▶**概念** 食中毒は，食物や水に存在する細菌や細菌毒素を摂取することで惹起される急性胃腸炎を主体とした病態である．同じ摂取歴の集団に複数の嘔吐や下痢症状を呈する患者が認められた場合には，食中毒を疑う．

▶**病因** 感染様式は，感染侵入型，感染毒素型，毒素摂取型の3つに分類され，感染型と毒素摂取型の2つに大別される．食品衛生法は食中毒原因菌として，サルモネラ菌属（*Salmonella typhimurium*, *Salmonella enteritidis* など），腸炎ビブリオ（*Vibrio parahaemolyticus*），*Vibrio cholerae* non-O1（NAGビブリオ），*Vibrio mimicus*, *Vibrio fluvialis*, 病原性大腸菌〔組織侵入性大腸菌（EIEC），病原性大腸菌血清型（EPEC），腸管出血性大腸菌（EHEC），毒素原性大腸菌，腸管凝集付着性大腸菌〕，ボツリヌス菌，エルシニア，カンピロバクター，ブドウ球菌，ウェルシュ菌，セレウス菌，*Aeromonas hydrophila*, *Aeromonas sobria*, *Plesiomonas shigelloides* の16菌種を指定している．また，ウイルスでは，ノロウイルスが食中毒原因ウイルスとして指定されている．

▶**感染型食中毒** 感染侵入型食中毒は，一般に $10^5 \sim 10^7$ CFU以上の比較的多い菌体量摂取により生じるため，ヒトからヒトへの二次感染がみられることはまれであり，腸管内での菌の増殖には一般に6～18時間以上を必要とする．生体侵襲の強いものとして，サルモネラ，腸炎ビブリオ，EIEC，EPEC，EHEC，カンピロバクター，エルシニア，NAGビブリオなど，生体侵襲の低いものとして毒素原性大腸菌，ウェルシュ菌などが代表的菌種である．赤痢，腸チフス，コレラ，出血性大腸菌O157などは消化管感染症であるが，これらの病原体は感染力が極めて強く，隔離の必要があるため，感染症新法ではこれらを2類あるいは3類感染症に分類し，食中毒とは区分している．

▶**毒素摂取型食中毒** 食品中で増殖したブドウ球菌，嘔吐毒素産生セレウス菌，ボツリヌス菌などによって産生された腸管毒素（エンテロトキシン）を経口摂取することで消化管の炎症が惹起される．これらの菌種の産生する毒素は耐熱性のものが多く，食品の熱処理が必ずしも期待できない．腸管毒素は胃液で毒性を失活することなく，胃を通過する．急

性胃腸炎は毒素の直接作用で発症するため，嘔吐や下痢などの症状出現までの時間は数時間である．

▶**疫学** わが国の食中毒患者数は，年間約25,000～45,000人で推移している．病原体は，ノロウイルス，カンピロバクター，サルモネラ，腸炎ビブリオが多く，次に，病原性大腸菌，ウェルシュ菌が続く．月別の発生状況では，細菌性食中毒は7～9月の夏季に集中しやすいが，すべての時期に発症が報告されている．

▶**診断** 主症状は急性の下痢および嘔吐である．発熱，血便，1日3回以上の水様性下痢を認める場合には，細菌性腸炎を強く疑う．侵襲性の強いサルモネラ，エルシニア，カンピロバクター，腸炎ビブリオなどの場合には，腹痛，発熱を主訴とし，しばしば頭痛や筋肉痛などの全身症状を伴う．また，サルモネラでは，鞭毛に強い毒性をもち，ショックや髄膜炎を併発しやすい．一方，毒素型食中毒の場合には，発熱やその他の全身症状を伴うことは比較的まれであり，一過性の嘔吐や下痢を主訴とし，腹痛が著明でないことが多い．確定診断には，飲食歴，発展途上国への旅行歴，ペット飼育の有無，同一食品摂取者における集団発生の有無，臨床症状の経過に加えて，病原体あるいは毒素を患者の便中から分離確定することが必須である．缶詰，自家野菜，いずしやからし蓮根の摂取，あるいは神経麻痺症状によりボツリヌス中毒が疑われる場合には，血清中の毒素検出を試みる．毒素に関しては，毒素抗体や毒素遺伝子を検索する．

▶**治療** 感染型食中毒の治療は発熱，嘔吐，下痢による脱水の補正が重要である．バイタルサインや全身性炎症の時系列評価は必須であり，全身管理を必要とする場合は入院の絶対適応である．脱水が軽度の場合は経口水分摂取で十分だが，高齢者や小児，さらには嘔吐や下痢が著明な場合には脱水症状に至りやすいため，電解質異常にも留意して，十分な輸液療法が必要となる．著明な嘔吐に対してはメトクロプラミド，著明な腹痛に対しては臭化ブチルスコポラミンを投与するが，止瀉薬は原因菌の排除を遷延させるので，原則として使用しない．抗菌薬投与は感染型食中毒が対象であり，検査用の便の採取後に投与を開始する．

【松田直之】

栄養病態

🔖脱水により全身状態が損なわれやすい状態

- 食中毒の急性期には栄養が保たれているが，腸管炎症の持続により低栄養が進行する可能性に留意する．
- 下痢や嘔吐の持続により，循環血液量が絶対的に減少するばかりか，

炎症による血管拡張のため相対的にも循環血液量が減少する.
- 組織の虚血および HCO_3^- 排泄に伴う代謝性アシドーシスが進行する. 代謝性アシドーシスを代償するために, 呼吸数が上昇し呼吸性アルカローシスを呈しやすい.
- 下血などの強い消化管障害を認めない限り, 経口摂取を継続する.
- 低カリウム血症などの電解質異常を伴う場合は, 輸液療法に加え, 電解質補正が必要である.

【松田直之】

栄養食事療法

基本方針

🔖 腹痛, 嘔吐, 下痢, 発熱(感染型), 脱水などの症状と病態を把握したうえで栄養補給法を進める.

- 嘔吐が激しい急性期は絶食とするが, 安定してきたら脱水予防のために水分補給を行う. とくに自分で摂取できない幼児や高齢者に注意する.
- 嘔吐により電解質(Na, K, Clなど)が不足するので, ブドウ糖2~2.5%, 食塩0.3%, Kを含んだ水分補給をする. 厚生労働省許可・特別用途食品「個別評価型病者用食品」の経口補水液は, 症状に合わせ量を調整して使用する.
- 腸粘膜の修復のために絶食は短期間とする. 絶食後の水分補給の内容は湯ざまし, 薄い番茶から開始する. 重湯・くず湯など刺激のない温かい流動食で様子をみながら, 量と食品を増やしていく.
- 流動食の消化吸収はよいが栄養価が低いので短期間とし, 症状観察をしながら, 軟菜食(三分粥・五分粥・全粥), 常食に適宜切り替えていく.

栄養アセスメント

🔖 短期間なので栄養状態に大きな変化は生じないが, 個人差があるので症状の変化を把握する.

- 消化器症状(下痢の回数・便の状態, 嘔吐, 腹痛など)と脱水を観察する.
- 食事摂取量状況と輸液量とのエネルギー量・水分量を把握する.
- 身体計測では体重測定により常時体重の5%以下の変動の有無を調べる.
- 細菌培養検査を行う.
- CRP, 白血球, 総たんぱく(脱水で高値)で症状を把握する.

■アセスメント項目

患者情報・症状	身長／体重／BMI／発育／発達／成長曲線, 年齢, ADL, 消化器症状
入院時栄養状態	体重の変化／食欲／食事摂取状況

目的	検査項目	初期目標値	備考
全身状態	体重計測	体重／健常時体重	5％以上の減少は脱水
	血清総たんぱく	6.5～8.1 g/mL	脱水で高値
	血清 Alb	4.1～5.1 g/mL	脱水で高値
	Na	136～147 mEq/L	脱水で高値
	Cl	98～108 mEq/L	脱水で高値
	K	3.5～5.0 mEq/L	下痢，嘔吐で低値
	BUN	8～20 mg/mL	脱水で高値
	Cr	男性 0.8～1.2 mg/mL 女性 0.5～1.0 mg/mL	脱水で高値
	尿酸	男性 4.0～7.0 mg/mL 女性 3.0～5.5 mg/mL	脱水で高値
	白血球	男性 3,800～10,100 /μL 女性 3,500～ 9,300 /μL	急性感染症で高値
尿検査	pH	7.4	酸性尿：脱水・発熱
	比重	1.007～1.025	脱水で高比重

■モニタリング・評価のポイント

- 下痢の回数，便の状態，腹痛，嘔吐状態を観察し，摂取栄養量から栄養素不足を評価する．

栄養管理目標

🖎 腹痛，嘔吐，下痢，発熱，脱水などの症状と病態を把握したうえで，摂取栄養量から栄養素不足を評価し，栄養補給法を進める．

■栄養補給方法

絶食→輸液→経口食開始(流動食)＋輸液→三分粥・五分粥・全粥・常食の食形態に変更していく．

MEMO

栄養基準・食品構成

■栄養基準例(成人:個別対応)・kg:標準体重・E比:エネルギー比

食形態	エネルギー(kcal/kg)	たんぱく質(g/kg)	脂質(g)	水分量(mL)
流動食	15	0.5	5	2,200
三分粥	20	0.6	10	2,400
五分粥	30	1.0	20〜30	2,400〜2,700
全粥	35	1.2〜1.5	40〜50	2,400
常食	30〜35	E比15〜20%	E比20〜25%	2,400

注)下痢・脱水症状により飲水量を増やす.

■食品構成例

食品群	分量(g)	応用
五分粥	900	
いも類	80	じゃがいも, ながいも
でんぷん	10	くず粉
果物類	100	りんご・バナナ
果汁	200	りんご・柑橘類
魚介類	80	脂質5g以下
獣鳥肉類	40	鶏ささみ
卵類	50	

食品群	分量(g)	応用
豆腐	80	ゆば
味噌	20	味噌汁
乳製品	100	ヨーグルト, チーズ
乳酸飲料	100	
緑黄色野菜	100	
淡色野菜	200	
油脂類	10	植物油, バター
砂糖	30	

食品・素材の適否

推奨	●下痢時の炭水化物は粥, 軟飯, じゃがいも, やまいも ●脂肪の少ない白身魚, かき, はんぺん, やわらかい肉類(ささみ・レバー), 卵類, 豆腐, 豆乳, ゆば, ヨーグルト, 低脂肪乳 ●にんじん, ほうれん草, ブロッコリー, かぶ, 大根, 梅干 ●りんご(生・コンポート), 柑橘類の生ジュース(少量)
不適	●消化の悪い食品:不溶性食物繊維の多い野菜類, きのこ類, 果物類, さつまいも, いか, たこ, かまぼこ, 海藻類 ●脂肪の多い食品:魚類, うなぎ, 肉類, ベーコン, サラミ, ソーセージ, ウインナー, 生クリーム, 油揚げ, がんもどき ●刺激の強い香辛料:カレー粉, とうがらし, からし, わさび ●アイスクリーム類, 炭酸飲料

献立・調理法の工夫

■献立

- 水分と電解質（K）を豊富に含んだ献立にする．
- 全粥，常食に進んだら，カルシウムや鉄が不足しない献立にする．海藻類（焼きのり，のりつくだ煮）は適宜取り入れる．
- 3食の献立の食品・味付け・色彩・栄養バランスに配慮する．

■調理法

- 五分粥までは消化吸収のよい加熱調理した煮もの，蒸しもの，茹でものとする．
- 全粥からは香辛料の適宜使用，焼きものはしてよいが，揚げものなどは1回の油脂類の使用量に注意する．

【中西靖子】

経腸・静脈栄養療法

■輸液療法

輸液量＝不足量＋維持輸液量

初期輸液により不足量を補正する

循環血液量減少に対しては，生理的食塩液と5％グルコースの均等混合液（1号液）を緊急輸液として約1時間で10〜20 mL/kgを点滴静注し，その後は尿量やパルスオキシメータの呼吸性変動を指標に維持輸液療法に変更する．尿量は0.5 mL/kg/時以上の達成を目標とする．パルスオキシメータ波形の強い呼吸性変動を初期輸液で是正する．

維持輸液量

1日の尿量，排泄便量，嘔吐量と不感蒸泄の総和を3号液で維持輸液量として補う．重症の下痢では低ナトリウム血症，低カリウム血症，代謝性アシドーシス，腹水を伴うため，血清電解質を評価し，これらを是正する．

カロリー設定

末梢静脈路からの輸液によるグルコース負荷は，75〜100 g/日以下にとどめる．入院により長期にわたり十分なカロリーを必要とするが，経口摂取ができない場合には，中心静脈路からの投与を考慮する．

【松田直之】

栄養指導

- 短期間の症状に対しての栄養補給方法，とくに水分補給の重要性を指導する．
- 水分摂取量が多くなるので，頻回に摂取する方法などを説明する．
- 症状が安定し，全粥・常食に変更になったら，退院後の食生活と栄養

摂取量と食品選択について指導する．
- 外食時の料理の選択方法と食品衛生について指導する．
- 乳児・小児の場合は今後の発育・発達を配慮した栄養教育を保護者に実施する．
- 症状が徐々に改善してきたら，ADL，身体活動の改善をはかる．

【中西靖子】

25 急性腸管感染症

感染による消化管粘膜障害のため栄養吸収が不良になり,また,下痢や嘔吐などの消化器症状により食事摂取や水分摂取も困難となる疾患であるため,消化管の安静と水電解質バランスを保つための治療が中心となる.また,食品が原因となることもあるため,予防のためには食品や調理方法についての知識が重要である.

疾患の知識

▶**概念** 細菌,ウイルス,寄生虫,真菌などが腸管内に感染することによって,下痢,粘血便,嘔吐,腹痛,発熱などの症状をきたす疾患である.

▶**病因** 細菌(カンピロバクター,サルモネラ,病原性大腸菌,腸炎ビブリオなど),ウイルス(ロタウイルス,ノロウイルス,サイトメガロウイルスなど),寄生虫(アニサキス,赤痢アメーバなど),真菌(まれ).

▶**疫学** 夏季には細菌性,冬から春にかけてはウイルス性腸炎が多い.原因食品や潜伏期間によって病原微生物がある程度推測できる.カンピロバクターは鶏肉,サルモネラは鶏卵,腸炎ビブリオは魚介類,アニサキスはあじ,さばなどの海産魚が原因食品であることが多い.潜伏期間はブドウ球菌,腸炎ビブリオなどは1日以内,サルモネラ,ノロウイルス,ロタウイルスなどは3日以内,カンピロバクターや腸管出血性大腸菌などは7日以内,それ以上長い場合は腸チフス,パラチフスなどが考えられる.

▶**分類** 細菌による急性感染性腸炎は発症様式から感染型と毒素型に大別される.感染型には,細菌が粘膜上皮に侵入し定着・増殖して上皮を破壊するものと,細菌が腸管内でエンテロトキシンという毒素を産生し,それが粘膜上皮を障害するものがある.感染型の原因菌としては,サルモネラ,カンピロバクター,赤痢菌,病原性大腸菌,腸炎ビブリオなどがある.毒素型は,産生された毒素を含む食品を接種することによる中毒であるため,食品摂取から数時間で発症し,症状としては嘔吐が多い.原因菌としてはブドウ球菌,ボツリヌス菌などがある.

▶**症状** 嘔気,嘔吐,下痢,腹痛,下血,粘血便,発熱など.

▶**診断** 摂取した食品,海外渡航歴,症状の出現時期,基礎疾患の有無,便の性状などについての問診,糞便検査(培養,鏡検),血液検査,X線検査,内視鏡検査,腹部エコー,腹部CTなど.

▶**治療** 基本的には対症療法である.症状が強い場合は,入院のうえ腸管の安静のために絶食,脱水に対して補液,電解質調整などが必要である.止痢薬や鎮痙剤の使用は,腸管内容物の停滞時間を延長し,毒素の

吸収を助長する可能性があるため原則的には禁止である．ウイルス性の場合は基本的には抗菌薬は使用しない．病原微生物が確定または推定されており，抗菌薬が有効な場合は抗菌薬の使用も考慮する．たとえば，カンピロバクターにはマクロライド系薬剤，サルモネラにはニューキノロン薬，腸炎ビブリオにはテトラサイクリンやホスホマイシン，細菌性赤痢にはニューキノロン薬やホスホマイシンなどが有効である．

【牧　曜子・佐々木　裕】

栄養病態

- 下痢や嘔吐，発熱のために脱水状態になることがある．とくに乳幼児や高齢者では脱水による影響が出やすいため，補液，電解質の調整が必要である．
- 下痢や腹痛，嘔吐，吐気のため食事が長期間摂取できない場合もあり，入院のうえ絶食・補液が必要なこともある． 【牧　曜子・佐々木　裕】

栄養食事療法

基本方針

🔖 下痢や嘔吐，発熱からの発汗による脱水に対し補液療法が第一選択となる．失われた水分，電解質を補うために，速やかに経口的（ときには経静脈的）に補正する．さらに，腸管感染原因菌の除去を行い，食事は，下痢の改善がなくとも，摂取が可能であれば早期に始める．

- 重症で嘔吐，下痢の回数が多いときは絶食とする．絶食の期間は1～3日程度とする．
- 激しい水様性下痢による脱水では，WHOより経口補水液 ORS (oral rehydration salts) の補給が推奨されている．わが国では，ORSとして市販されているものがあり，家庭で作ることもできる．
- 腸内細菌叢の乱れを正常化するために，プロバイオティクス機能をもつ微生物の摂取や水溶性食物繊維を摂取する．
- 腸管の安静を保つ（絶食，または刺激が少なく，消化のよい食事）．
- 食事は，電解質に配慮した流動食から開始し，粥食から常食へと移行する．
- 食事移行時は，便の状態をみながら内容を検討する（対症療法）．

栄養アセスメント

🔖 急性下痢では，脱水の評価と血中電解質のモニタリングが重要となる．

- 嘔気・嘔吐での食欲不振や慢性下痢が長期化した場合，低栄養状態に

よる免疫能の低下とともに，感染の遷延の原因となる．
- 身体計測や食事摂取状況などを確認し，栄養状態を評価する．

身体計測	BMI，体重減少率(3%以上の減少は，脱水を疑う)，上腕三頭筋皮下脂肪厚，上腕周囲径
生化学検査	腎機能検査，アルブミン(Alb)，RTP(短期の栄養評価)，ヘモグロビン(Hb)，血清総コレステロール，総リンパ球数，Na，K
食事調査	下痢発生前の食生活状況，喫食場所(海外渡航の有無)の確認
便	便の回数や性状(血便の有無)の確認

項目	検査項目	基準値	備考
身体計測	体重減少率(%)		〔(健康時体重−測定時体重)÷健康時体重〕×100＝体重減少率
腎機能検査		≧25	尿素窒素/クレアチニン比
栄養状態	Alb	3.8〜5.3 g/dL	
	プレアルブミン	22〜42 mg/dL	中等度低栄養　5〜10 mg/dL
	トランスフェリン	190〜340 mg/dL	中等度低栄養　100〜150 mg/dL
	レチノール結合たんぱく	3.0〜7.9 g/dL	
	総コレステロール	128〜220 mg/dL	
	Hb	12〜18 g/dL	
	総リンパ球数	2,000以上	WBC×リンパ球%÷100＝総リンパ球総数
	Na	132〜148 mEq/L	
	K	3.5〜4.9 mg/dL	

栄養管理目標

症状や状態に合わせ，必要な栄養量を補給する．発熱や慢性下痢が長期化する場合は，栄養量や水分量の必要量を随時検討する．

■必要栄養量(15歳，体重50 kgの場合)

エネルギー　2,000 kcal：間接エネルギーの測定を行う場合とハリス−ベネディクトの式を用いて算出する場合とがある．ストレス係数は，状態に合わせて1.2〜1.5とする．

たんぱく質　70〜80 g：腎機能をモニタリングしながら量の過不足を評価する．

脂質　20〜50 g/日：重症期は投与せず，食事開始後に段階的に増量する．

水分　1,500 mL(30 mL/kg/日)

■栄養補給方法

重症：血性下痢，粘血便があれば，絶食とし，末梢静脈栄養または中心静脈栄養

中等症・軽症：経口摂取を優先し，不足分は，経静脈栄養で補う

栄養基準・食品構成

📖 **重症，中等症，軽症と症状に応じて栄養管理を行う**

| 重症 | ● 脱水のコントロールを目的に，WHOが推奨するORS（経口補液剤）による補液療法を選択する．
 ● 湯ざましやお茶は，電解質を含まず水分の吸収が遅いため適さない． |

| 中等度 | ● 栄養素別エネルギー比：糖質60%，たんぱく質16%，脂質24%
 ● 食事のかたさ：基本的に主食は粥，うどん程度とし，副菜は，五分菜とする．
 ● 市販のORS（OS-1®）は，中等症，軽症の下痢による脱水症の場合に有効といわれている． |

| 軽症 | ● 栄養素別エネルギー比：糖質58%，たんぱく質16%，脂質26%
 ● 食事のかたさ：基本的に主食は軟飯，副菜は軟菜とする． |

家庭用のORS：ティースプーン1/4の食塩と山盛り4杯の糖類を沸騰した150 mLのお湯に入れる．そして150 mLのオレンジジュースを入れ，最後に水を入れ500 mLにする（糖類はすべてショ糖）．

〔Garrow JS, James WPT（編），細谷憲政（日本語版監修代表）：ヒューマン・ニュートリション，p573，表35.3，医歯薬出版，2004より引用〕

■栄養基準例

〈重症〉

	Na	Ka	Cl	糖質(%)
WHO-ORS	90	20	80	2.0
OS-1®	50	20	50	2.5
スポーツドリンク	9～23	3～5	5～18	6～10

〔西 正晴，他：感染性腸炎等の下痢による脱水症状患者を対象としたOS-1（食品）の水・電解質補給効果の検討．Jpn Pharmacol Ther（薬理と治療）：31(10)：841，2003より一部転載〕

〈寛解期〉

病期	食事	エネルギー(kcal)	たんぱく質(g)	脂質(g)	糖質(g)
中等	五分粥食	1,100	60	30	145
	全粥食	1,700	70	45	250
軽症	常食	1,900	80	55	270

■食品構成例

食品群	分量(g)
米飯	550
いも類	100
果物類	100
魚介類	80

食品群	分量(g)
獣鶏肉類	80
卵類	50
大豆製品	100
味噌	12
牛乳	200

食品群	分量(g)
緑黄色野菜	100
淡色野菜	250
植物油	15
砂糖	20
調味料	30

食品・素材の適否

推奨
- 牛乳・乳製品(乳糖不耐症は禁止),卵,豆類,脂肪の少ない肉類・魚類,繊維の少ない野菜類・果物類(柑橘類は除く)
- ビフィズス菌や乳酸菌飲料
- スポーツドリンク(重症期は避ける)

不適
- 繊維の多い食品,刺激のある食品(香辛料),高脂肪食
- 炭酸飲料

■摂取してはいけない飲食物
- コーヒーやカフェイン,アルコール飲料

■避けたほうがよい食品
- 柑橘類

献立・調理法の工夫

■献立
- 季節の食材を取り入れ,栄養バランスがよく,消化されやすい食事にする.
- 下痢や嘔吐がある場合は,水分,Kの多い食事(野菜スープや果汁など)とする.

■調理法
- 消化されやすい料理法(煮る,蒸すなど)を選び,揚げものやフライは避ける.

- 食事のかたさは，やわらかく仕上げ，症状に合わせて徐々にかたくする．
- 味付けは薄味とし，本人の食べやすい味付けを優先する．
- 料理は適温で提供する．極端に熱いものや冷たいものは，腸管に刺激となるため避ける．
- 衛生面に配慮し，新鮮な食材を選ぶ．
- 野菜は，生食を避け，加熱調理し，裏ごしや刻んだものから症状に合わせ固形とする．

【関根里恵】

経腸・静脈栄養療法

🖋 経口摂取不能の場合，脱水への対症療法を行う．

■開始液

R 処方例

ソルラクト　1,000 mL

■維持液

ソリタT3　1,000 mL

🖋 炎症や下痢が強い場合は抗菌薬を使用する．原因菌が明らかであれば，それに適した抗菌薬を選択する．

R 処方例

ホスホマイシン(内服，点滴)，ニューキノロン薬(内服，点滴)など

【牧　曜子・佐々木　裕】

栄養指導

- 食欲がない場合は，少量ずつ頻回に摂取する．
- 消化吸収がよく，刺激の少ない食品を選び，まとめ食いは避ける．
- 下痢が頻回の場合，水分補給をこまめに行う．
- 外食は避ける．
- よく噛んでゆっくり食べるように指導する．
- 牛乳は人肌程度に温め，ゆっくり飲むように指導する．牛乳の代替としては，ヨーグルト，チーズ，乳酸菌飲料などがよい．
- めん類はうどん，そば程度とし，インスタントラーメンや中華そば，スパゲティなどは避ける．

【関根里恵】

看護のポイント

- 嘔吐，下痢などの急性腸管感染症の症状がある場合は，感染伝播のリスクとなるため，手指衛生(石鹸と流水による手洗い，またはアルコール手指衛生)を徹底し，吐物や糞便中に含まれる病原体を除去する．

- ノロウイルスなどのエンベロープのないウイルスや，偽膜性大腸炎を起こすクロストリジウムディフィシル（*Clostridium* 属）やセレウス（*Bacillus cereus*）などの芽胞菌による腸管感染症の場合，これらの病原体はアルコールに抵抗性を示すため，流水と石鹸による手洗いを徹底する．
- 腸管出血性大腸菌感染症やノロウイルス感染症では，標準予防策（スタンダードプリコーション）に加えて，接触予防策（コンタクトプリコーション）を実施する．とくに失禁によりオムツを使用している場合は，排泄物による環境汚染が著しいので，接触予防策を徹底する．
- 食中毒の場合には，食品衛生法に基づく届け出が必要である．その場合，保健所調査員による疫学調査が行われる．調査がスムーズに実施できるように調整するとともに，患者は消化器症状の身体的苦痛に加えて，調査にかかわる精神的ストレスが加わるので，精神的ケアに十分配慮する．
- 腸管出血性大腸菌感染症，細菌性赤痢，コレラ，腸チフスでは感染症法に基づく届出が必要である．
- 急性腸管感染症では，食事摂取と症状出現との関連性や渡航歴，生活習慣などの詳細な情報が診断につながるので，綿密な情報収集を行う．

■在宅指導
- 動物や家畜を介した腸管感染症もあるので，動物や家畜を飼っている場合は，接触時の手洗いを徹底するよう指導する．
- 発展途上国への旅行時の生水，生ものの摂取は避けるよう指導する．

【一木　薫】

【文献】
[看護のポイント]
1) Boyce JM, et al : Guideline for Hand Hygiene in Health-Care Settings. MMWR 51 (RR16) : 1-44, 2002

MEMO

26 肺炎

栄養障害は肺炎をはじめとする感染症のリスクとなり，また，一方で栄養障害が予後規定因子となる．とくに，肺疾患をもつ患者では，健常者より多くのエネルギーを消費し，必要なエネルギー量が多くなっていることが知られている．適切な栄養アセスメントを行い，必要栄養量を過不足なく投与するとともに，誤嚥性肺炎疾患者においては栄養摂取の方法についても随時評価することが肝要である．

疾患の知識

▶**概念** 肺炎とは肺実質の炎症であり，感染症以外にもアレルギー性やさまざまな病因によるものを含んでいる．この項では病原微生物による感染性の肺炎を対象とする．

▶**病因** 何らかの病原微生物が肺に侵入して急性炎症を起こす．

▶**疫学** わが国における1日の肺炎の受療率は人口10万対25である．また，死亡率は10万対75.3／年であり，わが国の死亡原因の第4位である．受療率，罹患率ともに高齢者で高く，85歳以上で第2位，90歳以上で第1位である．高齢者に発症する肺炎の多くは誤嚥性肺炎であると考えられる．

▶**症状** 発熱，咳嗽，膿性痰，胸痛，呼吸困難

▶**診断** 肺炎の診断の基本は胸部X線である．胸部X線所見が肺炎として典型的ではない場合や，胸膜病変の有無を確認するためには胸部CTが有用である．起炎菌検索としては，喀痰培養，血液培養，胸水検査，抗原検査などの微生物検査を行う．免疫抑制患者の肺炎の場合，細菌性肺炎に加えて，真菌性肺炎，ウイルス性肺炎の鑑別が必要であり，アスペルギルス抗原やサイトメガロウイルス抗原などの抗原検査を必要に応じて行う．また，重症度評価のために血液ガス分析も行う．また，肺結核症はどのような状況の肺炎であっても念頭におかねばならない．

▶**治療** 起炎病原体に応じた治療を行う．通常初期治療は，患者の臨床背景に応じて，起炎菌を予測して抗菌薬を選択する． 【長尾美紀】

栄養病態

- 低栄養は細胞性免疫・好中球・マクロファージの機能などの感染防御能低下の原因となる．重症度にかかわらず肺炎は，食欲不振などから低栄養状態になることが多く，栄養管理は重要な補助療法である．
- 栄養障害のなかでも低アルブミン血症は細胞性免疫・好中球機能に強く関与し，肺炎の難治化の要因となる．絶食にて輸液管理や経静脈栄

養を施行する場合には，アミノ酸の補充，十分なカロリーの補充，リン酸，Mg，Caなどの必須栄養素の補充と同時に，炭酸ガス過剰を防ぐことが呼吸筋力の維持に必要である．
- 多価不飽和脂肪酸は抗炎症作用や認知機能の改善効果を有し，とくに慢性閉塞性肺疾患患者の肺機能の改善や嚥下障害患者の機能改善に期待される．

【長尾美紀】

栄養食事療法

基本方針

- とくに肺疾患をもつ患者では健常者よりも多くのエネルギーを消費し，必要なエネルギー量が多くなっていることがある．適切な栄養アセスメントを行い，必要栄養量を過不足なく投与することが肝要である．
- 高齢者は多くの病態で消化器症状が出現する．とくに肺炎は発熱より食欲不振が先であることが多いようなので，観察が必要である．
- 誤嚥性肺炎の場合には，いったん経口摂取や経腸栄養を中止し，嚥下評価を行ってから，安全な形状を確認しながら経口摂取を進める．
- 十分なエネルギー・たんぱく質・ビタミンの補給を行う．
- 発熱や発汗のために失われる水分を十分補給する．
- 誤嚥性肺炎の場合には，座位保持，口腔ケア，とろみ食などの食形態を検討する．

栄養アセスメント

■アセスメント項目
①病歴（既往歴・現病歴・服薬）
②精神機能（抑うつ・閉じこもり・不安・依存・認知症・知的障害）
③摂食・嚥下状態（口への取り込み・咀嚼・嚥下・食欲）
④心身機能（上肢・下肢・視覚・聴覚・味覚・嗅覚）
⑤食事環境（調理・食事方法・食事姿勢・摂食時間）
⑥食事内容（食形態・栄養量・嗜好・水分）
⑦栄養状態（BMI・体重・血液生化学値・低栄養・脱水）
⑧排泄
⑨生活能力（買い物・献立作成・調理）
⑩家族関係（孤独）

■モニタリング・評価のポイント
- 推奨される栄養評価項目

必須の評価項目：体重（%IBW・BMI），食習慣，食事摂取時の臨床症状の有無

行うことが望ましい評価項目：食事調査(栄養摂取量の解析)，安静時エネルギー消費量(REE)，%上腕囲(%AC)，上腕三頭筋部皮下脂肪厚(%TSF)，上腕筋囲(%AMC)，血清アルブミン

可能であれば行う評価項目：体組成分分析(LBM，FMなど)，RTP(半減期の短いたんぱく)測定　血清アミノ酸分析(BCAA/AAA)，握力，呼吸筋力，免疫能，IBW(80%≦%IBW＜90%：軽度低下，70%≦%IBW＜80%：中度低下，%IBW＜70%：高度低下)，BMI(低体重＜18.5，標準体重18.5～24.9，体重過多25.0～29.9)

- 一口食べても「食べている」と言ったり，器に盛った量と口に入った量が違う場合があるので，実際に摂取している量を正確に把握することが必要である．
- 高齢者では喉の渇きを訴えず，水分補給が十分にされていない場合があり，脱水症を起こしやすいので，どのような種類の水分(水・茶・ジュースなど)をどれくらい摂取しているか把握することが重要である．

栄養管理目標

*十分なエネルギーを補給する．標準体重あたり30～35 kcal，たんぱく質は総エネルギーの15～20%程度を目安にする．

■必要栄養量
患者の以前の摂取状況を確認しながら，上記の栄養量を参考に患者個々の栄養量を設定する．

■栄養補給方法
急性期：絶食→末梢静脈栄養療法または中心静脈栄養療法
回復期：経口摂取(ゼリー食・とろみ食)→粥食→軟食

経口摂取開始の基準
・意識レベル(JCS 1桁・GCS 14点E4必須)
・全身状態が安定している
・経口摂取を制限する要因(内臓機能の低下など)がないこと
・口腔ケアが適切に行われていること

- 注意しなければならないのが，経腸栄養の開始時期と摂取量である．タイミングが遅れるとこの間に栄養低下が進み，タイミングが早すぎると肺炎再発になる．肺炎を再発すると，治療再開している間に栄養低下が進むという悪循環に陥る．

栄養基準・食品構成

■栄養基準例

分粥食

分	エネルギー(kcal)	たんぱく質(g)	脂質(g)	備考
A	750	27.3	26	重湯
B	1,000	40.6	38	お交じり
C	1,100	45.3	34	三分粥
D	1,200	51.8	30	三分粥
E	1,300	53.6	30	五分粥
G	1,500	65.9	38	五分粥
H	1,700	75.9	42	七分粥

嚥下訓練食

区分	エネルギー(kcal)	たんぱく質	脂質	備考
A	230	3.3	3	ゼリー
B	729	21.8	19	ゼリー
C	920.8	41.08	29	おかずゼリー
D	1,530	58.5	30	固めとろみ
E	1,530	58.5	30	ゆるめとろみ
F	1,530	58.5	30	きざみとろみ

食品・素材の適否

- 発熱すると体内の水分と塩分が失われるとともに，熱に弱いビタミンB_1とCが体内で破壊される．口当たりのよい汁もので,ビタミンやたんぱく質を補う．
- 香辛料や調味料を上手に活用すると，料理に適度な甘味，辛味，酸味が加わり食欲を増進させる．また，パセリやしょうがは，風味を加えるとともに，素材の臭みを消してくれる．

MEMO

献立・調理法の工夫

推奨
- ゼリーやプリンなど，喉ごしがよいもの．
- マーガリンやマヨネーズなど油脂を利用することで，表面がなめらかになり，飲み込みやすくなる．また，エネルギー補給にも役立つ．

不適
■ 摂取してはいけない食品
- とくにはないが，気道に入ってむせないように，パサパサした食品はなるべく控える．また，パサパサしている食品でも，とろみをつけると食べやすくなる．

■ 避けたほうがよい食品
とくになし．

【岩川裕美】

経腸・静脈栄養療法

- 発熱による発汗や飲水・摂食不良による脱水と電解質異常に対しては，循環不全や腎不全あるいは喀痰排出困難に伴う肺炎治癒遅延の原因となるため，速やかな補正が必要である．
- 重症肺炎などで経口摂取不能例や高齢者肺炎で誤嚥の関与が大きい場合は，一時的な禁飲食が必要である．
- 経静脈栄養は，直接静脈内に栄養素の混合液を投与するため，消化管の機能障害が生じても確実に栄養素の投与が可能であるが，カテーテル留置に伴う合併症や中心静脈栄養による高血糖・浸透圧利尿などについての注意が必要である．
- 経腸栄養法は安全性が高く，腸管機能を維持できる点で有利である．しかし，経鼻胃管は胃と咽頭とをバイパスするため，むしろ不顕性誤嚥のリスクを増す．
- 経鼻胃管に代わる方法として経皮内視鏡的胃瘻造設術（PEG）などによる栄養法がある．いずれも顕性誤嚥対策として優れた方法であるが，これらの経腸栄養は肺炎予防策ではない．肺炎は食事の誤嚥で生ずるわけではなく，口腔内の雑菌を不顕性誤嚥することで起こる．したがって，PEGを留置したうえで口腔ケアや嚥下リハビリテーションを行って，初めて誤嚥性肺炎の予防が可能となる．
- 栄養療法がとくに問題となる高齢者の肺炎においては，なるべく意識状態を改善し，安易な長期経鼻胃管挿入は避けるほうが望ましい．また，同時に口腔ケアが重要であり，口腔内細菌叢の改善が微量誤嚥後の肺炎発症を減らすために有効である．

💊処方例

中心静脈栄養については，前述のような栄養素の補充を心がける．
流動食については，呼吸器疾患用には濃厚流動食(プルモケア®，メディエファミノプラス®，アイソカルプラス®，グルセルナ®)が推奨される．

【長尾美紀】

栄養指導

■誤嚥性肺炎の患者の場合

- 睡眠中に胃液が逆流しないよう，上半身を15〜20度くらい起こして寝るよう指導する．
- ベッド上で食事をとらなくてはならない人は，少し起き上がった姿勢で食べるよう指導する．
- パサパサした食べ物はやわらかく煮込んだり，スープなど液体のものはとろみをつけると誤嚥しにくくなることを教える．
- 食欲があっても，炎症の程度や服用薬剤により体重減少が起こる場合があること，浮腫により体重が増加する場合もあることを伝える．
- 1週間に1回は体重測定を行う．はかる条件(時間帯，服装など)をなるべく合わせておくことが重要である．

【岩川裕美】

看護のポイント

- 喀痰培養検査による起因菌の同定は，抗菌薬の選択に大きく関与する．したがって，口腔，鼻腔の常在菌による汚染がない状態で検体(膿性痰)を採取する必要がある．
- 採取時期は，早期起床時が望ましく，採取前に口腔内，咽頭部をうがいにより清浄化する．
- 培養検査に適切な喀痰とは，100倍の検鏡時に，1視野10以下の上皮と25以上の白血球がみられることである[1]．上皮が多く白血球が少なければ唾液を培養している可能性が高い．
- 抗菌薬投与により喀痰中の微生物は死滅してしまうので，起因菌同定のために，初回抗菌薬投与前の喀痰採取が望ましい．
- 肺炎の症状である発熱，頻呼吸，咳や喀痰貯留による痰の喀出は，体力を消耗するので，安静，栄養保持に努める．
- 人工呼吸器装着中では，人工呼吸器に関連する肺炎を防止するために，①ベッド頭部30〜45度の挙上，②鎮静の休薬(sedation vacations)，③抜管の評価，④消化性潰瘍疾患の予防，⑤積極的な口腔ケア，を実践することが推奨される[2]．

■在宅指導
- 過労,睡眠不足など免疫力低下の原因となることを避ける.
- 肺炎の原因が誤嚥による場合は,再発の可能性が高いので,嚥下訓練により誤嚥を予防する.

【一木 薫】

【文献】
[看護のポイント]
1) 坂崎利一,他(編):臨床医のための臨床微生物学,pp30-32,フジメディカル,2002
2) Recommendations of CDC and the Healthcare Infection Control Practices Advisory Committee, Guidelines for Preventing Health-Care-Associated Pneumonia, 2003

MEMO

27 結核

🔖 慢性感染症による消耗性疾患のために不足したたんぱく質とエネルギーの補充に加え，低栄養をきたす背景，基礎疾患を是正する必要がある．

疾患の知識

▶**概念・病因** 抗酸菌属に属する結核菌（*Mycobacterium tuberculosis*）による感染症である．結核感染を受けても，発病するのはそのうちの10％程度で，発病形式には結核感染に引き続いて発病する1次結核と，いったん結核免疫が成立した後に生じる2次結核がある．糖尿病，腎不全，悪性腫瘍，免疫抑制などが発病リスクである．

▶**疫学** 人口10万あたりの罹患率は20で，欧米諸国の4〜5倍である．都市部，高齢者での頻度が高い．

▶**症状** 発熱，全身倦怠感，食欲不振などの全身症状に加え，肺結核では咳嗽，喀痰，血痰，喀血，呼吸困難などの呼吸器症状がある．

▶**診断** 画像診断，病理組織診断はいずれも補助診断で，最も確実なのは臨床検体から細菌学的に結核菌を証明することである．核酸増幅法は迅速同定法として有用であるが，確定診断には，塗抹・培養検査が必要である．クオンティフェロンTB-2G®はツベルクリン反応に代わって，潜在感染者を見出すために使用されている．

▶**治療** 重症度・排菌の多寡にかかわらず，リファンピシン，イソニアジド，ピラジナミド，エタンブトール塩酸塩（またはストレプトマイシン硫酸塩）の4剤併用で2か月間治療後，リファンピシン，イソニアジドで4か月間治療する．高齢や肝疾患によりピラジナミドが使用できないときは，リファンピシン，イソニアジド，エタンブトール塩酸塩（またはストレプトマイシン硫酸塩）の3剤併用で6か月間治療後，リファンピシン，イソニアジドで3か月間治療する．粟粒結核などの重症例では治療期間を延長することがある．また，薬剤耐性や副作用を認めたときは，原則として結核の専門医に紹介するか相談のうえで治療法を変更する．

【伊藤　穣】

栄養病態

🔖 感染による異化亢進のためたんぱく質が不足し，十分なたんぱく質摂取が必要な状態である．

- 呼吸不全や全身衰弱，体重減少が著しい重症例では，エネルギーとたんぱく質のいずれもが不足するため，両者の補充に加えビタミンや微

- 量元素の摂取も必要である．
- 糖尿病，肝硬変，胃切除術後，悪性腫瘍，アルコール多飲などによる栄養障害は結核発病の危険因子であるとともに，結核感染の持続が栄養状態や基礎疾患のさらなる悪化をもたらしている．
- 糖尿病のコントロールが不良な患者では，厳密な血糖管理が必要である．
- イソニアジドはビタミン B_6 と拮抗し，末梢神経障害をきたす．栄養障害，アルコール多飲者，妊娠中や授乳中の女性などではそのリスクが増加するため，ビタミン B_6 25 mg/日の補充が必要である．

【伊藤　穣】

栄養食事療法

基本方針

✎ 低栄養が結核発病のきっかけとなり，また，栄養障害によって免疫力が低下していると発病しやすくなる．再発予防の面からもバランスのとれた栄養をとることは重要であり，結核菌再増殖を起こさないよう，免疫機能の障害予防のための栄養食事療法を目標とする．

- 合併症がなく，結核治療前に栄養障害を有さない場合は，健常者同様の常食とする．
- 栄養障害がある場合はエネルギー・たんぱく質を 40～50 kcal/kg 程度補う．
- 低栄養状態では，治療への反応能力を最適にするために高エネルギー・高たんぱく食とする．
- 糖尿病を合併し栄養状態不良の場合は，高血糖の際も必要エネルギー量を補給し，インスリン投与を行い血糖コントロールする．
- 肝硬変，肝炎，胃切術後などによる栄養障害がある場合，各疾病に合わせて栄養補給をする．
- 結核治療の中心的薬剤であるイソニアジドとリファンピシンが効かなくなった多剤耐性結核では，栄養障害の程度に合わせ，細胞性免疫機能の改善のため高エネルギー・高たんぱく食による栄養摂取とする．

栄養アセスメント

✎ 食事摂取がなされていても，栄養補給量は必ずしも十分でない場合もある．また，高齢者や糖尿病などで免疫力が弱まると，結核を再び発病する割合が増えている．食生活状況を含め栄養状態をみる．

- 食事摂取状況，食生活状況を問診する．
- 体重変動，%IBW，%TSF，%AMC を測定する．

- 血清アルブミン値,血中リンパ球総数などの栄養状態をみる.
■アセスメント項目
身長・体重・BMI・%IBW・年齢・体重変化・摂食状況・合併症有無・血清アルブミン値・血中リンパ球総数・肝機能(AST/ALT)・血清ビリルビン

目的	検査項目
全身栄養状態	体重
	理想体重比　%IBW
	上腕三頭筋皮下脂肪厚
	上腕筋囲
	血清アルブミン
	総たんぱく
免疫能	血中リンパ球総数

■モニタリング・評価ポイント
- 食事摂取状況と体重変化を確認し,血清アルブミン値・血中リンパ球総数や肝機能を観察する.
- 経口栄養補給量が十分でない場合は経腸・静脈栄養補給法を行い,抵抗力増強のため適切な栄養量を補給する.

栄養管理目標

適切なエネルギー量と十分なたんぱく質を補給する.低栄養や糖尿病,肝硬変,肝炎などの合併症がなければ,健常者の目安量とほぼ同様程度とする.
- 多剤耐性結核では,免疫力を高めるべく高エネルギー・高たんぱく食での栄養評価を行い,栄養状態をモニタリングする.
- 免疫力が低下して結核菌を抑え込むことができなくなる高齢者では,全身状態の個人差が大きいため,栄養補給療法ともあわせ,適切な栄養量を維持する.
- 糖尿病を合併し栄養不良の状態では,通常の糖尿病食に必ずしも準じず,十分適切なるエネルギー補給を行い,栄養状態の改善をはかりながらインスリンによってコントロールを行うようにする.
- 複数の微量栄養素の欠乏もみられる[1]ことがあり,発熱などではとくに水分や微量栄養素の補給を行う.

栄養基準・食品構成

■病期別栄養管理

- 初期:肺結核に特有な栄養基準はないが,発熱時や低栄養状態では,必要栄養量にストレス係数を1.2〜1.5程度とする.
- 高齢者の場合は,医療機関で結核と診断されたときにはすでに重症で,治療を実施しても化学療法の効果が現れる前に不幸にも死に至る例も少なくない[2].経口摂取のみにかかわらず補給する.
- 抗結核薬にはそれぞれさまざまな副作用がある.そのうえ化学療法は必ず2〜4剤の併用で行い,治療期間は短くても6か月が必要[3]とされている.食思不振などの胃腸障害が出現した場合は,脂質を控え,ゼリーや栄養調整食品等も利用して,効率よく栄養補給をする.
- 主な抗結核薬はイソニアジド(INH),リファンピシン(RFP),ピラジナミド(PZA),エタンブトール(EB)[4]で,表27-1にその副作用を示す.
- 回復期:2週間以上の治療で肺結核症状が改善した場合,その後の栄養状態が再発に影響を与える可能性があるため,健常者の常食を基本とした栄養バランスのとれた栄養補給をする.

■栄養基準例

	エネルギー(kcal)	たんぱく質(g)	脂質(g)	糖質(g)
常食①	1,600	60	45	240
常食②	1,900	65	45	310
常食③	2,100	69	46	360
全粥食	1,550	65	40	240

■食品構成例

食品群	分量(g)
米飯	250
いも類	60
砂糖類	5
植物油	15
味噌	20
大豆製品	35

食品群	分量(g)
魚介類	65
獣鳥肉類	45
卵類	25
牛乳	200
その他乳類	10
緑黄色野菜	120

食品群	分量(g)
淡色野菜	270
果物類	80
海藻類	10
調味料類	50

表 27-1 抗結核薬別副作用一覧

副作用の種類\薬剤	過敏症(アレルギー反応)	肝	腎	血液	内分泌系統	胃腸系統	皮膚粘膜系統	その他
INH	発熱(+発疹)	機能障害 黄疸(肝炎)		出血傾向(喀血など) 紫斑病 顆粒球消失	女性化乳房 血糖低下 Cushing病	悪心,嘔吐 食思不振 便秘	発疹 歯ぎん炎	ペラグラ アルコール耐容性低下
RFP	発熱 ショック 血小板減少症	機能障害 肝炎		出血傾向(鼻出血等) 血小板減少症	女性化乳房 月経異常	食思不振 悪心,嘔吐 胃痛,下痢	発疹 皮膚炎	
PZA	発熱	強い黄疸(肝炎) 急性黄色肝萎縮		出血傾向(喀血等)		悪心,嘔吐 腹痛,下痢 便秘	発疹 色素沈着 ヘルペス	高尿酸血症関節痛
EB						食思不振	発疹	
SM	発熱(発疹) ショック	過敏症に伴う急性黄色肝萎縮	たんぱく尿(腎障害)	紫斑病 顆粒球減少 好酸球増加		悪心,嘔吐	発疹 脱毛 歯ぎん炎	

| 副作用の種類\薬剤 | 神経系統 ||||||| 精神系統 |
| | 聴神経 || 視神経 | その他の脳神経 | 末梢神経 | 自律神経 | 中枢神経 | |
	蝸牛殻神経	前庭神経						
INH			視力障害		四肢しびれ感 関節痛 知覚異常(末梢神経炎)	排尿障害	頭痛 不眠 酩酊感	一過性精神障害 分裂症
RFP								不眠,不安 精神障害
PZA					喘息発作			
EB			視力障害 視力狭窄 視神経炎		下肢しびれ感 知覚異常 運動麻痺		頭痛	幻覚,不安 不眠
SM	耳鳴 耳閉 難聴	めまい 平衡障害	視神経炎	顔しびれ 顔面神経麻痺	四肢しびれ感 運動失調(末梢神経炎)	心悸亢進	頭痛	

〔青木正和:医師・看護職のための結核病学 3 治療 1 結核化学療法の原則と実際,平成19年改訂版,pp50-51,結核予防会,2007より一部改変〕

食品・素材の適否

■推奨される食品

とくに推奨される食品はなく栄養バランスのとれた食事内容とすることであるが,栄養状態不良では,エネルギーおよびたんぱく質密度の高い食品で構成される高エネルギー・高たんぱく食とする.たとえば,バター,マーガリン,マヨネーズ,ホイップクリームなどを使いカロリーを上げたり,粉乳,ピーナッツバター,卵,肉類,ヨーグルト,豆類にてたんぱく質摂取を増加させたりする.

■摂取してはいけない飲食物

アルコール:抗結核薬服用中は,飲酒によって薬の効果が弱くなったり,肝機能障害を引き起こす場合があるため禁止.

■注意する食品

結核治療薬のイソニアジド(INH)では,致命的な症状に至ることはあまりないが,ヒスタミンやチラミン含有量の多い魚介類やチーズとの相互作用を起こす可能性があるとされる.

・チラミンを含む食品:チーズなどチラミンを含む食品は,MAO阻害作用薬物によってチラミンが代謝されずにアドレナリンが作動性神経終末部に取り込まれて,ノルアドレナリンが放出されるため,血圧上昇や動悸を起こすとされる.

・ヒスタミンの多い食品:まぐろ,いわしなどに多く含まれるヒスタミンは,ヒスチジンが *Proteus morganii* などの細菌によって脱炭酸され,ヒスタミンに変化することによって頭痛,顔面紅潮などのヒスタミン中毒を起こすことがあるとされている.新鮮な魚では問題がないと考えられ,赤身魚の腐敗度に注意する.

・香辛料

魚干物類	ヒスタミン量 (mg/100 g)
さんま開き	21.85
いわし丸干し	21.35
あじ開き	11.25

(平田大澄, 他:Survey of Histamine in Dryed Fishes, 食品衛生研究 29:207-211, 1978)

食品	チラミン含有量 (μg/g)
チェダーチーズ(長期発酵)	530
チェダーチーズ(短期発酵)	120
プロセスチーズ	26
ブルーチーズ	93〜256
パルメザンチーズ	4〜290
ビール	3.6〜11.2
ワイン	ND〜304

(SenNP:Analysis and Significance of Tyramine in Foods. J Food Sci 34:22-26, 1969)

献立・調理法の工夫

- 年齢・性別・身体組成・生活活動量に応じた栄養バランスのとれた食事を心がける.
- 多数の微量栄養素の欠乏[1]の可能性があるので, 不足がないよう十分補うように工夫する.

【杉野万紀】

経腸・静脈栄養療法

全身衰弱, 体重減少が著しく, 経口摂取が不能な場合

処方例

慢性感染の結果, 低栄養半飢餓状態にある場合には, ブドウ糖の急激な過量投与を避け, 徐々に増量する.

- エネルギー源として脂肪乳剤の併用とたんぱく質欠乏に対して十分量のアミノ酸投与を行う.
- Na, K, Cl など通常の電解質調整のほかに, 微量元素の補充を行う.
- 乳酸アシドーシス防止のための総合ビタミン剤に加え, イソニアジド治療に伴うビタミン B_6 の追加も行う.
- 髄膜炎など中枢神経結核以外で意識障害をきたしている場合は, ビタミン B_1 欠乏によるウェルニッケ脳症も考慮する.

(1) ネオパレン1号　　　　1,000 mL
　　アミパレン　　　　　　200 mL
　　ミネラリン　　　　　　1 バイアル
　　ビタメジン　　　　　　1 バイアル
　　80 mL/時で中心静脈内に持続点滴
(2) ネオパレン1号　　　　1,000 mL
　　80 mL/時で中心静脈内に持続点滴, 残液は廃棄
　(1), (2) いずれも 3〜7 日をめどに維持液に移行する
　　ネオパレン2号　　　　1,000 mL
(3) イントラリピッド 20%　200 mL
　　10 時間以上かけて投与

輸液量　　　　　　2,120 mL
総エネルギー量　　1,440 kcal (開始液), 1,890 kcal (維持液)
アミノ酸投与量　　55 g (開始液), 70 g (維持液)
グルコース投与量　206 g (開始液), 300 g (維持液)
脂肪投与量　　　　40 g

【伊藤　穣】

栄養指導

- 1日3食規則正しい食生活を指導する．
- インスタント食品やファストフードばかりの食生活では，栄養バランスが崩れ，免疫力低下を招くため，外食を控えさせる．
- 慢性疾患がある場合

①糖尿病：コントロール不良な糖尿病患者では細胞性免疫機能の低下がみられ，さらに栄養障害，血管障害などが加わって結核に対する抵抗力の低下が起こる[3]．また，結核入院患者の糖尿病合併率は増加しているため，栄養指導の実施を要する．糖尿病患者が結核症を併発すると糖尿病自体も悪化する可能性がある[3]ため，しっかりコントロールするよう，糖尿病食事療法に準じ指導する．

②腎不全・人工透析：人口透析患者は細胞性免疫機能の低下，腎不全による尿毒症物質の蓄積，必須栄養物が失われることなどが結核症発症の理由と考えられる[3]．腎不全，人口透析の食事療法を優先して指導する．

③慢性呼吸器疾患：肺気腫や肺線維症などを併発して肺機能が低下している場合，生化学検査値以外にも身体組成を評価し，脂肪エネルギー比を高めに考慮したエネルギー不足のないような栄養補給を指導する．

- 昔は「安静・栄養・大気」が第一に考えられ[4]，当時の治療薬効果が弱かったこともあり，栄養摂取は重要であった．現在では食料事情が変わったうえ，治療薬の効きが強くなったことから，むしろ過栄養に気をつけて栄養バランスをよくすることを考慮するようになっている．
- 医薬品は栄養状態に対し，いろいろな点で影響を与える．とくに食事摂取の変化，栄養成分吸収の変化・栄養素の代謝に対する変化，栄養素の排泄に対する変化，栄養素の輸送と取り込みに重要な影響を与えている．栄養素の欠乏状態では，たとえば栄養状態を表す典型的な指標である血漿たんぱく質と医薬品の結合が90％以上になると，血漿たんぱく質が医薬品の運搬役となる[7]．たんぱく質栄養不十分では，医薬品の利用効率が変化したり，さらには副作用を生ずることにもなりかねない．

〈医薬品と栄養素の相互作用〉[7]

①リファンピシン:
　〔栄養への影響〕　ビタミンD
　・有害作用:悪心, 嘔吐, 下痢, 食欲減少
　・栄養管理:血漿たんぱく質との結合〜80%, と84〜91%
　　　　　　　血清の葉酸やビタミンB_{12}の標準微生物検定法を阻害する場合があるので, 他の検定法で行う必要がある.
　　　　　　　ビタミンDの代謝に影響を与える場合がある.
　　　　　　　スルホニル尿素を服用している糖尿病の血糖値を増加させる場合がある.

②ピラジナミド:
　〔栄養への影響〕
　・有害作用:悪心, 嘔吐, 食欲減少

③エタンブトール:
　〔栄養への影響〕
　・有害作用:悪心, 嘔吐, 食欲減少

【杉野万紀】

看護のポイント

- 2週間以上続く咳や喀痰, 持続する微熱, 体重減少など結核を疑う患者は, 隔離した待合室や他の患者から離れた場所で待機させ, 優先して診療(トリアージ診療)を行い, 結核菌の拡散を防止し, 結核菌暴露者をできるだけ少数にする.
- 排菌している肺結核の場合は, 独立した換気を有する陰圧個室に隔離し, 入室者はN95マスクを着用する空気感染予防策を実施する. 患者はサージカルマスクを着用する[1].
- 空気感染予防のみが必要であり, 特別な消毒や滅菌, 過剰な防護具着用は必要ない.
- 排菌していない結核患者(肺外結核, 活動性ではない肺結核)では, 空気感染予防策の必要はなく, 標準予防策(スタンダードプリコーション)の実践でよい[1].

■在宅指導

- 結核菌の治療は, 抗結核薬3〜4剤の多剤併用療法が行われるが, 長期間(最低6か月)にわたり投与する. 指示された抗結核薬を確実に内服しなければ, 耐性化するおそれがあるため, 規則正しく確実な服薬ができるよう, 指導が重要である.
- 確実な服薬が困難な患者では, 直接外来や自宅で服薬を確認する, 直接監視下服用(DOTS)が行われる.

【一木　薫】

【文献】

[栄養食事療法, 栄養指導]

1) Van Lettow M, Fawzi WW, Semba RD：The Role of Malnutrition in Tuberculosis and Human Immunodeficiency Virus Co-infection. Nutr Rev 61：81-90，2003
2) 高瀬 昭：シリーズ高齢者の呼吸器感染症・呼吸器疾患第5回高齢者の肺結核，複十字No.304．p18，結核予防会，2005
3) 青木正和：医師・看護職のための結核病学1．基礎知識 平成20年度改訂版 結核予防会，2008
4) 結核予防マニュアル：財団法人結核予防会，結核研究所 平成12年3月
5) 山岸文雄：わが国の新しい結核対策への提言2．ハイリスク対策(医学的側面から)．第7回国際結核セミナー．2002年2月
6) 山岸文雄：糖尿病，腎透析と結核．露口泉夫(編)：新しい診断と治療のABCシリーズ41 結核・非結核性抗酸菌症：pp211-218，最新医学社，2006
7) イヴォンヌ・コールマン(著)，細谷憲政(監訳)：医薬品-栄養素の相互作用—人間に必要な医薬品の知識．第一出版，p71，p173，p180，2007

[看護のポイント]

1) Siegel JD, et al：Guideline for Isolation Precautions：Preventing Transmission of Infectious Agents in Healthcare Settings, 2007

MEMO

28 HIV感染症

免疫力の低下とともにAIDSを発症し，痩せが進行する消耗性疾患であるが，抗HIV薬開始後は，急激な体重増加が観察される．薬の副作用として，糖や脂質の代謝異常が高頻度に出現するため，脳・心血管系イベント発生のリスクが高まると指摘されている．生涯にわたる服薬が必要な疾患であるため，生活習慣の改善と栄養療法の介入は重要である．

疾患の知識

▶**概念** HIV感染症は急性感染期，無症候期，AIDS期に大別される．どの時期においてもHIVは活発に増殖し，常に感染力をもつ．

▶**病因** 体内に侵入したHIVウイルスは，リンパ組織内で絶え間なくウイルスを複製し，CD4陽性Tリンパ球に感染する．感染したCD4陽性Tリンパ球は死滅し，それを補うためにCD4陽性Tリンパ球を次々に供給し平衡状態を保とうとするが，CD4陽性Tリンパ球は徐々に減少し，免疫不全が進行していく．

▶**疫学** 新規HIV感染者の報告数は増加の一途である．最も多い感染経路は男性同性間の性的接触による感染である．

▶**症状** HIV感染後2〜6週間の時期に，約40〜90％の患者に発熱，咽頭痛，表在リンパ節の腫脹，筋肉痛，関節痛，下痢，頭痛などの急性感染症状が発現する．発疹が出現する頻度も高い．これらの症状は他のウイルス疾患と区別がつきにくく，自然軽快するため，見過ごされやすい．無症候期に移行するとHIV感染を示唆する症状は乏しくなる．CD4数が200個/μL未満になるとAIDS発症のリスクが高まり，種々の日和見感染症を発症する．

▶**診断・検査** HIVのスクリーニング検査（PA法，EIA法，IC法）で陽性となった症例，または判定保留に対して確認検査（WB法，RT-PCR法）を実施する．確認検査で陽性となった症例をHIV感染者と診断する．

▶**治療** HIV感染症の治療は，作用機序の異なる抗HIV薬を組み合わせ，強力にウイルスを抑制する多剤併用療法（HAART；highly active antiretroviral therapy）である．血中のHIV RNA量を検出限界以下に抑制し続けることが治療の目標である．選択すべき治療薬については，新薬の登場とともにガイドラインが改訂されるため，常に最新情報の入手が必要である．HIV感染症研究会（http://www.hivjp.org/），抗HIV治療ガイドライン http://www.haart-support.jp/guideline.htm），AIDSinfo

Web site (http://AIDSinfo.nih.gov)が参考になる.
▶予後　HIV 感染症を治癒する治療法はない．ただし，免疫レベルが保たれた状態で抗 HIV 治療を導入できれば，非感染者と同等の予後を期待できる．

【髙野　操】

栄養病態

- 血清アルブミン値は予後を規定する因子であり，血清ビタミン A，ビタミン B_{12}，セレン，亜鉛の欠乏は HIV 感染症の進行との関連が指摘されている．
- 体重減少の原因は不十分な食事摂取，吸収障害，代謝障害，サイトカイン産生増加が複合的に起こっていることが多い．免疫力が低下している患者の急激な体重減少は日和見感染症の発症を念頭に置く必要がある．
- 抗 HIV 薬を服用している患者では，薬の副作用として脂質代謝異常（高トリグリセリド血症・高コレステロール血症），インスリン抵抗性増大による耐糖能障害などの代謝異常が高頻度に発現する．

【髙野　操】

栄養食事療法

栄養アセスメント

🖋食欲不振，消化管障害などによる摂取量減少が原因で体重減少が起こる前に，栄養状態を正しく把握する．

- 食生活状況，食事摂取状況，食物摂取障害(嚥下障害，嚥下痛，咀嚼障害，味覚変化，悪心，嘔吐，早期満腹感，食欲不振など)，食物に対する不耐性(牛乳など)，身体状況(体重変化，下痢，便秘など)を問診，調査する．
- 身体計測によって，体重変化，理想体重比，上腕三頭筋部皮脂厚，上腕周囲長などを測定する．
- 血清総たんぱく，血清アルブミンなどにより評価を行う．
- 下痢などによる血清電解質異常の出現をチェックする．

■アセスメント項目

入院時身体情報	意思疎通／身長／体重／BMI／年齢／看護度・自由度
入院時栄養状態	体重変化／食欲不振／消化器症状／嚥下障害など

目的	検査項目
全身栄養状態	体重／理想体重比
	上腕三頭筋部皮脂厚
	上腕周囲長
	血清総たんぱく
	血清アルブミン

■モニタリング・評価のポイント
- 全身栄養状態を観察する.
- 食事摂取状況,食物摂取障害(嚥下障害,嚥下痛,咀嚼障害,味覚変化,悪心,嘔吐,早期満腹感,食欲不振など),食物に対する不耐性(牛乳など),身体状況(体重変化,下痢,便秘など)を観察する.

栄養管理目標

🔖 エネルギー,たんぱく質の摂取不足を避け,バランスのよい食事摂取を目標とする.
- 「日本人の食事摂取基準」(厚生労働省策定,2005年版)に準じて栄養補給する.

■必要栄養量

エネルギー　1,900 kcal
たんぱく質　　70 g
脂質　　　　　45 g
炭水化物　　 300 g
水分　　　1,500 mL

■栄養補給方法
- 無症候性キャリアのとき:常食
- AIDS関連症状があるとき:経口(常食〜流動食:飯食→粥食)
- AIDS発症以降:経口(常食〜流動食:飯食→粥食),経管栄養

MEMO

栄養基準・食品構成

🔖 無症候性キャリアのとき・AIDS 関連症状があるとき・AIDS 発症以降に応じて栄養管理を行う．

無症候性キャリアのとき	● AIDS 発症を遅らせ，体力と免疫力を保ち全身の栄養状態を良好に維持するため，食事摂取基準に準じてバランスよく食事摂取し，適正体重を維持する． ● とくにエネルギー，たんぱく質の摂取不足を避ける． ● ビタミン（とくに A，C）および無機質（微量元素を含む）が不足しないように注意する． ● 常食：エネルギー 1,900 kcal，たんぱく質 70 g，脂質 45 g，炭水化物 300 g
AIDS 関連症状があるとき	● 症状に対応し，食べやすさに配慮した食事内容（全粥食，五分粥食，三分粥食，流動食，低刺激食など）とする． ● 全粥食：エネルギー 1,500 kcal，たんぱく質 65 g，脂質 40 g，炭水化物 220 g ● 三分〜五分粥食：エネルギー 1,100〜1,200 kcal，たんぱく質 50〜60 g，脂質 30〜35 g，炭水化物 140〜170 g ● 流動食：エネルギー 900 kcal，たんぱく質 30 g，脂質 30 g，炭水化物 130 g
AIDS 発症以降	● 食事摂取基準に準じてバランスよく食事摂取し，適正体重維持を基本とするが，食事摂取状況に応じて食事内容を決定して対応する．経口摂取が困難な場合には経管栄養とする．必要がある場合には，健常者と同じ食事摂取基準の 10％程度増とする． （PFC 比：たんぱく質 15％，脂質 25％，炭水化物 60％）

■栄養基準例

病期	食事	エネルギー（kcal）	たんぱく質（g）	脂質（g）	炭水化物（g）
無症候性キャリアのとき	常食	1,900	70	45	300
AIDS 関連症状があるとき	全粥食	1,500	65	40	220
	三分〜五分粥食	1,100〜1,200	50〜60	30〜35	140〜170
	流動食	900	30	30	130
AIDS 発症以降		1,900	70	45	300

■**食品構成例**(エネルギー 1,900 kcal,たんぱく質 70 g,脂質 45 g,炭水化物 300 g)

食品群	分量(g)	食品群	分量(g)	食品群	分量(g)
米飯	600	卵類	50	淡色野菜類	200
いも類	100	大豆製品	100	きのこ類	10
果物類	100	味噌	12	海藻類	2
魚介類	90	牛乳	200	植物油	20
獣鳥肉類	60	緑黄色野菜類	150	砂糖	10

食品・素材の適否

推奨
- 細菌やウイルスなどに感染しやすいので,鮮度のよい,清潔な食品を選ぶ.
- *消化のよい食品

不適
- 細菌やウイルスなどに感染しやすいので,鮮度の悪い,不潔な食品は不適である.

■**避けたほうがよい食品**
- *食中毒や細菌感染のおそれがある食品(生卵,生肉,生の魚介類,未殺菌の生乳など)
- *塩辛い,甘みが強い,香辛料が強い,酸味が強い食品

献立・調理法の工夫

■**献立**
- 食欲不振時は患者の嗜好を優先するとともに,食べやすい食事形態とし,食欲を増進するよう献立および調理を工夫する.
- 日和見感染症の各症状による嚥下痛や口内炎の荒れなどがある場合は,口当たりがよく,できるだけ低刺激(香辛料禁,酸味禁)とし,やわらかい料理を中心にする.
- 嚥下障害のあるときには,でき上がった料理を刻んだり,とろみをつけたり,かたいものを避けたり,香辛料や酸味の強いものを避けるなど工夫をする.
- 味覚障害のあるときは,患者の味覚の状態などを把握して,患者の好みで味つけを調整できるようにする.
- 料理は,熱すぎず,冷たすぎない温度とする.
- 1回の食事摂取量が少ないときは,1日の食事回数を増やすなどの工夫をする.

■調理法

- 調理するときは石鹸を使用して、こまめに手を洗浄し、食品衛生には十分に注意する.
- できるだけマスクや使い捨て手袋を装着し、使用する調理器具類や食器などの洗浄・消毒などに注意を払って、衛生管理を徹底する.
  - ＊食材、食品は清潔なものを使用し、加熱が必要な料理は十分に加熱する.
  - ＊原則として野菜は加熱調理した献立とするが、サラダなどの生野菜は、十分に洗浄・消毒する.
- 生肉や生魚介類（刺身・生がきなど）の献立は避ける.
- 生水の飲用は避け、沸騰させたものを用いる. 【鶴見田鶴子】

栄養食事療法

基本方針

🖋 無症候性キャリア（HIVに感染しているが無症状）のときは、AIDS発症を遅らせ、体力と免疫力を保ち全身の栄養状態を良好に維持するため、食事摂取基準に準じてバランスよく食事摂取し、適正体重維持を目標とする.

- 発熱、倦怠感、下痢、食欲不振、体重減少などのAIDS関連症状があるときには、症状に対応し、食べやすさに配慮した食事内容（全粥食、五分粥食、三分粥食、流動食、低刺激食など）とする.
- AIDS発症以降は、食事受容状況に応じて食事内容を決定して対応するが、経口摂取が困難な場合には経管栄養とする.
- 細菌やウイルスなどに感染しやすいので、食品や調理の衛生には十分に注意する.

経腸・静脈栄養療法

🖋 経口的食事摂取が困難、低栄養の場合

℞処方例

経腸栄養療法

- 投与開始時

ツインライン　400 mL/日　400 kcal　50 mL/時　から開始し、3～7日かけて徐々に増量.

- 標準投与量

ツインライン　1,200～2,400 mL/日　1,200～2,400 kcal　75～125 mL/時

🍫 吸収障害,頻回の下痢がある場合
📋 処方例

末梢静脈栄養療法

ビーフリード　1回500 mL　250 mL/時で点滴静注　1日3回
2週間以上の栄養管理が必要な場合は中心静脈栄養法を考慮する.

中心静脈栄養療法

● 導入期

フルカリック　1号　1,806 mL　1,120 kcal　　24時間持続点滴
イントラリピッド　20%　100 mL　30 mL/時

● 維持期

フルカリック　2号　2,006 mL　1,640 kcal　　24時間持続点滴
イントラリピッド　20%　100 mL　30 mL/時

＊脂肪乳剤は脂肪0.1～0.15 g/kg/時を超えない速度で点滴
＊脂肪乳剤は末梢からの点滴が原則　　　　　　　　　　　　【髙野　操】

栄養指導

無症候性キャリアのとき

- 体力と免疫力を保ち全身の栄養状態を良好に維持するためには,毎日の規則正しい食生活と栄養バランスのとれた食事が基本となることを指導する.
- 患者がサプリメントや栄養補助食品などの摂取を希望する場合は,必ず医師の承認を得るよう説明する.
- 飲酒はできるだけ控えるよう説明する.

AIDS関連症状があるとき

- 発熱,倦怠感,下痢,食欲不振,体重減少などのAIDS関連症状がある場合には,症状に適応し,食べやすさに配慮した食事内容(全粥食,五分粥食,三分粥食,流動食,低刺激食)とすることを指導するとともに,それぞれの症状に合わせた水分補給,食品摂取方法を具体的に指導する.

AIDS発症以降

- AIDS発症以降は,食事受容状況に応じて食事内容を決定して対応するが,経口摂取が困難な場合には経管栄養とすることを指導する.なお,経口摂取が可能な間は,患者のQOLを高めるため,できるだけ患者の嗜好や食物摂取状態などを把握して,それらに適合した食事の提供に努めるよう説明する.
- 細菌やウイルスなどに感染しやすいので,食品や調理の衛生には十分に注意するよう指導する.

- 口腔の清潔を保つことも必要であることを説明する． 【鶴見田鶴子】

看護のポイント

- 標準予防策（スタンダードプリコーション）による対応が基本であり，過剰な防護具の着用，過剰な消毒，滅菌は必要ない．
- 家族に病名を告知していない場合がある．告知するかしないかは，基本的には患者自身の判断によるので，医療従事者が患者との相談なしに，家族，パートナーにHIV感染の事実を告知してはならない．
- 患者がパートナーに感染の事実を告げることは非常に困難を伴う．家族，パートナーに告知する際は，医療従事者やカウンセラーによる適切な援助を行う．
- 医療従事者に，患者の血液・体液の粘膜暴露，針刺しが起こった場合は，発病予防のため，できる限り早急に抗HIV薬を内服する．

■在宅指導

- ウイルスの増殖抑制と耐性抑制のために，抗HIV薬の多剤併用療法が行われるが，勝手に薬剤の量を減らす，服用したりしなかったりするなど，中途半端な服用は耐性化を招き，最終的に使用できる薬剤を失ってしまうため，無治療よりも悪い結果となる．使用する薬剤投与量，種類は勝手に減らさないように確実な内服指導を行う．
- CD4陽性リンパ球減少による，さまざまな日和見感染症を併発する可能性がある．感染性疾患の人との接触を避け，正しいマスクの装着や手洗いによる感染予防と症状の早期発見に努めるよう指導する．
- 出血による他者への感染を防止するため，出血時の処置に注意するよう指導する． 【一木　薫】

【文献】

[栄養食事療法，栄養指導]
1) 根岸昌功：HIV感染症と薬物療法．臨床栄養 90：22-28，1997
2) 坂本寛子：AIDS患者の栄養管理．臨床栄養 90：35-37，1997
3) 上山万智子：AIDS患者の栄養管理．臨床栄養 90：38-43，1997
4) 外山健二：エイズ，中村丁次（編）：栄養食事療法必携 第3版，pp240-244，医歯薬出版，2005

29 歯科疾患

> 歯の本数や口腔機能は栄養に密接に関連している．一生を通して，歯の本数および口腔機能の維持が栄養摂取に必要不可欠である．

疾患の知識

▶**概念** 歯科疾患といえばう蝕，歯周病が代表的である．そのほかには，顎関節症，口臭などがあり，さらに知覚過敏や口内炎も含まれる．

▶**原因** 種類は異なるが，う蝕も歯周病も口腔内細菌が原因である．糖尿病や血管疾患，免疫力の低下などによって歯科疾患を悪化させることもある．また，妊娠中は歯科疾患を発症しやすい．さらに，タバコやストレスによる歯ぎしりなど，生活習慣も一因となる．

▶**疫学** 平成17年調査によると，抜歯原因の第1位は歯周病（42％），第2位はう蝕（32％）である[1]．抜歯件数は30歳代から増加し始め，60〜64歳群で最も多くなる（図29-1）．歯周病の罹患者率は39.4％で，歯周病の前段階である歯肉炎や歯石を保有する者を含めると82.7％におよぶ．う蝕の有病者率は92.1％で，成人のほとんどがう蝕経験者である．8020運動の普及とともに，80〜84歳群で20本以上歯を保有する者は，平成5年の11.7％から平成17年の21.1％へ増加した．

▶**治療** 歯科疾患においては治療のみならず予防が重要である．定期健診による歯石除去や適切なブラッシング技術の向上などが予防の一助となる．

【石井拓男・恒石美登里】

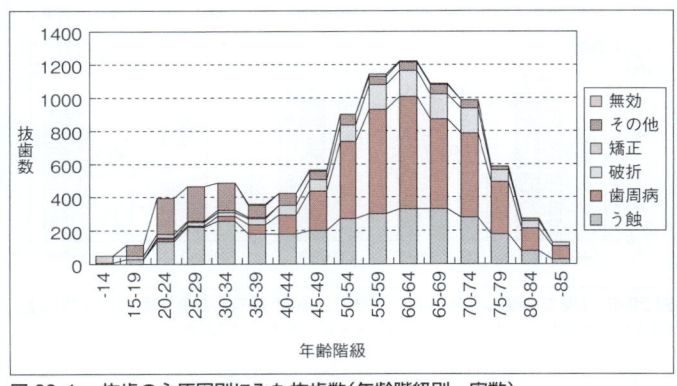

図29-1 抜歯の主原因別にみた抜歯数（年齢階級別，実数）
（8020推進財団：永久歯の抜歯原因調査報告書，財団法人8020推進財団，2005より）

栄養病態

- 平成17年歯科疾患実態調査によると，1人平均喪失歯数は，男女とも，年齢とともに増加する[2]．平成16年国民健康・栄養調査結果[3]から，40歳以上において，歯の本数が20本以上の者は19本以下の者に比べ，「何でも噛んで食べることができる」と回答した者の割合が高かった（図29-2）．
- 平成15年に全国国民健康保険診療施設協議会が実施した調査[4]でも，要介護者において咀嚼機能が低下している者は栄養摂取量が少ない（表29-1）．
- 喫煙者では，ニコチンによってビタミンが消耗されるため，とくにビタミンB_{12}やCの摂取が必要になる．
- 歯周病に対しては歯肉の細胞活性を目指して，ビタミンAやC，ミネラルの摂取を勧める．また，フラボノイドなど抗酸化作用のある飲みものや食べ物もよい．

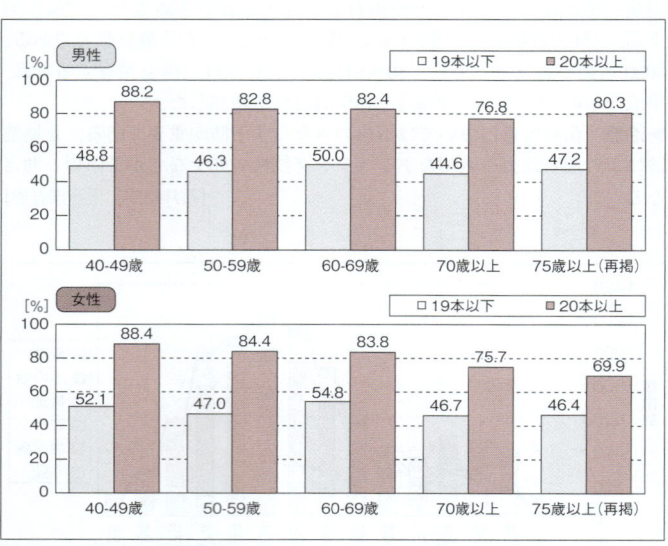

図29-2 「何でも噛んで食べることができる」と回答した者の割合（40歳以上）
（健康局総務課生活習慣病対策室：平成16年国民健康・栄養調査結果の概要より）

男性
年齢	19本以下	20本以上
40-49歳	48.8	88.2
50-59歳	46.3	82.8
60-69歳	50.0	82.4
70歳以上	44.6	76.8
75歳以上（再掲）	47.2	80.3

女性
年齢	19本以下	20本以上
40-49歳	52.1	88.4
50-59歳	47.0	84.4
60-69歳	54.8	83.8
70歳以上	46.7	75.7
75歳以上（再掲）	46.4	69.9

表 29-1 軽度要介護者の咀嚼機能と栄養摂取状況
対象：自立・要支援・要介護1の要介護高齢者

	エネルギー量 kcal/day	たんぱく質 g/day	脂質 g/day	体重 kg	%標準体重
何でも噛める群 N=58	1404.4	72.1	41.9	48.4	102.2
噛めないものがある群 N=40	1266.2	64.8	37.3	47.8	98.0

(全国国民健康保険診療施設協議会：H15年度国診協寝たきり予防推進のための栄養療法に関するプログラム策定並びにその普及実施事業報告書より)

【石井拓男・恒石美登里】

栄養食事療法

基本方針

- 自覚症状を感じないままに症状が進むことが多く，糖尿病などの生活習慣病と同様である．
- 生活習慣病などを有する場合は，原疾患の食事療法を基本とする．
- 肥満は歯周病との関連が深いことから，肥満を認める場合は改善をはかる．
- 炎症の増大を防止するため，たんぱく質は十分に摂取する．
- 歯肉からの出血傾向を防止するため，ビタミン豊富な食品を選択する．
- 骨密度の低下を防止するため，カルシウムが豊富な食品を選択する．
- 歯周病の原因となるプラークや歯石の増加を防止するため，ショ糖・脂肪の過剰摂取は避け，夜食などの不規則な食生活を避ける．
- 喫煙は最も重いリスクであり，禁煙とする．

栄養アセスメント

■アセスメント項目

- 特別なアセスメント項目はないが，肥満を認める場合は体重減少が栄養食事療法の評価となる．

栄養管理目標

- 糖尿病，脂質異常症，高血圧などの生活習慣病を有する場合にあっては，各疾患別の栄養管理目標に準じる．
- 上記原疾患を認めない場合にあっては，「日本人の食事摂取基準」を参照して生活習慣病の予防を目標とする．

■栄養必要量

エネルギー　25～35 kcal/標準体重 kg/日

たんぱく質　1.0〜1.2 g／標準体重 kg／日
脂質　　　　1日のエネルギー量に対して20〜25％
炭水化物　　1日のエネルギー量に対して55〜65％

■栄養補給方法

経口摂取が可能である．

栄養基準・食品構成

◆炎症期，治療終了後に応じて栄養管理を行う．

炎症期	●原疾患を有する場合は病態別の栄養管理を行う． ●食事形態は軟食とする．
治療終了後	●原疾患を有する場合は病態別の栄養管理を行う． ●唾液の分泌を促すために咀嚼を促す野菜，海藻などの多い食事とする． ●カルシウムを十分に摂取する． ●リンの過剰摂取を防ぐために清涼飲料水やインスタント食品は避ける． ●毎食後の歯磨きを励行する．

■栄養基準例（原疾患による食事療法の必要がない場合）

病期	食事	エネルギー(kcal)	たんぱく質(g)	脂質(g)	糖質(g)
炎症期	軟食	1,700	65	50	250
治療終了後	常食	2,000	75	50	300

■食品構成例

食品群	分量(g)
米飯	600
いも類	50
果物類	150
魚介類(小魚含む)	90
肉類	60
卵類	50

食品群	分量(g)
大豆製品	100
味噌	12
牛乳	200
緑黄色野菜	120
その他の野菜	230

食品群	分量(g)
きのこ類	10
海藻類	5
植物油	15
種実	2
砂糖	15

食品・素材の適否

推奨
- いわしなどの青魚,さけなど
- 牛乳,乳製品(ヨーグルト,チーズなど),小魚類
- 野菜類(特に緑黄色野菜),きのこ類,海藻類,果物類,いも類

不適
■摂取してはいけない飲食物
- 基本的には禁止する食品はないが,原疾患による禁止食品を優先する.

■避けたほうがよい食品
- 清涼飲料水
- インスタント食品やスナック類
- アルコール類
- ショ糖の多い食品:菓子類,菓子パン類
- 香辛料:唐辛子やこしょうの多量使用は控える.

献立・調理法の工夫

■献立
- 旬の食品を取り入れた,栄養バランスのよい食事とする.

■調理法
- 炎症期:香辛料や塩辛いものは避ける.
  煮ものや蒸しものなど消化のよい調理法にし,かたいものは薄切りにしたり,刻む.
- 治療終了後:通常の調理方法で差し支えない. 【篠﨑彰子】

栄養指導

- 原疾患を有する場合は病態別栄養指導を優先する.
- 炎症を改善するために良質なたんぱく質(肉,魚,卵,豆腐),緑黄色食品は十分に摂取させる.
- 唾液の分泌を促すために,野菜,海藻などを毎食よく噛んで食べるように指導する.
- カルシウムを多く含む牛乳,乳製品を十分に摂取させる.
- カルシウムの働きを妨げるリンを多く含む清涼飲料水やインスタント食品は避けるように指導する.
- 常習的な間食や就寝前の飲酒を認める場合は改善するように指導する.
- 生活習慣として禁煙指導,歯磨き指導をする. 【篠﨑彰子】

看護のポイント

- 歯周病は歯周病細菌による感染症的性格と生活習慣病的性格を併せもつ病気であるため，生活指導(口腔清掃，規則正しい生活習慣など)を行うことが歯周病の予防につながる．
- 歯周病細菌が全身的な感染源になりうることから，免疫能が落ちている患者では日和見感染や細菌性心内膜炎に，高齢者や嚥下障害を有する患者では誤嚥性肺炎に気をつける．
- 糖尿病患者は歯周病が増悪しやすいので，糖尿病のコントロールを行う．
- 歯周病に起因する歯の審美障害から引きこもりがちになるため，歯科治療を促し，外見を整え，コミュニケーション能力の向上をはかる．

■生活指導・在宅療養指導

- 就寝前の歯磨きなど効率的なブラッシングや義歯の手入れについて指導する．
- やわらかい食事は消化にはよいが，プラークが付着しやすくなるので食後の口腔清掃を心がけるよう指導する．
- 歯の喪失や動揺により咀嚼能率が低下し栄養不良になりやすいため，バランスのとれた食生活習慣，栄養摂取について指導する．
- 禁煙指導を行う．

【稲月　摂】

【文献】

[疾患の知識，栄養病態]
1) 8020推進財団：永久歯の抜歯原因調査報告書，財団法人8020推進財団，2005
2) 口腔保健協会：平成17年歯科疾患実態調査，財団法人口腔保健協会，2005
3) 健康局総務課生活習慣病対策室：平成16年国民健康・栄養調査結果の概要．http://www.mhlw.go.jp/houdou/2006/05/h0508-1a.html
4) 全国国民健康保険診療施設協議会：H15年度国診協寝たきり予防推進のための栄養療法に関するプログラム策定並びにその普及実施事業報告書，全国国民健康保険診療施設協議会，2004

MEMO

30 食物アレルギー

正しい診断に基づいた必要最小限の原因食物の除去が治療の原則である．その際にはエネルギーやたんぱく質不足をきたさないように，必ず専門の医師と栄養士の協力のもと食物アレルギーの指導を行う．重篤なアナフィラキシーショックが生じた際には，速やかに入院施設のある医療機関に搬送し，全身管理を行うことが肝要である．

疾患の知識

▶**概念** 原因食物を摂取した後に免疫学的機序を介して生体にとって不利益な症状(皮膚，粘膜，消化器，呼吸器，アナフィラキシーなど)が惹起される現象．

▶**病因** 頻度の高い食品として，鶏卵，牛乳，小麦，大豆，そば，甲殻類などがあるが，個人によって原因となる食物は多様にあり，注意を要する．

▶**疫学** わが国における食物アレルギー有病率調査では，乳児が5～10％，学童以降が1.3％程度と考えられ，全年齢を通して1～2％程度の有病率であると考えられる(厚生労働科学研究班：食物アレルギーの診療の手引き2005)．

▶**症状** 皮膚粘膜症状，消化器症状，呼吸器症状，全身症状に分類される．

1. 皮膚症状：瘙痒感，蕁麻疹，血管動性浮腫，発赤，湿疹
2. 眼症状：結膜充血・浮腫，瘙痒感，流涙，眼瞼浮腫
3. 口腔咽喉頭症状：口腔・口唇・舌の違和感・腫脹，喉頭絞扼感，喉頭浮腫，喉の痛み・イガイガ感，
4. 消化器症状：腹痛，悪心，嘔吐，下痢，血便
5. 呼吸器症状：上気道症状＝くしゃみ，鼻汁，鼻閉，下気道症状＝呼吸困難，咳嗽，喘鳴
6. 全身症状：アナフィラキシー＝多臓器の症状，アナフィラキシーショック＝頻脈，虚脱状態，意識障害，血圧低下

▶**診断**

1. 問診

症状と症状出現状況，疑われる原因食物を摂取してからの時間経過，年齢，乳児期の栄養方法，食習慣，環境因子，既往歴，アレルギー性疾患の家族歴，服薬状況など

2. 各種検査

・一般血液検査：末梢血好酸球の増加・鉄欠乏性貧血・肝機能障害・低

たんぱく血症・電解質異常がみられることがある．

- 食品に対する特異的 IgE 抗体の検出：IgE CAP RAST 検査（セルロースのスポンジの上にアレルゲンを吸着する方法），皮膚テストなどがあるが，これらの結果が陽性でも，必ずしも食物除去の根拠とはなりえず，参考にとどめることが重要である．
- 食物除去試験：疑わしい原因食物を 1〜2 週間完全除去し，臨床症状の改善が得られるかどうかを観察する．食物除去試験で陽性と判定された場合，確定診断のために可能なら食物負荷試験を行う．
- 食物負荷試験：最終的な確定診断，あるいは耐性の獲得の診断として行われるが，予期しない重篤な症状が出現することもあるので，入院施設のある専門の医師のもとで行うことが望ましい．

▶治療　治療の原則は，正しい診断に基づいた原因食物の必要最小限の除去である．つまり正しい方法で行われた食物負荷試験をもとに，原因食物を同定していくことが必須である．原因食品を適切に除去していれば，長期管理において薬物は通常不要である．食物の摂取により皮膚・粘膜に症状が出現した場合には，抗ヒスタミン薬が有効であり，呼吸器症状が出現した場合には，通常 0.01％のアドレナリンの皮下注・筋注が適応となる．

【横峰和典・佐々木　裕】

栄養病態

摂取食品が制限されるため，エネルギー，たんぱく質，カルシウム（Ca），鉄分，微量元素などが不足しやすい状態に陥りやすい．そのため，乳幼児や成長期の小児の場合は，成長発育の障害をきたしやすい．

【横峰和典・佐々木　裕】

栄養食事療法

基本方針

- 原因食物の摂取によって起こる不利益な症状のない安心できる食生活を送れるよう，患者が除去食物（アレルギー症状を引き起こす原因食物）について正しく理解することが基本となる．
- 食物除去をする生活が他の疾病の原因とならないよう，患者が必要な栄養素を適切に摂取することが重要である．

栄養アセスメント

食物の除去によって摂取栄養量に偏重をきたし，成長障害（とくに乳幼児期），栄養障害，生活習慣病のリスクなどの原因となっていないかを評価する．その時点で異常がみられない場合でも，除去食を継続するう

えで他の疾患の原因となりうるリスクに対して2次予防も考慮する．

■アセスメント項目

身体情報	年齢，身長，体重 血中総たんぱく，血清 Alb，Ht，総コレステロールなど
栄養状態	栄養障害，成長障害（小児） ※小児の場合には身長，体重などの発育パーセンタイル曲線を考慮する
食事摂取状況	エネルギー，炭水化物，たんぱく質，脂質，Ca，鉄など

栄養管理目標

食物アレルギーとしての特別な基準を設ける必要はない．各年齢別の「日本人の食事摂取基準（厚生労働省策定）」に基づき，各栄養素を十分に摂取する．

- 食物の除去により，栄養素摂取の過不足や PFC バランス※の偏重をきたさないよう考慮する．

※ PFC（ピー・エフ・シー）バランスとは，食事の三大栄養素である protein（たんぱく質），F は fat（脂質），C は carbohydrate（炭水化物）の頭文字を表したエネルギーバランスのこと．体の中で1gあたり，たんぱく質が4 kcal，脂質が9 kcal，炭水化物が4 kcalの割合でエネルギーに変わるので，摂取した重量とそれぞれのエネルギーを掛け合わせてそのバランスを計算する．

栄養基準，食品構成

各年齢別の「日本人の食事摂取基準（厚生労働省策定）」に基づく．食品構成に関しては，患者の除去食物を踏まえ，食物除去によって不足する栄養素を他の食品（群）から補う（表30-1）．

食品，素材の適否

■推奨される食品
とくになし．

■摂取してはいけない飲食物
除去食物とそれを含む加工食品を避ける．個人によっては完全に避ける必要はなく，除去食物が微量に含まれる調味料や加工食品などが摂取可能な場合もある（医師の指示による）．

献立・調理法の工夫

■調理上での注意点
- 食物アレルギー患者の食事を調理する際には，誤食を防ぐために細心

表30-1 除去食品と代替食品

除去食品	代替食品	
卵を除去する場合		
卵, 卵を含む加工食品	卵製品の代わりに使える食品	卵の栄養を補う食品
マヨネーズ, 肉加工食品(ハム, ウィンナーなど), 練り製品(かまぼこ, ちくわ, はんぺんなど), 卵を含む食品や菓子類	卵不使用のマヨネーズなどアレルギー食品が利用可能である. また, 卵のつなぎの代わりに片栗粉などを利用できる.	たんぱく質が不足しないように, 肉, 魚, 大豆製品, 乳製品を摂取する.
牛乳を除去する場合		
牛乳, 乳製品, 乳製品を含む加工食品	牛乳, 乳製品の代わりに使える食品	牛乳, 乳製品の栄養を補う食品
乳製品(ヨーグルト, チーズ, バター, 生クリーム, はっ酵乳, 乳酸菌飲料, れん乳, 脱脂粉乳, 一般の粉ミルク, アイスクリームなど), パン, パン粉, 乳製品を含む食品(カレールウ, コンソメの素など)や菓子類	牛乳の代わりに豆乳, アレルギー用ミルクなどを利用することでクリーム系の料理が可能となる.	カルシウムの摂取不足を防ぐため, 小魚, 大豆製品, 青菜, 海藻, アレルギー用ミルクなどを摂取する.
小麦を除去する場合		
小麦, 小麦製品, 小麦を含む加工食品	小麦製品の代わりに使える食品	小麦の栄養を補う食品
小麦(薄力粉, 中力粉, 強力粉), デュラムセモリナ小麦, 小麦製品(パン, うどん, 麩, マカロニ, スパゲティ, 餃子の皮, ビスケットなど), 小麦を含む食品(穀物酢, ケチャップ, カレールウなど) ※多くのしょうゆは原材料に小麦の表示があるが, 完成したしょうゆには小麦のたんぱく質は残存しない. 小麦アレルギーでもしょうゆを除去する必要は基本的にない.	米粉, 雑穀粉などでパンやホットケーキなどの主食や菓子類ができる.	エネルギー不足とならないよう, 米, 米製品(米めん, 米パン), 雑穀, 雑穀めん(きびめん, ひえめんなど), 雑穀粉(あわ粉, ホワイトソルガム粉など)を利用する.
大豆を除去する場合		
大豆, 大豆製品, 大豆を含む加工食品	大豆製品の代わりに使える食品	大豆の栄養を補う食品
黄大豆, 黒大豆(黒豆), 青大豆(枝豆), 大豆製品(豆乳, 豆腐, 湯葉, 厚揚げ, 油揚げ, がんもどき, おから, 納豆, きなこ, 味噌, しょうゆなど)	アレルギー用のしょうゆや味噌などの利用が可能である. ただし, 大豆を原料とするしょうゆや味噌などの調味料は食べられる場合があるので, 主治医に確認する.	肉, 魚, 卵, 乳製品の摂取でたんぱく質を補う.

の注意を払う必要がある．たとえば，患者の食事は他の食事より先に調理する，調理済みのものは蓋やラップで覆う，などの工夫をして除去食物の混入を防ぐ．
- 調理器具や食器は患者専用のものを用意することが望ましく，他者と共有する場合には十分に洗浄して使用する． 【林　典子・長谷川実穂】

経腸・静脈栄養療法

下痢や嘔吐などの消化器症状に対する治療のほか，脱水や栄養不良といった全身症状の改善を行う．

- 脱水症状に対しては，少量のイオン飲料などの水分を回数多く与える．また，水電解質を補給する．

(R 処方例)
ソリタ注またはラクテック注

- 腸粘膜障害が強い場合（牛乳アレルギーに多い）は，下痢が止まるまで中心静脈栄養を行って経口摂取を中止する．

■開始液
(R 処方例)
ハイカリック1号，ネオラミンマルチV
中心静脈内に持続点滴
2〜3日を目処に維持液に移行

■維持液
(R 処方例)
ハイカリック3号，ネオラミンマルチV
エレメンミック注
中心静脈内に持続点滴

- 低たんぱく血症の場合

(R 処方例)
献血アルブミン　2V　点滴静注

【横峰和典・佐々木　裕】

栄養指導

- 食物アレルギー患者の食生活は，原因食物を除去する以外に特別な制限はない．厳格除去食療法（アレルギーを引き起こしやすい食品とアレルギーを引き起こしにくい食品を分類した抗原強弱表を利用するなど，原因食物以外の食品も除去する方法）や回転食（「同じ食物を繰り返し続けて摂取すると食物アレルギーを悪化させる，あるいは食物アレルギーを発症させる」という考え方に基づく食事方法）などを行う必要はなく，患者の食生活上の負担を，可能な限り低減させる．

- 食物アレルギー症状を引き起こさないために，必要な除去すべき食物と，それを含む食品を具体的に説明する．
- 食物を除去することにより不足する栄養素を補えるよう，代替食品の説明をする．
- 食事バランスガイド(厚生労働省，農林水産省策定)などの媒体を用いて，代替食品を利用したバランスのよい食事を心がけてもらえるようにする．
- 食品による健康被害を防止することを目的に食品衛生法関連法令が改正され，平成 14 年 4 月以降に製造，加工，輸入された加工食品にアレルギー症状を引き起こす物質を表示する制度が始まった．この制度をもとに食品の購入時に必要となる加工食品の原材料表示に関しての解説を行う．

①加工食品原材料の義務表示と推奨表示の説明

加工食品の原材料のうち，患者数が多いか重篤度の高い<u>7 品目(卵，乳，小麦，えび，かに，そば，落花生)</u>の表示が義務付けられている．また，これ以外の 18 品目の表示を推奨している．ただし，この 18 品目やその他の食物に表示義務はないため，表示義務のない原材料については，食品会社に各々確認する必要がある．

> 特定原材料など
> 義務：卵，乳，小麦，えび，かに，そば，落花生
> 推奨：あわび，いか，イクラ，オレンジ，キウイフルーツ，牛肉，くるみ，さけ，さば，大豆，鶏肉，バナナ，豚肉，まつたけ，もも，やまいも，りんご，ゼラチン

※惣菜，弁当などの対面販売店や飲食店では原材料表示義務がないため，商品購入時に店員に原材料を確認し，選択して利用する必要がある．

②原材料表示の用語解説

乳化剤，レシチン，ホエイ，カゼイン，たんぱく加水分解物，でんぷんなど，患者にわかりにくい用語の解説を行う．

- 除去食中は，必要に応じて患者の食事摂取状況について栄養評価をし，不足する栄養素を補う具体的な食事を助言する．
- 食物アレルギーの栄養指導では，栄養面での支援のほかに「患者と家族の食生活を豊かにするための支援」や「患者と家族の心理面の支援」を行うことも非常に重要である．

③患者と家族の食生活を豊かにするための支援

食物アレルギーがあることによって患者と家族の家庭内外での食生活は制約を受ける．患者と家族が家庭内外でどのような制約を受けているかを聴取し，具体的な解決策を提示して支援する．

- 離乳食の進め方に関しての支援例

  患者の保護者が離乳食の進め方に関して「どのように進めてよいかわからない」,「何を食べさせてよいかわからない」など困っている場合,原因食物を除去する以外は通常どおり(厚生労働省策定:「授乳・離乳の支援ガイド」に基づく)に進めてよいこと,安全に試す方法を伝える.

- 食材の購入や外食に関しての支援例

  食品の購入や外食について困っている場合には,市販のアレルギー用食品やその取り扱い店,アレルギー用メニューのある飲食店など最新の情報を提供する.

④患者と家族の心理面の支援

患者の年齢,除去食物の種類や品目数,症状,家庭環境(家族の理解や協力)などにより患者の悩みは多岐にわたる.患者や家族の悩みを栄養指導のなかで見逃さずに聴取し,支援する.

- 心理面の支援例

  アナフィラキシーショックの既往がある患者では食に対する恐怖心が大きく,原因食物以外の食物を食べる(食べさせる)ことができなくなるという問題が生じることもある.患者の不安要素を探り,食物除去の考え方を再確認し,食べることへの恐怖心を軽減できるような解消策を見出していく. 【林 典子・長谷川実穂】

MEMO

31 食道アカラシア

下部食道の嚥下機能障害によって食物の通過障害をきたし，慢性的に経過した場合には極度の栄養障害をきたす．栄養の投与経路確保のため，治療により早期の通過障害の改善を目標とする．通過障害改善後は栄養のバランスを考えたうえで通過しやすいものから摂取させる．治療後は逆流性食道炎などにより栄養障害をきたす場合があるため十分に注意を払い，制酸剤などの薬物療法との併用も検討する．

疾患の知識

▶**概念** 下部食道にある平滑筋層内のアウエルバッハ神経叢の変性により，食道の蠕動低下と噴門部括約筋の弛緩不全が起こり，その結果，同部位の通過障害や狭窄がもたらされ，その口側食道に拡張が起こる疾患．

▶**病因** 不明．

▶**疫学** 男女比に差なし．20歳から40歳代に多い．食道炎，食道癌の合併に注意する．

▶**症状** 慢性的な嚥下困難，食道内残渣と逆流，嘔吐，それによる誤嚥性肺炎を起こすこともある．

▶**診断** 食道X線検査が第一選択．上部消化管内視鏡検査や場合によっては食道内圧検査も行われる．①食道X線検査：下部食道の紡錘形，フラスコ型，S状型の狭窄と口側食道の拡張で診断を行う(図31-1)．食道疾患研究会では食道拡張の内径が3.5 cm未満をⅠ度，3.5 cm以上6.0 cm未満をⅡ度，6.0 cm以上をⅢ度と分類している．②上部消化管内視鏡検査では，食道の拡張，食物残渣，下部食道に正常な狭窄を認める．基本的に内視鏡は狭窄部を通過可能である．③食道内圧検査：下部食道圧(LES圧)の上昇を認める．

▶**治療** 薬物療法，内視鏡的治療，外科的治療がある．病態，程度に応じて治療を検討する．

1) 薬物療法：食道括約筋圧を下げるカルシウム拮抗薬，亜硝酸薬の投与により食道下部の弛緩を促すが，治療効果はあまり期待できないとの報告が多い．低血圧の患者には注意を要する．
2) 内視鏡的治療：内視鏡下にガイドワイヤーを通過させ，X線透視下にバルーン拡張術を行う．拡張時の穿孔，出血や拡張後の逆流性食道炎に注意．再発することがある．
3) 外科的治療：Hellerの下部食道筋層切開術．狭窄とそれに伴う拡張が著しい場合に考慮する．

【庄野 孝・佐々木 裕】

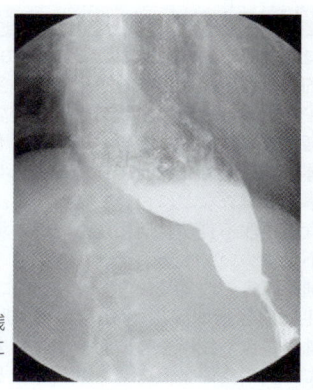

図 31-1 食道 X 線検査
中下部食道の著明な拡張と食物残渣と造影剤の滞留，その肛門側には狭窄を認める．

栄養病態

固形物に加え液体も通過困難となる．慢性的な嚥下障害，通過障害により摂食障害となる場合が多く，経過が長い場合，低栄養，体重減少をきたす．基本的に吸収障害はない．　　　　　　　　【庄野　孝・佐々木　裕】

栄養食事療法

基本方針

📖下部食道狭窄部を通過しやすい食品および形状の選択が重要となる．また，症状発現の予防には規則的な生活習慣とし，心身のストレスを避けるなど精神の安定を心がける．

- 初期治療時における食事療法の役割はとくになく，通常の食事形態とする．
- 十分なエネルギー量とたんぱく質の補給，過不足のないビタミン，ミネラルを摂取する．
- 一般になめらかな形状，温かい飲食物，めん類などは通過良好な場合が多い．
- パサパサするものや水分の少ないものは，よく噛んで飲みものとともに摂取する．
- 話しながら食べたり，腹部を意識的に動かすなど，食事中に口や腹筋を使うことがスムーズな食物の通過に効果的なこともある．

栄養アセスメント

🔖食道に飲食物が通りにくくなるが，はっきりした閉塞はないので比較的栄養状態が保たれていることが多い．しかし，長い経過例では体重減少が顕著となる場合もあり，的確な栄養アセスメントが必要である．

- 通過障害が顕著なときは，身長，体重，BMI，体重減少率(表31-1)，体脂肪量，骨格筋量，血清総たんぱく質値，血清 Alb 値，Hb 値，食事摂取調査などについて把握する．
- 食事摂取不良が長期に及んでいる場合には，ビタミン，微量栄養素の不足についてもチェックする．
- 通過障害の改善後は，体重の変化に留意し血清脂質などに注意を払う．
- 主観的包括的評価(SGA)は，初期の栄養評価として優れている．特殊な装置や技術を必要とせず，臨床スタッフの上手な聞き取りによっては質の高いアセスメントデータとなる(表31-2)．
- SGAの項目は，①体重の変化，②食物摂取量の変化，③消化器症状，④機能性/エネルギーレベル，⑤疾患と活性レベルの影響，⑥身体検査である．
- SGAの評価方法は，A～Cの3段階で評価する．A：栄養状態良好，B：中等度あるいは潜在的に栄養不良，C：重度の栄養障害

■アセスメント項目

通過障害重度時	顕著な体重減少や栄養低下状態となることが少ない．病期が長期におよぶため，身長，体重，BMI，体重変化率，血清脂質，上腕筋囲，上腕三頭筋部皮下脂肪厚，体脂肪率，除脂肪率，血清 Alb，Ht，食事摂取状況，など
通過障害改善後	通常，栄養不良をきたすことは少ない

■モニタリング・評価のポイント

- 食道通過障害が重度の場合には，低栄養の有無やその程度について評価する．
- 機能的通過障害の治療施行後には，従来摂取できなかった反動からの暴飲暴食がみられることもあり，胃腸症状，脂質異常，肥満なども観察する．

表31-1 体重減少率(%LBW)の判定

期間	有意な減少	高度な減少
1週間	1～3%	3%≦
1か月	5%	5%≦
3か月	7.5%	7.5%≦
6か月	10%	10%≦

※体重減少率

$$(\%loss\ of\ body\ weight;\ \%LBW) = \frac{平常時体重(kg) - 測定時体重(kg)}{平常時体重(kg)} \times 100$$

表31-2 主観的包括的評価(SGA)の様式

SGA of nutrition state（栄養状態の主観的包括的評価）

患者氏名：_____（M・F）歳　評価者氏名：_____評価年月日：___年___月___日

1. Rough Screening ⇒明らかに栄養不良なしと判定した場合，2：Detailed Screening 以下は不要
　□明らかに栄養不良なし
　□栄養不良の可能性あり

2. Detailed Screening
　a) 病歴　　1. 体重の変化　　　通常の体重　　　　kg
　　　　　　　　　　　　　　　　現在の体重　　　　kg
　　　　　　　　　　　　　　　　増加・減少　　　　kg　いつから（　　　　　　　）
　　　　　　2. 食物摂取量の変化(通常との比較)
　　　　　　　　　　　　　　変化　□無　□有　いつから（　　　　　　　　）
　　　　　　　　　　　　　　現在食べられるもの（食べられない・水分のみ流動食・おかゆ・並食）
　　　　　　3. 消化器症状　　症状　□無　□有　　□嘔気　いつから（　　　　）
　　　　　　　　　　　　　　　　　　　　　　　　　□嘔吐　いつから（　　　　）
　　　　　　　　　　　　　　　　　　　　　　　　　□下痢　いつから（　　　　）
　　　　　　4. 機能性　　　機能障害　□無　□有　いつから（　　　　　　）
　　　　　　　　　　　　　労働　□せいぜい身の回りのこと　□家事程度　□肉体労働
　　　　　　　　　　　　　歩行　□一人　□援助　□杖　□歩行器　□いざりあるき
　　　　　　　　　　　　　寝たきり　いつから（　　　　　　　）
　　　　　　　　　　　　　排尿　□トイレ　　□オムツ
　　　　　　　　　　　　　排便　□トイレ　　□オムツ
　　　　　　5. 疾患および疾患と栄養必要量の関係
　　　　　　　　　基礎疾患_____
　　　　　　　　　既往歴_____
　　　　　　　　　内服・治療薬_____
　　　　　　　　　熱　　　　　℃　呼吸（整・頻）　脈（整・頻）
　　　　　　　　　代謝亢進：ストレス（無・軽度・中等度・高度）
　b) 身体状況　体型　□肥満（軽度・重度）　□普通　□るい痩（軽度・重度）
　　　　　　　浮腫　□無　□有　部位（　　　　　　　　）
　　　　　　　褥瘡　□無　□有　部位（　　　　　　　　）
　　　　　　　腹水　□無　□有

3. Judgement
　A：栄養状態良好　　　　栄養学的に問題ありません
　B：軽度の栄養不良　　　現在のところ NST 対象症例ではありません．但し，今後摂取カロリーの減少や感染，手術などの侵襲が加わったり，臓器傷害等合併する場合にはC，Dへの以降が考えられますので注意が必要です．
　C：中等度の栄養不良　　NST 対象症例です．経過・病態に応じて栄養療法導入が必要です．Dに移行するリスクあり要注意です．
　D：高度の栄養不良　　　NST 対象症例です．直ちに栄養療法が必要でNSTによるアセスメントが必要です．

栄養管理目標

必要十分な栄養素を摂取し,年代相応の栄養必要量を確保することを目標とする.

■必要栄養量 1日あたりの成人の食事摂取基準(身体活動レベルⅠ)

年齢(歳)	エネルギー (kcal)		たんぱく質 (g)		総脂質 (%エネルギー)		炭水化物 (g)	
	男性	女性	男性	女性	男性	女性	男性	女性
18〜29	2,300	1,750	60	50	20以上 30未満	20以上 30未満	50以上 70未満	50以上 70未満
30〜49	2,250	1,700	60	50	20以上 25未満	20以上 25未満	50以上 70未満	50以上 70未満
50〜69	2,050	1,650	60	50	20以上 25未満	20以上 25未満	50以上 70未満	50以上 70未満
70以上	1,600	1,350	60	50	15以上 25未満	15以上 25未満	50以上 70未満	50以上 70未満

■栄養補給方法

重症時(食道通過障害が高度):経口摂取が困難な場合は経腸栄養法(経鼻胃管)または高カロリー輸液

軽快時(食道通過障害が軽減):経口摂取を主に,必要栄養量の不足分は経腸栄養または末梢静脈栄養などの併用

治療施行後(食道通過障害ほとんどなし):経口摂取

栄養基準・食品構成

■病期別栄養管理

- 食道の通過障害が問題であり,狭窄部を食物が通過したならば,病期別栄養管理は必要としない.
- 栄養管理のプロセスは,①栄養状態の把握,②栄養補給法の決定,③必要な栄養素と量の決定,④栄養管理の実施,⑤効果の判定からなり,治療効果をみながらプロセスを繰り返す.

■栄養基準例(栄養計画)

エネルギー	標準体重×30〜35 kcal/日
たんぱく質	標準体重×1.2〜1.5 g/日
脂質	20〜25%エネルギー比
炭水化物	50〜60%エネルギー比
食塩	5〜7 g/日

■全粥食と米飯食の栄養基準

	エネルギー(kal)	たんぱく質(g)	脂質(g)	炭水化物(g)
全粥食	1,750	75	45	260
米飯食	1,900	80	50	280

■食品構成例(1,800～2,000 kcal 食の食品構成例)

食品名	重量(g)	目安量
米飯	400～500	小ぶりの茶碗に軽く1杯が120 g
食パン	90～120	1斤6枚切りの1枚が60 g
いも類	100	じゃがいも中1個が100 g
砂糖	10	大さじ1杯が10 g
油脂類	10～20	植物油大さじ1杯が10 g
牛乳	200～400	牛乳1本が200 ml
卵類	50	Mサイズ1個が50 g
魚	80～100	1切れが80 g
肉	60～80	ささみ1本が30 g
大豆製品	100	豆腐1丁は300～350 g
味噌	食塩の範囲内	大さじ1杯が15 g
緑黄野菜	150	
その他の野菜	200	
果物類	150～200	りんご1個が200 g, ミカン中3個が200 g
食塩	6～10	塩1 g 分が→醤油小さじ1杯

食品・素材の適否

推奨
- おかゆ，ワンタン，コンソメスープ，味噌汁(温かいスープ，汁一般)など温かいもの
- ラーメン，うどんなどのやわらかめのめん類
- ヨーグルト，ドリンクヨーグルト，牛乳
- プリン，ゼリーなどの滑らかな形状のもの

不適 ■摂取してはいけない飲食物
- 機能的な通過障害であるこの疾患では，禁忌食品や制限すべき栄養素はとくにない．
- 次にあげる食品は，患者の経験則から詰まる感じをもつことが多いようである．

■避けたほうがよい食品

- 氷水，アイスクリーム，生野菜などの冷たいもの
- パン，カステラ，揚げもの，焼き魚など水分が少なくてパサパサするもの
- 納豆，とろろ，おくらなどのネバネバするもの
- 生クリーム，バター，豚カツ，焼き肉など脂肪の多いもの
- 果物類全般
- 煮豆，きのこ，こんにゃくなど繊維の多いもの

献立・調理の工夫

冷たい食物より温かい食品，水分が少なくてパサパサしたもの，冷たすぎる飲食物，脂肪の多いものなどは，通過しにくく詰まりやすい場合が多い．また，これとは性状が逆の食品・素材が適する．

■献立と調理の工夫

- 温かいもの，しっとりと水分を含んだもの，やわらかめのめん類，なめらかな形状の食品などが喉のすべりもよく，つかえ感が少ないとされる．そのほか，摂取する力が低下しているときには，少ない量で栄養豊富な食品がよい．

【大谷幸子】

経腸・静脈栄養療法

狭窄が著しく経口摂取が困難な場合，治療が1週間以上におよぶ場合や必要カロリーがとれない場合には中心静脈栄養を考慮する．

■開始液

℞ 処方例

フルカリック1号　1,806 mL　1,120 kcal
中心静脈栄養で24時間持続点滴

■維持液

℞ 処方例

フルカリック2号　2,006 mL　1,640 kcal
中心静脈栄養で24時間持続点滴
内視鏡的拡張後や術後に通過障害が改善した場合は，流動食やきざみ食から開始する．

【庄野　孝・佐々木　裕】

栄養指導

- ゆっくりと時間をかけて食べる．
- 水分を十分に摂取する．
- 規則正しい食事，安定した生活をする．

- よく噛んで食べる．
- 少しずつ飲み込む．
- 就寝前の食事は避ける．
- 食後は上体を伸ばす，歩くなどする．
- 症状の悪化や発症の要因として，心因性の要因も関係するといわれているので，ゆったりしたストレスのかからない生活を心がけ，予防に努める．　　　　　　　　　　　　　　　　　　　　　　　　　　【大谷幸子】

看護のポイント

- 効果的な治療法が確立していないことから，症状によって薬物療法・噴門拡張術・外科的療法が選択される．したがって病態生理を十分理解してもらったうえで，経過観察が重要であることを説明する．
- 嚥下困難感は日によって変化するため，ゆっくり食事をとる，気分転換をはかるなど，精神的安静を心がけるよう指導する．
- 誤嚥による肺合併症の症状を説明し，症状出現時は早期に受診するよう指導する．
- 長い経過のうちに高率で食道癌を合併するため，症状がなくても定期健診を行うよう説明する．　　　　　　　　　　　　　　　　　　【小西尚美】

【文献】
[栄養食事療法，栄養指導]
1) 厚生労働省：日本人の食事摂取基準(2005年版)．第一出版編集部編．第一出版，2005
2) 食道の障害．JS Garrow, WPT James, A Ralph（編）：細谷憲正・他（監訳）：ヒューマン・ニュートリション．pp574-575, 医歯薬出版，2004
3) 野口球子：消化管疾患，中村丁二（編）：栄養食事療法必携第3版．pp21-31, 医歯薬出版，2005

MEMO

32 逆流性食道炎

胃酸に関連する疾患であり，欧米人に多い疾患と考えられてきたが，最近わが国でも増加している．原因として，高カロリー・高脂肪食といった食生活の欧米化や，ピロリ菌の感染率の低下が関与していると考えられる．また，診断における内視鏡技術の発展や，検査医の意識の変化なども患者数増加の要因と思われる．悪性疾患ではないが，QOLの低下にかかわる疾患である．

疾患の知識

▶**概念** 胃酸や胃液の逆流により，下部食道粘膜が傷害される病態．逆流性食道炎は内視鏡的に粘膜障害が認められるものを指すが，近年，症状のみで粘膜障害のみられないNERD（non-erosive reflux disease；非びらん性胃食道逆流症）と呼ばれる患者も増加している．逆流性食道炎とNERDは，併せてGERD（gastro-esophageal reflux disease；胃食道逆流症）と呼ばれる．

▶**病因** 下部食道括約筋の一過性の圧低下により，胃酸が食道内へ逆流をきたす．食道裂孔ヘルニアが存在する場合，逆流をきたしやすくなる．

▶**疫学** 男性では中高年の肥満者に多く，女性では閉経後の高年者に多い．

▶**症状** 胸焼け，嘔気，呑酸，ゲップなど多彩．無症状の場合もある．

▶**診断** 上部内視鏡検査が第一である．食道下部の粘膜障害により重症度が分類される．分類としてはロサンゼルス分類が広く用いられており，粘膜障害の広がりに従いAからDまで4段階に分類される．

Grade A：粘膜襞上に存在する粘膜障害の長径が5mmを超えないもの．

Grade B：少なくとも1か所の粘膜障害の長径が5mm以上あり，それぞれ別の粘膜襞上に存在する粘膜障害が互いに連続していないもの．

Grade C：少なくとも1か所の粘膜障害は2条以上の粘膜襞に連続して広がっているが，全周性でないもの．

Grade D：全周性の粘膜障害．

▶**治療** まず食事・生活指導の改善を行う．食事に関しては脂肪，アルコール，胸焼けを誘引する食物などの摂取制限を行う．就寝直前の食事摂取は避ける．また，夜間の酸逆流がみられる場合，就寝時の上半身挙上を行う．薬物療法としてはプロトンポンプ阻害薬などの酸分泌抑制薬の投与が第一となる．しかしながら長期の内科的治療に抵抗性がみられる場合や，ヘルニアが強く酸逆流が口腔内まであるような場合，また，

潰瘍を繰り返し狭窄をきたす場合には外科的治療を検討する．

【村尾哲哉・佐々木　裕】

栄養病態

- 食事が摂取できていれば栄養病態のバランスは保たれているが，出血や嘔吐があった場合には鉄分の不足やカリウムの不足が考えられる．
- 長期間逆流を繰り返すと潰瘍形成部位が瘢痕化，線維化を起こし狭窄を生じ栄養摂取不良になることが考えられる．【村尾哲哉・佐々木　裕】

栄養食事療法

基本方針

📝 暴飲暴食や早食い，食後すぐ横になるなどの習慣がある場合には，まず規則的な食生活を心がける．適した食品は，胃酸分泌を刺激せず，胃内停留時間が比較的短い消化のよいものである．下部食道括約筋圧を低下させやすい食品は控える．

- 胃内停留時間の長い脂肪の多い肉，身のかたい魚介類，繊維の多いものなどを避ける．
- 下部食道括約筋圧を低下させやすい嗜好飲料，チョコレート，柑橘類，脂質，甘味・酸味の強い食品などを避ける．
- 胃液の酸度を中和する働きのある牛乳，水などは適量を摂取する．
- 胃酸分泌を亢進するアルコール，コーヒー，香辛料，塩分の濃いもの，高脂肪食品などは避ける．

栄養アセスメント

📝 軽症で栄養障害をきたすことはほとんどないが，重症時には詳細な食事摂取の調査とともに全身的な栄養評価項目を把握する．出血が伴う場合では貧血についてチェックする．

■アセスメント項目

病期が長期におよぶため，身長，体重，BMI，体重変化率，血清脂質，上腕筋囲，上腕三頭筋部皮下脂肪厚，体脂肪率，除脂肪率，血清 Alb，血清鉄，Ht などについて把握する．

■モニタリング・評価のポイント

- 身体状況，食事摂取状況，食習慣を含めたライフスタイルなどを把握する．
- 肥満がある場合には，その合併症も含めた状況を観察する．

栄養管理目標

📌 必要十分なエネルギー量と比較的高たんぱく質とし，ビタミンやミネラルは日本人の食事摂取基準を下回らないようにする．脂質は控え，その分を炭水化物で補う．

■必要栄養量

エネルギー量　　30～35 kcal/kg 標準体重
たんぱく質　　　15～20％エネルギー比
脂質　　　　　　15～20％エネルギー比
炭水化物　　　　60～70％エネルギー比
ビタミン・ミネラル　　　日本人の食事摂取基準(表32-1)

■栄養補給方法

軽症：経口摂取とし，食事が十分に摂取できなければ経腸栄養剤などで補充する．

中等症：経口摂取の不足があれば，経腸栄養や経静脈栄養法と併用する．

重症：経口摂取が困難な場合には，静脈栄養とする．症状の軽減に伴って，流動食から徐々に食事形態を上げていく．

病態別栄養補給法

病態	栄養管理法
軽症	経口(食事)摂取
中等症	経口(食事)＋経腸栄養剤摂取
重症(出血期)	経静脈栄養＋経腸栄養剤摂取

■栄養管理

「31. 食道アカラシア」の項参照．

栄養基準・食品構成

■栄養計画例

病態別栄養計画例

病態	栄養計画
軽症	常食(米飯，全粥)
中等症	五分粥食と栄養流動食で食事の不足分を補う
重症(出血期)	輸液に加えて栄養流動食を補助的に飲用

- 軽症：全粥
- 中等症：五分粥食＋経口補助栄養剤
- 重症・出血期：輸液＋経口補助栄養剤

表32-1 18歳以上**のビタミン，微量元素などの食事摂取基準

栄養素			推奨量		上限量	
			男性	女性	男性	女性
水溶性ビタミン	ビタミンB_1	mg	1.4	1.1	—	—
	ビタミンB_2	mg	1.6	1.2	—	—
	ナイアシン	mgNE	15	12	300	300
	ビタミンB_6	mg	1.4	1.2	60	60
	葉酸	μg	240	240	1,000	1,000
	ビタミンB_{12}	μg	2.4	2.4	—	—
	ビオチン	μg	45*	45*	—	—
	パントテン酸	mg	6*	5*	—	—
	ビタミンC	mg	100	100	—	—
脂溶性ビタミン	ビタミンA	μgRE	750	600	3,000	3,000
	ビタミンE	mg	9*	8*	800	700
	ビタミンD	μg	5*	5*	50	50
	ビタミンK	μg	75*	65*	—	—
ミネラル	マグネシウム	mg	370	290	—	—
	カルシウム	mg	900*	700*	2,300	2,300
	リン	mg	1,050*	900*	3,500	3,500
微量元素	クロム	μg	40	30	—	—
	モリブデン	μg	25	20	320	250
	マンガン	mg	4.0*	3.5*	11	11
	鉄	mg	7.5	6.5	55	45
	銅	mg	0.8	0.7	10	10
	亜鉛	mg	9	7	30	30
	セレン	μg	30	25	450	350
	ヨウ素	μg	150	150	3,000	3,000
電解質	ナトリウム（食塩相当量）	g	目標量10未満	目標量8未満	—	—
	カリウム	mg	2,000*	1,600*	3,100	3,100

＊：目安量
＊＊：18歳以上における最大値を抜粋

厚生労働省策定：日本人の食事摂取基準［2005年版］

■食品構成例

粥食の栄養基準

	エネルギー (kcal)	たんぱく質 (g)	脂質 (g)	炭水化物 (g)
全粥食	1,750	75	45	260
五分粥食	1,200	55	20	200

食品・素材の適否(表32-2)

推奨
- 粥,軟飯,やわらかいめん類,パンなど
- 白身魚,はんぺん,鶏ささみ,半熟卵など
- 緑黄色野菜,酸味の少ない果物など
- とろろいも,長いもなど
- カスタードプリン,ヨーグルト,ビスケット,牛乳など

不適
■摂取してはいけない飲食物
- 刺激の強いもの
- アルコール
- 炭酸飲料
- コーヒー・紅茶
- 肉・魚の脂身
- ベーコン
- 天ぷら
- フライ
- 油炒め

■避けたほうがよい食品
- 胃内停留時間が長いもの:高脂肪食,さつまいも,ピーナッツなど
- 身のかたい魚介類:いか,たこ,貝類など
- 繊維の多い野菜:ごぼう,たけのこ,山菜,ふきなど
- 刺激の強い野菜類:生たまねぎ,にんにく,にらなど
- 強酸味・柑橘類:みかん,レモン,グレープフルーツなど
- 甘味の強いもの:チョコレート,もなか,大福もち,ケーキなど

献立・調理の工夫

■献立
- 季節の野菜を選び,和食などのさっぱりとした料理とする.
- 胸焼けを起こしやすい油炒め,揚げもの,ハンバーグ,ぎょうざ,しゅうまい,カレーライスなどは控える.

表 32-2 食品の選び方

	適した食品	控える食品
穀類・いも類	粥，うどん，パン	玄米，全粒粉のパン，種実入りパン
魚・肉・卵・大豆製品	白身魚，鶏ささみ，卵ふかし，豆腐	脂肪の多い肉，ベーコン，いか，たこ，貝類
乳・乳製品	牛乳，ヨーグルト，スキムミルク	生クリーム
野菜類	やわらかく煮たもの，旬のもの（季節末のものは繊維が多いので不向き）	たけのこ，山菜，ごぼう，筋っぽいもの，繊維の多いもの
果物類	繊維の少ないもの，コンポート	柑橘類，酸味の強いもの，繊維の多いもの
菓子・嗜好品	甘味の少ないもの，ムース，ゼリー	チョコレート，甘納豆，大福，最中，甘味の強い菓子 アルコール，炭酸飲料，コーヒー，紅茶，濃い煎茶
油脂類	少量のマヨネーズ・バター	天ぷら，フライ，唐揚げ，油炒め，ラザニア，ドリア
香辛料	適さない	とうがらし，こしょう，ペパーミント，マスタード，わさび
その他	胃内停留時間の短いもの	種実類，つくだ煮，漬けもの，梅干，燻製，きのこ，こんにゃく，海藻

■調理法
- やわらかくよく煮込み，薄めの味付けを心がける．
- 甘味や酸味の強い味付けは避け，熱いうちに食べる調理法も不適切である．

【大谷幸子】

経腸・静脈栄養療法

ほとんどの例で食事可能であり，経腸・静脈栄養の適応となることは少ないが，重症例（ロサンゼルス分類の Grade C, Grade D）で経口摂取困難な場合や出血を伴う場合，狭窄をきたした場合には静脈栄養療法が必要となる．

■開始液

(R 処方例)

フルカリック 1 号やネオパレン 1 号など使用
24 時間かけて中心静脈内に持続点滴
2〜3 日で維持液に移行

■ 維持液

Rp 処方例

フルカリック3号，ネオパレン2号など使用
24時間かけて中心静脈内に持続点滴　　　　　　【村尾哲哉・佐々木　裕】

栄養指導

- 1回の摂取量を少なくし，回数を増やすようにする．
- ゆっくり食べる．
- 食後，すぐ横にならない．
- 就寝は少なくとも食後2～3時間たってからとし，早めに夕食をすませる．
- 胃停留時間の長い高脂肪食，高繊維食，かたい食べ物を控えるか少量にとどめる．
- 禁煙，禁酒を推奨する．
- 甘味が強いもの，高脂肪のもの，刺激物などを避ける．
- 熱いものを避け，人肌程度に冷ましてから飲食する．
- 普段から便秘にならないようにする．
- 肥満防止をはかる．　　　　　　　　　　　　　　　　　　　【大谷幸子】

看護のポイント

- 過食や就寝前の飲食を避けるよう説明する．
- タバコ・カフェイン・チョコレート・脂肪の多い食べ物は下部食道括約筋圧を下げる．また，たんぱく質は下部食道括約筋圧を上昇させるので，高たんぱく・低脂肪食を摂取するよう指導する．
- 逆流を抑えるため，食後の臥位は避け，就寝時にはセミファウラー位をとるよう指導する．
- 腹圧を上げる運動や力仕事，前屈姿勢は避け，コルセットやガードルは禁止する．
- 便秘を予防する必要があるので，排便のコントロール方法について指導する．
- 禁酒，禁煙を勧める．
- 薬剤によっては下部食道括約筋圧を下げるものもあるため，服用時は医師と相談するよう説明する．　　　　　　　　　　　　　【小西尚美】

【文献】

[栄養食事療法，栄養指導]
1) 第一出版編集部(編)：厚生労働省：日本人の食事摂取基準[2005版]．第一

2) 田近正洋(訳):食道の障害. Garrow JS, James WPT, Ralph A (eds), 細谷憲正, 他(監訳):ヒューマン・ニュートリション. pp574-575, 医歯薬出版, 2004
3) 野口球子:消化管疾患. 中村丁二(編):栄養食事療法必携 第3版. pp21-31, 医歯薬出版, 2005
4) 加藤眞子:逆流性食道炎の自己管理. 中村孝司(編):やさしい逆流性食道炎の自己管理. pp20-22, 医療ジャーナル社, 2002

MEMO

33 食道癌

消化吸収機能は比較的維持されているものの，摂食嚥下機能が障害される．病態に応じて栄養補給の方法を工夫し，消化管の廃用を防ぎ，同時に十分な栄養補給を行うことで，全身状態の安定・免疫機能の維持を目標とする．

疾患の知識

▶**概念・病因** 食道の粘膜から発生する悪性腫瘍．危険因子は，喫煙(喫煙年数)，飲酒(1日あたりの飲酒量)，アルコール代謝酵素の1つアルデヒド脱水素酵素(ALDH2)の低活性，バレット食道などがあげられる．海外においては，シリアル・N-ニトロソ化合物・熱い飲みもののリスクもいわれている．逆に野菜(なかでもトマトなどの新鮮な野菜)，果物の食道癌予防効果が知られている．

▶**疫学** 男性に多いのが特徴である．食道癌は，世界で6番目に多い癌で，毎年41万人以上が罹患していると推計され，全罹患の80％以上は発展途上国での罹患と推計されている．アセトアルデヒドが蓄積しやすいアルデヒド脱水素酵素(ALDH2)活性が低い遺伝的傾向のわが国において，平成17年の食道癌の死亡者数は11,182人で，増加傾向である．

▶**症状** 初期症状は食道違和感・しみるような前胸部の痛みなど不定愁訴に近く，腫瘍体積が大きくなるにつれて通過障害の症状，"流動物は通過しても，固形物の嚥下が困難"などの訴えが出現してくる．食道は他の消化器臓器と異なり漿膜(外膜)を有していないため，リンパ節転移，浸潤しやすく進行が早い特徴がある．鎖骨上リンパ節転移，反回神経へ浸潤・麻痺による嗄声・咳嗽・誤嚥がみられることがある．大動脈や気管へ浸潤すると，大吐血して致命的となることもある．

▶**診断と検査** 食道の内側を覆う粘膜から発生するので，食道造影・内視鏡検査により比較的早期に発見できる．ヨード染色で不染帯を病理生検し診断する．治療方針検討には，壁進達度(浸潤の深さ)・転移(遠隔転移やリンパ節転移)の検索のためにEUS，CT/MRI，PET/CTなどを行い，TNM分類に基づき治療方針を決める．

▶**治療** 内視鏡治療，外科的治療，化学放射線療法があり，深達度と浸潤・転移を目安にTNMの病期(ステージ)分類され，治療方針が定まる．内視鏡的粘膜下層剥離術(ESD)の適応は，Stage 0(Tis, T1 aN0 M0)，粘膜上皮(EP)・粘膜固有層(LPM)病変で周在性が2/3周以下の病変が主に対象となる．粘膜下層200μmまで，かつリンパ節転移のないものは相対的適応となる．大動脈周囲リンパ節転移や遠隔臓器転移・他臓器

浸潤などがある場合は根治術が期待できないので手術適応とならず，遠隔転移がなければ放射線療法を加えて，化学療法を行う．

上記以外，根治術可能な病変では，外科的手法が選択される．リンパ節郭清とともに胸腹部食道の全摘を行う．再建臓器としては胃が最も多く用いられ，結腸や回腸，空腸も用いられることがある．再建経路は，胸骨前，胸骨後，後縦隔(胸腔内を含む)の3経路があり，近年は後縦隔が多い．再建臓器が本来よりも上位遠隔に位置し，呼吸や吃逆により安静が保ちにくく吻合部の縫合不全が起こりやすいこと，頸部のリンパ節郭清により喀痰排出能が低下しており，肺炎の合併症などが他の消化管の術後にはない留意点となる．

近年，低侵襲治療法として，胸腔鏡・腹腔鏡下食道切除・再建術や縦隔鏡・腹腔鏡補助下食道抜去術が報告されている．狭窄症状が進行した場合は，ステント挿入による狭窄部の拡張や姑息的にバイパス術や胃瘻増設が必要となることもある．

【渡辺知佳子・三浦総一郎】

栄養病態

🖋食道の通過障害による低栄養状態や脱水症に陥りやすい．とくに術前化学療法を行っている場合は顕著なことがあり，術前の補正により術後の経過がより順調となる．

- 一般に消化吸収機能が障害されていないので，消化管機能維持の面から EN(経腸栄養)の有用性がいわれている．
- 術後は，代用臓器が胃管再建では小胃症状，食物通過障害などにも留意する．

【渡辺知佳子・三浦総一郎】

栄養食事療法

🖋食道癌の存在により，嚥下困難など飲み込みに問題が生じたり，痛みを伴うことから，対症療法としての形態調整が必要である．また，全摂取量が減ることから栄養状態の低下を招き，治療目標の達成に障害にならないような栄養計画が必要であり，癌のステージに合わせた治療を支援する栄養管理が目標となる．

- 食道は自身で分泌物を排出せず，食品の刺激を受けやすいため，食事内容には刺激物を避けたり適切な形状にするなど，工夫が必要である．
- 必要エネルギー量および各種栄養素を充足させる．
- つかえ感が強い場合，内腔が狭くなっている状態なので，食形態については，飲み込みやすい流動から変形しやすい形態を選択する．
- 痛みやしみるといった自覚症状がある場合は刺激物(過度な香辛料・食物繊維・熱い食品・冷たい食品)を避ける．

- 少量ずつ，ゆっくりよく噛んで食べる．
- 外科治療，放射線治療，化学療法の各治療に対応可能な体力維持と治療後の体力回復に努める．

栄養アセスメント

📖 食道癌は，食事が摂取しづらくなることから，食事量の低下，食形態の制限などにより低栄養に陥るケースがあるため，詳細なアセスメントが必要である．

- 食事記録，聞き取り調査により1日あたりの摂取栄養量を把握し，過不足について評価を行う．
- 直近の調査だけでなく，比較的長い期間の傾向を知るには，食物摂取頻度調査法なども有効である（食道癌の重要な要因にアルコールと喫煙があるが，直近で「ない」と答えても長期に飲酒歴，喫煙歴がある場合も多い）．

問診および身体的特徴	食事摂取時の状況や問題点，嗜好の変化 食道癌以外の疾病状況，体格や口腔環境など
体位および体構成成分	身長・体重・BMI・体重減少率・骨格筋量・体脂肪量・体脂肪率・ミネラル量・上腕三頭筋皮下脂肪厚（TSF）・上腕筋囲（AMC）・上腕筋面積（AMA）
生化学検査	総たんぱく・アルブミン・赤血球・白血球・ヘモグロビン・ヘマトクリット・リンパ球数，コレステロール，中性脂肪など

栄養管理目標

■必要栄養量

呼気分析にて安静時エネルギー消費量（REE）や呼吸商の測定，加えて体構成成分の測定により，妥当な必要栄養量を決定することが望ましいが，一般的にはハリス-ベネディクトの式により基礎代謝量を推定し，ストレス係数と活動係数を乗じて決定する．

■目標栄養量

食道癌のステージと症状を考慮し，目標設定を行う．0期からⅢ期で手術を計画する場合は，体力の維持と充実を視野に置き，高エネルギー・高たんぱく食とする．場合によっては免疫賦活栄養剤・消化態栄養剤・半消化態栄養剤の利用もよい．Ⅳ期で緩和療法を中心とする場合は，補液や食事量は必要量を満たす必要はない．

■栄養補給方法

食道の機能が温存されており，経口摂取が可能であれば，形態を工夫し

て経口摂取をするが，十分な摂取量が望めない場合は，経静脈栄養，経腸栄養を検討する．

栄養食事基準・食品構成

🔹食品摂取の障害に応じて選択するが，特別な成分の制限は必要としない，バランス食を基本とする．

- つかえ感が強く軟弱なものを少しずつ食べる場合は，術後5回食や潰瘍食・口腔食を利用したり，誤嚥を起こしやすい場合は，嚥下訓練粥食を，癌により食道がふさがれないように，ステントを利用する場合は低残渣食を利用することもある．

食種	エネルギー	たんぱく質	脂質	糖質
5回食	(kcal)	(g)	(g)	(g)
5回流動食	450	13	11	75
5回三分粥食	600	22	17	90
5回五分粥食	800	40	25	95
5回全粥食	900	40	25	120
5回常食	1,200	45	25	190

食種	エネルギー	たんぱく質	脂質	糖質
潰瘍食	(kcal)	(g)	(g)	(g)
潰瘍三分粥食	1,200	40	35	160
潰瘍五分粥食	1,200	60	35	150
潰瘍全粥食	1,600	70	35	250
潰瘍常食	1,900	75	35	315

食種	エネルギー	たんぱく質	脂質	糖質
口腔食	(kcal)	(g)	(g)	(g)
口腔ミキサー食	1,200	40	35	160
口腔三分粥食	1,200	40	35	160
口腔五分粥食	1,200	60	35	150
口腔全粥食	1,600	70	35	250
口腔常食	1,900	75	35	315

食種	エネルギー	たんぱく質	脂質	糖質
嚥下食	(kcal)	(g)	(g)	(g)
嚥下訓練粥食	700	30	25	85
嚥下訓練ゼリー食	165	4.5	0	37

食品・素材の適否

推奨
- 消化がよく,つかえにくいもの
- 水分含有量の多い食品
- 乳化脂肪などを利用したまろやかなもの
- とろみをつけた,まとまりやすく,変形しやすいもの
- 温度は人肌程度のもの

不適
- 水分含有量の少ない食品・ぱさつき感の多い食品
- 酸味が強くむせを誘発するもの
- 食物繊維の多い食品
- 過度な香辛料や味の濃いもの
- 熱いものや冷たいもの
- アルコール飲料・喫煙

献立・調理法の工夫

- 栄養成分は目標量を満たし,食形態は摂取に無理がなく食べやすいことが基本.
- やわらかく煮たり,増粘剤やゼラチン,寒天などを利用し,喉の通りのよいように調整する.料理としては,卵豆腐,茶碗蒸し,豆腐あんかけ,おじや,温泉卵,とろろいも,ムース,かき玉あんかけ,にゅうめん,プリン,ゼリーなど. 【桑原節子】

経腸・静脈栄養療法

- 食道の通過障害による脱水・低栄養状態が術前,進行病期いずれにおいてもみられる.末梢静脈栄養(PPN)から開始し,脱水の補正を行ってから徐々に投与エネルギーを増やす.
- 高度の狭窄症例では完全静脈栄養(TPN)を,中等度以下の狭窄症状を呈する症例では摂取可能なかたさの粥食などのほか,半消化態栄養剤などを経口摂取する.
- 術前管理においては,インパクトなどの免疫増強栄養剤などを用いて,血清アルブミン値 $3.0〜3.5\,mg/dL$ を目標とした栄養管理を行う.
- 免疫増強栄養剤には特殊栄養成分としてグルタミン・アルギニンのほか n-3 系多価不飽和脂肪酸や核酸などがあげられている.
- 消化管術後のなかでも食道癌術後は,消化吸収機能が障害されていないので,消化管機能維持の面からも術後比較的に早期の EN(経腸栄養)の有用性も提唱されているが(表33-1),まだ統一見解はできていない.

表 33-1 経腸栄養

術後	補液	経腸栄養	食事
1日目	中カロリー輸液 1,000 mL	ツインライン 10 mL/時(240 kcal)	氷
2日目	1,000 mL	ツインライン 30 mL/時(720 kcal)	氷
3・4日目	500 mL	ツインライン 50〜70 mL/時 (1,200〜1,680 kcal) 水溶性食物繊維 10g/1,000kcal(腸瘻より)	氷
5日目	輸液中止	ツインライン 80 mL/時 (1,920 kcal) 水溶性食物繊維 10 g/1,000 kcal 水分 500 mL	
6・7日目		食事量増加に対応して,経腸栄養減量	とろみつき水分 術後分粥食
8日目以降		ツインライン 100 mL/時(夜間 800 kcal) (食事量増加に対応して経腸栄養減量)	とろみつき水分 術後全粥食

【渡辺知佳子・三浦総一郎】

栄養指導

- 症状に応じて負担なく必要栄養量を摂取できるように,1日3〜5食とし,1回量を控えめに計画する.
- よく噛んでゆっくり少量ずつ食べる.
- 過度な香辛料,刺激物は避け,禁酒,禁煙を心がける.
- 食後はすぐに横にならず,座位にてリラックスする.

【桑原節子】

看護のポイント

- 悪性疾患の告知や予後,長期にわたる治療に対するストレスや不安をいつでも相談できるように配慮する.
- 高齢者が多く,また,手術療法・化学療法・放射線療法などが組み合わされて治療が進められるため,患者が必要性を理解し,納得して治療を受けられるように援助する.
- 体力の維持・回復のために,散歩などの運動と十分な休息をバランスよくとるよう指導する.
- 術後は,ダンピング症候群・逆流性食道炎の予防と対処について指導する.

- 術後イレウスの予防のため,「暴飲暴食をしない」,「お腹を冷やさない」,「腹痛があれば次の食事を控える」,「排便コントロールを行う」ことを指導する.
- 飲酒については医師と相談し,アルコール度の高いもの・発泡性のものは避けるよう説明する.
- 禁煙を勧める.
- 術後再発,二次癌の早期発見のために定期的に受診するよう説明する.
- 在宅で経腸栄養や中心静脈栄養を必要とする場合は,手技の習得・器材器械の調達・社会資源の調整などの援助を行う. 【小西尚美】

MEMO

34 食道静脈瘤

門脈圧亢進症の原因となる疾患には肝硬変が多いため，それに対する栄養療法が基本となる．食道静脈瘤出血により肝不全に移行し肝性脳症をきたすこともあるため，中心静脈栄養での管理を要する．

疾患の知識

▶**概念** 何らかの原因で門脈圧亢進をきたすことにより，代償性に自然発症した門脈系-大循環系の側副血行路である．食道あるいは胃上部の粘膜下層を主座とし，静脈が拡張蛇行し，瘤状に隆起した連続血管走行を肉眼的に認めるもの．

▶**病因** 門脈圧亢進（常に門脈圧＞200 mmHg）をきたすと，本来は門脈へ流入している左胃静脈，後胃静脈もしくは短胃静脈の血流は門脈への流入が障害される．その結果，胃食道接合部から食道にかけて認めるスダレ様静脈が拡張，逆流し，さらに，食道壁の粘膜下層にある静脈もともに拡張，蛇行をきたし，側副血行路としての食道静脈瘤あるいは胃静脈瘤が形成される．

▶**疫学** 門脈圧亢進をきたす疾患としては肝硬変が多く，男女比は2～3：1と男性に多い．

▶**症状** 静脈瘤破裂による吐血，下血（タール便）がみられる．大量出血は，時にはショックなどの症状をきたす．

▶**診断・検査** ①**内視鏡検査**：静脈瘤の程度や出血予知などの面から内視鏡所見分類を用いており，静脈瘤表面の発赤所見が強ければ出血率は高く，さらに形態を示すF因子（form）および占居部位を示すL因子（location）ともに高度になるほど出血の危険性は高くなる．②**X線検査**：ある程度の大きさに達した静脈瘤は，食道造影検査で腫大した蛇行襞像，イモムシ状の陰影欠損などが特徴的である．③**CT**：食道・胃静脈瘤および側副血行路を低侵襲的に把握できる．④**その他**：門脈造影，超音波内視鏡検査も治療方針や治療効果の判定に有用である．

▶**治療** 静脈瘤の完全消失が治療目的であるが，肝予備能が不良例では保存的に止血を行い，そのうえで内視鏡的硬化療法や内視鏡的静脈瘤結紮（けっさつ）術のいずれかを選択する．最近，胃静脈瘤に対しては組織接着剤や経静脈的塞栓術などによる治療も普及してきた．

▶**予後** 長期予後は肝予備能や肝癌合併に左右され，出血による死亡頻度は激減した．

【千葉俊美・鈴木一幸】

栄養病態

🖋 基礎疾患に肝障害を有することが多く，とくに肝硬変患者ではたんぱく・エネルギー代謝異常をみることが多い．

- 低たんぱく血症，凝固線溶系異常など複雑な病態を有し，とくに静脈瘤出血によるショックから肝不全に移行し，肝性脳症の発現をみることがある．
- 栄養治療では，静脈瘤治療後は食道の安静を保つため絶食や食事制限が必要となり，それに伴ってカロリー摂取不足が懸念される．
- 肝硬変患者での12時間の絶食後のエネルギー基質変化は健康成人での2～3日間の絶食に相当するとされ，さらに栄養状態が悪化することが予想される．

【千葉俊美・鈴木一幸】

栄養食事療法

基本方針

- 肝硬変が食道静脈瘤の原因であることが多い．その場合，肝硬変に対する栄養管理が重要となる．
- 予防的に硬化療法を行った症例では，全身状態が安定している症例が多く，早期より経口摂取が可能である．
- 出血に対する緊急的な硬化療法を行った症例では，硬化療法後の経口摂取はできず，また，繰り返し行う硬化療法のために鼻腔からの経管栄養が行えない．よって，中心静脈栄養（TPN）による栄養管理を行い，状況をみながら経口摂取を開始する．
- TPNは肝不全の危険を回避するため，分岐鎖アミノ酸（BCAA：バリン・ロイシン・イソロイシン）の配合や投与量に配慮する．
- 経口摂取が可能な症例で，経口BCAA製剤を併用する症例には，エネルギー過剰による体重増加に留意する．
- 形態は，やわらかい食事とし，食道静脈瘤への刺激を抑えることが重要である．そのため，食品選択・料理選択に配慮を必要とする．
- 排便の際の努責は，食道静脈瘤の破裂の原因となるので，排便コントロールを行う．

栄養アセスメント

- 食道静脈瘤では，肝硬変を合併している症例が多い．肝硬変の病態を踏まえたうえで，身体計測値や血液生化学検査結果よりアセスメントを行う．

■アセスメント項目

目的	検査項目	目標値
生活情報	生活習慣・食習慣（食事療法の実施の有無）・運動習慣	
身体情報の評価	年齢・性別・身長・現体重・体重歴（最大体重・20歳時体重・近日の体重変動）・BMI・自立度・会話能力	
全身状態の評価	皮下脂肪厚（上腕三頭筋部・肩甲骨下部）などの測定による体脂肪量の推定・上腕筋囲の測定による筋たんぱく量の推定	
	血清総たんぱく（TP）	6.5〜8.5 g/dL
	Alb	3.9〜5.2 g/dL
	アルブミン/グロブリン比（A/G比）	1.0〜2.0
	赤血球数	男 410〜550万/μL 女 380〜500万/μL
	Hb	男 13〜17 g/dL 女 11〜15 g/dL
	Ht	男 37〜50% 女 34〜45%
肝機能の評価	AST〈GOT〉（アスパラギン酸アミノトランスフェラーゼ）	8〜38 IU/L
	ALT〈GPT〉（アラニンアミノトランスフェラーゼ）	4〜43 IU/L
	γGTP（γグルタミルトランスペプチダーゼ）	男 〜50 IU/L 女 〜30 IU/L
	ChE	酵素法 男 214〜456 IU/L 女 198〜382 IU/L
	コレステロール	250 mg/dL以下

■モニタリング・評価のポイント

- 身体計測値より，標準値との差および時間的変化を，栄養状態の判定に用いる．
- 血液生化学所見（TP・Alb・A/G比・Hb・Ht値）を栄養状態の判定の参考とする．
- AST（GOT）・ALT（GPT）・γGTP・ChE・コレステロール値などより，肝機能の状態を確認する．

栄養管理目標

■必要栄養量

予防的硬化療法後

エネルギー量　30～35 kcal/kg/日
たんぱく質量　1.0～1.2 g/kg/日
- 腹水のコントロールが必要な場合は，食塩量～5 g/日

緊急的硬化療法後

エネルギー量　25～30 kcal/kg/日
たんぱく質量　0.6～1.0 g/kg/日
- 腹水のコントロールが必要な場合は，食塩量～5 g/日

■栄養補給方法

- 予防的硬化療法後：硬化療法翌日は末梢静脈栄養（PPN）→翌日より経口栄養
- 緊急的硬化療法後：硬化療法後は中心静脈栄養（TPN）→内視鏡所見次第で経口BCAA製剤と経口栄養併用

栄養基準・食品構成

■病期別栄養管理

予防的硬化療法後	● 全身状態は比較的良好であることからPPNを併用しながら，翌日より経口栄養を流動食より開始する． ● 経口栄養は，状況次第でレベルアップする． ● エネルギーは30～35 kcal/kg，たんぱく質は1.0～1.2 g/kg程度を1日の目安にする． ● 腹水のコントロールが必要であれば，食塩を5 g/日以内に制限する． ● ビタミンやミネラルの所要量を供給する．
緊急的硬化療法後	● BCAAを多く含むアミノ酸輸液製剤を使用したTPNを選択し，30 kcal/kg/日程度投与する． ● 内視鏡所見次第で，経口BCAA製剤と経口栄養を併用する． ● 経口栄養は，状況次第でレベルアップする． ● 標準体重の維持を目標として25～30 kcal/kg/日，たんぱく質は0.6～1.0 g/kg程度を目安とする． ● 腹水のコントロールが必要であれば，食塩を5 g/日以内に制限する．

■栄養基準例：予防的硬化療法後（例：身長170 cm，体重64 kg，成人）

	エネルギー(kcal)	たんぱく質(g)	脂質(g)	糖質(g)
五分粥食	1,300	50	36	195
全粥食	1,600	60	44	240
米飯食	1,900	70	53	285

■食品構成例：1,900 kcal，たんぱく質70 gの例

分類	食品名	重量(g)	備考
穀類	ご飯	540	180 g/食×3食
	いも類	100	
果物類	生果	150	（＊食品の選択は「食品・素材の適否」参照)
魚・肉・卵・大豆製品・乳製品類	魚介類	80	（＊食品の選択は「食品・素材の適否」参照)
	肉類	80	
	卵類	50	
	大豆製品	100	豆腐とした場合
	乳製品	200	
油脂類・種実類	油脂	15	（＊食品の選択は「食品・素材の適否」参照)
野菜類	緑黄色野菜	100	（＊食品の選択は「食品・素材の適否」参照)
	淡色野菜	200	
	きのこ類	10	
	海藻類	5	
調味料	砂糖	6	刺激の強い味付けや，食塩の過多には注意する．
	味噌	10	

食品・素材の適否

推奨
- やわらかく刺激の少ないものを中心に選択する．
- 排便コントロールのため，水溶性の食物繊維（ペクチン・グルコマンナンなど）やビフィズス菌の入った乳酸菌飲料も適宜利用する．

不適 ■摂取してはいけない飲食物
- 肝臓病を合併している場合，アルコール類全般

避けたほうがよい食品
- 果実類：パイナップル
- 魚介類：えび，かになど甲殻類・魚の骨
- 種実類：全般
- 野菜類：たけのこ，ごぼう

献立・調理法の工夫

献立
- 肝硬変を合併している場合は，肝臓病の食事療法に準じた献立とする．
- たんぱく制限の有無による主菜量の差はあるものの，主食・主菜・副菜をそろえるよう献立を考えるとバランスのとれた食事にしやすい．
- たんぱく制限の状況に応じて，特殊食品の利用も検討する．
- 食事のかたさなどに配慮するあまり，単調な食事にならないように注意する．

調理法
- 加熱料理（茹でる・煮るなど）にて，食品をやわらかく加工する．
- 揚げものは避ける．
- 刺激の強い味付けには注意し，減塩を心がける． 【塚田芳枝】

経腸・静脈栄養療法

急性期（食道静脈瘤破裂）
輸液

10～50％ブドウ糖など糖質主体の輸液を 500～1,000 mL（耐糖能異常のある場合にはインスリンを混注する）

10％NaCl　20～40 mL

アスパラK　20～40 mL

ネオラミン・マルチV　1日1組

ケイツーN　10 mg1日1回

分岐鎖アミノ酸（BCAA）高含有点滴製剤

アミノレバン注あるいはモリヘパミン 200～600 mL/日を末梢または中心静脈より点滴投与

新鮮凍結血漿　1日2～6単位

濃厚赤血球　（貧血の程度や出血量に応じて投与する）

回復期
BCAA高含有経腸栄養剤

低たんぱく食（たんぱく 40 g/日）にアミノレバンENもしくはヘパンED　1～2 P/日の併用を考慮する． 【千葉俊美・鈴木一幸】

栄養指導

- 肝不全を合併した症例の場合では，肝臓に対する食事療法を適切に理解しているか，問診などを通して確認する．
- 肝硬変の食事についての理解に不足がある場合は，必要性を理解させ，注意点を指導する．
- 日常の食習慣(摂取量・食品選択・料理選択など)を確認したうえで指導する．
- 特殊食品の摂取を継続する場合，購入方法や食事との組み合わせ方を指導する．
- 排便コントロールの視点からも食事内容を確認し，指示する．

【塚田芳枝】

看護のポイント

- 食道静脈瘤破裂は，生命予後に重大な影響を与えることがある．そのため肝硬変や門脈圧亢進症状のある患者は，定期的に上部内視鏡検査を受け，静脈瘤破裂に対する予防的な治療を行う必要があることを説明する．
- 食道粘膜の刺激になるような食べ物を避け，よく噛んで摂取するよう指導する．
- 排便の性状を観察し，下血が疑われる場合はすぐに受診するよう説明する．
- 禁酒・禁煙を勧める．
- 食道静脈瘤の破裂は，前駆症状がなく大量に吐血する場合が多い．突然の吐血は生命を脅かすだけでなく，患者・家族に大きな不安を与えるため，落ち着いた態度で迅速に対応する．

【小西尚美】

【文献】

[栄養食事療法，栄養指導]
1) 添田 修，大江 久，伊藤重彦，他：食道静脈瘤硬化療法と栄養管理．日本臨牀 49：361-365，1991
2) 岩佐幹恵，岩佐正人，小越章平：静脈・経腸栄養製剤の種類と特性．臨床栄養 86(6)：751-763，1995
3) 戒野聖治，波多野仁子，安部井誠人，他：検査データマニュアル．綜合臨牀 1998(増刊号)：219-281，1998
4) 杉田 昭，北山富士子，他：ビジュアル臨床栄養百科，pp14-21，小学館，1996

35 胃・十二指腸潰瘍

食事摂取低下や粘膜損傷などにより栄養状態が不良のことがあり、治癒の遷延につながる．とくに，出血性潰瘍では絶食期間により中心静脈栄養による管理も要することがある．傷害された消化管粘膜の回復には十分量の栄養摂取をすすめる．

疾患の知識

▶**概念** 種々の原因による傷害によって，組織欠損の深さが粘膜筋板を越えて深層に及ぶ場合を潰瘍と定義する．病変の形成には，胃酸およびペプシンによる自己消化が関与していると考えられている．

▶**病因** 潰瘍形成には，酸分泌の亢進といった攻撃因子の増加と，*Helicobacter pylori* 感染，非ステロイド性抗炎症薬(NSAIDs)および抗凝固薬による粘膜防御機構の破綻や血流障害の関与がいわれている．

▶**疫学** 男女別では，胃潰瘍，十二指腸潰瘍ともに男性に多くみられ，十二指腸潰瘍は若者に多く，胃潰瘍は中年以降に多い点があげられる．

▶**症状** 心窩部から上腹部にかけての鈍痛や圧痛を訴える場合が多く，十二指腸潰瘍ではとくに空腹時に痛みが増悪する傾向を示す．そのほか，不定の漫然とした胃重感，げっぷ，胸やけ，悪心，嘔吐をきたす場合も多く，潰瘍からの大量出血によって吐血，下血をきたす場合もある．

▶**診断・検査** ①**内視鏡検査**：潰瘍の形状（大きさ，深さ，形，数），部位，急性期か治癒期かなどの診断のほかに，悪性腫瘍との鑑別に有用である．潰瘍を見つけたら潰瘍周辺から複数個生検し，病理診断を行う．次に潰瘍の原因検索のため *H. pylori* 感染診断を行う．②**X線検査**：バリウム造影剤とX線二重造影法によりとくに検診で診断が行われている．③**その他**：薬剤使用歴を丹念に聴取し，NSAIDsや抗凝固薬使用の有無を確認する．

▶**治療** 出血性潰瘍を疑った場合には，まず血管を確保し，補液，輸血などを行って全身状態を安定化させることが重要である．状態が安定したら緊急内視鏡検査を行って止血治療を行う．非出血性の通常の潰瘍治療薬としては，症状緩和率や治癒率からみて H_2 受容体拮抗薬，プロトンポンプ阻害薬が第一選択薬となる．潰瘍の成因に応じた原因療法として，*H. pylori* 陽性の消化性潰瘍患者には一般的に除菌治療が適応となり，NSAIDs潰瘍については，その原因となっている薬剤を中止することが原則である．しかし，NSAIDsの中止ができない場合には，選択的Cox-2阻害薬などに薬剤を切り替えることを考慮する．

▶**予後** 大出血や穿孔による腹膜炎など重篤な合併症を起さない限り予

後は良好である．ただし，慢性的に再発を繰り返すことがある．

【千葉俊美・鈴木一幸】

栄養病態

🖋胃・十二指腸潰瘍の患者では食事摂取量の低下や粘膜損傷などによる消化・吸収障害のために，栄養状態のバランスが不良のことも多い．
- 低栄養状態では，潰瘍の悪化，治癒の遷延をきたす原因となる．
- 損傷した粘膜の修復，その修復のための栄養，潰瘍再発予防などのためには栄養管理が重要である．

【千葉俊美・鈴木一幸】

栄養食事療法

基本方針

- 胃酸分泌を促進しない食事内容にする．
- 潰瘍面に物理的・化学的刺激が少ない調理法を選択する．
- 食べたものを胃内に長く停滞させないために消化のよい食事とする．
- 空腹時の痛み，食後の不快感などのトラブルを軽減し，心理的なストレスを緩和する．
- 消化のよい食品をよく噛んで食べる．刺激の少ない食事として食後の不快感がなければ，普通食に準ずる．

栄養アセスメント

■アセスメント項目

摂取量の評価	食事状況・内容，摂取栄養量を把握
身体計測・触診	BMI，標準体重比，平常時体重比 皮膚の張り，筋肉や皮下脂肪の状態
血液検査	総たんぱく，血清アルブミンから体たんぱくを評価 ヘモグロビン，ヘマトクリットより貧血を評価

■モニタリング・評価のポイント

- 食事摂取状況を把握する．
- 食欲不振により栄養摂取が不十分であったり，症状から食べられるものが偏っている場合がある．消化機能低下による栄養素の消化吸収障害の可能性もあり，栄養吸収率低下の可能性も考えながら栄養評価する[1]．
- 消化性潰瘍は不規則な生活，ストレス，食事時間のずれ，暴飲暴食などが原因で発症することがあるので，生活状況を詳細に把握する．

栄養管理目標

📎 摂取エネルギーの不足時にはたんぱく質の利用効率が低下すること,ストレス下ではたんぱく代謝が異化傾向にあることなどから十分量の栄養を摂取する.

■必要栄養量

エネルギー　30〜35 kcal/kg
たんぱく質　1.2 g/kg 程度
貧血が認められる場合には利用効率のよいヘム鉄,鉄の吸収を促進するビタミンCを補給する.
必要量は栄養消耗状態により異なるので,個別に栄養評価を行い適切なプランを作成する.

■栄養補給方法

急性期(出血時)：絶食,経静脈栄養法の適応
治癒期(止血後)：水分摂取,流動食,軟食と経口摂取を勧める.食事量が少ない場合には,経腸栄養剤を経口で補給する.

栄養基準・食品構成

■病期別栄養管理

急性期(止血後)：流動食,三分粥食,五分粥食とする.
治癒期：全粥食,常食とする.

■胃・十二指腸潰瘍食の栄養基準(例)

	エネルギー(kcal)	たんぱく質(g)	脂質(g)	糖質(g)
流動食	800	30	25	115
三分粥食	1,000	50	30	130
五分粥食	1,200	60	35	170
全粥食	1,600	65	45	230
常食	2,000	75	50	310

■胃・十二指腸潰瘍食の食品構成(例)

	流動食	三分粥食	五分粥食	全粥食	常食	備考
おも湯	600					
粥		750	900	500		
米飯					400	
パン				80	80	
いも類	50	50	50	100	100	流動食はポタージュ
魚介類		60	60	60	60	

■胃・十二指腸潰瘍食の食品構成(例)(つづき)

	流動食	三分粥食	五分粥食	全粥食	常食	備考
肉類		50	60	60	60	
卵類	50	50	50	50	50	流動食は茶碗蒸し,カスタードドリンクなど
大豆製品		50	100	100	100	
乳・乳製品	500	300	300	300	300	牛乳,ヨーグルト,粥食ではチーズも使用可
緑黄色野菜	100	100	100	100	100	流動食はポタージュ
淡色野菜	200	200	200	200	200	流動食はポタージュ
果物類	200	100	100	100	100	流動食はジュース
油脂類	5	10	10	20	20	バター,生クリーム,マヨネーズ(乳化油),植物油
砂糖類	10	10	10	20	20	

食品・素材の適否

治癒期には潰瘍部を庇護しながら創の回復に必要な栄養が摂取できる食事とする.粘膜を刺激しないように食品や調理法に注意する.

推奨
- 脂肪の少ない肉類や魚類,卵や豆腐,麩,乳製品などは消化のよいたんぱく補給食品である.
- 貝類は一般的に消化が悪いが,かきやほたての貝柱などは消化がよい.
- 野菜類はにんじん,大根,かぶなどやわらかい根菜,小松菜,ほうれん草など葉菜はやわらかい葉先とする.
- 生野菜は薄切りのきゅうり,レタス,トマト,大根おろしなどやわらかい部分とする.

不適
■摂取してはいけない飲食物
- とくにないが,アルコール類,カフェインを含む嗜好飲料などは適量とし,飲み過ぎない.

■避けたほうがよい食品

食物繊維の多い食品	玄米，雑穀，山菜，ごぼう，たけのこ，きのこ，こんにゃく，表皮がかたいとうもろこし，豆など
脂肪の多い食品や料理	揚げもの，油をたっぷり使った炒めもの，チャーハン，焼きそば，バターや生クリームを使った濃厚な料理など
刺激物や膨満感のあるもの	香辛料，炭酸飲料
噛みにくいもの・よく噛まずに飲み込むもの	いか，たこ ラーメンや蕎麦などのめん類，卵かけご飯や納豆かけご飯

献立・調理法の工夫

- 潰瘍部の改善のために栄養バランスのよい食事とする．
- アミノ酸バランスを考慮して肉，魚，卵，豆製品，乳製品など複数のたんぱく食品を組み合わせる．
- 貧血がある場合にはたんぱく質，鉄分，葉酸など造血に必要な栄養素を補給する．鉄を多く含む食品としてはかつお，まぐろなど赤身の魚，卵黄，レバーなどがある．
- 濃い味付けや過度の香辛料は粘膜への刺激となるので控える．香辛料は少量であれば差し支えない．
- 空腹時に痛みや不快感がある場合には軽い間食をとる．表 35-1 に食品や料理の例を示すので参考にされたい． 【加藤チイ】

経腸・静脈栄養療法

●出血性潰瘍では栄養状態，絶食の期間を検討しながら中心静脈栄養とする．

【処方例】

ピーエヌツイン 1 号　2,000 mL　1,120 kcal
ネオラミン・マルチ V　1 日 1 組

●急性期では末梢静脈栄養とする．

【処方例】

アミノフリード　1 回 500 mL
ソリタ注　1 回 500 mL
経口摂取開始に伴って補液量を減量する． 【千葉俊美・鈴木一幸】

表 35-1 胃・十二指腸潰瘍食に使用可能な食品と料理（例）

食品群	流動食	三分粥食	五分粥食	全粥食
穀類	おも湯	三分粥	五分粥，パン，煮込みめん	全粥，パン，うどん
いも・でんぷん類	くず湯，ポテトスープ	マッシュポテト，煮物	ポテトサラダ	とくに制限しない
油脂・種実類	バター，生クリーム	バター，生クリーム，ごま豆腐	種実類はすりつぶす	とくに制限しない
大豆製品	味噌スープ，豆乳	煮豆腐，味噌汁	豆腐，凍豆腐	（皮がかたい豆は除く）
魚介類	潮汁，魚介スープ	煮魚，蒸魚，クリーム煮，はんぺん，鮭缶など	煮魚，蒸魚，焼魚，刺身，しらす干しなど	※いか，たこ，干物は除く
肉類	コンソメスープ	ひき肉団子，シチュー	煮物，肉団子，蒸し鶏，シチュー	※薄切りまたは挽肉，皮下脂肪なし
卵類	カスタードクリーム	茶碗蒸し，オムレツ，炒り卵，プリン	（固茹で卵は除く）	とくに制限しない
乳・乳製品	牛乳，乳酸菌飲料，ヨーグルト，アイスクリーム	ホワイトソース，チーズ	とくに制限しない	とくに制限しない
野菜・海藻類	野菜スープ，ポタージュ	やわらか煮，煮びたし（葉先），皮むきトマト，アスパラ缶	煮物，お浸し，温野菜サラダ	※山菜，こんにゃくは控える．海藻，きのこは少量可．
果物類	ジュース，ゼリー	メロン，桃，バナナ（完熟）フルーツコンポート	グレープフルーツ，すいか，いちご，缶詰	※パイナップル，干し果物は除く

栄養指導

- 食事はよく噛んでゆっくりと食べ，腹八分めとし，食事量や時間が一定になるようにする．
- 厳しい食事療法は患者の負担になるので，過度の心理的ストレスをかけないように指導する．
- 空腹時間が長くならないように規則的に食事をするように心がける．
- 食べてはいけない食事を指導するよりも「望ましい食事」を提案するように心がける．
- 消化性潰瘍の治療において，薬物療法や *H. pylori* 除菌治療など有効

な治療法が確立しているが，食事療法，生活指導も病態の改善，健康を維持するためには重要である[2]．　　　　　　　　　　　【加藤チイ】

看護のポイント

- 身体的・精神的ストレスが再発の危険因子となるため，ストレスの緩和をはかることを説明する．また，ストレス緩和の具体的な方法について患者とともに考える．
- 再発の危険因子として過労，睡眠不足，不規則な食事などがあげられるため，生活のリズムを整え，運動や休息をバランスよくとるよう指導する．
- 就寝前の飲食や過食を避け，ゆっくりよく噛んで摂取するよう説明する．
- 1日3回，規則的に食事をとり，長時間胃を空にしないように説明する．
- 胃停滞時間の長い脂肪，胃酸の分泌を促進する香辛料やアルコール飲料は控えるよう説明する．
- 禁酒・禁煙を勧める．
- 排便の性状を観察し，下血が疑われる場合はすぐに受診するよう説明する．
- 薬物療法を中断すると再発しやすいので，自己判断で服薬を中止しないように説明する．
- *H. pylori* の除菌治療中は，とくに薬剤の確実な服用と禁酒が必要なことを説明する．　　　　　　　　　　　　　　　　　【小西尚美】

【文献】
[栄養食事療法，栄養指導]
1) 野口球子：消化器疾患，中村丁次(編)：栄養食事療法必携 第3版，pp31-34，医歯薬出版，2007
2) 胃潰瘍ガイドラインの適用と評価に関する研究班(編)：EBMに基づく胃潰瘍診療ガイドライン 第2版，pp111-112，じほう，2007

MEMO

36 潰瘍性大腸炎

潰瘍性大腸炎では，クローン病と異なり食事内容が疾患の経過に及ぼす影響は少ない．厳格な食事制限は必要なく，慢性炎症による低栄養状態の回避，栄養の維持に心がけることが基本となる．

疾患の知識

▶**概念**　主として大腸粘膜を障害し，しばしばびらんや潰瘍を形成する大腸の原因不明のびまん性非特異的炎症．

▶**病因**　病因は不明だが，免疫・感染・遺伝子的背景など多様な要因が複雑に絡み合っているとされる．これまでに腸内細菌の関与や免疫機構が正常に機能しない自己免疫反応の異常，あるいは食生活の変化の関与などがいわれている．また，家族内での発症も認められており，何らかの遺伝的因子の関与も検討されている．

▶**疫学**　1984年には9,112人であったが，1975年に特定疾患に認定されて病気の認識が広まったこともあり，2002年には77,073人となっている．発症年齢のピークは男性で20～24歳，女性では25～29歳だが，広く高齢者まで発症する可能性はあり，とくに高齢発症例では重症化のリスクが高い．

▶**症状**　反復性の(粘)血便，下痢が主な症状で，腸管以外の合併症として皮膚病変，眼病変や関節の痛み，原発性硬化性胆管炎，小児では成長障害が起こることもある．また，10年以上の広範囲の罹患例では，罹患中，治癒後とも大腸癌の合併頻度が高い．この大腸癌は未分化で浸潤性が強く，悪性度の高いことが多い．

▶**診断と検査**　診断基準は，厚生労働省の特定疾患調査研究班により1998年に改定されたものが用いられている．臨床経過，内視鏡所見，病理組織所見の3項目を総合的に判断する．上記症状に加え，内視鏡所見は原則として肛門より連続性に口側へ粘膜のびらんや潰瘍が広がり，病理所見では粘膜層への炎症細胞の浸潤に加え，陰窩膿瘍，杯細胞の減少が特徴的である．最近ではあまり行われなくなったが，注腸検査ではハウストラの消失(鉛管像)，腸管の短縮などが特徴的である．また，診断の際には，感染性腸炎(細菌性赤痢，腸結核，アメーバ赤痢，サルモネラ腸炎，カンピロバクター腸炎)との鑑別のために便培養などを行い，内視鏡所見や病理所見によりリンパ濾胞増殖症，虚血性腸炎，腸管ベーチェット，クローン病などとの鑑別を行う．経過の途中では，サイトメガロウイルス感染を合併することもあり，血清中や生検組織のサイトメガロウイルス抗原検査で検出される場合がある．

▶治療　排便回数・血便の有無・貧血や炎症反応など血液検査・内視鏡所見(罹患範囲や粘膜の活動性)をもとに,重症度を分類し治療方針を決める.基本薬剤は,アミノサリチル酸塩剤の内服や局所療法(注腸)である.発症時や再燃して活動性が高い時期,直腸炎型のように罹患範囲が限られる場合はステロイドの注腸や坐剤で対応できるが,左側結腸型や全結腸型では,強力な副腎皮質ホルモン(内服や静脈注射でのパルス療法・動注)や免疫抑制剤(静脈注射)を用いる.白血球除去療法を併用することもある.また,潰瘍が深くなって固有筋層に及び,広い範囲の腸管神経叢(固有筋層の中層にある)が露出すると腸管の収縮機能が失われ,大腸が拡張した中毒性巨大結腸症では,穿孔の危険もあるため腸管摘出が必要となる.緩解導入後は,免疫抑制剤の内服薬を調節し,再燃時はステロイド注腸などを使いながら,水際での食い止めをはかる.プロバイオティックス(ビフィズス菌・乳酸菌など)の摂取により再燃の予防効果があるという報告もある.　　　　　　　　　　　　【渡辺知佳子・三浦総一郎】

栄養病態

📝 慢性の消耗疾患であることから体重減少・低たんぱく血症・貧血・ビタミンB_{12}・葉酸・亜鉛など微量元素の不足が生じやすい.

- 下血の程度により貧血となることはあるが,クローン病とは異なり小腸での吸収障害は生じないので,たんぱく質・エネルギー栄養失調症(PEM)に陥ることは少ない.ただし重症・劇症例や慢性に経過した中等症以上の症例では,出血と腸管からのたんぱく漏出,あるいは全身の消耗のために栄養障害に陥ることが多く,栄養面での管理が重要となる.
- ステロイド多用による吸収不良や乳糖不耐症の存在によるカルシウムの不足が原因で,骨量の低下をきたすことがある.

【渡辺知佳子・三浦総一郎】

栄養食事療法

基本方針

📝 活動期の病態が長期に持続する場合には栄養管理が必要であるが,緩解期は食事内容により再燃することはまれであるため,厳重な管理を必要としない.

栄養アセスメント

■アセスメント項目

＜主観的評価＞	体重の変化，食物摂取状況の変化(食事摂取量，食事回数，食欲)
＜客観的評価＞ 1. 食事摂取量調査 2. 身体計測 3. 血液生化学検査	 ①身長・体重 ②体重減少率，％平常時体重，％理想体重，BMI ③上腕三頭筋皮下脂肪厚(TSF)，上腕三頭筋筋囲(AMC)，上腕周囲(AC) ①血液検査—白血球数，総リンパ球数，Ht，Hb ②血液生化学検査—血清総たんぱく(TP)，Alb，RTP(トランスフェリン，プレアルブミン，レチノール結合たんぱく)，ChE，TC，中性脂肪(TG)，血清鉄，葉酸 ③炎症—赤沈(ESR)，C反応性たんぱく(CRP)，血小板(PLT)

■モニタリング・評価のポイント

🖉重症例を除いて低栄養状態の患者は多くないが，全身的な栄養管理計画のために栄養状態を把握する．

- 栄養障害の有無は，低たんぱく血症・低アルブミン血症の有無，血清コレステロール，コリンエステラーゼ低下で読み取る．
- 貧血はヘモグロビン・ヘマトクリット値の低下で読み取る．
- 葉酸はサラゾピリンと空腸で吸収競合するため吸収低下が起こりやすい．下痢により欠乏する場合もある．
- 炎症の有無は，白血球の増加，赤沈の亢進，CRP上昇，血小板の増加などから読み取る．

栄養管理目標

■必要栄養量

エネルギー　35〜40 kcal/kg
たんぱく質　1.2〜1.5 g/kg
脂質　軽度制限
食物繊維(非水溶性)　重症・狭窄ある場合，制限
ビタミン・ミネラル　日本人の食事摂取基準以上

■栄養補給方法

活動期：中心静脈栄養や経管栄養により腸管の安静を保ちながら栄養補給を行う．

活動期・緩解移行期：経口食(低脂肪・低残渣五分粥〜全粥食)．易消化性の食事．

緩解維持期:バランスのとれた食事とする.

栄養基準・食品構成

■病期別栄養管理(潰瘍性大腸炎)

病期	留意点	
活動期 〜 緩解移行期	腸管に負担をかけず栄養補給 栄養状態の改善	高エネルギー 高たんぱく質 高ビタミン・ミネラル 低脂肪 低残渣 易消化性
緩解維持期	栄養状態の改善と維持	バランスのとれた食事 暴飲・暴食を避ける

■栄養基準例(低残渣食,北里大学東病院)

	米飯軟菜食			五分粥食
エネルギー(kcal)	1,600 kcal	2,000 kcal	2,400 kcal	1,400 kcal
たんぱく質(g)	70	80	90	70
脂質(g)	40	50	60	40
炭水化物(g)	245	310	375	190
食物繊維(g)	10	10	10	10

■食品構成例(潰瘍性大腸炎緩解移行期)

低残渣食 2,000 kcal		
	食品名	純使用量(g)
炭水化物	米飯	400
	パン	120
	いも	50
	砂糖	10
	ジャム	15
	果物(缶詰)	80
たんぱく質	魚	90
	肉(鶏)	60
	卵類	50
	豆腐	100
	牛乳	200
	ヨーグルト	100

■食品構成例(つづき)

	食品名	純使用量(g)
脂肪	油脂	10
	マーガリン	10
ビタミン ミネラル	緑黄色野菜	50
	その他の野菜	100
	栄養調整食品(ビタミンゼリー)	60
その他	味噌	15

食品・素材の適否

🔖 食物アレルギーがなければ基本的に食べていけないものはない.病期を考慮する.

推奨 ①(活動期)粥,パン,うどん,じゃがいも,豆腐,たい,かれい,たら,皮なし鶏肉,ヨーグルト,野菜・果物ジュースなど
②腸内環境改善のため,ビフィズス菌発酵乳や栄養補助食品(下痢・便秘に有効な食物繊維を含む)

不適 ■摂取してはいけない飲食物
人により特定の食品により下痢などの症状が発現する場合がある.当該食品の摂取を避ける.

■控えたほうがよい食品
(活動期)玄米,ラーメン,コーンフレーク,豆類(皮つき),海藻類,きのこ類,こんにゃく類,繊維の多いいもや野菜類,油脂類,アルコール飲料,カフェイン飲料,香辛料(少量可)など

献立・調理法の工夫

- 下痢症状軽減のためには,脂質や食物繊維の多い食品・香辛料を多く用いた料理を制限する.
- 症状の強いときは流動食・粥食とし,症状の軽減とともに米飯(普通のかたさの食事)にする.
- 消化しやすい食事とする.
- 牛乳・乳製品は,ミルクアレルギーや乳糖不耐症がなければ,たんぱく質源,カルシウム源として使用する.
- 過度に熱いもの,冷たいものは制限する. 【野口球子】

経腸・静脈栄養療法

- クローン病と異なり,潰瘍性大腸炎では食事療法による治療効果・緩

解維持効果の十分なエビデンスはない．ただし魚油脂肪酸栄養補助剤（EPA 4.5 g/日）は軽症～中等症の活動潰瘍性大腸炎の症状を改善すると報告されている．
- 重症・劇症では食事摂取によって腸管を刺激して，病態（腹痛・血便）が悪化する懸念のある場合は絶食とし，長期化する場合は中心静脈栄養を行う．
- 下痢が頻回の間は，脱水や電解質（ナトリウム・カリウム・マグネシウム）が不足しないように補給する．
- 基本的には，下痢の管理に準じ，経腸栄養は，活動期に腸管安静および，十分なエネルギー補給など補助として使用される．

【渡辺知佳子・三浦総一郎】

栄養指導

- 病変部位により症状や経過の個人差は大きい．食品の選択や調理法，献立については個人に応じたものとする．
- 活動期には制限があるものの，緩解期は普通の生活ができることを説明し，患者の精神的ストレスの軽減に努める．
- 発症前より偏食傾向を認めることが多いため，基本的な栄養教育と食生活改善に努める．
- 規則正しい生活を心がける．

【野口球子】

看護のポイント

- 粘血便（炎症による腸粘膜からの出血）および下痢便により腸の炎症の程度が把握できるので，これらの症状の程度（回数，血液混入の程度，水様・泥状の程度）に注意を払う．
- 炎症の活動性が進行し症状が増悪しているときには，安静をはかるとともに腸への負担を軽減するよう消化のよいものを摂取するか，状態によっては輸液による補給で十分な栄養を摂取する必要がある．
- 粘血便による出血で貧血傾向に陥りやすいので，調子のよいときには鉄分の補給ができる食品を選ぶことも勧める．
- 食事は常に腸への負担を少なくすることを考え，消化のよいものを摂取するよう指導する．さらに，刺激物や冷たい飲みものはなるべく避ける，一気に大量に摂取しない，ゆっくり噛んで食べることを勧める．
- 精神的ストレスも悪化の一因といわれているので，社会的・精神的支援も病状改善の1つとして患者の訴えを傾聴する．

【片岡優実】

37 クローン病

消化吸収の主座である腸管すべてが病変部位になりうる．病変部位により，消化吸収機能に及ぼす影響が異なるので，病態を踏まえた細やかな対応が求められる．完治させる治療法はないので，薬物療法・栄養療法・外科療法を組み合わせて慢性炎症による消耗を補い，消化吸収の主座となる消化管粘膜の早期修復をはかり，さらに炎症の再燃・再発を予防することが大切である．

疾患の知識

▶**概念** クローン病は，若年者に好発する原因不明の慢性炎症性腸疾患の1つ．口腔から肛門までの全消化管に炎症が生じる可能性があり，消化管粘膜全層性の炎症で，消化管内外に多彩な合併症を伴う．

▶**病因** 原因は不明であるが，腸管免疫システムの破綻が想定されている．ただし，クローン病に特徴的な縦走潰瘍は腸間膜付着側に多く形成され，慢性的な血流不全も関係していると推察される．また，潰瘍性大腸炎と違い，その炎症の主座は粘膜下層にある．そのため限局した炎症が表面に決壊して粘膜病変が生じ，周囲粘膜への炎症の波及は少なくても孤立性潰瘍が生じ，クローン病に特徴的な非連続性の炎症病変が形成される．

▶**疫学** 1984年には2,170人であったが，1975年に特定疾患に認定されて，病気の認識が広まったこともあり，2004年医療受給者証交付件数でみると23,188人が登録されている．好発年齢は10歳代後半から20歳代．手術率は発症後5年で33.3%，10年で70.8%と高く，さらに手術後の再手術率も5年で28%と高率であることから，再燃・再発予防が重要である．診断後10年の累積生存率は96.9%である．

▶**症状** 腹痛，下痢，発熱，体重減少など，病初期には'一過性の腸炎'と見過ごされがちである．腸管狭窄による腸閉塞症状，瘻孔形成，膿瘍形成が臨床上問題になる．特有の肛門病変として，難治性痔瘻や肛門周囲膿瘍を高率に合併し，術後も再燃緩解を繰り返す難治性疾患である．

▶**診断** 内視鏡検査・消化管造影を行い，病理組織所見をもとに診断基準に沿って確認をする．内視鏡像・消化管造影で，縦走潰瘍，敷石像，縦走するアフタ，病理組織で非乾酪類上皮性肉芽腫がみられることが特徴である．鑑別診断として，便培養により感染性腸炎を除外する点などは潰瘍性大腸炎と同じである．

▶**治療** 完治というよりも，栄養療法と薬物療法を組み合わせた内科的治療で病勢をコントロールし，QOLを高めるのが目標となる．薬物療

法としては，サリチル酸塩剤が緩解導入・維持に使われ，重症例では，ステロイドや免疫抑制剤を用いる．さらに，中等症の活動症例や瘻孔例には抗TNF-α製剤のインフリキシマブなどが使われる．栄養療法は，とくに小腸病変を有する例において有効性が期待される．副作用が少なく，急性増悪期，緩解導入後維持いずれにも有効な治療法として，わが国を中心に発展してきた．欠点は，若年患者が多いこの疾患において，栄養療法はQOLを低下させてしまうという懸念からコンプライアンスが低下することである．これら内科的に治療に反応しないような重症例や，難治性の腸管狭窄症状（腸閉塞），膿瘍や瘻孔形成に対しては外科的手術が必要となることもある．　【渡辺知佳子・三浦総一郎】

栄養病態

- 食欲低下による摂取不足，病変が小腸大腸に及ぶことによる吸収障害，炎症の存在する腸管からのたんぱく漏出などが複雑にかかわり合い，たんぱく質・エネルギー栄養失調症（PEM），脂肪の吸収障害，脂溶性ビタミンや微量元素の欠乏など多彩な栄養障害がみられる．
- 好発部位である終末回腸を切除されている場合もあり，それに伴って胆汁酸代謝異常が生じ脂肪や脂溶性ビタミンの吸収障害が起こり，低コレステロール血症をきたすことも多い．とくにビタミンDの欠乏はステロイドの影響と相重なり，骨粗鬆症の要因となる．ビタミンB_{12}や葉酸といった水溶性ビタミン欠乏も多くみられ，総合ビタミン剤の投与も必要である．　【渡辺知佳子・三浦総一郎】

栄養食事療法

基本方針

- 栄養療法は腸管の安静を保ち，自覚症状や栄養状態の改善のみならず，腸管病変を緩解に導入することが明らかにされており，初期治療として効果がある．
- 病勢に応じて成分栄養剤と経口食の摂取比率を変化させるスライド方式（図37-1）に則り実施する．
- 指示量の範囲で，易消化性，低脂肪・低残渣食とする．

MEMO

栄養アセスメント
■アセスメント項目

<主観的評価>	体重の変化，食物摂取状態の変化（食事摂取量，食事回数，食欲）
<客観的評価> 1. 食事摂取量調査 2. 身体計測	①身長・体重　②体重減少率，％平常時体重，％理想体重，BMI　③上腕三頭筋皮下脂肪厚（TSF），上腕三頭筋囲（AMC），上腕周囲（AC）
3. 血液生化学検査	①血液検査―白血球数，総リンパ球数，Ht，Hb　②血液生化学検査―血清総たんぱく（TP），Alb，RTP（トランスフェリン，プレアルブミン，レチノール結合たんぱく），ChE，TC，中性脂肪（TG），血清鉄，ビタミンB_{12}，亜鉛，セレン　③炎症―赤沈（ESR），CRP，血小板（PLT）

■モニタリング・評価のポイント
🔖腸管の炎症に伴い，食事摂取量の減少や栄養の吸収低下，炎症・発熱による代謝亢進から，栄養障害をきたしやすい．

- 栄養障害は，低たんぱく血症・低アルブミン血症の有無，血清コレステロール，コリンエステラーゼの低下で読み取る．
- 貧血はヘモグロビン・ヘマトクリット値の低下で読み取る．回腸病変があるとビタミンB_{12}吸収低下による貧血の合併症も認める．
- 中心静脈栄養や成分栄養法のみによる長期管理により，セレンなどの微量元素低下や必須脂肪酸欠乏症をきたすことがある．
- 亜鉛は，慢性炎症に伴う消耗，腸管からの吸収障害，下痢により低下しやすい．
- 炎症は，白血球の増加，赤沈の亢進，CRP上昇，血小板の増加などから読み取る．

栄養管理目標
🔖良好な栄養状態を維持し再発を予防することにある．

■必要栄養量
エネルギー　炎症反応の程度により35〜45 kcal/kg
たんぱく質　代謝亢進・需要増大に対応するために1.5〜2.0 g/kg
脂質　脂肪吸収障害が存在すること，および腸管への刺激防止のため20〜30 g/日以下とする．
低残渣　非水溶性食物繊維を減らす．

栄養基準・食品構成

■病期別栄養管理

病期	栄養療法
活動期	入院・絶食 TPN　開始 成分栄養療法開始
緩解移行期 緩解期	成分栄養療法＋低脂肪・低残渣食　開始 成分栄養療法＋低脂肪・低残渣食　ステップアップ

■栄養基準例

	Ⅰ 緩解期Ⅰ	Ⅱ 緩解期Ⅱ	Ⅲ 緩解期Ⅲ
エネルギー　kcal	300	600	900
たんぱく質　g	15〜20	35	45
脂質　g	3〜5	10	15
糖質　g	50	100	150
食物繊維　g	2	5	7
硬軟度	五分粥五分菜	五分粥五分菜	五分粥五分菜
配膳	昼	昼・夕	朝・昼・夕

＊食事の硬軟度は，易消化性を考慮し五分粥五分菜から全粥，米飯へとステップアップする．入院中（緩解初期）は五分粥五分菜とし，配膳（食事）回数は表記の通り．

■食品構成例

食品名		Ⅰ 300 kcal	Ⅱ 600 kcal	Ⅲ 900 kcal
炭水化物	米飯	250(g)	500(g)	750(g)
	いも	30	50	50
	砂糖	3	5	30
たんぱく質	魚介類	30	60	60
	肉（鶏）	20	40	40
	卵類	—	25	50
	絹豆腐	20	40	50
	ヨーグルト	100	100	100
脂肪	油脂	—	—	—
ビタミン ミネラル	緑黄色野菜	20	30	50
	その他の野菜	30	60	80
	天然果汁	—	200	200

＊緩解維持期（在宅療養）は主食を米飯とし，食品構成も在宅療養に対応できる内容とする．栄養基準の設定は食事の硬軟度にかかわらず上記の表の通り．

食品・素材の適否

食物アレルギーがなければ基本的に食べていけないものはない．病期を考慮する．

推奨
①粥，パン，うどん，じゃがいも，豆腐，たい，かれい，たら，皮なし鶏肉，ヨーグルトなど
②しそ油，まいわし，はまち，ぶり，まぐろ（赤身），さんまなど（ただし1日の脂肪量の範囲で）

不適
■摂取してはいけない飲食物
人により特定の食品により下痢などの症状が発現する場合がある．当該食品の摂取を避ける．

■控えたほうがよい食品
玄米，ラーメン，コーンフレーク，豆類（皮つき），海藻類，きのこ類，こんにゃく類，繊維の多いいもや野菜類，油脂類，アルコール飲料，カフェイン飲料，炭酸飲料，香辛料（少量可）など

献立・調理法の工夫

①非水溶性食物繊維を多く含む食品の摂取をできるだけ控える．野菜は細かく刻む，加熱するなどして消化しやすい形にする．
②脂質は食事から摂取する目安を20 g/日以下とするが，摂取する経腸栄養剤の脂質含有量を考慮し，合計30 g/日以下になるよう調整する．
③多価不飽和脂肪酸組成 n-3 /n-6 比を高める食品選択が望ましい．

【野口球子】

経腸・静脈栄養療法

■経腸栄養法
急性増悪期には腸管の負担を減らすため，脂肪負荷が少なく，各栄養素があらかじめ消化された形で配合されている成分栄養剤を経鼻チューブを用いて，十二指腸〜空腸に投与する．腸管エネルギーとなるアミノ酸を多く含む利点もある．ただし脂肪含有量が極少量なので，完全成分栄養療法の間は，10〜20%の脂肪乳剤 200〜500 mL を週1〜2回点滴静注することが望ましい．
スライド方式による在宅成分経腸栄養が標準治療として広く行われている（図37-1）．
開始当初は高浸透圧による下痢を防ぐため，低濃度（0.5 kcal/mL）を注入ポンプで緩やかに（0.5〜1 mL/分）投与し，徐々に濃度や注入速度を増し，濃度1 kcal/mL 速度 75〜100 mL/時による維持量（480〜640 g）投

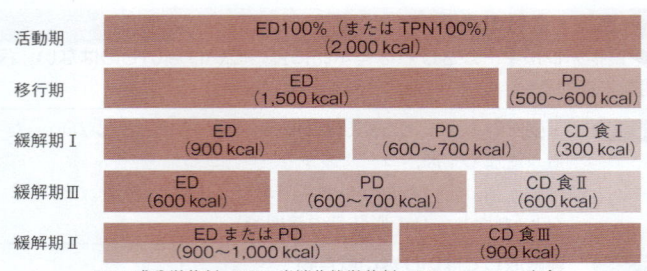

活動期	ED100％（または TPN100％）(2,000 kcal)
移行期	ED (1,500 kcal) ／ PD (500〜600 kcal)
緩解期Ⅰ	ED (900 kcal) ／ PD (600〜700 kcal) ／ CD食Ⅰ (300 kcal)
緩解期Ⅲ	ED (600 kcal) ／ PD (600〜700 kcal) ／ CD食Ⅱ (600 kcal)
緩解期Ⅱ	EDまたはPD (900〜1,000 kcal) ／ CD食Ⅲ (900 kcal)

ED：成分栄養剤　PD：半消化態栄養剤　CD：クローン病食

図 37-1　スライド方式の処方モデル（北里大学東病院）

与を目標とする．

炎症の改善がみられれば，成分栄養のほかに半消化態栄養剤，あるいは食事内容を考慮した一般食に移行できる．ただし，その際でも成分栄養剤を標準体重1kgあたり30 kcal以上の摂取を維持できると，長期間の緩解維持できることが多いが，成分栄養剤によるカロリー摂取が1,200 kcal以下では再燃率が高いとされる．

■経静脈栄養法

腸管の高度の狭窄・膿瘍や瘻孔形成・高度な肛門病変や症状がとくに重篤で経腸栄養では対応できない場合は，経静脈栄養に頼る．しかし，免疫力低下をきたしやすいので状況が改善したら，なるべく早期に経腸栄養を併用するか移行することが望ましい． 【渡辺知佳子・三浦総一郎】

栄養指導

- 再燃と緩解を繰り返す疾患であることから，継続治療の必要性について理解を促す．
- 進学・就職・結婚などライフサイクルにより不安感が強くなることを十分考慮して対応する．
- 食べることへの恐怖心から栄養状態の悪化をきたし病状改善を遅らせていることがある．病期別による対応のポイントを説明し，積極的な栄養補給を勧める．
- ライフスタイルに合わせた実行可能な方法を患者とともに考え，継続的にフォローアップする．
- 神経質な性格の患者や不安解消のため知識が過剰になっている患者が多い．病態には個人差があることを説明し，情報の取捨選択について指導する． 【野口球子】

看護のポイント

- 下痢，腹痛，発熱の3大症状の程度に注意を払い，腸の炎症の程度・腸の消化吸収機能の状態をアセスメントする．腸蠕動の亢進が続いたり，微熱が下がらないときなどは，腸の炎症が悪化している兆候であるため注意する．
- 栄養療法の基本は腸に負担をかけないことであり，腸の状態に応じて成分栄養療法，食事療法を調整する．また，成分栄養剤の濃度，投与速度に注意する．高浸透圧性の液なので，成分栄養剤による下痢にも注意が必要である．
- 症状が悪化し，腸の機能が低下しているときは成分栄養剤の量を増やす，もしくは輸液による補給を行い，腸への負担を軽減しながら十分な栄養を摂取することが重要である．
- 食事療法では，消化に時間がかかるものを避ける，刺激物や冷たいものは控えるなど，日頃から腸への負担を減らすことが炎症の再燃予防につながる．
- 腸に狭窄病変があるときには，とくに食べ物には注意を払う．繊維の多いものは避ける，一度に大量に摂取しない，よく噛んで食べることを説明する．

【片岡優実】

MEMO

38 短腸症（症候群）

術後経過は3期に分けられ，中心静脈栄養が必須であるが，経腸栄養への移行を目指す．小腸の切除部位により臨床症状に影響を与えるため，継続的な治療を要する．

疾患の知識

▶**概念** 小腸の大量切除に伴う吸収不良の状態．

▶**病因** 成人では上腸間膜血栓症，クローン病，外傷などが，小児では小腸閉鎖症や腸回転異常症などによる頻度が高い．小腸が70～80％切除されると重度の吸収障害に陥るとされる（一般に小腸の長さは成人で5～6m，新生児で2m程度）．

▶**症状** 下痢，体重減少，脱水，栄養障害などが特徴である．

▶**診断・検査** 短腸症候群の診断基準として，十二指腸を含まない残存小腸の長さが，成人では150cm以下，小児では75cm以下とされている．また，切除小腸の部位により臨床症状に大きな影響を与える．空腸が切除されると膵液・胆汁分泌が影響を受け，回腸が大量に切除されると小腸の通過時間や吸収能に重大な影響を与え，ビタミン欠乏や脂肪性下痢が発生しやすくなる．回盲弁は栄養素の小腸を通過する時間が保たれ，大腸内の細菌の小腸への逆流を防いでいる．

▶**治療** 短腸症候群の術後経過には大きく3期に分けられる．第1期（術後1か月以内）は多量の下痢に伴う水分と電解質の喪失が特徴であり，中心静脈栄養を用いた管理は必須である．術後1～3か月を経過した第2期では残存腸管の再生が促進され，下痢が改善してくるため，経口摂取（経腸栄養）を開始し，中心静脈栄養の投与量を減少させる．第3期は術後3～12か月を要し腸管が十分に適応する時期であるため，経腸栄養へ移行し，中心静脈栄養からの離脱をはかる．

▶**予後** 病態（症状を含む）の改善によっては，社会復帰が可能となるが，社会復帰の前提として継続的な治療が必要なことも多い．

【千葉俊美・鈴木一幸】

栄養病態

- 術後早期は中心静脈栄養による管理が必須である．
- 術後早期から経腸栄養を開始することは，残存小腸の再生を促し，経腸栄養に移行するためには重要な要素である．
- 第1期では水分と電解質の喪失量を綿密に評価し，過不足なく補充を要する．そのほか，亜鉛，銅，マグネシウムなどのミネラルや窒素の

喪失も大きい.
- 第2期では経腸栄養を積極的に進めていくことにより残存腸管の再生を促進させるが,脂肪,カルシウム,マグネシウム,ビタミンなどの吸収障害は残る.
- 第3期は必須脂肪酸欠乏や脂溶性ビタミン欠乏に注意する.

【千葉俊美・鈴木一幸】

栄養食事療法

基本方針

📎 栄養食事管理は,腸管大量切除後の臨床経過を十分に考慮する.

病期	病態
Ⅰ期(~1か月)	大量の下痢,水分・電解質失調,低たんぱく血症が著明
Ⅱ期(Ⅰ期後,数か月~12か月)	下痢は減少,脂肪に対する吸収障害,栄養障害が著しい
Ⅲ期(12か月~)	残存腸管の機能が回復

栄養アセスメント

- 小腸の切除部位および範囲,回盲弁の切除の有無,大腸術後の経過により異なる.
- 消化吸収障害により,さまざまな欠乏症状が出現する.

アセスメント項目

目的	検査項目	基準値
全身栄養状態	身体測定値	
	血清総たんぱく質,アルブミン,ヘモグロビン	( )内は基準値 血清アルブミン(4.1~4.9 g/dL) トランスサイレチン(男性23~42 mg/dL,女性22~34 mg/dL) AST(13~35 IU/L) ALT(8~48 IU/L) γ-GTP(男性7~60 IU/L 女性7~38 IU/L) ALP(86~252 IU/L)
	電解質(とくに,ナトリウム,カリウム,リン,マグネシウム)	Na(136~148 mmol/L) K(3.6~5.0 mmol/L) Cl(96~108 mmol/L) CRP(<0.06 mg/dL)
	微量元素	WBC($3.9~9.8\times10^3/\mu L$) 総リンパ球数($1.2~3.4\times10^3/\mu L$) Hb(g/dL)

■モニタリング・評価のポイント
● 臨床経過に伴い定期的な栄養評価が必要である．

栄養管理目標
■必要栄養量
目標エネルギーは基礎代謝に活動係数ならびにストレス係数を乗じて求める．基礎代謝は直接・間接熱量計で実測するか，ハリス-ベネディクトの式に基づいて算定する．目安は下記のとおりである．
Ⅰ期：40～50 kcal/kg/日
Ⅱ期：30～40 kcal/kg/日
Ⅲ期：35 kcal/kg/日

■栄養補給方法
Ⅰ期：中心静脈栄養(TPN)が主体となる．
Ⅱ期：経腸栄養(EN)を開始し，TPNの投与量を減少させる．
　　　経口摂取(経腸栄養剤)を開始する．
　　　広範囲の切除で下痢が持続する場合，成分栄養(ED)か，低残渣の栄養剤を用いる．
　　　EDは脂肪が含まれていないため脂肪乳剤の点滴静注が必要である．
Ⅲ期：ENの移行を進め，TPNからの離脱をはかる時期である．
　　　細い経腸栄養チューブを胃内に挿入しEDを投与するか，経口より低残渣の経腸栄養剤を投与する．
　　　TPNからの離脱が困難な例では在宅静脈栄養法(HPN)に移行する．
食事療法：Ⅱ期以降，少量の糖質食から開始する．
　　　　　腸内で発酵するような食品，残渣の多くなるような食品(食物繊維)などは避け，乳製品は低脂肪を少量とする．

栄養基準・食品構成
■栄養基準例
低残渣食における栄養基準例，食品構成例を示すが，少量頻回食に対し半消化態栄養剤などを加える形が栄養量を確保しやすい．

食事	エネルギー (kcal)	たんぱく質 (g)	脂質(g)	炭水化物(g)
三分粥食	1,000	30	10	200
五分粥食	1,200	60	20	200
全粥食	1,400	65	20	240

■食品構成例(全粥食)

食品	重量(g)	エネルギー(kcal)	たんぱく質(g)	脂質(g)	炭水化物(g)
全粥	600	426	6.6	0.6	94.2
うどん	240	252	6.2	1.0	51.8
じゃがいも	100	76	1.6	0.1	17.6
果物類(缶詰など)	100	86	1.1	0.2	22.5
果汁	100	46	0.1	0.0	11.5
白身魚	80	62	14.1	0.2	0.1
鶏(ささみ・皮なしむね)	60	65	13.4	0.9	0.0
卵類	60	91	7.4	6.2	0.2
豆腐	100	72	6.6	4.2	1.6
味噌	15	29	1.9	0.9	3.3
ヨーグルト(脱脂加糖)	100	67	4.3	0.2	11.9
緑黄色野菜	100	20	2.2	0.4	3.1
淡色野菜	100	14	0.8	0.1	3.2
植物油	5	46	0.0	5.0	0.0
砂糖	15	58	0.0	0.0	14.9
計		1,408	66.3	19.9	235.9

食品・素材の適否

推奨 白身魚,豆腐など脂肪を抑えた食品

不適 ■摂取してはいけない飲食物
禁忌 食物繊維の過剰摂取,油脂・バター・マーガリン・マヨネーズなど多量に使用しているもの,アルコール飲料・炭酸飲料・コーヒーなどの嗜好飲料,冷たい清涼飲料水

【佐藤敏子】

経腸・静脈栄養療法

■中心静脈栄養
ピーエヌツイン1号　2,000 mL　1,120 kcal
ネオラミン・マルチV　1日1組
ミネラリン　1日1組

■脂肪乳剤
イントラリポス注10%　1回100 mLまたは500 mL　週1〜2回点滴静注
■経腸栄養剤
エレンタール1日600〜800 kcalを経管あるいは経口にて開始し，徐々に増量しながら，病態に応じた1日必要熱量を算定し維持量(35〜45 kcal/kg)を投与する．　　　　　　　　　　　　　　　　【千葉俊美・鈴木一幸】

栄養指導

- 食事療法を必要とするのはⅡ期以降であり，下痢のおさまった時期に開始する．
- 糖質を主体に良質のたんぱく質を加え，消化のよい食事とする．
- 食事中の脂肪はできるだけ控える．脂肪はMCT(中鎖脂肪酸)を少量ずつ加えていく．
- 栄養のバランスのとれた食事とし，電解質やビタミンの不足のないよう補給する．
- 刺激物は避ける．
- 食事は少量ずつ頻回とする．　　　　　　　　　　　　　　　【佐藤敏子】

看護のポイント

- 多量の下痢に伴う脱水と電解質の喪失があるので，全身状態の観察と検査データの確認，輸液や薬剤の確実な投与と水分出納のチェックを行う．
- 脂肪やたんぱく質の消化能が著明に低下しているため避けたほうがよいが，消化吸収能は個人によって差があるので，飲食物の内容や量と排便の状態を注意深く観察し，下痢が増悪しないような摂取方法をとるように指導する．
- 口渇・脱力感・倦怠感など，脱水・電解質異常で起こる症状について説明し，症状があればすぐに受診するように指導する．
- 肛門周囲の皮膚ケアの方法について指導する．
- 在宅で経腸栄養や中心静脈栄養を必要とする場合は，手技の習得・器材器械の調達・社会資源の調整などの援助を行う．
- 人工肛門のケアを必要とする場合は，手技の習得・物品の調達・社会資源の調整などの援助を行う．　　　　　　　　　　　　　【小西尚美】

39 過敏性腸症候群

器質的な異常は伴わない機能性疾患であり，基本的に食事内容に制限はない．背景因子に配慮しながら，各病気型に応じた個々の対応を心がけ，ライフスタイルの一部として食生活を調節することが，総合的に疾患の改善につながると考える．

疾患の知識

▶**概念** 2006年改定のRoma Ⅲの定義によれば，機能的疾患であり，腹痛や腹部不快感が，排便や排便習慣に伴って発症，または排便困難の症状を呈するものである．

▶**疫学** 主要文明国において約10〜15%と高頻度である．わが国での全国疫学調査は少ないが同程度とされる．米国・ヨーロッパ・中国・日本では女性は14〜24%，男性は5〜19%とされる．年齢は45〜50歳とされてきたが，最近は若年者にも多い．

▶**病因** 原因は十分には解明されていないが，発症機序は脳腸相関，つまり消化管運動の異常，消化管知覚過敏，心理的異常の3つの要素が関連しているといわれる．消化管運動異常とは，大腸の分節運動の亢進，小腸の異常運動のことであり，消化管知覚過敏はとくに痛覚に関していわれる．これらは腸管の自律神経の異常と考えられる．心理異常は抑うつ，不安，身体化などで，どちらかというと増悪因子として影響が大きいが，中枢神経と自律神経障害の密接な連関が示唆される．

▶**症状** 腹痛（とくに左下腹部）と下痢を伴う慢性の経過を指し，腹痛のない便通異常，便通異常のない腹痛は含まれない．消化器症状に加え自律神経症状（動悸・四肢の冷感・発汗・頭痛など）や不定愁訴（倦怠感・不眠・緊張・不安感）を伴うことが多いのも特徴である．逆に，本疾患を否定する症状としては，血便・発熱などがあげられ，原則的に体重減少もみられない．器質的疾患を否定するために，大腸鏡やバリウム検査・内分泌疾患関連症状をチェックするために血液検査を行う．必要に応じて消化管機能検査が行われる．

▶**診断** Roma Ⅲの基準により，過去3か月の間に繰り返す腹痛や腹部不快感があり，①排便で改善する，②排便回数の変化を伴って発症，③便の形状（外観）の変化を伴って発症，のうち2つ以上を満たすもの．さらに便の性状によって，①便秘型，②下痢型，③混合型，④分類不能型，の4つに分類される．①便秘型とは，硬便や兎糞が便通の25%以上を占め，軟便や下痢が25%以下の場合，主訴は便秘となる．その逆が②下痢型であり，③は，硬便や兎糞が25%以上あり，水溶便—下痢も25%

以上あるもので,通常は便秘と下痢が交互にくる臨床経過の場合が多い.④は①～③のいずれでもなく,腹痛や膨満感が主症状となっている.いずれにしても生命予後はよいが,症状は遷延・再燃の経過をたどり,QOLはかなり損なわれることが多い

▶治療 多因子が関与しているので,薬物療法,食事療法,心理療法や生活指導を組み合わせながら行う.薬物療法としては,腸管運動調節薬・便性状改善薬に高分子重合体(ポリカルボフィルカルシウム)を用いる.下痢の場合は便の水分を吸収し,便をかため,便秘の場合は吸収した水分を保持し,便がかたくなるのを防ぐ仕組みである.腸管トーヌスの調節のため,腸管運動調節薬(セロトニン受容体作動薬など)を用い,下痢型では抗コリン薬・止痢薬を,便秘型には下剤を,それぞれ乳酸菌製剤などと組み合わせながら用いる.精神症状を伴っている場合には,抗不安薬・抗うつ薬を併用することもある.いずれも,本質的治療というよりも対症療法の域を出ない.
【渡辺知佳子・三浦総一郎】

栄養病態

原則として体重減少はないが,他の精神的要素などの影響により,食欲の著しい減退が長期間におよんだ場合に限っては,エネルギー摂取不足による栄養不良状態がまれにみられる.
【渡辺知佳子・三浦総一郎】

栄養食事療法

基本方針

🖉便秘,下痢,腹部膨満などの問題を考慮し,規則正しい食生活(食事時間帯や食事量の安定,偏食のない食事内容)を送れるよう食事指導を行う.食事指導においては,制限食を意識しすぎてストレスとなり,症状を増幅させ,栄養障害の要因となることがある.

①便秘に対して
- 便量を保ち腸の通過時間を正常化するために,食物繊維を多くとる.
- 水分を十分にとり,便をやわらかくする.

②下痢に対して
- 腸粘膜を刺激し下痢を悪化させる食品を控える.
- 個々の患者にとって,下痢の要因となりやすい食品を避ける.
- 脂肪をとりすぎない.
- 冷たい飲料は避ける.
- 食物繊維の多い食品は避ける.

③腹部膨満に対して
- 発酵しやすい食品(生野菜,ごぼう,れんこん,さつまいも,柑橘類,

豆類，炭酸飲料など)は避ける．

栄養アセスメント

- 消化吸収障害はないため低栄養状態は起こりにくいとされているが，制限食を意識しすぎるあまり食事量が低下し，体重減少をきたすことがないよう注意する．
- 栄養状態については，SGA（主観的包括的栄養評価）を用い，体重変化，食物摂取状況の変化，下痢などの消化器症状を確認する．

栄養管理目標

- とくに制限はなく，日本人の食事摂取基準(2010年版)に準じる．

	年齢区分	男子	女子
エネルギー (kcal/日)	18〜29歳 30〜49歳 50〜69歳	2,300 2,250 2,100	1,750 1,700 1,650
たんぱく質 (g/日)	18〜29歳 30〜49歳 50〜69歳	60 60 60	50 50 50

(エネルギーは身体活動レベルⅠ(軽い)，たんぱく質は推奨量にて示した．)

食材・素材の適否

不適	・便秘に対して，刺激物，アルコール，カフェイン，炭酸飲料などを避ける． ・下痢に対して，ごぼう，れんこん，わらび，ぜんまい，こんにゃく，昆布などを控える．

【佐藤敏子】

経腸・静脈栄養療法

器質的疾患ではなく，消化管の通過・消化吸収障害はないので，消化管からの吸収を目標とする．

- 患者背景を把握したうえで，腸ガス・腸運動・胃結腸反射などに影響を及ぼさない食事内容を把握し，規則正しく摂取することが基本となる．
- 症状に応じて，栄養摂取の内容と方法を選択する必要があるが，詳細は，他項に譲る．

【渡辺知佳子・三浦総一郎】

栄養指導

ストレスや特定の食物など，さまざまな外的環境の変化によって容易に憎悪をきたす病態であり，ストレス対策として日常の生活改善のための生活指導と食事指導を行う．

- 規則的な食事，排便および睡眠の習慣を確立する．
- 穏やかな食事環境を確保し，ゆっくりよく噛んで食べるよう指導する．
- 高炭水化物食（豆類，とうもろこし，いも類など），高脂肪食，コーヒー，アルコール，香辛料など，症状増悪と関連がある食品は避けるとされている．

【佐藤敏子】

看護のポイント

- 治療は生活指導と心理的治療が主体で，消化器症状に応じた薬物治療が行われる．患者には，生活改善と心療内科や精神科の受診が必要であることを説明し，納得を得る必要がある．
- 身体的・社会的ストレスで発症したり増悪したりすることが多いため，ストレスの緩和をはかるように説明する．また，ストレス緩和の具体的な方法について患者とともに考える．
- 規則正しい生活と食事が大切であり，過労や睡眠不足を避け，適度な運動と休息をとるよう指導する．
- 消化器症状や心理状態に合わせて薬物治療がなされるため，指示された薬剤は確実に服用し，受診時には症状の変化などについて報告するように説明する．
- 患者の訴えをよく聴き，理解し，共感する態度で接し，不安や疑問をいつでも相談できるように配慮する．
- 症状が消失することは少ないため，患者が"症状はあるが日常生活に支障がなければよい"と思えるように日常生活上の工夫を行ったり，精神的負担を軽減するような援助を行う．

【小西尚美】

MEMO

40 吸収不良症候群

高エネルギー，高たんぱく，高ビタミンが食事療法の基本であり，病態・症状に応じて完全静脈栄養，成分栄養剤，半消化態栄養剤を用いる．長期的に栄養療法を要するため，身体検査などで栄養補給および必要栄養量を随時確認する．

疾患の知識

▶**概念** 各種栄養素の吸収障害により種々の病態・臨床症状を呈する症候群である．

▶**病因** 吸収不良症候群には，膵機能障害や胆汁分泌不全などによる管腔内消化障害型，短腸症候群やセリアック病に代表される腸粘膜消化・吸収型，乳糖不耐症を代表とする刷子縁膜酵素や輸送担体の欠損などによる消化・吸収障害，リンパ管拡張型症などによる輸送経路障害型があげられる．

▶**疫学** 膵外分泌障害（30～40％）＞クローン病（10％）＞小腸切除（10％）＞膵切除．50％は手術後の消化吸収障害である．

▶**症状** 下痢，脂肪便，体重減少，るい痩，貧血，無力倦怠感，腹部膨満，浮腫，消化管出血など

▶**診断・検査** 本症の診断基準は，①下痢，脂肪便，体重減少，るい痩，貧血，無力倦怠感，腹部膨満，浮腫，消化管出血などの症状，②血清たんぱく濃度（6 g/dL以下），血清アルブミン濃度（3.5 g/dL以下），総コレステロール値（120 mg/dL以下）および血清鉄などの栄養指標の低下，③消化吸収試験で異常を認める場合，とされている．脂肪吸収障害には糞便塗抹Sudan Ⅲ染色，管腔内消化障害型には膵外分泌機能試験，腸粘膜消化吸収型には消化管X線検査や内視鏡検査などで原疾患を確定する．回腸病変が疑われる場合にはビタミンB_{12}吸収試験，胆汁酸負荷試験が有用である．

▶**治療** まず原疾患の治療を行うのが基本であり，それに並行して，各種の栄養パラメータを用いて適切な栄養アセスメントを実施し，栄養状態を把握し，その治療を行うことが重要である．

▶**予後** 原因疾患によって異なる．原因を除去できなければ，長期的な予後は一般に悪い．

【千葉俊美・鈴木一幸】

栄養病態

- 食事療法の基本は高エネルギー，高たんぱく，高ビタミンであり，消化器症状が強い場合や成分栄養剤による管理に不応性で，栄養状態が

- 極めて悪い場合には完全静脈栄養を行う．しかし，完全静脈栄養を長期間行うと腸粘膜の萎縮をきたすため，可能な限り早期に経腸栄養に移行もしくは併用すべきである．
- 消化吸収障害が著しい場合，窒素源がアミノ酸で脂肪が著しく少ない成分栄養剤を用い，消化吸収障害が中等度の場合，たんぱく質の部分水解物を窒素源とし，脂肪が10〜15％と比較的多く含まれている半消化態栄養剤を用いる．
- 成分栄養剤は吸収効率に優れており，実効吸収面積が減少した病態にも有用である．また，成分栄養剤でも完全静脈栄養と同様に腸粘膜の萎縮をきたし，長期間用いる場合には，必須脂肪酸や微量元素の欠乏に留意する必要があるため，消化吸収障害や栄養障害の程度によって，なるべく半消化態栄養剤を用いるほうが生理的である．

【千葉俊美・鈴木一幸】

栄養食事療法

基本方針

- 原疾患により，一栄養素から全栄養素の吸収障害を示すものまでいろいろあり，その症状は一様ではない．消化吸収障害の程度により低栄養状態になりやすい．
- 高たんぱく・高エネルギー・高ビタミン・低脂肪・低残渣食が推奨される．

栄養アセスメント

アセスメント項目

身体計測	体重・身長・理想体重比・平常体重比・体重変化率・体脂肪率・除脂肪率・上腕周囲・上腕筋囲・上腕三頭筋部皮下脂肪厚
臨床検査	総たんぱく質・アルブミン・プレアルブミン・レチノール結合たんぱく・ヘモグロビン濃度・白血球数・アミノ酸パターン・総コレステロール・中性脂肪・各種ビタミン・微量元素・水分・電解質
	免疫能：末梢血総リンパ球数・皮膚遅延型反応
身体状況	体重変化・活動範囲・ストレス度
食事摂取状況	摂取量の変化・摂取内容・食欲・嗜好

全身栄養状態・評価	検査項目	初期目標値
低栄養状態の程度	血清たんぱく濃度	6.0 g/dL 以上
	血清 Alb	3.0 ⇒ 3.5 g/dL 以上
	血清総コレステロール	120 mg/dL 以上
	総鉄結合能	男 270〜420 μg/dL 女 280〜430 μg/dL
ビタミン・ミネラル・電解質	血清 Ca・K・Mg など	

■モニタリング・評価のポイント
- 評価項目は,身体計測および生化学検査などを行い,栄養補給かつ必要栄養量が十分に行われているかをチェックする.
- 評価目標値に達成していない場合は,栄養補給および必要栄養量を見直す.

栄養状態の改善・評価	検査項目	評価目標値
体重変化率	％理想体重	80％以上
	％平常時体重	80％以上
食事摂取率	主食・副食ごとに判定する	増加
栄養補給および必要栄養量の適否	レチノール結合たんぱく	増加
	ALT・AST	正常
	BUN	正常

栄養管理目標

■必要栄養量
- 標準体重か現体重を参考に必要エネルギー,たんぱく質,脂質量を算出し,消化管の状態や消化吸収障害の程度を考慮して必要栄養量を決める.

  エネルギー　エネルギー消費量以上あるいは 35〜40 kcal/標準体重 kg/日
  たんぱく質　1.5〜2.0 g/標準体重 kg/日
  糖質　　　　60〜70％比
  脂質　　　　消化吸収障害の程度により 10〜30 g 未満/日
  食塩　　　　6〜8 g/日
  ビタミン・ミネラル　摂取基準の推奨量か目標量以上,過剰症防止のため上限量未満
  食物繊維　　不溶性食物繊維を控えて水溶性食物繊維を増やす
  水分　　　　25〜45 mL/現体重 kg(脱水があれば 2,000〜2,500 mL/日は必要)

■栄養補給方法

🔖吸収不良症候群の障害の程度により，経静脈栄養・経腸栄養を単独または併用する．

急性期　絶飲・絶食⇒消化管使用不可・安静が必要の場合は中心静脈栄養に，消化吸収障害軽度〜中等度の場合は経腸栄養（成分栄養・半消化態栄養剤）にする．

回復期　症状により中心静脈栄養⇒中心静脈栄養＋経腸栄養の併用⇒経腸栄養＋食事の併用へ移行し，食事は流動食⇒軟食（低脂質・低残渣）に上げる．

安定期　軟食⇒常食（低脂質・低残渣）に移行し，摂取量が少なく低栄養状態の場合は，在宅に向けて経腸栄養剤＋食事（低脂質・低残渣）併用も考慮する．

栄養基準・食品構成

🔖多量の脂質摂取は，腸管運動亢進・消化吸収障害増悪・腸管安静に負担となるため脂質制限をする．必須脂肪酸・脂溶性ビタミン（とくにA・D・E）欠乏に注意する．

■病期別栄養管理

急性期	脂質	5〜10 g/日以下	食物繊維	3 g/日以下
回復期	脂質	20 g/日	食物繊維	6 g/日
安定期	脂質	30 g/日	食物繊維	10 g/日

■栄養基準例

病期	食種	エネルギー(kcal)	たんぱく質(g)	脂質(g)	糖質(g)
急性期	流動食	1,000	30	< 5〜10	210
回復期	軟食	1,400	50	20	250
		1,600	55	20	300
安定期	常食	1,800	65	30	320
		2,000	70	30	360

（日本臨床栄養学会：病院食栄養基準および済生会横浜市南部病院より，一部改変）

■食品構成例

安定期　E 1,820 kcal/P 68.6 g/F 26.4 g
　　　　P：F：Cエネルギー比 = 15：13：72%
　　　　動蛋比 = 55%

食品群	分量(g)・備考
米飯	200
めん類	200
パン類	80
いも類	100
果物類	200
魚介類	60

食品群	分量(g)・備考
獣鳥肉類	50
卵類	25
大豆製品・味噌	50・12
乳製品	25：スキムミルク

食品群	分量(g)・備考
緑黄色野菜	120
その他の野菜	230
植物油	10：乳化脂肪
砂糖	40

食品・素材の適否

推奨
- 全粥・軟飯・米飯，うどん，食パン
- じゃがいも，やまいも，かぼちゃ
- りんご，バナナ
- 白身魚，はんぺん，鶏ささみ，鶏むね肉(皮なし)・挽肉，鶏卵，豆腐
- 低脂肪乳，スキムミルク，低脂肪ヨーグルト，カテージチーズ
- 乳化油脂(バター・マヨネーズ)
- ＊下痢をきたすことなくエネルギー源として中鎖脂肪(MCT)は効果的である．必須脂肪酸や脂溶性ビタミン欠乏を予防するために魚油・乳化脂肪と併用する．
- ＊n-3系多価不飽和脂肪酸(α-リノレン酸・EPA・DHA)は腸粘膜の抗炎症作用があり，魚油やしそ油に多く含まれる．
- ＊食物繊維や難消化性オリゴ糖(プロバイオティクス食品)などを食品に添加し，腸内有用菌(乳酸菌,ビフィズス菌など)を増加させ腸内細菌叢の是正をする．
- ＊消化吸収能の程度により成分栄養剤か半消化態栄養剤を選択する．
- ＊鉄・葉酸・ビタミンC強化食品・水溶性食物繊維(ペクチン)など栄養補給食品を取り入れる．

不適
■ **摂取してはいけない飲食物**
禁忌　脂肪・食物繊維の過剰摂取，香辛料，アルコール・カフェイン・炭酸飲料・冷たい飲みもの：消化管刺激による下痢増悪させるため

■避けたほうがよい食品

食品群	食品名
米飯	雑穀米
パン類	クロワッサン，デニッシュ
めん類	日本そば，ラーメン
いも類	さつまいも
果物類	パイナップル，柿，なし
魚介類	たこ，いか，貝類
獣鳥肉類	多脂性食品，肉加工品
大豆製品	納豆，豆類，油揚
牛乳	多量摂取
野菜類	繊維が多くかたい野菜(ごぼう，たけのこ，れんこん，山菜など)
きのこ類	不適
海藻類	不適
こんにゃく類	不適
油脂類	動物性油脂
種実類	不適
香辛料	不適
アルコール類	アルコール飲料
嗜好飲料	カフェイン飲料，炭酸飲料

献立・調理法の工夫

■献立作成

- 食種：低脂質・低残渣・易消化食にする．
- 主食：症状により分粥⇒全粥⇒軟飯⇒常食へと移行する．
- 少量・頻回食(4〜6回)：必要栄養量を充足するために間食を利用する．
- 脂質が少なく消化のよい，たんぱく価の高い食品を選択する．
- 低脂肪食品や低乳糖食品(乳糖不耐症の場合)を選択する．
- 中鎖脂肪(MCT)や魚油・しそ油(n-3系多価不飽和脂肪酸)を使う．
- 抗酸化作用：ビタミンC・E・β-カロチンなどを多く含む食品を積極的にとる．
- 腸内で発酵するような食物繊維の多い食品は控える．
- 下痢による脱水や貧血を防止するために，脂溶性ビタミン・ビタミンB_{12}・葉酸・鉄を多く含む食品を取り入れる．

■調理法

- 繊維を直角に細かく切り，消化・吸収されやすいようにやわらかく煮る・蒸す・ほぐす・裏ごしするなどの加熱調理にする．
- 調理法(煮る・和える)の変更や調理器具(電子レンジ・テフロン加工)の使用により脂肪を減らす工夫をする．

【戸村加洋子】

経腸・静脈栄養療法

■中心静脈栄養
ネオパレン1号　2,000 mL
ミネラリン注　1日1組

■脂肪乳剤
イントラファット注　10%　1回100 mLまたは500 mL　週1〜2回点滴静注

■消化態経腸成分栄養剤
エレンタール(300 kcal/80 g)を微温湯に300 mLとなるように溶かし(1 kcal/mL), 1日1〜2包から経管もしくは経口から開始し, 徐々に増量し, 標準量として1日6〜8包(1,800〜2,400 kcal)とする. 初期量は1日量の約1/8(60〜80 g)を所定濃度の約1/2(0.5 kcal/mL)とし, 20〜50 mL/時程度の速度から開始, 下痢に留意しながら徐々に濃度と速度を増やし, 4〜10日で標準投与量に達するようにする. 脂肪の含有量が少ないので, 脂肪乳剤を経静脈的に補充する.

■半消化態経腸栄養剤
投与開始時はラコールを1日400 mL (400 kcal)を0.5 kcal/mLの濃度で低速度(100 mL/時以下)から開始し, 臨床症状に注意しながら増量して3〜7日で標準量に達するようにする. 標準量として1日1,500〜2,000 mL (1,500〜2,000 kcal)を経管(投与速度100〜150 mL/時)もしくは1日数回に分けて経口投与する.

【千葉俊美・鈴木一幸】

栄養指導

- 規則正しい食習慣：①食事バランス, ②早食いを是正, ③よく噛んで食べる, ④暴飲・暴食を避ける：消化吸収能をよくするためにゆっくりとよく噛む.
- 不足しているビタミンやミネラルを多く含む食品や効果的な摂取方法, 補助食品や経腸栄養剤などの補給を指導する.
- 水溶性食物繊維：腸粘膜の修復や便性状の改善, 下痢の回数軽減が期待できる. ペクチンや難消化性でんぷんを多く含む食品の摂取を優先する.
- 規則的な排便習慣：排便回数や便の性状ばかりにとらわれないように指導する.

【戸村加洋子】

看護のポイント

- 原因は患者によって異なる．原因に応じて食品の選択や制限・薬物療法が異なるため，患者が理解し対応できるように指導する．
- 消化を助ける目的で消化酵素を大量に服用したり，食事とともに服用したりすることがあるため，指示された服用量やタイミングなどを守るよう指導する．
- 食事をしていても消化吸収されず，低栄養状態になる可能性があるため，定期的に体重測定や血液検査をするよう説明する．
- 在宅で経腸栄養や中心静脈栄養を必要とする場合は，手技の習得・器材器械の調達・社会資源の調整などの援助を行う．　　　【小西尚美】

【文献】
[栄養食事療法，栄養指導]
1) 中村丁次(編著)：栄養食事療法必携 第3版．医歯薬出版，2008
2) 細谷憲正(監修)：消化・吸収―基礎と臨床―．第一出版，2002
3) 武田英二：臨床病態栄養学．文光堂，2007
4) 岡田　正(監修)：臨床栄養治療の実践　病態別編．金原出版，2008
5) 岡田　正，他(編)：新臨床栄養学．医学書院，2007
6) 千葉　勉，他(編)：消化器疾患　診療実践ガイド．文光堂，2005
7) 足立香代子：検査値に基づいた栄養アセスメントとケアプランの実際．チーム医療，2006
8) 中村丁次，他(監修)：臨床栄養学．南江堂，2008
9) 渡辺明治，他(編)：今日の病態栄養療法．南江堂，2008

MEMO

41 イレウス

> 腸管内に大量の分泌物が貯留することによる血管内脱水と電解質の改善が初期治療である．緊急手術の適応を判断し，イレウス管などで減圧をはかり，長期化するようであれば中心静脈栄養を考慮する．経口食が可能となった場合は，易消化・低刺激・低脂肪食が基本となる．

疾患の知識

▶**概念** 腸管内容の肛門側への通過に障害をきたした状態を指す．

▶**病因** 機械的イレウスと機能的イレウスに大別される．

①**機械的イレウス** 器質的疾患による腸管内腔の狭窄・閉塞が原因となり通過障害をきたすもの．イレウスの90％を占める．
  1. 単純性（閉塞性）イレウス：腸管内腔の腫瘍や，壁外からの圧迫による狭窄や閉塞．
  2. 複雑性（絞扼性）イレウス：索状物による腸管の圧迫や鼠径ヘルニアの嵌頓などによる血流障害を伴うもの．

②**機能的イレウス**
  1. 麻痺性イレウス：腹部手術後や腹膜炎時の運動麻痺．
  2. 痙攣性イレウス：腸管痙攣によるもの．

▶**症状** 腹痛，腹部膨満感，悪心，嘔吐（胆汁，便臭），排便および排ガスの途絶．

▶**診断・検査** ①腹部単純X線：立位で鏡面像（ニボー）を形成する．
②腹部超音波：拡張した腸管が小腸の場合はケルクリングひだの存在や，拡張腸管を内容物が往復する所見を認める．
③腹部CT：閉塞機転の鑑別や絞扼の有無の判断に有用である．
④造影検査：胃管やイレウス管が挿入されている場合は，経管的に造影剤を注入することにより腸管の造影を行うことが可能であり，これにより閉塞の部位と程度を判断できる．

▶**治療** まず，絶飲絶食とする．初期治療は脱水と電解質の是正のための補液を行う．腹膜刺激症状や持続する腹痛，絞扼性イレウス，腹腔内感染は緊急手術の適応である．通過障害が強ければ胃管やイレウス管で減圧をはかる．絶飲食が長期化すれば中心静脈栄養を行う．通過障害が遷延化するようであれば，腸内細菌の増殖予防のため抗菌薬の投与を考慮する．

▶**予後** 経過中に適切な治療が行われなければ重篤化（腸管壊死・穿孔，ショック，多臓器不全など）する．

【千葉俊美・鈴木一幸】

栄養病態

- 腸閉塞により大量の分泌物が腸管腔内に貯留し再吸収が行われないために,循環血漿量の減少をきたす.したがって,血管内脱水を改善する必要がある.
- 上部消化管の閉塞では低クロール性代謝性アルカローシスとなり,下部消化管の閉塞では代謝性アシドーシスに傾きやすい.
- 低たんぱく血症を生じることもあり,アミノ酸製剤や血漿たんぱく製剤の投与が必要である.

【千葉俊美・鈴木一幸】

栄養食事療法

基本方針

- イレウスを引き起こす原疾患によって栄養状態が異なっており,悪性疾患に合併するイレウスでは低栄養状態にあることが多い.
- 易消化・低刺激・低脂肪食が推奨される.

栄養アセスメント

■アセスメント項目

身体計測	体重・身長・理想体重比・平常時体重比・体重変化率・体脂肪率・除脂肪率・上腕周囲・上腕筋囲・上腕三頭筋部皮下脂肪厚
臨床検査	総たんぱく質・Alb・プレアルブミン・レチノール結合たんぱく・ヘモグロビン濃度・白血球数・%リンパ球数・アミノ酸パターン・総コレステロール・中性脂肪・各種ビタミン・微量元素・水分・電解質
身体状況	体重変化・活動範囲・ストレス度
食事摂取状況	摂取量の変化・摂取内容・食欲・嗜好

全身栄養状態・評価	検査項目	初期目標値
低栄養状態の程度	血清たんぱく濃度	6.0 g/dL 以上
	Alb	3.0 ⇒ 3.5 g/dL 以上
	血清総コレステロール値	120 mg/dL 以上

■モニタリング・評価のポイント

- 長期間全粥や軟菜食を続けると低栄養状態に陥ることがある.症状により主食を軟飯,米飯と徐々に普通食に移行し,少量でも栄養価の高いものを選び1日の摂取栄養量を充足する.
- 身体計測および生化学検査を行い,栄養補給かつ必要栄養量摂取が十

- 分に行われているかをチェックする.
- 評価・目標値に達成していない場合は,栄養補給および必要栄養量を見直す.

栄養状態の改善・評価	検査項目	評価目標値
体重変化率	％理想体重	80％以上
	％平常時体重	80％以上
食事摂取率	主食・副食ごとに判定する	増加
栄養補給および必要栄養量の適否	レチノール結合たんぱく	増加
	ALT・AST	正常
	BUN	正常

栄養管理目標

■必要栄養量

- 標準体重か現体重を参考に必要エネルギー,たんぱく質,脂質量を算出し,消化管の状態や低栄養状態の程度を考慮して必要栄養量を決定する.

エネルギー　エネルギー消費量以上あるいは 30〜35 kcal/標準体重 kg
たんぱく質　1.2〜1.5 g/標準体重 kg
糖質　　　　60〜70％比
脂質　　　　20％比　植物性油脂と魚油,乳化脂肪を優先する
食塩　　　　8 g/日
ビタミン・ミネラル　摂取基準の推奨量か目標量以上,過剰症防止のため上限量未満
食物繊維　　食物繊維 10 g/日　水溶性食物繊維を増やす
水分　　　　25〜45 mL/現体重 kg(少なくとも 1,500〜2,000 mL/日が必要)

■栄養補給方法

🔖病状や低栄養状態により,経静脈栄養・経腸栄養を単独または併用する.

急性期　長期間腸管を使用できない場合は絶飲・絶食⇒末梢静脈栄養に,また,絶食期間が 2 週間以上におよぶ場合は中心静脈栄養に変更する.

回復期　排ガス確認後少量の水分を試し,流動食⇒三分粥食⇒五分粥食⇒全粥食に移行する.低刺激・消化および吸収のよい食事で,質・量を段階的に上げる.

安定期　症状により,軟飯やご飯・常食に移行する.摂取量が不十分であれば,食事と天然濃厚流動食や半消化態栄養剤を併用する.

栄養基準・食品構成

■病期別栄養管理

▶腸管が浮腫気味になっているため,その他の食品や調理法にはゆっくりと時間をかけて腸管に慣れさせる.

急性期	食物繊維 3 g/日以下	易消化・低刺激・低残渣食
回復期	食物繊維 6 g/日以下	質・量ともに徐々に上げる
安定期	食物繊維 10 g/日以下	退院に向けて常食に近づける

■栄養基準例

病期	食種	エネルギー(kcal)	たんぱく質(g)	脂質(g)	糖質(g)
急性期	流動食	900	35	20	145
回復期	三分粥食	1,200	50	30	180
	五分粥食	1,400	55	35	220
安定期	全粥・低残渣食	1,600	70	40	240
	常食・低残渣食	1,800	80	45	270

(日本臨床栄養学会:病院食栄養基準および済生会横浜市南部病院より引用,一部改変)

■食品構成例 全粥・低残渣食 E 1,604 kcal/P 64.8 g/F 34.1 g/食物繊維 8.4 g

P:F:C エネルギー比=16:19:65% 動蛋比=56%

食品群	分量(g)・備考
米飯	全粥 900:基本 300×3 症状により:軟飯かご飯 200
めん類	症状により:うどん 200
パン類	症状により:耳なし食パン 60
いも類	50
果物類	100
魚介類	80
獣鳥肉類	60
卵類	50
大豆製品	100

食品群	分量(g)・備考
味噌	12
牛乳・乳製品	200
緑黄色野菜	150:葉先
その他の野菜	200:葉先
きのこ類	不適
海藻類	不適
植物油	10:乳化脂肪
種実類	不適
砂糖	20

食品・素材の適否

推奨
- 全粥・軟飯・うどん，食パン
- じゃがいも，かぼちゃ，葉先
- バナナ・缶詰(もも，りんご)
- 脂の少ない白身魚(たら，かれい，かじきなど)，脂の少ない肉(挽肉・ささみ)，鶏卵，豆腐
- ヨーグルト
- 植物油・乳化油脂(バター・マヨネーズ)

＊食物繊維や難消化性オリゴ糖(プロバイオティクス食品)などを食品に添加し，腸内有用菌(乳酸菌，ビフィズス菌など)を増加させ，腸内細菌叢を是正し，下痢や便秘を改善する．

＊天然濃厚流動食や半消化態栄養剤：栄養バランス(低脂質・低残渣・高たんぱく質)と配合内容〔中鎖脂肪酸・n-3系多価不飽和脂肪酸(α-リノレン酸・EPA・DHA)・水溶性食物繊維・微量栄養元素など〕を考慮する．

不適

■摂取してはいけない飲食物

油脂・食物繊維・香辛料の過剰摂取：腸管粘膜を刺激するため．アルコール・カフェイン・炭酸飲料：腸蠕動運動を亢進するため．砂糖・食物繊維の過剰摂取：腸内にてガス発生による腹部膨満を起こすため．

■避けたほうがよい食品

食品群	食品名
米飯	オートミール，そば粉，雑穀米
めん類	ラーメン，スパゲッティ
パン類	クロワッサン，デニッシュ
いも類	さつまいも
果物類	パイナップル，柿，梨
魚介類	いか，たこ，貝類
獣鳥肉類	バラ肉
大豆製品	納豆
砂糖類	過剰摂取

食品群	食品名
野菜類	食物繊維が多くてかたい野菜(とうもろこし，ごぼう，たけのこ，れんこん，山菜など)
きのこ類	不適
海藻類	不適
こんにゃく類	不適
油脂類	過剰摂取，動物性油脂
種実類	不適
香辛料	不適
アルコール類	不適
嗜好飲料	炭酸飲料，カフェイン飲料

献立・調理法の工夫

■献立
- 易消化・低刺激・低脂質食とする.
- 少量・頻回食(4〜6回):必要栄養量を充足するために間食を入れる.
- 主食:症状により分粥⇒全粥⇒軟飯⇒米飯へ.うどんや食パンもよい.
- 肉は脂肪が少なくやわらかい部位(挽肉・ささみ),魚は脂肪の多い魚を避けて白身魚(たら・かれいなど)から始める.
- 乳化脂肪(バター・マヨネーズ・クリームなど)をうまく使う.
- 砂糖の多量摂取は腸内でガス発生により腹部膨満を助長させるので控える.
- 香辛料(からし・わさび・カレー粉など)を避け,温度にも注意する.
- 水分摂取のために汁ものや飲みものを添える.

■調理法
- 煮る・蒸す・焼くなど加熱によりやわらかくする.
- 野菜の繊維は直角に細かく切り,いも類は裏ごししたり,葉物は葉先を使う.

【戸村加洋子】

経腸・静脈栄養療法

🔖 脱水・電解質の補正に際して,輸血量は尿量,不感蒸泄量,嘔吐量,チューブからの排液量を考慮して決定する.

【処方例】

ラクテック 500 mL/時

高齢者や心疾患,腎疾患を有する場合は速度を遅くする.1時間あたり1 mL/kg 程度の利尿が確保されれば 100 mL/時間程度の速度で維持輸液を投与してもよい.

🔖 下部消化管の閉塞では代謝性アシドーシスに傾きやすいため,炭酸水素ナトリウムでその補正を行う.

【処方例】

メイロン(炭酸水素ナトリウム)

🔖 初期にショック状態にある場合

【処方例】

献血アルブミネート-ニチャク 250 mL (80 mL/時)

🔖 嫌気性菌,グラム陰性桿菌に対してスペクトラムをもつ抗生物質を投与する.

【処方例】

スルペラゾン 1回1〜2g 1日2回点滴静注

麻痺性イレウスに対して

処方例

プロスタルモンF　1,000〜2,000μg＋生理食塩水100 mL　1日2回点滴静注(腸管減圧が行われていることが原則)　　【千葉俊美・鈴木一幸】

栄養指導

- 体重測定の習慣：肥満は腹圧をあげ，体重減少は栄養状態の不良を示唆する．
- 規則正しい食習慣：①食事バランス，②早食いを是正，③よく噛んで食べる，④暴飲・暴食を避ける：腹部術後やイレウス既往歴のある場合は，腸管の癒着が起きやすい．
- 規則的な排便習慣：排便回数と便の形状をチェックする．
- 消化のよい食品と調理法の選択を指導する．
- 不溶性食物繊維の多量摂取は腸内のガス発生につながるため，水分を吸収し便をやわらかくする水溶性食物繊維を勧める．とくに術後1〜2か月間は注意する．
- 摂取量が少なく低栄養状態の場合は，少量・頻回食(4〜6回)と経腸栄養剤を併用する．　　【戸村加洋子】

看護のポイント

- 原因は患者によって異なるため，原因・予防法について十分説明し，対応できるように指導する．
- 規則正しい生活を心がけ，適度な運動と休息をとるよう説明する．
- 過食を避け，低残渣で消化のよいものを選択し，ゆっくり，よく噛んで摂取するよう説明する．
- 便秘を予防する必要があるので，排便のコントロール方法について指導する．
- 腸蠕動運動をよくするために腹部温罨法(お腹を冷やさない)，腹部マッサージ，散歩などの運動を勧める．
- 腹痛，嘔気，腹部膨満感，排便・排ガスの停止があれば，早期に受診するよう説明する．　　【小西尚美】

[文献]

[栄養食事療法，栄養指導]
1) 中村丁次(編著)：栄養食事療法必携 第3版. 医歯薬出版, 2008
2) 細谷憲正(監修)：消化・吸収—基礎と臨床—. 第一出版, 2002
3) 武田英二：臨床病態栄養学. 文光堂, 2007

4) 岡田　正(監修)：臨床栄養治療の実践　病態別編. 金原出版, 2008
5) 岡田　正, 他(編)：新臨床栄養学. 医学書院, 2007
6) 千葉　勉, 他(編)：消化器疾患　診療実践ガイド. 文光堂, 2005
7) 足立香代子：検査値に基づいた栄養アセスメントとケアプランの実際. チーム医療, 2006
8) 中村丁次, 他(監修)：臨床栄養学. 南江堂, 2008
9) 渡辺明治, 他(編)：今日の病態栄養療法. 南江堂, 2008

MEMO

42 急性肝炎・劇症肝炎

急性肝炎の原因を検索して鑑別診断を行い，その病態・重症度を経時的に把握する．治療には，栄養病態に基づき，食事療法のほかに静脈栄養の必要性を判断することが大切となる．

疾患の知識

▶**概念** 肝臓における急性炎症によって肝細胞の変性・壊死が生じる疾患で，その多くは肝炎ウイルスの感染に起因する．急性肝炎のうち，広範囲な肝細胞の壊死により（プロトロンビン時間 PT40％以下），初発症状の出現後8週間以内に昏睡2度以上の肝性脳症を伴うものを劇性肝炎（急性肝不全）という．発症後10日以内に脳症が出現する急性型と，それ以後に発現する亜急性型とに分けられる．

▶**病因** A型，B型，C型肝炎ウイルス（HAV，HBV，HCV）の感染による急性肝炎が最も多く，そのほかにEBウイルスやサイトメガロウイルスによる肝炎や薬剤（薬物アレルギー）性肝炎などがある．ウイルス肝炎は散発性と輸血後とに分けられるが，輸血血のHCVスクリーニング開始後（1989年）に後者が激減したため，今日ではその大部分が散発性といえる．医療従事者でみられる針刺し事故，性行為や刺青，麻薬（注射のまわし打ち）によるB型，C型肝炎がみられる．劇症肝炎の病因で最も多いのはB型肝炎（25％）で，次いでA型肝炎（20％），原因ウイルス不明のものも多く，そのほかに薬剤による場合（10％）がある．

▶**疫学** A型肝炎は経口感染し，B型とC型肝炎は非経口感染で血液を介するものが多い．C型肝炎では慢性化する頻度が高く（70％），さらに肝硬変や肝細胞癌に進展しやすい．わが国の急性肝炎発生頻度は60万人/年と推定される．劇症肝炎の発症例は約1,000例/年といわれ，その救命率は30〜50％で，とくに亜急性型例で低い．

▶**症状** ウイルス感染から1〜2か月の潜伏期の後に発熱や全身倦怠感などの感冒様症状，悪心や食欲不振などの消化器症状がみられ，黄疸，肝腫大や肝機能異常などの所見を伴う．劇症肝炎では逆に肝萎縮（画像診断）がみられることが多く，上述の症状も激しく，肝性脳症，消化管出血，肝腎症候群などを伴う多臓器不全（MOF）を呈する．

▶**診断・検査** 血清トランスアミナーゼ（ALT，AST）の上昇がみられ，ウイルス肝炎ではIgM-HA抗体，IgM-HBc抗体，HCV-RNAなどが陽性となる．急性肝炎の重症型から劇症化への進展を予知するには，自・他覚所見，半減期の短いたんぱく質（RTP）やPTを経時的に追跡する．

▶**治療** 1〜2か月程度で回復する自然治癒傾向の強い疾患であり，重

症化例を除いて特殊な治療の必要はなく,安静と食事治療が基本となる.劇症肝炎と診断されれば血中アンモニア,尿素窒素,血漿遊離アミノ酸,AFPなどをモニタリングしながら治療する.劇症肝炎では,肝細胞の壊死を阻止し肝細胞の再生が生じるまで生命を維持することが大切となり,そのため人工肝補助治療(血漿交換と持続的血液濾過透析),抗ウイルス薬,脳浮腫とDICの治療薬,免疫抑制薬などの投与が試みられる.

▶予後 C型肝炎では慢性化の徴候がみられた場合には早期にIFN治療を行う.劇症肝炎では,予後の判別を試み,亜急性型例などで「死亡」が予測される場合あるいは移植適応ガイドラインに基づき生体部分肝移植を考慮する.

【渡邊明治】

栄養病態

🔖 **肝グリコーゲン貯蔵量の減少や高インスリン血症がみられるため糖の利用効率が低下し,体たんぱく質の異化が亢進する.**

- 劇症肝炎では急性肝不全の病態であり肝での栄養素代謝の障害が強く出現し,高アンモニア血症(尿素処理能の低下)を伴うたんぱく質不耐症が生じ,上述の臨床検査をモニタリングしながら中心静脈栄養を試みることが多い.
- 回復過程に至れば肝再生が旺盛となり,増大するエネルギー量やたんぱく質の必要量を補給するためにも,早期の経口摂取の再開を試みる.

【渡邊明治】

栄養食事療法

基本方針

🔖 **さまざまな栄養代謝障害が生じるため,病期に合わせて静脈栄養療法も含めた栄養療法を選択することが重要である.**

- 急性肝炎重症型や劇症肝炎では食事摂取が困難な場合が多く,ことに劇症肝炎では肝性脳症増悪の可能性があることから,発症初期の栄養管理では静脈栄養法を選択することが多い.

急性肝炎
- 経口摂取が可能な場合は消化吸収のよい食事(軟菜食)から開始する.
- 消化器症状や黄疸が著明なときは,脂肪制限を行う.
- 回復期には糖尿病などの基礎疾患がなければ常食でもよい.

劇症肝炎
- 急性期にはブドウ糖を中心とした中心静脈栄養を選択し,分岐鎖アミノ酸(BCAA)輸液製剤を含むアミノ酸製剤や脂肪乳剤の投与は避ける[1].

- 回復期には BCAA 輸液製剤や肝不全用経腸栄養剤を開始する.
- 回復期で経口摂取が可能な場合は,低たんぱく食と肝不全用経腸栄養剤を併用する.
- 急性肝炎・劇症肝炎ともに回復期の過剰な栄養摂取は脂肪肝を生じることがあるので注意する.

栄養アセスメント

肝硬変や慢性肝不全にみられるような著しい栄養障害はない[2]. しかし,回復期においても食欲低下が継続することもあり,経口摂取量や栄養状態の把握が必要である.

■アセスメント項目

| 入院時身体情報 | 肝性脳症の有無/身長/体重/BMI/年齢/看護度・自由度 |
| 入院時栄養情報 | 嚥下障害/消化器症状/体重変化 |

目的	検査項目	初期目標値
全身栄養状態	体重/理想体重比	
	上腕三頭筋部皮下脂肪厚	
	上腕筋囲	
	血中総たんぱく	6.3〜7.8 g/dL
	血清 Alb	3.7〜4.9 g/dL
	TC	130〜200 mg/dL
	ChE	207〜452 IU/L
免疫能	血中リンパ球総数	2,000 /μL 以上

※血清アルブミン,総コレステロール(TC),コリンエステラーゼ(ChE)などは肝細胞で合成されることから,低下の原因が低栄養によるものか,肝機能低下によるものかの判断ができないことがあるので注意する.

■モニタリング・評価のポイント

- 過剰な窒素負荷に留意し,意識レベルや血中アンモニア濃度・血漿アミノ酸濃度をモニタリングする.
- 食事摂取量をチェックし,十分な栄養量が確保されているか確認する.
- 重症例では肝臓でのグリコーゲン貯蔵の低下ならびに高インスリン血症により,低血糖を認めることがあるので注意する[3].

栄養管理目標

📌 病期および病態に合った適切なエネルギー量と窒素代謝能力に応じたたんぱく質投与量にする.

■必要栄養量

	エネルギー	たんぱく質
急性肝炎	30~35 kcal/標準体重/日	1.0~1.5 g/標準体重/日
劇症肝炎	・急性期 25 kcal/標準体重/日	肝機能の状態により決定
	・回復期 30~35 kcal/標準体重/日 ※肝不全用栄養剤含む	1.0~1.5 g/標準体重/日 ※肝不全用栄養剤含む

肝不全用経腸栄養剤を併用する場合の食事は, 必要栄養量から栄養剤の栄養量を差し引いた量となる.
例:必要栄養量がエネルギー(E)1,800 kcal, たんぱく質(P)60 gの場合に栄養剤(アミノレバンEN®)を2包併用すると

```
食事     E  1,380 kcal,  P  33 g
栄養剤   E    420 kcal,  P  27 g
              1,800 kcal,     60 g
```

となり, 栄養剤併用時の食事は低たんぱく食にする必要がある.

■栄養補給方法

急性期 　絶食→末梢静脈栄養または中心静脈栄養
　　　　経口摂取可→軟菜食:粥食
回復期 　経口(常食:飯食)
　　　　劇症肝炎では肝不全用経腸栄養剤を併用することが多い.

MEMO

栄養基準・食品構成

急性期・回復期に応じて栄養管理を行う.

■病期別栄養管理

急性期
- 経口摂取が不可能な場合には,糖質中心の静脈栄養を選択する.
- 経口摂取が可能な場合には,軟菜食から開始する.
- 消化器症状や黄疸がある場合には,脂肪を制限する.

回復期
- 栄養素別エネルギー比:炭水化物55～60%,たんぱく質15～20%,脂質20～25%
- 消化のよい食事(軟菜食)から徐々に常食に移行していく.
- 重症肝炎や劇症肝炎では,肝不全用経腸栄養剤(アミノレバンEN®,ヘパンED®など)を併用することもある.

■栄養基準例

病期	食事	エネルギー(kcal)	たんぱく質(g)	脂質(g)	炭水化物(g)
急性期	軟菜食:五分粥	1,200	60	40	150
	軟菜食:全粥	1,600	65	40	245
回復期	常食:米飯	1,800	75	45	275
	低たんぱく食	1,400	40	25	255

■食品構成例　低たんぱく食(肝P40):E 1,400 kcal,P 40 g

食品群	分量(g)
米飯	450
いも類	50
果物類	150
魚介類	30
獣鳥肉類	30
卵類	40

食品群	分量(g)
大豆製品	50
味噌	12
乳製品	80
緑黄野菜	100
淡色野菜	250

食品群	分量(g)
きのこ類	5
海草類	5
植物油	10
種実類	2
砂糖	5

食品・素材の適否

推奨
- 米飯,パン,うどん,そうめんなどの穀類
- いも類,果物類,野菜類
- 魚類,脂質の少ない肉類(ささみ,鶏皮なしむね肉,豚・牛もも肉,豚・牛ヒレ肉など)
- 大豆製品

不適
■ 摂取してはいけない食品
アルコール

■ 避けたほうがよい食品
- 脂質の多い食品(バラ肉,ベーコン,スナック菓子など)

献立・調理法の工夫

- 急性期には炭水化物を中心にする.
- 回復期には,食品や調理方法の厳しい制限は必要ないが,脂質が過剰にならないようにする.
- 食欲不振が強いときには,本人の嗜好に配慮し,味付けや調理方法を工夫する.
- めん類,酢のもの,果物類など,さっぱりしたものを好む傾向がある.

【俵 万里子】

経腸・静脈栄養療法

- 急性肝炎例でも経口摂取量が不十分となれば低栄養状態の発生も予測されるため,一時的に末梢静脈栄養療法(糖,ビタミン・ミネラル)を行うが,食欲が戻れば早期に静脈栄養を減量・中断する.
- 劇症肝炎では肝代謝能力が低下しているため過剰な栄養補給を避け(25 kcal/kg/日),分岐鎖アミノ酸輸液製剤は原則として使用しない.

【渡邊明治】

栄養指導

- 栄養指導は回復期に入ってから行う.
- 肝再生に必要なエネルギー・たんぱく質・ビタミン・ミネラルをバランスよく補給するように指導する.
- 1日3食の規則正しい食生活を指導する.
- 過度の高エネルギー・高たんぱく食にならないようにする.
- 肝不全用経腸栄養剤を併用する際には,BCAAの作用や必要性についての理解も促す.また,栄養剤の調製方法についても説明する.

- 低たんぱく食の指示があるときは，その必要性についても理解できるように指導する．

【俵 万里子】

看護のポイント

- 肝庇護のため安静は欠かせない．とくに食後は可能な限り肝血流が保持されるよう，30〜40分程度の臥床安静を心がけるよう指導する．
- 寝不足や過労は避け，規則正しい生活を心がけるよう指導する．
- 薬剤により肝機能の悪化を招く場合があるので，風邪などを引いても市販薬の内服は避け，必ず受診して医師の処方による薬剤を服用するよう教育する．
- 生魚や生野菜などの生ものの摂取は避け，必ず加熱調理した食品の摂取を心がけるよう助言する．
- B型，C型ウイルス性肝炎の場合，血液や体液を介した他者への感染の危険性があるため，カミソリや髭剃り，歯ブラシは決して他者と共有しないこと，けがの手当てのときに他者に自分の血液，体液が接解しないよう配慮するよう指導する．

【奥 朋子】

【文献】
[栄養食事療法，栄養指導]
1) 遠藤龍人，滝川康裕，鈴木一幸：急性肝不全の栄養療法．BIO Clinica 19：323-328，2004
2) 寺本房子：C 肝臓・胆嚢・膵臓疾患，1-急性肝炎．中村丁次（編）：栄養食事療法必携 第3版．pp56-59，医歯薬出版，2005
3) 加藤章信，鈴木一幸：消化器疾患の栄養療法 肝疾患の栄養療法．日本消化器病学会雑誌 104；1714-1721，2007

MEMO

43 慢性肝炎

慢性肝炎には肝炎ウイルスの持続感染によるものが多く，治療の基本はウイルス排除を目指した抗ウイルス治療であり，肝硬変や肝細胞癌への進展を予防する．インターフェロン治療による食欲不振などの副作用で食事・栄養療法が必要になる．

疾患の知識

▶**概念** 6か月以上にわたる血清トランスアミナーゼの上昇などを含む肝機能検査の異常と肝炎ウイルス(HCV，HBV)感染の持続している病態であり，肝組織学的には慢性炎症が認められる疾患である．ほかに，非アルコール性脂肪肝炎(non-alcoholic steatohepatitis；NASH)，自己免疫性肝炎(autoimmune hepatitis；AIH)やアルコール性肝障害があり，これらの鑑別が重要となる．

▶**病因** わが国では大部分がC型肝炎(70〜80％)で，次いでB型肝炎(約20％)である．メタボリック症候群などの生活習慣病の増加に伴い，非アルコール性脂肪性肝疾患(non-alcoholic fatty liver diseases；NAFLD)の患者数が増加しており，慢性肝機能障害と慢性肝炎との鑑別が必要となることが多い．

▶**疫学** 分娩，注射，刺青や血液製剤の輸注など血液を介して非経口的に感染し，持続感染(キャリア)化する．わが国ではC型肝炎患者が200万人程度いると推定されており，活動性肝炎から肝硬変さらに肝細胞癌に進展することが多い．最近，NAFLDのうち慢性炎症を伴い肝硬変に進展する可能性のある脂肪肝がNASHとされ，その患者数は100万人ともいわれる．

▶**症状** 自覚症状のないことが多い．炎症が軽い時期には肝機能検査にも異常がみられないことが多く，そのためC型肝炎では気づかないうちに肝硬変などに進展している例がある．他覚所見として肝や脾の腫大がみられ，肝の硬度が増加していることが多い．ただ急性増悪期には，全身倦怠感，食欲不振や黄疸など急性肝炎様症状を伴うことがある．

▶**診断・検査** HCVやHBVの持続感染(HCV-RNA定性，HBs抗原・HBc抗体)と慢性炎症の存在(AST，ALTの持続的変動やγ-グロブリンの上昇)を検出することが必要である．また，その進展の程度を知るために，あるいはNASH，AIHなどとの鑑別のために，肝画像検査とともに肝生検(組織学的診断)が必要となる．

▶**治療** 肝炎ウイルスの量やタイプを参考にして(HCV-RNA定量，HCV遺伝子型の判定，HBV-DNA定量)，ウイルス排除のための抗ウ

イルス療法を行う．C型肝炎にはペグインターフェロンやリバビリンの併用療法（6〜12か月，時に18か月）が行われる（60％の例では，HCVが排除され肝炎が治癒する）．B型肝炎では自然経過で炎症が軽減したり自然治癒する例もあるが，一部の若年例も含めて，HBe抗原陽性・HBV-DNA高値例ではインターフェロン注射または核酸アナログ薬（ラミブジン，アデフォビルなど）を投与する（「B型慢性肝炎の治療ガイドライン」を参照）．

▶**予後**　C型肝炎では肝硬変さらに肝細胞癌への進展率が高いために，抗ウイルス薬による積極的な根治療法を試みる．インターフェロンによりウイルス排除ができなくても肝細胞の壊死・再生を抑制できれば，肝細胞癌の予防的効果があると考えられる．

【渡邊明治】

栄養病態

- 栄養素の代謝障害を伴う頻度は少ないが，C型肝炎では，B型肝炎と比べると，その進展例で耐糖能の異常を合併する頻度が高い．
- C型肝炎では腸管からの鉄吸収が亢進し，肝細胞内への鉄沈着がみられ，酸化ストレス障害を介して肝細胞障害の要因となる．そのため，瀉血療法や低鉄食事療法（6 mg/日）が行われることがあり，最近では肝細胞癌の予防効果も指摘されている．
- 肥満が肝病態に悪影響を及ぼすことが指摘されており（肝細胞癌のリスク因子となる），症状のない肝炎ウイルスキャリアへの栄養教育・指導が重要となる．

【渡邊明治】

栄養食事療法

基本方針

🖊 肝臓はグリコーゲンの貯蔵や糖新生，体たんぱくや脂質の合成を担う栄養代謝の中枢臓器であるため，栄養バランスや食事を規則正しく摂取することを習慣化する．

- 肝臓の脂肪化は肝疾患の進展の促進因子であり，適正エネルギーの設定を心がける．
- 肝細胞の修復，たんぱく合成の促進のため適正エネルギーを摂取し，十分なたんぱく質補給を行う．
- 慢性肝炎の肝組織に鉄沈着が生じ，鉄過剰によるフリーラジカルの産生が肝障害に関与するため，血清フェリチン値が高値の場合は鉄制限食とする．
- インターフェロン療法時は比較的自由食とする．

栄養アセスメント

🖉 自覚症状の少ない慢性肝炎は肝硬変，肝癌への進展の評価のためにも栄養アセスメントは必須である．

- 食生活状況，食事摂取状況および活動量を調査・問診する．
- 身体計測によって，体重変化，BMI，AC（上腕周囲長），TSF（上腕三頭筋皮下脂肪厚），体脂肪率を測定し，体重のみならず体脂肪量，筋肉量を把握する．
- 血清フェリチン値を測定し，鉄過剰を把握する．
- このほか，慢性肝炎と肝硬変の鑑別のため，ChE，血小板数，ヒアルロン酸をはじめとする線維化マーカー，γグロブリンを観察することも必要である．

■アセスメント項目

目的	検査項目	初期目標値
全身栄養状態	BMI	20〜25
	上腕三頭筋皮下脂肪厚	
	上腕周囲長	
	Alb	3.8〜5.3 g/dL
脂質代謝	TC	120〜219 mg/dL
	中性脂肪	≦160 mg/dL
肝障害の程度	AST	
	ALT	
貯蔵鉄	フェリチン	≦100 ng/mL
	Hb	13.5〜17.6 g/dL

■モニタリング・評価のポイント

- 肝障害の程度の評価として，AST，ALT を観察する．
- 全身的な栄養評価として，Alb，TG，TC，HDL，LDL，HbA_{1c} を観察する．
- 鉄蓄積の評価として，血清フェリチン値を観察し，さらに Hb の値に注意する．

栄養管理目標

🖉 適正なエネルギー量，たんぱく質を補給してBMI 20〜25 を維持し，高頻度にみられる脂肪肝，耐糖能異常の改善を目標とする．

■必要栄養量

エネルギー　30〜35 kcal/kg/日
たんぱく質　1.2〜1.3 g/kg/日

脂質エネルギー比　20〜25％
フェリチン高値の場合：鉄　6 mg/日

■**栄養補給方法**

経口摂取を基本とする．

栄養基準・食品構成

■**栄養基準例**

エネルギー	1,800 kcal
たんぱく質	75 g
脂質	40 g
鉄	6 mg

■**食品構成例**

食品群	分量(g)
米飯	160 g×3
小麦粉	10
いも類	100
果物類	200
魚介類（白身魚）	80
獣鳥肉類（鶏肉）	80

食品群	分量(g)
全卵	25
卵白	30
豆腐	50
牛乳・ヨーグルト	300
緑黄野菜（青菜を除く）	150

食品群	分量(g)
淡色野菜	250
きのこ類	20
海藻類	15
植物油	10
種実類	3
砂糖	15

MEMO

食品・素材の適否

推奨
- 牛乳やヨーグルト，チーズ：鉄を制限することで魚・豆・野菜からのカルシウムの摂取が少なくなるため
- たんぱく質補給に白身魚，鶏肉
- ビタミンC・E，カロチン，ポリフェノールといった抗酸化物の摂取に，にんじん，かぼちゃ，トマトなどの野菜類（ただし青菜は鉄分が多いので控える）
- 果物類・いも類
- パンやうどんより米飯，玄米より精白米

不適
- 魚・肉の赤身部分・内臓，血合い部分：鉄分が多いうえに，ヘム鉄のため吸収率が高いため
- 納豆，きな粉などの豆類の過剰摂取：鉄分が多いため
- 豆・ココア・卵を原料とした菓子や嗜好品は鉄分が多い
- いわゆる「健康食品」のなかには鉄含有量の高い食品もあるので注意する

■摂取してはいけない飲食物
アルコール

■避けたほうがよい食品
- 脂肪の多い食品：肉の脂肪，鶏皮
- 脂肪の多い料理：揚げもの
- 鉄の多い食品：赤身の魚肉，魚肉の内臓

献立・調理法の工夫

- 主食・主菜・副菜を揃え，栄養バランスのとれた食事とする．
- 調味料は大豆が原料であるしょうゆ・味噌のみならず，塩こしょう味，酸味，トマト味など調味に幅を出す．
- 鉄製の調理器具（中華鍋・フライパン・包丁など）は避ける．

【岩田加壽子】

経腸・静脈栄養療法

- 食事療法が基本となる．
- 抗ウイルス療法による副作用，急性増悪期あるいは肝硬変への急速な進展期には，食事摂取状態に応じた経腸栄養剤（食品）を用いた栄養管理が必要な場合がある．

【渡邊明治】

栄養指導

- 食事療法が継続できるよう患者の生活環境を十分考慮する.
- 1日3食,規則正しく,よく噛んで食べる食生活を習慣づける.
- 鉄制限食によりたんぱく質の摂取量が減少する傾向となるので,白身魚,鶏肉,卵白,牛乳・乳製品の摂取不足となっていないか確認する.
- 栄養アセスメントの結果を経時的に把握し,食事摂取量との関与を患者に提示し,自己管理の方向へ導く.
- 活動量をカロリーカウンターや万歩計で測定あるいは運動記録を行い,栄養アセスメントとともに把握し,筋肉量の減少を最小限に抑える.

【岩田加壽子】

看護のポイント

- 特別な安静は必要ないが,肝細胞の再生を促すことにもつながるため,食後一定時間は安静にして過ごすことが望ましいことを指導する.
- 自覚症状が少なく,体力的に無理がきくこともあるため,安静の重要性をきちんと説明する.
- 肝炎悪化の徴候を早期に発見するために,患者自身も症状の変化に留意するように指導する.
- インターフェロン療法実施の際は,悪寒や発熱,消化器症状,脱毛,精神神経症状,易感染性,出血傾向といった薬の副作用についてきちんと説明をし,患者自身の治療に対する理解を高めておく.
- 治療が長期間にわたることが多いため,長期療養に伴う精神的な不安や経済的な負担にも配慮するよう心がける.
- ウイルス性肝炎患者の場合,感染拡大の危険性があるため,感染の経路,感染予防の手段をきちんと指導する.

【佐藤 潤】

MEMO

44 肝硬変

肝硬変患者では，最近栄養療法が不可欠であることが認識されつつある．肝硬変患者は PEM 状態であり，栄養管理は肝硬変患者の予後を決定する因子として極めて重要なためである．肝硬変の栄養療法では，分岐鎖アミノ酸製剤（BCAA）の投与や夜間就寝前栄養（LES；late evening snack）による栄養状態の改善が報告されている．

疾患の知識

▶**概念** あらゆる慢性肝疾患の終末像であり，肝臓全体にわたって，線維性隔壁に囲まれた再生結節がびまん性に形成された不可逆的な状態．

▶**病因** 肝炎ウイルス感染（B 型，C 型），アルコール性，自己免疫性，毒物・薬物，代謝性，慢性胆汁うっ滞，非アルコール性脂肪肝炎などである．

▶**疫学** 全国で 40 万〜50 万人の患者がいると推定され，性別では 70％ が男性である．

▶**症状** 初発症状としては，全身倦怠感，食欲低下，腹部膨満感がみられるが，進行すると門脈圧亢進に基づく腹水，食道静脈瘤，脾腫といった多様な症状が出現する．末期には肝性脳症による意識障害も現れる．

▶**診断** ①自覚症状；全身倦怠感，食欲不振，腹部膨満，下肢のこむら返りなど．②身体所見；患者の異常行動，黄疸，女性化乳房，腹水貯留など．③血液検査；a）脾機能亢進の程度により白血球数，赤血球数，血小板数の低下がみられる．b）肝細胞機能の障害により血清アルブミンも低下，プロトロンビン時間の延長，血清ビリルビン値の上昇が認められる．c）肝の線維化を反映し，血清Ⅲ型プロコラーゲンペプチド，Ⅳ型コラーゲン 7S，ヒアルロン酸の増加が認められる．④画像検査；腹部超音波検査が簡便で最も行われることが多い．肝辺縁の鈍化，肝表面の凹凸，肝実質エコーパターンの不均一化，脾腫などにより肝硬変が疑われる．また，CT 検査でも辺縁の不整，脾腫が認められる．肝硬変の確定診断は腹腔鏡検査，肝生検により行われるが，出血傾向などにより行えない場合もある．

▶**治療** 肝性脳症のおそれがない限りは 1.2〜1.5 g/日のたんぱく質摂取を行う．肝性脳症を呈した場合は，40 g/日以下にたんぱく制限を行う．腹水がみられる場合は，安静，3〜5 g/日の塩分制限を行い，飲水を 1 L に制限する．そのうえで抗アルドステロン薬，ループ利尿薬の投与を行

う．腹水が多量で自覚症状の強い場合は腹水穿刺排液を行う．

【播磨陽平・坂井田　功】

栄養病態

- 肝硬変患者の栄養状態の特徴は，たんぱく質・エネルギー低栄養状態（PEM）であり，一般に，両者がともに問題がない入院患者はわずか15％であり，残り85％はたんぱく質かエネルギーのいずれか，または，ともに低栄養状態にある．

【播磨陽平・坂井田　功】

栄養食事療法

基本方針

🔖 肝硬変の栄養療法は重症度（肝予備能）を把握し，合併症（肝癌，食道静脈瘤，耐糖能異常，肝性脳症，腎機能障害など）の有無を確認し，それぞれの病態に対応していくことが重要である．

- 代償性肝硬変では栄養バランスや食事を規則正しく摂取することを習慣化する．
- 肝臓の脂肪化は肝癌の進展の促進因子であるため，適正エネルギー，たんぱく質の設定を心がける．
- 血清アルブミン値が改善しない場合は分岐鎖アミノ酸（BCAA）の補充を行う．
- 夜間就寝前栄養（LES）により，効果的に早朝空腹時のエネルギー低栄養状態を改善する．
- 肝組織に鉄沈着が生じ，鉄過剰によるフリーラジカルの産生が肝癌の進展に関与するため，肝硬変においても血清フェリチン値が高値の場合は鉄制限食とする．
- 便秘は肝性脳症の誘因となるため，食物繊維の豊富な食品を摂取する．

栄養アセスメント

🔖 食生活状況，食事摂取状況および活動量を調査・問診する．

- 身体計測によって，体重変化，BMI，上腕周囲長（AC），上腕三頭筋皮下脂肪厚（TFS），体脂肪率を測定し，浮腫の有無とともに体重，体脂肪量，筋肉量を観察する．
- 主観的包括的評価（SGA）により，体重の変化，食物摂取の変化，皮下脂肪・筋肉量の喪失，消化器症状，患者の身体機能状態，疾患と代謝ストレスを評価する．

■アセスメント項目

目的	検査項目	初期目標値
全身栄養状態	BMI	20～25
	上腕三頭筋皮下脂肪厚	
	上腕周囲長	
	Alb	3.5 g/dL <
血漿アミノ酸パターン	BTR	5.82～8.64
アンモニアパターン	NH_3	0～70 μg/dL
脂質代謝	TC	120～219 mg/dL
	中性脂肪	≦ 160 mg/dL
貯蔵鉄	フェリチン	≦ 100 ng/mL
	Hb	13.5～17.6 g/dL
免疫能	血中リンパ球総数	1,500～4,000 mm^3

■モニタリング・評価のポイント

- 肝障害の程度の評価として,AST,ALT,γ-GTP を観察する.
- 全身的な栄養評価として,Alb,TC,ChE,BTR,フィッシャー比,HbA_{1c} を観察する.
- 肝性脳症の評価として NH_3 を観察する.
- 鉄蓄積の評価として,フェリチン値を観察し,Hb の値にも注意する.

栄養管理目標

■必要栄養量

エネルギー　25～35 kcal/kg/日
たんぱく質　1.0～1.3 g/kg/日(BCAA を含む)
脂質エネルギー比　20～25％
塩分　5～7 g/日

■栄養補給方法

栄養障害・脳症がある場合は BCAA を補充し,たんぱく質＋アミノ酸量は 1.0～1.5 g/kg/日とする.
BCAA は食欲不振のない場合は BCAA 顆粒,食欲不振のある場合は肝不全用栄養剤にて補充する.

栄養基準・食品構成

■病期別栄養管理

代償性肝硬変

- エネルギーは 25〜35 kcal/kg，たんぱく質 1.0〜1.3 g/kg，脂質エネルギー比 20〜25%（BCAA 製剤を含む）
- Alb が 3.5 g/dL 以下の場合は BCAA 製剤を補充する．

非代償性肝硬変

- エネルギーは 25〜35 kcal/kg，たんぱく質 0.6〜1.3 g/kg，脂質エネルギー比 20〜25%（BCAA 製剤を含む）
- 血中アンモニアの上昇や肝性脳症がある場合のたんぱく質は 0.6〜0.8 g/kg/日の低たんぱく食とし，BCAA を補充する．

耐糖能異常合併の場合は 20〜25 kcal/kg/日とする．

■栄養基準例

	エネルギー	たんぱく質	脂質	塩分
代償性肝硬変	1,800 kcal	75 g	40 g	10 g 以下
非代償性肝硬変	1,500 kcal	40 g	35 g	5〜7 g
耐糖能異常合併	1,500 kcal	70 g	35 g	10 g 以下

■食品構成例

食品群	分量(g)
米飯	160 g×3
小麦粉	10
いも類	100
果物類	200
魚介類	70
獣鳥肉類	50

食品群	分量(g)
全卵	50
豆腐	100
牛乳・ヨーグルト	200
緑黄野菜	150
淡色野菜	250

食品群	分量(g)
きのこ類	20
海藻類	15
植物油	10
種実類	3
砂糖	15

食品・素材の適否

推奨
- 牛乳・乳製品，卵白，白身魚，鶏肉，黄色野菜，淡色野菜，いも類，果物，白飯

不適
- ■摂取してはいけない飲食物
  アルコール

■避けたほうがよい食品
- 脂肪の多い食品：肉の脂肪，鶏皮
- 脂肪の多い料理：揚げもの

献立・調理法の工夫

- 主食・主菜・副菜を揃え，栄養バランスのとれた食事とする．
- 腹水時の減塩は食欲低下を助長しかねないため，酸味・香辛料などを上手に使用し，塩分に強弱をつけるなど，味付けの工夫をする．
- エネルギー確保のために主食（穀類）を十分摂取する．
- 過酸化脂質の摂取を避ける．
- 便秘を引き起こさないために食物繊維の多い野菜・いも・果物を上手に組み入れる．
- フェリチン値が高値の場合は慢性肝炎の項を参照．
- いわゆる健康食品のなかには肝臓に負担をかけるものもあるので十分注意する．

【岩田加壽子】

経腸・静脈栄養療法

🔸たんぱく質低栄養を呈する場合，BCAA 製剤の投与は血清アルブミンが 3.5 g/dL 以下あるいは BCAA/チロシン比（BTR）が 4.0 以下の場合を目安として投与を開始する．

🅡処方例

リーバクト顆粒® 4.74 g 3包 分3 毎食後

🔸たんぱく質低栄養，エネルギー低栄養を認める場合（および肝性脳症の既往がある場合），肝硬変患者では肝臓におけるグリコーゲン貯蔵量の低下のため，早朝空腹時に飢餓状態に陥っている．それを改善するために夜間就寝前栄養（LES）が注目されており，有効性が報告されている．

🅡処方例

アミノレバン EN® 50/包 1包 1日1回眠前内服
もしくはアミノレバン EN® 50/包 2～3包 2～3回分服
ヘパン ED® 1包 80 g（310 kcal/包） 1日2回

🔸肝性脳症に陥っている場合

🅡処方例

【肝不全用アミノ酸製剤】
アミノレバン® 500～1,000 mL 点滴静注
モリヘパミン® 500 mL 点滴静注

【播磨陽平・坂井田 功】

栄養指導

- 1日3食，規則正しく，よく噛んで食べる食生活を習慣づける．
- 継続できるよう患者の生活環境を十分考慮する．
- BCAAを補充する場合はその必要性を説明し，コンプライアンスの向上に努める．
- LESは1日エネルギー量のなかで200 kcal程度の炭水化物または肝不全用栄養剤を使用する．
- 便秘状態を確認し，適切な対応をとる．
- 食道胃静脈瘤破裂のおそれのある場合はやわらかい食品・料理とし，刺激の少ない食事とする．　　　　　　　　　　　　　【岩田加壽子】

看護のポイント

- 肝血流量を維持することによる肝機能の改善を目指すため，適宜休息をとるよう指導する．とくに食後は，一定時間安静にするよう指導する．
- 入浴は，熱い湯は避け，短時間にするよう指導する．
- 黄疸発現時には，皮膚の瘙痒感を伴うことが多いため，清潔に留意するよう指導する．
- 脾機能亢進や栄養代謝障害により，患者は出血傾向にある．出血しやすく，止血しにくいことを患者自身が自覚するよう指導する．
- 浮腫や腹水のために体動を制限されることがあるため，転倒や打撲に注意するよう指導する．
- 臥床安静や黄疸の発現により，便秘がちになるので，毎日排便があるように習慣づけるよう指導する．　　　　　　　　　　　【佐藤　潤】

MEMO

45 肝癌

肝癌はウイルス性肝硬変を母体とすることが多く，肝予備能の低下した症例も多い．肝硬変合併症例では PEM 状態が多くみられ，また，耐糖能異常を呈する場合も多い．低栄養状態や予備能低下症例では肝癌の治療が困難となる．そのため栄養管理を積極的に行うことが肝癌症例においても重要である．

疾患の知識

▶**概念** 原発性肝癌には肝細胞癌(90%)と胆管細胞癌(10%)がある．80〜90%が肝硬変あるいはその前段階である慢性肝炎に合併して発生する．

▶**病因** C 型肝炎ウイルス(約 70〜80%)および B 型肝炎ウイルス(10〜20%)の持続感染が大多数を占める．C 型肝硬変からの発癌率は年率 8% である．最近では非アルコール性脂肪肝炎(NASH)を原因とする発癌が増加している．

▶**疫学** 男女比では約 3:1 で男性が多く，発症平均は 60 歳台．日本の悪性腫瘍による死亡率では，男性で 3 位．

▶**症状** 肝細胞癌特有の症状は乏しい．通常は肝硬変の症状を呈する．進行肝癌では上腹部痛，肝腫大を呈し，黄疸，腹水による腹部膨満，浮腫などがみられる．

▶**診断** 血液検査：肝細胞癌に特徴的所見としては α-フェトプロテイン(AFP)，AFP-L3 分画，PIVKA-2 といった腫瘍マーカーが上昇する．画像診断：①超音波検査では腫瘍の側方にハロー(halo)といわれる低エコー領域を認める，腫瘍内はモザイク状エコー像を認める．近年ではレボビスト®やソナゾイド®といった造影剤を使用した造影エコーにより診断能も向上してきている．② CT ではダイナミック造影により早期層に濃染し後期層で低吸収域として認められる，③ MRI でもマグネビストや EOB・プリモビスト®といった造影剤の発展により検出感度が上がってきている．④腹部血管造影検査では肝細胞癌がごく初期を除くと動脈支配であることから他の腫瘍との鑑別，進展度診断に有用．④生検診断によって確定診断に至ることも少なくない．

▶**治療** 肝障害度，腫瘍径，腫瘍数，腫瘍進展度を考慮して選択する．手術(肝切除，肝移植)と内科的治療〔ラジオ波焼灼療法(RFA)，経皮的エタノール注入療法(PEIT)，経カテーテル肝動脈塞栓療法(TAE)，皮下埋め込み式リザーバー動注化学療法，放射線療法〕に分かれる．

▶**予後** 治療法の進歩により長期生存例が増加している．肝機能のよい

Child A の最小肝癌では 5 年生存率は 80％を超えている.

【内田耕一・坂井田 功】

栄養病態

- 肝癌には悪性疾患の治療—肝切除，肝移植，抗癌剤—に伴って経口摂取不良となる場合がある．
- 栄養病態は併存肝病変である慢性肝炎あるいは肝硬変と基本的に同じである．肝硬変が併存している場合，たんぱく質・エネルギー栄養不良(PEM)が特徴的．
- 特徴的なアミノ酸インバランスを呈する．分岐鎖アミノ酸(BCAA)であるバリン，ロイシン，イソロイシンが低下し，芳香族アミノ酸(AAA)であるチロシン，フェニルアラニンが増加する．そのためフィッシャー比が低下する．
- たんぱく質不耐症を理由にたんぱく質を摂取すると血中アンモニア値が上昇し，肝性脳症となる場合がある．
- 夜間飢餓状態となるため，夜間就寝前栄養(LES)の導入が推奨されている．

【内田耕一・坂井田 功】

栄養食事療法

基本方針

🔖 肝癌には肝切除やラジオ波焼灼療法，肝動脈塞栓療法などの治療が行われている症例が多いが，治療の継続や予後の改善には栄養状態の維持が重要である．

- 肝硬変合併肝癌が多い[1]ことから，基本的には肝硬変に準じた食事療法とする．
- 腹水がある場合は，塩分制限を行う．
- 肝性脳症やたんぱく不耐症がある場合には，たんぱく制限を行う．
- 肝切除の場合は，「77．肝・胆・膵手術」を参照．

栄養アセスメント

🔖 肝硬変合併例は非合併例に比して低栄養状態にあることが多い．また，治療の影響による摂取量の減少に留意する．

■アセスメント項目

入院時身体情報	肝性脳症・腹水の有無/身長/体重/BMI/年齢/看護度・自由度
入院時栄養情報	嚥下障害/消化器症状/体重変化/食事摂取状況

目的	検査項目	初期目標値
全身栄養状態	体重/理想体重比	
	上腕三頭筋部皮下脂肪厚	
	上腕筋囲	
	血清総たんぱく	6.0 g/dL 以上
	血清 Alb	3.5 g/dL 以上
	TC	130～200 mg/dL
	ChE	207～452 IU/L
免疫能	血中リンパ球総数	2,000 /μL 以上

※血清アルブミン，総コレステロール(TC)，コリンエステラーゼ(ChE)などは肝細胞で合成されることから低下の原因が低栄養によるものか，肝機能低下によるものかの判断ができないことがあるので注意する．

■モニタリング・評価のポイント
- 食事摂取量をチェックし，十分な栄養量が確保されているか確認する．
- たんぱく・エネルギー代謝障害の程度や肝性脳症の有無を把握する．

栄養管理目標

🔖 適切なエネルギー量とたんぱく質不耐症の有無に応じたたんぱく質投与量を決定する．

■必要栄養量[2]
エネルギー　栄養所要量(生活活動強度別)を目安にする．概ね30～35 kcal/kg(標準体重)．耐糖能異常がある場合は25～30 kcal/kg(標準体重)

たんぱく質　1.0～1.5 g/kg(標準体重)．たんぱく質不耐症がある場合は0.5～0.7 g/kg(標準体重)

脂肪　エネルギー比率　20～25%

■栄養補給方法
経口摂取が基本である．
治療の影響で悪心・嘔吐など腹部症状を伴う場合には，不足分を静脈栄養で補う．

栄養基準・食品構成

🔖 たんぱく・エネルギー代謝障害に応じた栄養管理を行う．

- 身体計測や活動度より必要栄養量を算出し，過不足のない量とする．

■病期別栄養管理
- 栄養素別エネルギー比：炭水化物55～60%，たんぱく質15～20%，脂質20～25%
- 消化器症状や黄疸がある場合には，脂肪制限をする．

- 低アルブミン血症などたんぱく代謝障害があるときは，分岐鎖アミノ酸(BCAA)製剤を併用する．

■栄養基準例

食事	エネルギー(kcal)	たんぱく質(g)	脂質(g)	炭水化物(g)
肝臓 E1400	1,400	65	35	205
肝臓 E1600	1,600	70	35	250
肝臓 E1800	1,800	75	45	275
低たんぱく食	1,400	40	25	255

■食品構成例

食品群	分量(g)	食品群	分量(g)	食品群	分量(g)
米飯	570	大豆製品	100	きのこ類	5
いも類	50	味噌	12	海草類	5
果物類	150	牛乳	200	植物油	12
魚介類	70	緑黄野菜	100	種実類	2
獣鳥肉類	90	淡色野菜	250	砂糖	5
卵類	50				

食品・素材の適否

推奨 ●穀類，いも類，果物類，魚類，肉類，大豆製品，野菜類など

不適 ■摂取してはいけない飲食物
アルコール：禁酒

■避けたほうがよい食品
とくになし

献立・調理法の工夫

- ビタミン・ミネラル・食物繊維が不足しないように野菜や果物を十分に取り入れる．
- 食欲不振が強いときには，本人の嗜好に配慮し，味付けや調理方法を工夫する．
- 腹水があるときには，1回の摂取量が減少するため，分割食も考慮する．

【俵　万里子】

経腸・静脈栄養療法

🔸肝性脳症の既往があり，高アンモニア血症が持続する症例では，分岐鎖アミノ酸の低下，芳香族アミノ酸の過剰是正を目標とする．

R.処方例

【たんぱく制限食】エネルギー　1,400～1,500 kcal　たんぱく質 40 g
【肝不全経腸栄養剤】
アミノレバン EN®　1包50 g（210 kcal/包）　1日3回（630 kcal/日，たんぱく質40 g）
ヘパン ED®　1包80 g（310 kcal/包）　1日2回（620 kcal/日，たんぱく質22.4 g）

🔸肝性脳症Ⅱ度以上で経口摂取できない場合や，術後あるいは治療に伴う絶食時には静脈栄養となる．静脈栄養のみで管理する場合は，水分量，電解質にも配慮が必要である．

R.処方例

肝性脳症があるとき
【肝不全用アミノ酸製剤】
アミノレバン®　500～1,000 ml　点滴静注
モリヘパミン®　500 ml　点滴静注　　　　　　【内田耕一・坂井田 功】

栄養指導

- 栄養状態を維持するために，必要なエネルギー・たんぱく質・ビタミン・ミネラルをバランスよく補給するように指導する．
- 1日3食の規則正しい食生活を指導する．
- 肥満は発癌のリスクとされていることから体重コントロールも重要であり，過度の高エネルギー・高たんぱく食にならないようにする[3]．
- 肝不全用経腸栄養剤を併用する際には，BCAA の作用や必要性についての理解も促す．また，栄養剤の調製方法についても説明する．
- 肝性脳症の既往やたんぱく質不耐症のため低たんぱく食の指示があるときは，その必要性についても理解できるように指導する．

【俵　万里子】

看護のポイント

- 水分の出納バランス，体重，腹囲を定期的にチェックするように指導する．
- 黄疸発現時には，皮膚の瘙痒感を伴うことが多いため，清潔に留意するように指導する．

- 出血傾向がある場合は，皮膚の圧迫や摩擦，機械的刺激を避けるように留意する．
- 化学療法を実施している場合は，抗癌剤による吐き気，嘔吐，食欲不振，易感染などの副作用が出現することがあるので，状態の変化に注意し，患者の苦痛を緩和する．
- 腹水による圧迫がひどい場合は，寝衣や寝具を締め付けのないものに変更し，呼吸運動が円滑に行えるように上半身を高くするなどの体位の工夫をする．
- 長期の療養を強いられるため，患者のみならず，家族を含めた精神的な不安や経済的な負担に配慮する． 【佐藤　潤】

【文献】
[栄養食事療法，栄養指導]
1) 寺本房子：C　肝臓・胆嚢・膵臓疾患，5-肝細胞癌．中村丁次(編)：栄養食事療法必携　第3版．医歯薬出版，pp69-71，2005
2) 渡辺明治，森脇久隆，加藤章信：Consensus I　治療食と栄養教育 1. 肝硬変．日本病態栄養学会誌　5：83，2002
3) 加藤章信，鈴木一幸：消化器疾患の栄養療法　肝疾患の栄養療法．日本消化器病学会雑誌　104：1714-1721，2007

MEMO

46 脂肪肝・非アルコール性脂肪肝炎(NASH)

肝臓内に中性脂肪が沈着した病態であり，肥満・糖尿病・脂質異常症・高血圧などを高頻度に合併しており，食事療法や運動療法を取り入れて治療することが必要である．

疾患の知識

▶**概念** 脂肪肝は肝内に中性脂肪の沈着を認める疾患の総称である．そのなかでも壊死・炎症や線維化を伴ったものを脂肪肝炎とし，アルコールに起因しない脂肪肝炎を非アルコール性脂肪肝炎(NASH)と定義している．

▶**病因** メタボリックシンドロームのリスクファクターでもある肥満・糖尿病・高インスリン血症，脂質異常症(高脂血症)などのインスリン抵抗性を基盤とする疾患が指摘されている．加えて，脂肪代謝やミトコンドリア代謝を障害する種々の病因も報告されている．

▶**症状** 一般的に自覚症状はなく，診察上も肝腫大を認めることがあるのみである．そのため，NASHのなかで10~20%は肝硬変に進行した状態で発見される．

▶**診断** 腹部超音波検査で肝腎コントラストの上昇(肝臓の輝度の上昇)によって脂肪肝の臨床的診断が得られる．確定診断には肝生検を施行し，組織標本内に脂肪滴を伴う肝細胞を30%以上認めれば，脂肪肝と診断する．これに加え，好中球を主体とした炎症細胞浸潤やマロリー体の出現，肝細胞周囲線維化などの所見があれば脂肪肝炎となる．次に，脂肪肝炎患者に対し，アルコール摂取歴を聴取し，エタノール換算で20 g/日以下であることと，ウイルス，自己免疫疾患や代謝性疾患などが除外できればNASHと診断できる．血液検査上は，脂肪肝でトランスアミナーゼ(AST < ALT)やγ-GTPの軽度上昇を認める．NASHではAST/ALT比の増加，線維化マーカー(ヒアルロン酸など)の上昇，血小板減少を認める症例もある．

▶**治療** 脂肪肝の治療としては，食事療法および運動療法が中心となる．NASHは肝硬変に進展し，発癌の可能性もあることから積極的な薬物療法の適応となる．具体的には，背景に存在する肥満，糖尿病，脂質異常症，高血圧の治療に加えて肝庇護薬(ウルソデオキシコール酸・強力ネオミノファーゲンシー®)・インスリン抵抗性改善薬(ナテグリニド，チアゾリジン誘導体，ビグアナイド薬)，抗酸化療法(ビタミンEなど)，アンジオテンシンⅡ1型受容体拮抗薬(ARB)，漢方薬(防風通聖散)の使用で病態の改善をはかる治療が試みられている．内臓脂肪蓄積症例で

は，とくに積極的な食事療法，運動療法を行う必要がある．体重減少はNASHの病態改善に有効である． 【沖田幸祐・坂井田 功】

栄養病態

- 肝細胞への中性脂肪の蓄積を生じさせる要因は，過食・運動不足による過栄養状態を基盤とした体内への脂肪蓄積が最も重要である．
- 脂肪組織（とくに内臓脂肪）への過剰な中性脂肪の蓄積はアディポサイトカイン（TNF-α，アディポネクチンなど）の異常分泌やインスリン抵抗性を引き起こす． 【沖田幸祐・坂井田 功】

栄養食事療法

基本方針

🖋 原因を改善し，肝臓への十分な栄養を充足させることが脂肪肝，非アルコール性脂肪肝炎にとって重要な栄養食事療法である．また，有酸素運動を取り入れることも大切である．

- アルコールや，過食の原因を是正し，適正なエネルギー量摂取を行う．
- 砂糖や果物に含まれる果糖は，体内で中性脂肪の蓄積を起こしやすく，過剰な摂取とならないように注意する．
- エネルギーの過剰摂取にならないように，脂肪を多く含む食品や調理法は控える．
- 必要なたんぱく質・ビタミン・ミネラル摂取のため，バランスのよい食事にする．
- 食物繊維を十分に摂取する．

栄養アセスメント

🖋 生活習慣に起因した疾患であることが多く，その問題点を把握することが大切である．また，その影響は，血糖や脂質代謝異常症などに及ぶことが多く，生活歴や検査値などの確認が必要である．

- 既往歴や現病歴，家族歴を確認する．
- 過去からの体重や身体状況の変化，食生活歴，運動歴を調査する．
- ダイエット歴や健康食品などを把握する．
- 肝臓の脂肪蓄積量，内臓脂肪面積を確認する．
- 脂質代謝（TG，LDL-C，HDL-C），血糖，インスリンを把握する．
- 肝機能，NEFA（遊離脂肪酸），ChE，フェリチン値により脂肪肝の状態を把握する．

■アセスメント項目

身体情報	身長/体重/ BMI /体脂肪量/年齢/看護度
入院時栄養状態	体重変化/食事摂取量/日常生活動作/運動量

目的	検査項目	初期目標値・基準値
全身栄養状態	体重/体重変化率	
	体脂肪率	
	ウエスト/ヒップ比	
	基礎代謝量	
	呼吸商	
	内臓脂肪面積	
肝臓検査	AST	10~40 IU/dL
	ALT	5~45 IU/dL
	γ-GPT	5~80 IU/dL
	NEFA	0.10~0.90 mEq/L
	ChE	200~495 IU/L
耐糖能	空腹時血糖	70~109 mg/dL
	HbA_{1c}	4.3~5.8%
	HOMA-R	
脂質代謝	TG	30~160 mg/dL
	LDL-C	65~139 mg/dL
	HDL-C	40~75 mg/dL

■モニタリング,評価のポイント

- 体重と体脂肪量の変化を観察する.
- 間接カロリーメーターにより基礎代謝量の変化と呼吸商の変化を観察する.
- 肝機能, TG, 血糖などの変化を観察する.
- 空腹感や空腹時の対処方法について確認する.
- 食生活習慣に対する意識の変化について観察する.

栄養管理目標

食生活や,脂肪肝の原因と現状の身体状況を理解させる.また,生活習慣の改善により,自己コントロールが可能であることを理解させる.継続的な生活習慣の改善を促す.

■必要栄養量

エネルギー 20~25 kcal/kg
たんぱく質 1.0~1.2 g/kg

脂質エネルギー比　20〜25%
■栄養補給方法
経口：栄養素バランスのよい食事

栄養基準・食品構成

- 栄養素別（糖質エネルギー比　55〜60%，たんぱく質エネルギー比 17〜20%，脂肪エネルギー比　20〜22.5%）

■栄養基準例

食事	エネルギー kcal	たんぱく質 g	脂質 g	糖質 g
Ⅰ	1,200	60	30	180
Ⅱ	1,400	70	35	200
Ⅲ	1,600	70	40	250
Ⅳ	1,800	70	45	280

■食品構成例（食事Ⅲ；エネルギー1,600 kcal，たんぱく質70 g）

食品群	分量(g)	食品群	分量(g)	食品群	分量(g)
米飯	450	大豆製品	80	きのこ類	5
いも類	50	味噌	15	海藻類	3
果物類	150	乳製品	200	植物油	10
魚介類	70	緑黄色野菜	100	種実	2
獣鳥肉類	50	淡色野菜	250	砂糖	15
卵類	30				

食品・素材の適否

推奨	●良質のたんぱく質を含み脂肪量が少ないもの（肉，魚，豆腐，卵など） ●野菜，海藻，きのこ
不適	●脂肪含有の多い食品（サラダ油，バター，マーガリン，バラ肉，ベーコンなど） ●砂糖，菓子類，過度の果物

献立・調理法の工夫

■献立
- 主食＋主菜＋副菜を組み合わせた食事に努める．
- 良質なたんぱく質とビタミン，食物繊維の摂取ができる献立にする．

■調理

- 油を使った料理を控え,生,焼く,蒸す,煮るなどの調理を主体にする.
- 調味料の使用が過度にならないように薄味に調理する. 【利光久美子】

経腸・静脈栄養療法

📝 原則的に食事療法が主体となる.肝硬変進行例では,肝硬変に準じた静脈栄養や夜間就寝前栄養(LES)の適応となる.

【処方例】栄養療法(標準体重あたり)
総カロリー 25〜35 kcal/kg/日〔夜間就寝前栄養(200〜300 kcal程度)を含む〕
たんぱく質 1.0〜1.5 kg/日
脂質 総カロリー数の20%以下に制限
アルコールは禁止するのが望ましい 【沖田幸祐・坂井田 功】

栄養指導

- 脂肪含有の多い食材や調理法は控える.
- 食事は偏食を避け,バランスのよい食事を摂取する.
- お菓子や果物は,できるだけ控える,もしくは量の調整を行う.
- 外食は,油や砂糖が多く含まれ,野菜量が少なくなりがちなので注意する.
- 減量を意識しすぎて,食事を抜いたり,量を極端に少なくしないように注意する. 【利光久美子】

看護のポイント

- まずは,肥満を解消するために減量が重要である.
- 患者が食習慣・生活習慣を振り返る時間をとり,脂肪肝を助長するようなそれまでの習慣に気づいてもらう.
- 摂取カロリーが過剰でなくても食事摂取時間が夜遅い時間に傾いている場合,その習慣をどのようにしたら修正できるかを,患者本人,家族とともに話し合ってもらい,現実的かつ具体的な方法を見出せるよう援助する.
- 患者が日々の生活のなかで過度に負担がかからず,毎日実施できて,長期間の継続が可能な運動を提案する.
- 毎日の体重測定を提案し,可能ならば記録することを勧める.
- 改善された生活習慣を維持できるよう,定期的な面接などで継続的に患者をサポートする. 【奥 朋子】

47 胆石症・胆嚢炎

食生活の欧米化により胆石の保有率は高まり，さらに各種診断手法の進歩により発見される頻度も増している．胆嚢・総胆管結石や胆道腫瘍による胆汁うっ滞に細菌感染が合併すると胆嚢炎となる．胆嚢炎では，右季肋部痛(いわゆる胆石発作)・発熱が主徴である．

疾患の知識

▶**概念**　胆道系に生じた結石が原因で腹痛，発熱，黄疸などの症状を引き起こす病態を胆石症という．

▶**病因**　胆石の生成機序はその種類や部位により異なるが，生成しやすい条件としては，胆汁組成の異常，胆汁のうっ滞，胆汁感染があげられる．胆石はその主成分を反映する肉眼的所見よりコレステロール結石，色素結石，まれな結石に分類されるが，近年コレステロール結石が増え，約70％を占めている．また，胆石の存在部位により，胆嚢結石と胆管結石に分けられるが，約80％が胆嚢結石である．

▶**疫学**　食生活の欧米化による脂肪摂取量の増加および高齢化により，わが国の胆石保有患者数は増加し，現在保有率は約10〜15％とされる．そのなかで以前から40歳代の女性で，多産，肥満者に胆石が多いことが指摘されており，また，人種差があり，欧米人は東洋人よりも多く，加齢とともに増加する．

▶**症状**　胆嚢炎は，胆嚢・総胆管結石や胆道腫瘍による胆汁うっ滞に細菌感染が合併して起こる．約90％に胆嚢結石を合併し，多くは結石が胆嚢頸部あるいは胆嚢管に嵌頓することにより発症し，上腹部から右季肋部にかけての激痛・悪心・嘔吐・悪寒戦慄を伴う発熱を特徴とする．とくに，脂肪食の過食後に起こり，時間帯では夕食後から夜間に多い．身体所見上では右季肋部の圧痛のほか，炎症が腹膜に波及すると腹膜刺激症状がみられる．

▶**診断**　血液検査では白血球数の増加とCRPの上昇，AST・ALT・ALP・γ-GTPなどの肝胆道系酵素の上昇を認めるほか，腹部超音波やCT検査による胆嚢腫大・壁肥厚・胆嚢内胆泥の存在・胆嚢周囲液体貯留が認められる．

▶**治療**　胆嚢炎であれば入院治療が原則である．絶飲食とし輸液と抗菌薬を投与する．腹痛に対しては抗コリン薬や非麻薬性鎮痛薬を適宜投与する．胆嚢胆石の嵌頓による胆嚢の緊満や感染が疑われる場合は，超音波ガイド下経皮的胆嚢ドレナージにより感染胆汁を排除し，外科的な胆嚢摘出術を考慮する．

【白木　亮・村上啓雄・森脇久隆】

栄養病態

- 胆石生成を促進させる因子である肥満，糖尿病，脂質異常症（高脂血症）の評価は重要である．とくにコレステロール過剰摂取は，コレステロール溶解能が低下し胆石が生成されやすくなる．
- 胆嚢の収縮は食事摂取に伴い自律神経と消化管ホルモンによって調節される．食後に迷走神経の興奮と，食物中の脂肪が十二指腸粘膜からのコレシストキニンの分泌を刺激し，胆嚢が収縮する．胆嚢が収縮すると胆嚢内圧が上昇し症状を悪化させるので，胆嚢炎の急性期には食事摂取を禁止する必要がある．　　　　　【白木　亮・村上啓雄・森脇久隆】

栄養食事療法

基本方針

🖉 無症状期は不規則な食事や高脂質食，暴飲暴食，便秘を避ける．疼痛発作時は絶食，流動食から徐々に硬軟度を上げていく．

＜無症状期＞

- 食物はガストリン，セクレチン，コレシストキニンなどの消化ホルモンの働きによって直接的に肝臓の胆汁分泌，胆嚢収縮を促す．とくに脂質の多い食事や，アルコール，コーヒーなどの刺激物はさらに胆汁分泌，胆嚢収縮を促進し，疼痛発作を惹起するので控える．
- 不規則な食生活，高脂質食，暴飲暴食，便秘などの生活因子が胆石の形成や胆石発作と強いかかわりをもっているため，これらを避ける[1]．

＜急性期～回復期＞

- 急性胆嚢炎などの急性期は絶食を基本とする．症状が回復してくれば，絶食後の消化管運動・吸収に負担をかけず，また，胆道系への影響が少ない糖質を中心とした流動食から開始する．この時期はできるだけ脂肪を少なくし（5～30 g／日），その後少しずつ脂肪を増加させていく．

＜合併症がある場合＞

- 肥満や糖尿病が存在すれば，総エネルギーを制限した糖尿病食とする．脂質異常症を合併している場合にはそれぞれの病態に応じた食事療法を選択する．

＜胆嚢胆管切除後＞

- 難治性の下痢を合併していなければ，厳しい管理は必要としない．
- 胆嚢がないので，胆汁が空腸に垂れ流し状態となっているため，脂肪吸収障害をきたしている可能性がある．したがって良質の脂肪やビタミンの補給に注意する．

栄養アセスメント

胆石症や胆嚢炎は不規則な食生活，過食，高脂質食，精神的・肉体的疲労などが誘因で発症することが多いため，身体評価や生化学検査値などを経時的にモニタリングしていく．

- 問診から食生活状況や，食事内容の秤量法・24時間思い出し法・記録法などから摂取栄養量を調査する．
- 身体計測では体重，BMI，体脂肪率，上腕三頭筋皮下脂肪厚，上腕筋囲を測定する．
- 生化学検査値はアルブミンなどのほかに肝機能，脂質代謝などについて評価する．

■生化学アセスメント項目

検査データ	基準値	異常値の臨床状態（例）
TP	6.5〜8.1 g/dL	
Alb	3.8〜5.2 g/dL	（低値）低栄養
TLC	≧2,000/μL	（低値）低栄養，炎症，癌
Hb	男 12.5〜17.0 g/dL 女 11.5〜15.0 g/dL	貧血 < 10 g/dL
AST（GOT）	10〜35 IU/L	100〜500：胆汁うっ血，胆石症
ALT（GPT）	5〜40 IU/L	
ALP	115〜359 IU/L	胆汁うっ滞，閉塞性黄疸
γ-GTP	男 12〜70 IU/L 女 9〜28 IU/L	胆汁うっ滞，胆石症
血清ChE	168〜470 IU/L	（低値）低栄養，肝機能
T-Bil	0.2〜1.0 mg/dL	胆汁うっ滞，閉塞性黄疸
HDL-C	38〜84 mg/dL	
LDL-C	70〜139 mg/dL	脂質異常症
TG	20〜160 mg/dL	
CRP	0〜0.3 mg/dL	（高値）炎症

栄養管理目標

エネルギーは肥満があれば標準体重あたり25〜30 kcalとするが，合併症がなければ日本人の食事摂取基準に合わせたエネルギー，たんぱく質量とする．脂肪は病態に合わせて制限する．

胆嚢胆管切除後の栄養管理プロトコール

術直後〜1週間：静脈栄養単独
1〜2週間　　　：経口摂取＋静脈栄養併用

流動食から開始,五分粥(1〜2日あがりで),全粥(または七分粥)で静脈栄養を抜去
2週間以降　：経口摂取単独
　　　　　　　とくに問題がなければすぐに常食でよい.
＊腹腔鏡下胆嚢摘出術式では開腹による術式と比べ侵襲が少ないため,術後翌日から経口摂取が,2日目には全粥または常食が可能で,特別な栄養管理が必要でないことが多い.

栄養基準・食品構成

栄養基準例

	エネルギー (kcal)	たんぱく質 (g)	脂質 (g)	備考
急性期	600	15	5	絶食から流動食
回復期1	1,000〜1,200	45〜55	15〜20	五分粥〜全粥
回復期2	1,600〜1,800	60〜70	20〜30	軟菜食
無症状期	1,800〜2,000	75	40〜50	常食

(北里大学病院約束食事箋基準より)

食品構成例　回復期2(エネルギー1,600 kcal　脂肪30 g)

食品群	分量(g)	食品群	分量(g)	食品群	分量(g)
米飯	400	果物類	150	豆腐	60
パン	90	魚介類(あじ)	60	牛乳	200
いも類(じゃがいも)	80	肉類(鶏肉皮なし)	60	油脂	4
砂糖	20	卵類	50	野菜類	300
ジャム	15			味噌	12

(北里大学病院約束食事箋基準より)

食品・素材の適否

推奨	消化のよい食品
不適	脂肪の含有量が多い食品(油脂・肉の脂身など)
	コレステロールの多い食品に偏らない(卵,うなぎ,レバーなど)
	アルコール・カフェイン・炭酸飲料・過度の香辛料

献立・調理の工夫

- 揚げもの料理は控え，素材は煮る，蒸す，焼くなどの料理にする．
- 回復期は脂肪吸収障害による必須脂肪酸の欠乏予防を考慮し，多価不飽和脂肪酸（α-リノレン酸，IPA，DHA，リノール酸など）を調理に組み入れる．

胆石症・胆嚢炎の食事療法

1) 胆石防止
   肥満対策，高コレステロール対策，食物繊維の多いものを摂取
2) 疝痛発作・胆嚢炎
   肝・胆・膵の安静，すなわち膵炎食を基本に血中コレシストキニンを上昇させない食事（脂肪量1日10g以下）
3) 安定期（無症状）
   カロリー・脂質制限，不飽和脂肪酸の多い脂肪摂取，植物性たんぱく質・食物繊維の多いものの摂取
4) 基礎疾患・合併症のある場合
   基礎疾患・合併症の治療を優先する

【佐藤照子】

経腸・静脈栄養療法

- 急性胆嚢炎の急性期で発熱や腹痛がある際は，絶飲食とし，電解質・ブドウ糖などの輸液を行うが，長期間ならば中心静脈栄養とする．

【白木 亮・村上啓雄・森脇久隆】

栄養指導（無症状期）

- 1日3食，バランスのとれた食事を心がける．
- 炎症の回復期では，下痢や便秘の有無をみながら消化のよい食事から徐々に食物繊維の量を増加させていく．食物繊維をとることによりコレステロールの過剰摂取を予防することができる．
- 脂肪はマーガリン・バター・マヨネーズなど，消化のよい乳化油から利用を進めていく．
- 1回の食事量が多すぎたり，空腹時間が長すぎると胆嚢うっ血が起こり，胆石が形成しやすくなるため，適量で規則正しい食生活が重要である[2]．

【佐藤照子】

看護のポイント

- 生活上の注意点としては，暴飲暴食や高脂肪食，過度の香辛料などを控えた規則正しい食生活を送り，過労や精神的なストレスを避けて，適度な運動を続けるように説明する．

- 患者のライフスタイルを把握し，患者の生活に応じた改善方法を一緒に考える．
- 生活習慣の改善方法は患者の行動可能なレベルで考える．

■生活指導・退院指導
- 継続可能な運動を患者とともに考える．
- 便秘予防のため，患者自身が今までの食生活を見直すことができるよう指導する．
- 消化吸収を促進させるために十分な睡眠をとるように説明する．
- 過度なストレスをためないような生活を心がけるように説明する．
- 禁煙を指導する．

【大野朋加】

【文献】
[疾患の知識，栄養病態]
1) 急性胆道炎の診療ガイドライン作成出版委員会(編)：科学的根拠に基づく急性胆管炎・胆嚢炎の診療ガイドライン 第1版，医学図書出版，2005
2) 松井淳，葛西伸彦，中村光男：ビジュアル臨床栄養実践マニュアル 胆石症・胆嚢炎，pp140-145，小学館，2003

[栄養食事療法，栄養指導]
1) 高橋 陽：肝臓・胆のう・膵臓病の食事療法．食事療法シリーズ2 第3版，医歯薬出版，pp14-17，2003
2) 中東真紀：胆石症・胆嚢炎．ビジュアル臨床栄養実践マニュアル第2巻，小学館，pp146-147，2003

MEMO

48 急性膵炎

急性膵炎とは，膵酵素が膵臓内で活性化されることによって起こる膵の自己消化である．急性膵炎は代謝亢進状態にあり，異化亢進状態であり，脱水の改善後は高カロリー輸液に切り替え，窒素バランスを正に保つ．早期からの経腸栄養は感染合併率を低下させる．経腸栄養剤の種類としては，膵外分泌刺激作用が少ない成分栄養剤を用いる．

疾患の知識

▶**概念** 急性膵炎とは，膵臓の内部および周囲に，急性病変を生じた病態で，膵酵素が膵臓内で活性化されることによって起こる膵の自己消化である．何らかの原因によりトリプシンが膵臓内で異所性に，また，生体のもつ防御能以上に活性化されると，これが引き金となり，次々と他のたんぱく分解酵素が活性化され，膵の自己消化が進行し，急性膵炎が発症する．

▶**成因** 飲酒が原因となるアルコール性が37.3%，胆石性23.8%，原因が特定できない特発性が22.6%である．

▶**症状** 初発症状では上腹部痛が93.2%にみられる．持続痛が多く，しばしば背部へ放散し，前屈姿勢で軽減する．嘔気，嘔吐がみられることも多いが，嘔吐によって腹痛が軽減する傾向は乏しい．

▶**診断・検査** 急性膵炎は，①上腹部に急性疼痛発作と圧痛がある，②血中または尿中に膵酵素の上昇がある，③US，CTあるいはMRIで膵に急性膵炎を示す異常所見がある，の3項目中2項目以上を満たし，他の膵疾患および急性腹症(消化管穿孔，大動脈瘤破裂，閉塞性イレウスなど緊急手術を要する疾患)を除外できた場合に診断する．慢性膵炎の急性増悪は急性膵炎に含める．

▶**治療** 急性膵炎に対する基本的な治療方針は，①膵臓を安静にし，②水分や電解質と栄養を補給するために十分な輸液を行い，全身状態の維持・改善に努め，③苦痛を緩和するための対症療法を行い，④たんぱく分解酵素阻害薬や抗菌薬を投与し，膵および周辺の合併症の予防と治療を行い，⑤原因が除去可能であればそれを除くことである．重症急性膵炎の早期には大量輸液と全身的な集中治療が主体となり，必要に応じて持続的血液濾過透析(CHDF)やたんぱく分解酵素阻害薬・抗菌薬持続動注療法(動注療法)など特殊治療を行う．急性膵炎に対する動注療法は現在のところ保険適用がないので，患者・家族にはこの点を説明し，同意を得ておく必要がある．

▶**予後** 致命率は，膵炎全体では2.6%，軽症では0%，重症では19.0%

である．造影CT Grade 1 では死亡例がなく，CT Grade 2 以上では14.8%である．予後因子および造影CT Grade の両方で重症と判定された症例では，致命率は30.8%と極めて高い． 【大槻　眞】

栄養病態

🔖 **急性膵炎は代謝亢進状態にあり，異化亢進状態である．**
- 炭水化物代謝が障害され，糖新生は亢進するが糖利用は減少し，耐糖能が障害される．
- とくに重症急性膵炎においては敗血症様の代謝異常を呈し，安静時エネルギー消費（REE）はハリス–ベネディクトの計算式（HBREE）に基づく値の139%にまでも増加する症例が多い． 【大槻　眞】

栄養食事療法

基本方針

🔖 **症状，腹部所見，炎症所見，血中膵消化酵素（リパーゼ・膵アミラーゼ），画像所見の改善を指標とし，食事を開始する**[1]．
- 軽症および中等症急性膵炎症例では5〜7日以内に，経口摂取を開始することが望ましい．
- とくに①食事開始前の腹痛が遷延している症例，②食事開始前の血清リパーゼが基準値より3倍以上の症例，③壊死性急性膵炎の症例では，より慎重に食事を対応していく．
- 重症急性膵炎症例では，腸管蠕動を確認し，経腸栄養を3〜7日から試みることも検討する．

栄養アセスメント

- 炭水化物と脂肪の代謝障害のために種々の栄養障害が起こる急性期では，必要栄養量を推定するために間接熱量測定による安静時代謝熱量や呼吸商を用いて静脈栄養および経腸栄養剤のエネルギー，たんぱく質などを決定する．
- 栄養治療の効果を判定するパラメーターとしては半減期の短いたんぱく質（RTP）であるプレアルブミン，レチノール結合たんぱく質，窒素出納などを用いる．
- 臨床検査ではアミラーゼ，リパーゼ，CRP，エラスターゼなどの各種血清化学検査が行われている．
- 今後，食事療法を実行するうえにも食生活状況，食物の嗜好，摂取習慣，食事摂取量，喫煙歴，飲酒歴，職業歴などの聞き取り調査も重要である[2]．

■生化学アセスメント項目

TP，Alb，Ht，白血球，アミラーゼ，リパーゼ，CRP，血糖値，BUN，クレアチニン，Ca，K，ビリルビン，AST(GOT)，ALT(GPT)，LDH，PO_2

栄養管理目標

- 疼痛が消え，血中の膵酵素が正常化しはじめたら，水分・食物の経口摂取を開始する．
- 急性症状の軽減とともに糖質を中心とした食事をはじめ，毎食の喫食状況を把握しながら消化管症状の出現を観察していく．
- 流動食などを摂取しても再燃がなければ，さらにたんぱく質と脂肪の量を徐々に上げていく．
- 血液検査や画像所見が正常に復しても，膵機能が正常に回復するのには2～4か月はかかることから，脂肪制限は引き続き1日30g程度に制限する[2]．

栄養基準・食品構成

■栄養基準例

	脂質(g)	エネルギー(kcal)	たんぱく質(g)
流動食	5	600	15
五分粥	10	1,000	45
全粥軟菜食	15	1,400	50
軟菜食	30	1,600～1,800	65～70

(北里大学病院約束食事箋基準より)

■食品構成例　全粥軟菜食(エネルギー1,400 kcal　脂肪15 g)

食品群	分量(g)	食品群	分量(g)	食品群	分量(g)
全粥	600	果物類	150	豆腐	60
パン	90	果汁	200	ヨーグルト	95
いも類(じゃがいも)	80	魚介類(白身)	60	野菜類	300
砂糖	20	肉類(鶏肉皮なし)	50	味噌	12
ジャム	15				

(北里大学病院約束食事箋基準より)

食品・素材の適否

推奨	消化のよい食品
不適	アルコール 脂肪の含有量が多い食品(油脂・肉の脂身など) カフェイン・炭酸飲料・過度の香辛料

献立・調理の工夫

- 揚げものは控え，素材は煮る，蒸す，焼くなどの料理にする．
- 脂肪吸収障害による必須脂肪酸の欠乏予防を考慮し，多価不飽和脂肪酸(α-リノレン酸，IPA，DHA，リノール酸など)を調理に組み入れる．

【佐藤照子】

経腸・静脈栄養療法

■静脈栄養

- 脱水の改善後は高カロリー輸液に切り替え，投与カロリーは基礎エネルギー消費量の1.5倍を目安とし，30〜50 kcal/kg/日とし，窒素バランスを正に保つ．
- アミノ酸補液としてはBCAA，アラニン，アルギニンなどの多いものがよい．
- 栄養補給としての脂肪乳剤は投与しないほうがよい．

■経腸栄養

- 重症例における早期からの経腸栄養の併用は，完全静脈栄養に比べ感染合併率を低下させ，在院日数と医療費を減少させる．
- 経腸栄養剤の種類としては，膵外分泌刺激作用が少ない成分栄養剤を用いるが，最近では免疫強化栄養剤も使用可能である． 【大槻 眞】

栄養指導(膵炎回復期)[3]

- 禁酒
- 1日3食，規則正しい食生活
- 低脂肪食
- 食べ過ぎない．
- 消化酵素薬を内服する．
- 胃酸分泌を促進する過度の香辛料・炭酸飲料，喫煙，精神的ストレス，不眠などを避ける．
- 膵炎回復期では腹痛の程度に応じた脂肪制限を行うが，脂肪制限に気をとられ摂取エネルギーや脂溶性ビタミンの不足にならないよう注意

を払う. 【佐藤照子】

看護のポイント

- 重症例の場合,ショック症状をきたして死に至る危険も非常に高いので,早期対応が重要となる.バイタルサイン,意識状態に注意を払う.
- 安静第一であり,身体的にも精神的にも安寧をはかる.
- 食事はまず禁食で,膵臓の安静を保つ.胃液分泌を抑制することが必要な場合は,薬の投与・胃液の持続吸引を行うため,口腔内の清潔を保つよう含嗽,マウスケアを怠らないようにする.
- 絶飲食期間は輸液による水分・栄養補給のみとなるので,輸液管理および状態観察を十分に行う.
- 状態改善とともに経口摂取が可能となるが,最初は飲水から始め,お茶,ジュースから流動食へと段階的に進めていく.そのつど十分な状態・症状観察を行い,膵炎の悪化がないかを確認する.状態改善とともに患者が過食に走らないように,少しずつ摂取量を増やしていくことの必要性を指導する.
- 安静期間や食事制限期間が長くなる場合には,患者の不安,心身的苦痛にも配慮する. 【片岡優実】

【文献】
[栄養食事療法,栄養指導]
1) 西野博一:急性膵炎の回復期における食事開始時期はどうするか.跡見裕,他(編):臨床に直結する肝・胆・膵疾患治療のエビデンス,文光堂,pp246-247, 2007
2) 福井富穂,栗原美香:急性膵炎.細谷憲政(監修):ビジュアル臨床栄養実践マニュアル 第2巻.小学館,pp154-155, 2003
3) 武田和憲:外科疾患データブック10急性膵炎.外科 69(12):1573-1580, 2007

MEMO

49 慢性膵炎

> 慢性膵炎代償期では腹痛・背部痛が主症状であり，膵外分泌機能低下は存在しないか，存在しても極軽度である．非代償期では消化吸収障害や，膵性糖尿病，肝硬変の合併による代謝障害により栄養不足が生じる．腹痛発作を頻回に繰り返し，食事療法が行いにくいコントロール不良の代償期慢性膵炎患者のみならず，膵外分泌不全により消化障害をきたしている非代償期慢性膵炎患者の栄養管理には成分栄養による経腸栄養管理を行う．

疾患の知識

▶**概念** 慢性膵炎とは，膵臓の内部に不規則な線維化，細胞浸潤，実質の脱落などの慢性変化が生じ，反復性の腹痛，背部痛を認める．膵組織の破壊の多くは非可逆性で，ついには膵外分泌機能低下による消化吸収障害や，内分泌機能低下による糖代謝障害を引き起こす．

▶**成因** 2002年の慢性膵炎全国調査で集計した慢性膵炎957例の成因別頻度は，アルコール性が67.7%と最も多く，次いで，成因が特定できない特発性が20.5%と胆石性3.0%である．男性にはアルコール性(76.6%)が多く，女性に特発性(50.3%)が多い．

▶**疫学** 2002年の慢性膵炎の年間受療患者は45,200(95%信頼区間35,600〜54,700)人と推定され，男女比は2.8:1，推定有病患者率は，人口10万人あたり35.5人，推定新規発症患者数は，人口10万人あたり14.4人である．

▶**症状** 慢性膵炎957例の調査では，上腹部痛(心窩部や左季肋部)が57.2%に認められているが，無痛性の慢性膵炎もある．その他，食欲不振，悪心・嘔吐，体重減少，下痢，腹部膨満感や重圧感などの上腹部不定愁訴がみられる．慢性膵炎発症早期から中期には腹痛が症状の主体をなすが，次第に腹痛は軽減，消失し，消化吸収不良による体重減少や糖尿病(膵性糖尿病)がみられるようになる．消化吸収障害はまず脂質から現れ，次いでたんぱく質の消化能の低下がみられるが，糖質の消化吸収障害はほとんどみられない．慢性膵炎患者の38.1%に糖尿病(膵性糖尿病)の合併が，9.4%に消化不良が認められる．

▶**診断** 慢性膵炎は「慢性膵炎臨床診断基準」により，(1)確診例と，(2)準確診例に分類される．さらに，上腹部痛・圧痛が持続または再発継続して，血清膵酵素の異常を伴うなど膵に関する各種検査に異常をみることがあるが，慢性膵炎確診・準確診に該当しないものを，(3)慢性膵炎疑診例とする．まず，患者の負担の少ない腹部超音波検査やCT検査，

MRCP検査などの画像所見で診断し，これらの検査で対応できないものについてはERCP検査や組織診断へ進む．現在，わが国では慢性膵炎を診断できる膵外分泌機能検査はBT-PABA(PFD)検査のみである．
▶治療　慢性膵炎は，臨床経過から代償期，移行期，非代償期に分類され，各病期により病態が異なることから，病期・病態をよく把握し，それに応じた適切な治療を行わなくてはならない．代償期では，頑固な腹痛，背部痛の改善と急性増悪の予防が治療の主体となる．非代償期では，膵外内分泌不全による消化吸収障害と糖代謝異常(膵性糖尿病)に対する治療が主体となる．
▶予後　慢性膵炎の多くは経過とともに病状が軽快し，62%は病前通りの仕事が可能である．アルコール性膵炎の予後は非アルコール性に比較し悪い．とくに，禁酒の守れないアルコール性慢性膵炎の予後は悪い．慢性膵炎発症年齢は男女ほぼ同じであるが，長期の予後では女性のほうがやや良好である．慢性膵炎患者の死因別標準化死亡率(SMR)は1.55と一般集団に比べ高い．死因としては悪性新生物が最も多く，悪性新生物の臓器別では，肝臓，胆嚢・胆管，膵臓，大腸でSMRが高く，とくに膵臓癌では，SMR 7.84と著しく高い．　【大槻　眞】

栄養病態

- 代償期では腹痛・背部痛が主症状であり，膵外分泌機能低下は存在しないか，存在しても極軽度である．しかし，過量のアルコール摂取や疼痛による食欲低下，腹痛による摂食量の減少，さらに患者の経験的判断に基づく脂肪摂取制限などによる栄養不良がある．
- 非代償期では消化吸収障害や，膵性糖尿病，肝硬変の合併による代謝障害により栄養不良が生じる．
- 慢性膵炎でリパーゼ分泌が正常の10%以下になると脂肪性下痢をきたすようになり，脂溶性ビタミン(ビタミンA，D，E，K)の吸収障害が起こる．ビタミンB_1，B_2およびB_{12}も低下する．　【大槻　眞】

栄養食事療法

基本方針

- 慢性膵炎の治療は長期にわたることが多く，病期と病態を逐次評価しながらの治療のもとで，個々の症状に合わせた適切な栄養管理を選択する．
- 慢性膵炎における膵機能は，その病期に応じた膵外・内分泌機能低下と臨床症状を呈することから，しばしば認められる栄養障害も病期によって異なる．

- 慢性膵炎の急性増悪期の食事基準は急性膵炎に準じる.
- 代償期では腹痛・背部痛が主症状であり,膵外分泌機能低下は存在しないかまたはごく軽度であり,日常生活に支障をきたすほどの消化吸収障害は出現しない.しかし,疼痛による体力の消耗,食欲低下,摂取量の減少,患者の経験的判断に基づく脂肪摂取制限などによる栄養不良があるので,必要栄養量が確保できるよう配慮する.
- 非代償期では,膵機能の程度によって消化吸収障害,二次性糖尿病(膵性糖尿病)や肝硬変の合併による代謝障害により栄養不良が生じやすいので留意する.

栄養アセスメント

慢性膵炎患者に適切な栄養補給を行うためには,病期に応じた栄養アセスメントが重要である.

- 身体計測:体重,体重減少率,体格指数(BMI)などを確認する.低値を示すときは(PEM)状態が進行していると判断する.
- 上腕三頭筋皮下脂肪厚(TSF),上腕筋周囲長(AMC),上腕筋面積(AMA)は,貯蔵脂肪量や筋たんぱくの減少を判定する有効な指標となる.
- 血液生化学:栄養指標としては総たんぱく(TP),アルブミン(Alb),プレアルブミン(PA),総コレステロール(TC)などは,摂取栄養量とあわせて栄養不良状態を知るうえで有効である.
- アルブミンは短期で変動しにくいため鋭敏な指標とはいえないが,逆に慢性膵炎でのアルブミン低下は,重篤なたんぱく栄養障害を意味し,予後の栄養管理の指標として適しているといわれている.
- アミラーゼ,リパーゼ,血糖やHbA_{1c},糞便中の脂肪(消化吸収障害)などにより栄養状態を観察する.
- 長期間脂肪便が継続すると脂溶性ビタミン(A・Eなど)の吸収不良,必須脂肪酸の欠乏による代謝障害,皮膚の乾燥などみられることもあるので注意する.

栄養管理目標

慢性膵炎では,急性増悪期,寛解期(間欠期),非代償期など病期と病態に合わせた栄養管理を行う[2].

- 急性増悪期;急性膵炎に準じる.
- 寛解期;①禁酒の励行,②規則正しい食生活,③脂肪制限(30 g/日),④刺激の強いものは控える,⑤消化の悪い,繊維の多いものは控える.
- 非代償期;糖尿病合併時の低血糖を含めた血糖コントロールと消化吸

収障害への対応が重要である．摂取エネルギーを制限しすぎると栄養障害を生じるため，標準体重あたり 30 kcal を基本とし，活動量に応じて加減する．脂肪制限は 40〜50 g 程度とし，エネルギー補給としての糖質を適宜組み入れる．

栄養基準・食品構成

■栄養基準例

	エネルギー(kcal/kg)	たんぱく質(g/kg)	脂質(g/日)
急性期	急性膵炎に準じる		
寛解期(間欠期)	30〜35	1〜1.2	30
非代償期	30〜35	1 以上	40

■食品構成例　非代償期(エネルギー 1,600 kcal　脂肪 40 g 糖尿病食に準じる)

食品群	分量(g)	食品群	分量(g)	食品群	分量(g)
全粥	400	魚介類	60	油脂	10
パン	90	肉類	60	野菜類	300
果物類	150	豆腐(もめん)	100	砂糖	6
卵類	50	牛乳	180		

(北里大学病院約束食事箋基準より)

食品・素材の適否

推奨	消化のよい食品
不適	脂肪の含有量が多い食品(油脂・肉の脂身など) アルコール・カフェイン・炭酸飲料・過度の香辛料

献立・調理の工夫

- 揚げもの料理は控え，素材は煮る，蒸す，焼くなどの料理にする．
- 寛解期は脂肪吸収障害による必須脂肪酸の欠乏予防を考慮し，多価不飽和脂肪酸(α-リノレン酸，IPA，DHA，リノール酸など)を調理に組み入れる．　　　　　　　　　　　　　　　　　　　　　【佐藤照子】

経腸・静脈栄養療法

■経静脈栄養管理

- 食事ができない患者や摂食により腹痛が生じる膵仮性嚢胞の患者，膵瘻孔のある患者などでは経静脈栄養が重要である．

- 糖尿病を伴っている慢性膵炎患者では，経静脈性の高栄養投与は高血糖をきたす危険があるので頻回に血糖を測定して投与インスリン量を調節する必要がある．

■経腸栄養管理
- 成分栄養は，腹痛発作を頻回に繰り返し，食事療法が行いにくいコントロール不良の代償期慢性膵炎患者のみならず，膵外分泌不全により消化障害をきたしている非代償期慢性膵炎患者の栄養管理に適している．
- 慢性膵炎の治療においては，CCK の分泌を抑えるために低脂肪の成分栄養を使用する．

【大槻　眞】

栄養指導（寛解期）

- 禁酒．
- 1日3食，規則正しい食生活．
- 低脂肪食．
- 食べ過ぎない．
- 消化酵素薬を内服する．
- 胃酸分泌を促進する過度の香辛料・炭酸飲料，喫煙，精神的ストレス，不眠などを避ける．
- 慢性膵炎では病態の程度に応じた脂肪制限を行うが，脂肪制限に気をとられ摂取エネルギーや脂溶性ビタミンの不足にならないよう注意を払う．

【佐藤照子】

看護のポイント

- 慢性化した場合，膵臓自体が変化し，機能が低下しているので，食事摂取後の状態観察，腹痛の有無，下痢症状(とくに脂肪便，下痢便)，発熱などに注意することを指導する．炎症の徴候がみられたときには十分な休息をとり，消化のよい脂肪を含まない食事をとるように勧める．
- 膵炎を再発させないためには，低脂肪・高たんぱく質の食事摂取を勧めるとともに，過食しないように，ゆっくり食べることを勧める．また，アルコールの摂取も控えるよう指導する．
- 付き合いやイベント，それまでの習慣などによって，適切な食事療法が実施できないときには，なぜできないのかその状況を患者にたずね，その気持ちを理解する．1つひとつできることから改善できるよう，話を十分聴いてから指導をしていく必要がある．
- 受診時の血液検査データにも注意し，常に自分の膵臓の状態の理解を

促し，炎症の再発を予防するよう説明していく． 【片岡優実】

【文献】
[栄養食事療法]
1) 大槻　眞，秋山利治：病態栄養ガイドブック．病態栄養と栄養治療，メディカルレビュー社，pp200-205, 2002

MEMO

50 フェニルケトン尿症/糖原病

フェニルケトン尿症

単一の遺伝子に先天的な変異が存在するために,何らかの症状を示す疾患を先天性代謝異常症と呼んでいる.その一部では食事療法が有効で,とくに早期治療が症状発現を予防可能な数種の疾患では,新生児期に発見するプログラム,すなわち,新生児スクリーニングがわが国でも1977年から行われている.そのなかで,最も多く発見されているのがフェニルケトン尿症(phenylketonuria;PKU)である.

疾患の知識

▶**概念** PKUは,血液中に存在する約20種類の遊離アミノ酸のうち,芳香族アミノ酸に属するフェニルアラニン(Phe)が増加し,神経症状とメラニン欠乏を呈する先天性アミノ酸代謝異常症である.

▶**病因** 主として肝臓で働いている酵素,フェニルアラニン水酸化酵素(PAH)の先天的な遺伝子変異のために,血中のPheが増加して上記の症状を呈する常染色体性劣性遺伝性疾患である.

▶**疫学** 日本人における発生頻度は,新生児マス・スクリーニングによっておよそ1/60,000であることが明らかにされた(白人の頻度は数倍高い).

▶**症状** 知能障害,痙攣,脳波異常,メラニン色素欠乏が主症状であるが,新生児期に発見して早期治療を行えば,これらの症状は予防される.

▶**診断** わが国では,「先天性代謝異常症等の新生児マス・スクリーニング」において発見されることが大部分である.この検査は,日齢4〜5に産院で,踵から少量の血液を濾紙に採取し,検体を各県に1箇所定められた検査センターへ送って検査を行うものであり,異常と判定された場合には小児科専門施設においてさらに精密な検査が行われて診断が確定される.2008年現在,わが国のマス・スクリーニング対象疾患のうち,食事療法が行われる疾患の要約を表50-1に示す.対象の3種類のアミノ酸代謝異常の診断には,血清アミノ酸分析が必要である.健常者の血中Phe濃度は1〜2 mg/dLであるが,PKUでは血中Phe濃度が10〜50 mg/dLに達し,診断時の血中Phe濃度が20 mg/dL以上の場合を古典的PKU,それ以下を高Phe血症(HPA)と呼んでいる.

▶**治療** Phe摂取制限食治療が,現在のところPKUに対する唯一の有効な治療法である.

【大和田 操】

表50-1 先天性代謝異常症の新生児スクリーニング対象疾患の要約

疾患	欠損酵素	発生頻度*	食事療法の基本
フェニルケトン尿症	phenylalanine hydoxylase	1/58,217	フェニルアラニン制限食
メープルシロップ尿症	branched ketoacid dehydrogenase	1/670,702	分枝鎖アミノ酸制限食
ホモシスチン尿症	cystathionine synthetase	1/796,161	シスチン添加メチオニン制限食
ガラクトース血症Ⅰ型	Gal-l-P uridyl transferase	1/934,192	乳糖・ガラクトース摂取禁
ガラクトース血症Ⅱ型	galactokinase	1/446,333	乳糖・ガラクトース摂取禁

＊日本の新生児スクリーニングにおける頻度（特殊ミルク事務局への報告数）

栄養病態

- 血中Phe濃度が上昇すると上記の症状が出現するため，Phe摂取制限食を与えることが治療の基本となる．
- Pheは必須アミノ酸の1つであり，これを全く摂取しないと生命維持が不可能なため，各例に必要なPheを低たんぱくの自然食品から摂取させる．
- 患者に許容されるたんぱく質量は，生命維持のためのたんぱく質必要量（小児では成長・発育のための必要量を含む）に比べて著しく低いため，不足の窒素分はたんぱく質代替物，実際には，Pheを含まないアミノ酸混合物を用いて作成したPKUのための特殊治療乳から十分に与えることが必要である．

【大和田 操】

PKU治療指針

- わが国の新生児マス・スクリーニングは1977年に開始され，同年に厚生省研究班が治療基準を設定したが，その後1995年には表50-2に示すようなより厳しい治療基準が設定された．それに示された血中Phe維持濃度を遵守することにより，未治療のPKUにみられる種々の症状は予防される．
- PKUの食事療法は終生必要で，とくにPKU成人女性患者が出産を希望する場合には，妊娠前から厳しい食事療法が必要となる．

【大和田 操】

表50-2 PKUの改定勧告治療指針(平成7年)の要約

1) 新生児マス・スクリーニングで高Phe血症が見出され，BH4欠乏症が否定された場合にPhe摂取制限食治療を開始する．発見時の血中Phe濃度が10 mg/dL未満の場合には，数日間経過を観察し，7 mg/dL以上の値が続く場合には食事療法を行う．
2) 血中Phe値の維持範囲を以下のようにする．
   乳児期～幼児期前半　　：　2～4 mg/dL
   幼児期後半～小学生前半：　3～6 mg/dL
   小学生後半　　　　　　：　3～8 mg/dL
   中学生　　　　　　　　：　3～10 mg/dL
   それ以降　　　　　　　：　3～15 mg/dL
3) 1日の摂取エネルギー量は同年齢の健常小児と等しくし，たんぱく質の配分比が健常小児よりもやや低いため，糖質を十分与えてエネルギーを補う．
4) たんぱく質(窒素源)摂取量は乳児期は2 g/kg/日，幼児期は1.5～1.8 g/kg/日，学童期以降は1.0～1.2/kg/日以下にならないようにする(たんぱく質摂取量が0.5 g/kg/日以下になると，Phe摂取制限をしても血清Phe値が上昇することがあるので注意を要する)．
5) たんぱく質すなわち窒素源の大部分は，PKU治療ミルクから摂取し，血中Phe濃度を維持範囲に保つことができる範囲のPheを自然たんぱくから与える．
6) 治療ミルクの投与量の目安を以下に示す．
   乳児期　　　：　60～150 g/日
   幼児期　　　：　150～200 g/日
   学童期以降　：　200～300 g/日

(詳細は日本小児科学会雑誌99：1535-1539，1995を参照のこと)

栄養食事療法

基本方針

- 治療担当医は，患者の血中Phe濃度を追跡しながら，各年齢のPhe維持濃度に保てるようなPhe摂取量を決定し，身体発育状況を考慮しながらたんぱく質代替物，エネルギー摂取量を決定する．
- 治療担当医の指示によって，栄養士は基本の献立を作成し，保護者に栄養指導を行う．
- 食事指導を担当する栄養士には，PKUについての理解，患者に受け入れられる献立作成，保護者からの質問に対応できる知識などの専門性が要求される．

栄養アセスメント

- 問診，血中Phe濃度，身体計測値などから栄養状態を正しく把握する．
- 食事記録作成を保護者(年長者では患者自身)に依頼し，栄養指導時に

それを評価する.

栄養管理目標

- 適切な Phe 摂取とともに,同年齢の健常児におけるたんぱく質推奨量に相当するたんぱく質代替物ならびに,生活活動強度Ⅱに相当するエネルギー量の摂取を目標とする.

■必要栄養量 PKU のための栄養摂取目標量の目安(1日あたり)

	年齢	体重(kg)	Phe(mg)	たんぱく質(g)	エネルギー(kcal)	特殊治療乳*(g)	その他
乳児期前半	6か月	7.5	250〜300	20	700	80	調整粉乳60 g
乳児期後半	12か月	10	240〜260	25	900	120	調整粉乳50 g
幼児期前半	2歳	12	200〜220	30	1,200	160	
幼児期後半	5歳	15	300	40	1,650	200	
小学生前半	8歳	27	400	45	2,000	220	
小学生後半	11歳	39	500	50	2,250	220	
中学生(男子)	14歳	55	600	60	2,650	280	
中学生(女子)	14歳	50	600	55	2,300	240	

特殊治療乳:「雪印新フェニルアラニン除去ミルク」 *ミルク摂取量には個人差がある

■栄養補給方法

- 乳児期は PKU 治療乳および母乳,あるいは育児用調整粉乳を組みあわせて,Phe およびたんぱく質代替物摂取量を決定し,全量を摂取させる.
- 幼児期に入っても,2歳までは治療乳と調整粉乳を組み合わせて,たんぱく質代替物,エネルギーをこれらから賄うようにする.離乳食開始は,健常乳幼児に比べて遅れるが,治療乳を十分に摂取できるように,この時期に習慣づけることがその後の治療の基本となることを,保護者に理解させることが必要である.
- 大部分の症例では集団保育,学童期の給食を与えることが困難で,低たんぱくの弁当および治療乳の持参が必要である.

栄養基準・食品構成

- 各年齢における「栄養素摂取目標量の目安」を参考に，各例の発育状況を把握しながら栄養を評価する．

■食品構成例 学童期後半(11歳，39 kg，Phe指示量500 mg)

食品群	分量(g)	食品群	分量(g)
特殊治療乳	220	油脂類	10
いも類	50	調味料(しょうゆ)	10
淡色野菜(きのこ類を含む)	180	砂糖	10
緑黄色野菜	90	《治療用食品》	
果物類・果汁	150	低たんぱく質ご飯	300
		低たんぱく質めん類	75
		低たんぱく質粉類	10
大豆製品・肉・魚・卵	30	低たんぱく質調味料	2
		低たんぱく質菓子類	20
海藻類	1		

食品・素材の適否

- 自然たんぱく質は平均5％のPheを含有するため，低たんぱく食品を選択して使用する．個々の食材におけるPhe量は，治療ガイドブックおよび食品成分表を使用して計算する．

推奨
- 野菜類・いも類・果物類・きのこ類・海藻類
- でんぷん類・砂糖類(黒砂糖を除く)・粉飴・油脂類
- 低たんぱく治療用食品(2008年現在約150種類の市販品あり)

不適
- 高たんぱく性食品(肉，魚，卵，乳類，大豆製品，ゼラチンなど)
  *許容範囲での使用は可
- Pheを含有する人工甘味料，アスパルテームを使用した食品は使用しない

献立・調味料の工夫

- 2歳までは，PKU治療乳と調整粉乳(乳児期は母乳も含む)を混合する．
- 治療乳と調整粉乳とは混合して投与する(母乳は治療乳と交互に与えても，問題なく摂取可能であることが多い)．

表 50-3　一般食品と低たんぱく治療食品の成分比較例

食品	重量 (g)	Phe (mg)	たんぱく質 (g)	エネルギー (kcal)
米飯（精白米）	180	248	4.5	302
ゆめごはん（1/25）	180	9	0.18	292
スパゲティ（乾）	100	141	2.6	105
でんぷんスパゲティ（イタリア産）	100	9	0.2	147
食パン	100	461	9.3	264
低たんぱく食パン	100	28	0.8	276
薄力粉	100	421	8.0	368
でんぷん小麦粉	100	11	0.3	350

- 今日では治療用低たんぱく食品が多数市販されているので，それらを上手に利用する．表50-3に主な治療用食品と一般食品におけるたんぱく質含有量の比較を示す．

【佐藤陽子】

栄養指導

- 治療を開始する際に，保護者に「PKUの食事療法の基本」について理解してもらうことが最も重要である．
- 「特殊な疾患」であるPKUを保護者が受容するには時間を要するため，担当医と栄養士が繰り返し疾患の説明，栄養の基本の解説を行う．
- PKU治療のためのガイドブック（特殊ミルク事務局刊行）および食品成分表の使用方法を保護者と年長患者に理解してもらい，自己管理を支援する．
- 特殊ミルク事務局刊行の食事指導書，「食事療法ガイドブック―アミノ酸・有機酸代謝異常症のために―」（2008年）および食品成分表を用いて指導を行う．
- 適切なPheおよび代替物を含めたたんぱく質摂取を行うことが，身体発育のみならず知的発達のために必要で，固形食投与は非PKU児に比べて遅れることを理解させる．

【佐藤陽子】

MEMO

糖原病Ⅰ型

肝臓や筋肉に多く含まれる多糖類，グリコーゲン(glycogen，日本語では"糖原")の分解や合成にかかわる酵素の遺伝子変異によって，さまざまな症状が出現する先天性代謝異常症を糖原病(GSD)と呼んでおり，グリコーゲンの蓄積部位から，肝型糖原病と筋型糖原病に分類される(表50-4)．

疾患の知識

▶**概念** 糖原病Ⅰ型は，主として肝臓にグリコーゲンが蓄積し，肝腫大，低血糖，低身長を主症状とする先天性糖代謝異常症の代表的な疾患である．

▶**病因** 肝グリコーゲンの分解にかかわる酵素，glucose-6-phosphatase (G6Pase)の遺伝子変異のために，肝にグリコーゲンが蓄積して，上記のような症状を呈する常染色体性劣性遺伝性疾患である．

▶**疫学** 日本人全体を対象とした調査は行われていないが，これまでに数回行われた医療機関対象の疫学調査によれば，本症の頻度は数万人に1人と推定される．また，わが国を含めた先進国の調査では，肝型糖原病のなかでは，Ⅰ型が約50％を占めている．

▶**症状** 肝臓にグリコーゲンが蓄積するために，乳児期後半には肝腫大に気づかれることが多い．本症で障害されているG6Paseは，肝グリコーゲンの分解過程にかかわる主要な酵素であり，その欠損のために低血糖，高乳酸血症に起因する代謝性アシドーシスが惹起され，身長発達が障害されるが，知的発達は障害されない．

▶**診断** 以前には低身長，人形様顔貌，腹部腫大などで幼児期に気づかれることが多かったが，現在は乳児検診で発見されることも多い．重症型では乳児期に低血糖で発見されることもある．臨床検査では低血糖，高乳酸血症，高尿酸，高中性脂肪血症がみられ，これらから，他の病型との鑑別が臨床的に可能である．酵素診断には肝生検が必要であるが，日本人の糖原病Ⅰ型におけるG6Paseの遺伝子変異は90％が同一の変異であることが明らかにされているので，肝生検を行わなくても血液検査で行える遺伝子診断が，今日では主流になっている．

▶**治療** でんぷん，グルコース，実際には穀類，いも類，糖原病治療乳，コーンスターチなどが中心の高糖質・頻回食治療が食事療法の基本である．食事療法に加えて，代謝性アシドーシスを改善させるアルカリ化剤投与，血清尿酸値を低下させるためのアロプリノールなどの薬物治療が有効である．

【大和田　操】

表 50-4　糖原病の分類*

分類	病型	欠損酵素	グリコーゲン蓄積部位	症状
肝型	Ⅰ型	glucose-6-phosphatase	肝臓，腎臓	肝腫大，低身長，低血糖
	Ⅲ型	debranching enzyme	肝臓，筋肉	同上（成人後筋症状を伴う）
	Ⅵ，Ⅸ型	肝 phosphorylaze system	肝臓	Ⅰ型に似る
筋型	Ⅴ型	筋 phosphorylase	筋肉	筋力低下
	Ⅶ型	phosphofructokinase	筋肉	筋力低下

＊：Ⅱ型，Ⅳ型を除く

栄養病態

- 健常者では，血糖が低下すると肝臓のグリコーゲンが分解し，その過程で産生されたグルコース-6-リン酸（G-6-P）が G6 Pase の働きでグルコースに変換されて血糖が上昇する．しかし，G6 Pase が欠損している糖原病Ⅰ型では，G-6-P が解糖系を介してピルビン酸に変換され，乳酸に変化する．また，その過程で，中性脂肪も産生される．
- 頻回食によって低血糖を予防し，高乳酸血症，高尿酸血症，高中性脂肪血症を生じさせないようにすることが，糖原病Ⅰ型の食事療法の基本となる．
- 本症では，乳糖に含まれるガラクトース，ショ糖に含まれる果糖（フルクトース）を利用することができず，これらを多量に与えると高乳酸血症を生じるため，乳糖，ショ糖，果糖（これらを制限糖質と呼んでいる）の摂取を制限する必要があり，制限糖質の使用は，エネルギー量として1日に摂取する糖質の5％までとする．
- 高脂血症の予防には脂肪摂取の制限を，高尿酸血症の予防にはたんぱく質過剰摂取を避ける必要がある．
- 甘みとしては，グルコースを使用し，アスパルテームなどの人工甘味料も使用してよい．

【大和田　操】

治療指針

◆ 1970 年代に，Fernandes によって提唱された肝型糖原病の食事療法基準を日本の食習慣に合わせて，特殊ミルク安全開発委員会が作成した基準を表 50-5 に示す．

- 集団保育，就学後の給食では，食事制限の必要性についての診断書作成を担当医に依頼して，牛乳を与えず治療乳が必要なことを教師に理

表 50-5 肝型糖原病の食事計画

病型	Ⅰ型	Ⅲ, Ⅵ, Ⅸ型
エネルギー	同年齢の健常児と等しくする	同左
糖質：脂質：たんぱく質の配分比(%)	70〜75：15〜17：10〜13	50〜60：25〜30：15〜18
使用する糖質	でんぷん, 麦芽糖, グルコース	同左
制限する糖質	ショ糖, 果糖, 乳糖摂取を糖質全体の5%以内にする	左記の糖質を一度に大量に与えない(1 g/kg/1回では血中乳酸が上昇する)
使用する脂質	不飽和多価脂肪酸を含む脂質(植物油)	同左
食事回数	頻回食(糖質投与は毎回等分にするよう心がける). 7〜8 回/日に分割	症状, 検査所見の異常が強い場合にはⅠ型と同様にする)
糖原病治療乳コーンスターチ(CS)	乳児期は, 治療乳を使用し, CSは与えない. 幼児期は治療乳を中心に使用し, 学童はCSを中心にする.	同左
その他の注意	・ビタミン, ミネラルを十分に与える ・アルカリ化剤投与 ・アロプリノール投与	・ビタミン, ミネラルを十分に与える

〔登録特殊ミルク共同安全事業安全開発委員会(編)：わかりやすい肝型糖原病食事療法, p8 恩賜財団母子愛育会, 2003〕

解してもらう. 【大和田 操】

栄養食事療法

基本方針

- 食事療法を担当する小児科医と栄養士には肝臓における糖代謝の基本的な知識, 糖原病Ⅰ型における糖, 脂質代謝に対する十分な理解が必要である.
- 治療担当医は患者の年齢, 症状, 検査所見から, 1日のエネルギー摂取量, 食事回数を決定し, 表 50-5 に従って食事内容を指示する.
- 栄養士は指示に従って献立を作成し, 食事療法を行う保護者にそれを理解させる.

- 1日の摂取エネルギーの約70%を占める炭水化物は，でんぷんを主体とする穀類，いも類および糖原病治療乳，コーンスターチから与える．

栄養アセスメント

- 問診，身体計測値などにより栄養状態を正しく把握する．

栄養管理目標

- 乳児期に診断された場合には，アミラーゼ活性が未熟なため，コーンスターチは使用せず，糖原病治療乳を使用する．
- 幼児期まではカルシウム，鉄などのミネラルおよび各種ビタミンを添加している治療乳を中心に使用する．
- 学童期以降でコーンスターチが中心となる場合には，スキムミルクやプロセスチーズなど乳糖含有量の少ない乳製品からカルシウムを摂取させる．
- 身体発育が基準範囲に保てるような食事管理を行う．
- 市販の甘い菓子類は与えず，手作りのものを与える．

栄養基準・食品構成

■栄養基準例

幼児期(3～5歳)，身長102.3 cm，体重16.4 kg

エネルギー	たんぱく質	脂肪	炭水化物	カルシウム	鉄
1,525 kcal (100%)	45 g (11.8%)	29 g (17.1%)	271 g (71.1%)	500 mg	8 mg

■食品構成例

幼児期(3～5歳)，身長102.3 m，体重16.4 kg

食品群	分量(g)	食品群	分量(g)	食品群	分量(g)
治療乳		果物類 (りんご)	30	淡色野菜 (きのこを範含む)	110
GSD-D (昼用)	30	大豆製品・肉・魚・卵類	115	海藻類	2
GSD-N (夜用)	40	プロセスチーズ	10	植物油	12
米飯	320	味噌	8	種実類 (ごま)	2
いも類 (さつまいも)	40	緑黄色野菜	80	しょうゆ	2
				小麦粉	3

制限糖質のエネルギー：1.4%

食品・素材の適否

推奨
- 制限を要さない糖質・甘味：でんぷん，麦芽糖，グルコース，みりん，アスパルテーム，ラカン果など
- 与えてよい食品：フランスパン，プロセスチーズ，塩煎餅，餅

不適
- 制限を要する糖質(エネルギーとして全糖質の5%以内にする)：果糖，ショ糖，乳糖
- 制限を要する食材：果物
- 与えてはいけない食品：市販の甘い菓子類(ケーキ，和菓子，クッキー，菓子パンなど)，蜂蜜

献立・調理の工夫

- 乳糖やたんぱく質の摂取制限のために，Ca，鉄などミネラルが不足しやすいため，学童期前半までは治療乳を十分使用して，それらの摂取を補い，それ以降は，プロセスチーズやスキムミルクなど，乳糖含有量の少ない乳製品，大豆製品，野菜などを組み合わせてバランスのよい献立を考える．
- 制限糖質も1日の炭水化物摂取量の5%までは許容されるので，その範囲内で果物を使用して食事の楽しみを与える．
- 調味料の使用，とくに甘味料の使用に留意する．砂糖は使用せず，ブドウ糖およびみりんを使用し，アスパルテームなどの人工甘味料を使用してもよい．
- 油脂は植物油を用いる． 【佐藤陽子】

栄養指導

- 早期から適切な食事療法を行うことで，本症の症状を予防することが可能なため，毎日の食事を担当する保護者に食事療法の重要性を理解してもらうことが最も大切である．
- とくに頻回食治療は，幼少時ほど厳格に守る必要があり，早朝，深夜の治療乳投与についても忘れないように指導する．
- 事前に給食の献立を入手して，摂取不可の食品について担任教師に連絡し，状況に応じて代替食品を持参させるなどの配慮が必要である．
- 中学生以降は，患者自身が昼食内容に対応できるように，保護者に教育させることが望ましい． 【佐藤陽子】

51　1型糖尿病

インスリン作用の欠如により糖質のみならず，脂質，たんぱく質の代謝異常をきたす疾患である．適切なインスリンの補充とインスリン作用に基づく栄養素の代謝動態を考慮した栄養管理が必要である．

疾患の知識

▶**概念**　膵ランゲルハンス島β細胞の破壊によりインスリン分泌の絶対的低下または欠乏をきたし，著しい高血糖，ケトーシス傾向，血糖不安定などを呈する疾患．生命維持に危険を及ぼす糖尿病ケトアシドーシスに至ることもある．インスリン分泌枯渇に至るまでの期間(進行速度)により，劇症型(1週間前後)，急性型(数か月)，緩徐進行型(1年以上)に分類される．

▶**病因**　膵β細胞に対する自己抗体(膵島関連自己抗体)が血清中に検出される自己免疫性(1A型)と，自己免疫の関与が証明できない特発性(1B型)がある．自己免疫を起こしやすい体質(遺伝素因)と，ウイルス感染などの誘因が原因となり，数か月から数年におよぶ進行性の膵β細胞破壊により，糖尿病発症時には70％以上が破壊されている．

▶**疫学**　日本人糖尿病の約5％を占め，女性に多い．小児1型糖尿病の発症率は，15歳未満の人口10万人あたり2.5人/年で，欧米白人の1/10～1/30と少ない．好発年齢は10～15歳であるが，どの年齢においても発症する．

▶**症状**　口渇，多飲，体重減少，食欲低下，全身倦怠感，新生児や乳幼児では，不機嫌，哺乳力低下など．糖尿病ケトアシドーシスに進行すると意識障害(糖尿病昏睡)をきたす．

▶**診断**　高血糖(随時血糖200mg/dL以上，空腹時血糖126mg/dL以上)の存在．糖尿病ケトーシス・ケトアシドーシスは，尿中・血中ケトン体高値，代謝性アシドーシスで診断．自己免疫の関与は膵島関連自己抗体で診断．膵島細胞抗体(ICA)，インスリン自己抗体(IAA)，グルタミン酸脱炭酸酵素抗体(GAD抗体)，インスリノーマ関連抗原-2抗体(IA-2抗体)，亜鉛トランスポーター8抗体(ZnT8抗体)の組み合わせ解析が有用．発症時における膵島関連自己抗体の検出率は，劇症型で約5％，急性型で約90％，緩徐進行型では全例．インスリン分泌能は血中，尿中Cペプチドで評価する．

▶**治療**　生命維持のためインスリン治療が不可欠な場合が多く，基本は強化インスリン療法(基礎-追加インスリン療法)．1型糖尿病であっても，

発症初期には食事療法と運動療法で良好な血糖コントロールが得られる場合があり，緩徐進行1型糖尿病という．患者の年齢・能力に応じたインスリン療法を選択し，円滑かつ快適な日常生活を送ることができるようにする．従来，小児では中間型インスリンや混合型インスリンの2回注射法が主流であったが，現在は，超速効型インスリンと持効型インスリンを用いた基礎−追加インスリン療法による頻回療法が主流である．また，必要に応じて持続皮下インスリン注入療法(CSII)が用いられる．

【川崎英二】

栄養病態

- 小児1型糖尿病では，成長に必要なエネルギーと栄養素をバランスよく摂取する．
- 同年代の肥満していない子どもと同じと考えてよい．
- 小児，成人ともに肥満に注意し，生活習慣病の予防に努める．

【川崎英二】

栄養食事療法

基本方針

1型糖尿病の発症機構には過食や運動不足などの生活習慣は関与していないため，食事制限は必要なく，健常者と同様に健康的な食生活習慣を身につけることを目標とする．

- 食事量は年齢，身長，体重，身体活動量などを考慮して決める．
- 種々の栄養素や食物繊維などの過不足がないように，栄養バランスがよい食事にする．
- 高血糖，低血糖が生じないように，処方されているインスリン注射の種類と効果を理解し，食事療法を計画する．
- 炭水化物は他の栄養素以上に血糖を上昇させるため，食事に含まれる炭水化物量を計算し，血糖管理に活用する．

栄養アセスメント

- 0〜18歳の場合は横断的標準身長・体重曲線により，成長発育状態を評価する．
- 成人の場合はエネルギー過剰摂取による肥満予防に留意し，BMI = 22を目標とする．
- 血圧は収縮期血圧 < 130 mmHg，拡張期血圧 < 80 mmHg を目標値とする．

■アセスメント項目

身体計測	身長,体重,BMI,血圧
食生活状況	食事時間,食事摂取量,間食,嗜好品量,飲酒,外食など
身体活動	運動量,強度
血糖	自己測定の記録と評価,低血糖頻度

■生化学的検査

評価項目	検査項目		目標値
血糖コントロール	血糖	空腹時血糖値	80～110(mg/dL)未満
		食後2時間血糖値	80～140(mg/dL)未満
	グリコヘモグロビン(HbA1c)		4.3～5.8%
	グリコアルブミン		11～16%
	1,5-アンヒドログルシトール(1,5-AG)		14.0μg/dL以上
血清脂質	TC		200 mg/dL未満
	LDL-C		120 mg/dL未満
	中性脂肪		150 mg/dL未満(早朝空腹時)
	HDL-C		40 mg/dL以上
急性合併症	尿糖 ケトン体	陽性の場合は糖尿病ケトアシドーシスを疑い対応する	
病型	インスリン Cペプチド	1型で感度低下	

■尿検査

腎症評価	尿たんぱく 尿微量アルブミン	正常アルブミン＜30 mg　クレアチニン 微量アルブミン尿　30～299 mg　クレアチニン 顕性たんぱく尿≧300 mg/g　クレアチニン
病型評価	尿中Cペプチド	著明低下(20μg/日以下)

- そのほかに,心電図,胸部X線写真,神経機能検査(腱反射,振動覚),神経伝道速度,自律神経機能検査,眼底検査,自己抗体(GAD抗体,IA-2抗体)の測定,遺伝子検査など.

■モニタリング・評価のポイント

- 食事量が適正かどうかは血糖値や体重の推移,腹囲,患者の訴えなどによって判断し,修正していく必要性がある.
- 食前食後の血糖値とインスリン量を確認しながら食事量とインスリン量が適切であるかを検討する.

栄養管理目標

成長や日常生活に必要な栄養量を過不足なく摂取する．インスリン療法との兼ねあいにより起こる低血糖，高血糖を予防するための食事療法を計画する．

■必要栄養量

- 厚生労働省より発表されている「日本人の食事摂取基準(2005年版)に準ずる．
- 三大栄養素のエネルギー比率はたんぱく質15～20％，脂質20～25％（小児・思春期は25～30％），炭水化物50～60％とする．

表51-1 エネルギーの食事摂取基準：推定エネルギー必要量(kcal/日)

性別	男性			女性		
身体活動レベル	Ⅰ	Ⅱ	Ⅲ	Ⅰ	Ⅱ	Ⅲ
0～5(月) 母乳栄養児	—	600			550	
人口乳栄養児	—	650			600	
6～11(月)	—	700			650	
1～2(歳)	—	1,050			950	
3～5(歳)	—	1,400			1,250	
6～7(歳)	—	1,650			1,450	
8～9(歳)	—	1,950	2,200		1,800	2,000
10～11(歳)	—	2,300	2,550		2,150	2,400
12～14(歳)	2,350	2,650	2,950	2,050	2,300	2,600
15～17(歳)	2,350	2,750	3,150	1,900	2,200	2,550
18～29(歳)	2,300	2,650	3,050	1,750	2,050	2,350
30～49(歳)	2,250	2,650	3,050	1,700	2,000	2,300
50～69(歳)	2,050	2,400	2,750	1,650	1,950	2,200
70以上(歳)[1]	1,600	1,850	2,100	1,350	1,550	1,750
妊婦　初期(付加量)				50	50	50
妊婦　中期(付加量)				250	250	250
妊婦　末期(付加量)				500	500	500
授乳婦　　(付加量)				450	450	450

成人では，推定エネルギー必要量＝基礎代謝量(kcal/日)×身体活動レベルとして算定した．18～69歳では，身体活動レベルはそれぞれⅠ＝1.50，Ⅱ＝1.75，Ⅲ＝2.00としたが，70歳以上では，それぞれⅠ＝1.30，Ⅱ＝1.50，Ⅲ＝1.70とした．50～69歳と70歳以上で推定エネルギー必要量に乖離があるようにみえるのはこの理由によるところが大きい．

■栄養補給方法

急性期：急性合併症としての糖尿病ケトアシドーシスが特徴で，輸液療法とインスリン療法が治療の基本となる．

安定期：各自に合った適正量の経口摂取

合併症が出現した場合：2型糖尿病と同様に病態に応じた食事療法とする．

栄養基準・食品構成

🔖年齢，性別，活動量に応じて栄養管理を行う必要があり，国民1人ひとりの望ましい食生活のために厚生労働省と農林水産省が策定した食事バランスガイドを利用する．

■食事バランスガイドの目安量と料理例

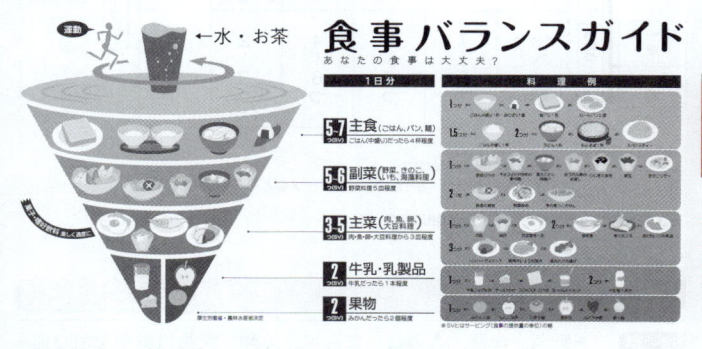

- 食事バランスガイドは食事の望ましい組み合わせやおおよその量を親しみやすいイラストで示したものである．
- 食育，特定検診後の指導媒体としても利用され，国民に広く普及し始めているため，あらゆる年齢層で受け入れがよい．

MEMO

■1日の栄養基準と食品構成(食事量)

男性	エネルギー	主食	副菜	主菜	牛乳・乳製品	果物	女性
6~9歳 / 70歳以上	1,800 kcal (±200 kcal)	4~5つ	5~6つ	3~4つ	2つ / 2~3つ*	2つ	6~9歳 / 70歳以上 活動量低い
10~11歳 活動量低い	基本形 2,200 kcal (±200 kcal)	5~7つ	5~6つ	3~5つ	2つ / 2~3つ*	2つ	12~17歳 / 18~69歳 活動量低い
12~17歳 / 18~69歳 活動量ふつう以上	2,600 kcal (±200 kcal)	7~8つ	6~7つ	4~6つ	2~3つ / 4つ*	2~3つ	12~17歳 / 18~69歳 活動量ふつう以上

〈活動量の見方〉
「低い」：1日中座っていることがほとんど
「ふつう」：座り仕事が中心だが、歩行・軽いスポーツなどを5時間程度行う。

*：学校給食を含めた子ども向けの摂取目安

食品・素材の適否

推奨	●野菜, 海藻, きのこ, こんにゃく類：食物繊維が急激な血糖上昇を抑制する. ●適量の主食(ご飯, パン, めん類)：血糖値が安定する. ：精製度の低いものに食物繊維が多く含まれる. ●魚, 大豆製品, 脂質の少ない肉, 卵：良質なたんぱく質食品を毎食1~2品組み合わせる.
不適	●急激に血糖を上げる食品(砂糖, ジュース, スポーツ飲料, 菓子類) ●油含有量の多い食品(天ぷら, フライ, カレーなど) ●アルコール

献立・調理法の工夫

■献立
- 食事量を一定にし，栄養バランスをとるために毎食，主食・主菜・副菜としてたっぷりの野菜を組み合わせ，1日30品目以上の食品を利用する．
- 牛乳・果物・油は1日の食事に適量を上手に取り入れることが，栄養バランスや満足感からも大切である．

■調理方法
- 生，焼く，煮る，蒸すなどの調理方法を取り入れ，油料理は1日1回程度とする．
- 旬の新鮮な素材を選ぶ．
- 薄味を心がけ，食材のもち味をいかす．

【高橋徳江】

経腸・静脈栄養療法

十分なインスリンの補充と糖質の補給が重要である．

■糖尿病ケトアシドーシスの場合
- 脱水，高血糖，アシドーシス，電解質異常の補正を基本とする．
- 急激な浸透圧低下では脳浮腫を起こし致命的となることがある．
- 血清K，Pの低下に注意する．
- pH 7以上ではアシドーシスの補正は行わない．

処方例

初期（0～4時間）

① 生理食塩水　500～1,000 mL/時で点滴静注
（血清Na値＞155 mEq/Lでは1/2生理食塩水）

② インスリン静脈内持続注入
速効型インスリン50単位＋生理食塩水50 mLを0.1単位/体重kg/時の速度で輸液ポンプを用いて静脈内持続注入を開始し，1～2時間ごとに血糖測定を行いながら，血糖値100～200 mg/dLを目標に投与量を増減

③ 高カリウム血症（≧5.5 mEq/L）がなく腎機能が保たれていれば，輸液中にK（40 mEq/L）を加える．高カリウム血症であれば排尿を確認するまで延期する．

尿ケトン体，血液ガス分析，電解質測定は2～4時間ごとに行う．

血糖値＜250～300 mg/dLに改善した時期

① 糖濃度5％となるように，生理食塩水に50％ブドウ糖液を追加，または，ソリタ-T3号500 mL＋50％ブドウ糖40 mLなどを100～150 mL/時で点滴静注

②インスリン静脈内持続注入

食事摂取可能となった時期

　食事を開始し，インスリンの皮下注射による強化インスリン療法(基礎―追加インスリン療法)で血糖の管理を行う．

■周術期の栄養療法

- 絶食期間中は静脈栄養療法とインスリン療法を組み合わせて管理する．
- ケトーシスの予防のため150～180 gを糖質の最低投与量とする．
- 術後の食事開始が遅れる場合には中心静脈栄養により管理を行う．

Rx処方例

①フィジオ35® 　500 mL　65～75 mL/時で点滴静注
②インスリンの投与法
　4時間(超速効型)～6時間(速効型)ごとに血糖をモニタリングしながら，(超)速効型インスリンを皮下注射(スライディングスケール)し，血糖値150～200 mg/dLを目標に血糖をコントロールする．
持効型インスリンを併用する場合もある．
血糖コントロールが不良の場合には，シリンジポンプを用いた速効型インスリンの持続静脈内注入も考慮する．

【川崎英二】

栄養指導

- 食事療法がインスリン療法とともに1型糖尿病治療の両輪であり，血糖コントロールを良好に保ち，合併症を予防するために重要であるこ

表51-2　カーボカウンティング表

	適正量	料理の量と目安	1つ(SV)分にあたる炭水化物量
主食	[4～6つ] (SV)	1つ(SV)分 ・ごはん小盛り1杯(100 g) ・おにぎり1個(100 g) ・食パン8枚切2枚(90 g) ・シリアル(50 g) 1.5つ(SV)分 ・ごはん中盛り1杯(150 g) ・うどん，そば1杯(300 g) 2つ(SV)分 ・スパゲッティ，ラーメン，焼きそば(1人前)	40 g
副菜	[6つ] (SV)	1つ(SV)分 ・野菜サラダ(大皿) ・きゅうりとわかめの酢の物(小鉢) ・具だくさん味噌汁(お椀に入ったもの) ・ほうれん草のお浸し(小鉢)	―

表51-2(つづき)

	適正量	料理の量と目安	1つ(SV)分にあたる炭水化物量
副菜	[6つ](SV)	2つ(SV)分 ・ひじきの煮もの(小鉢) ・きのこソテー(中皿) ・野菜の煮物(中皿) ・野菜炒め(中皿)	—
		1つ(SV)分 ・さつまいも1/2本(100 g)・とうもろこし(1本)	30 g
		・じゃがいも,かぼちゃ握りこぶし大(100 g)	20 g
		・その他のいも類(100 g)	15 g
		・煮豆(30 g)	15 g
主菜	[3〜5つ](SV)	1つ(SV)分 ・冷奴1/3丁(100 g) ・納豆1パック(40 g) ・目玉焼き(卵M玉1個50 g) 2つ(SV)分 ・焼き魚(魚の塩焼き1匹分) ・まぐろといかの刺身(まぐろ40 g,いか20 g) 3つ(SV)分 ・豚肉のしょうが焼き(肉の重量100 g) ・鶏肉のから揚げ(肉の重量100 g)	—
		1つ(SV)分 ・ギョーザ(小2個),春巻き(1本) ・シチュー,カレー(1/2人前)	10 g
		2つ(SV)分 ・天ぷら,フライ(小2個)	5 g
		3つ(SV)分 ・ハンバーグ(肉の量100 g)	3 g ※3つ(SV)分で10 g
牛乳・乳製品	[2つ](SV)	1つ(SV)分 ・牛乳コップ半分(90 mL) ・プレーンヨーグルト(100 g) 2つ(SV)分 ・牛乳コップ1杯分(180 mL) ・加糖ヨーグルト1パック	5 g
果物	[2つ](SV)	1つ(SV)分 ・みかん1個 ・もも大1/2個 ・ぶどう(デラウェアー)1房 ・バナナ1/2本 ・りんご,なし1/2個 1.5つ(SV)分 ・かき1個	10 g

- とを理解させる．
- 食事時間や食事回数を決めた規則正しい食生活が，インスリン療法との兼ねあいからも大切であることを指導する．
- カーボカウンティング（表51-2）の指導を行う．
- 食事バランスガイド中の主食・副菜・主菜・牛乳・果物の5項目別に1つ（SV）分にあたる炭水化物量を計算する．
- 食前，食後の血糖変動が少なく，血糖値が良好な食事の炭水化物量を食前のインスリン量で除し，インスリン・炭水化物比（CI比）を求める．
- 1食の食事の炭水化物量をCI比で除し，追加インスリン量を決める．
- 患者の年齢，理解力，社会環境，食習慣などから患者個々の問題点を把握し，動機づけを行う．
- 家族全員が協力し，健康のために皆が同じ食事をする．
- 食事療法に対するストレスを軽減し，継続できるようにサポートする．
- 低血糖症状への対処法や活動量の多い日の補食について指導する．
- 学校給食や外食について指導する．

【高橋徳江】

看護のポイント

- 膵臓の細胞が破壊されて起こるタイプなので，インスリン分泌能がどの程度であるかを把握し，それに合わせたインスリン自己注射を必要とする場合が多い．食事療法・運動療法の基本は2型糖尿病と同様であるが，その人それぞれの状態に合わせた指導が必要である．
- インスリン自己注射をはじめとする薬物療法がきちんと自己管理できているか，もしくは自分でできない場合はサポートできる家族などがいるかを把握し，必要な薬物療法が実施できているか確認する
- インスリン自己注射を行っている場合は，とくに低血糖に注意する．患者自身が低血糖症状について理解できていること，適切な対処ができることが必須となる．血糖自己測定を行っている患者には，それも含めて指導する．
- 急激な高血糖状態になると，ケトアシドーシスなどを起こし，意識障害に至る危険もあるため，食事やインスリン注射の時間がずれたり，過剰な運動をしたときの対応や，風邪をひいたときなどのシックデイの対処についても指導する．

【片岡優実】

52 2型糖尿病

インスリン作用不足により糖質，脂質，たんぱく質の代謝異常をきたす疾患であり，ストレス下ではインスリン拮抗ホルモンの作用によりインスリン必要量が増加することを念頭においた栄養管理が必要である．

疾患の知識

▶**概念** 膵ランゲルハンス島β細胞からのインスリン分泌の相対的低下と，末梢組織（筋肉，肝，脂肪）におけるインスリン感受性の低下（インスリン抵抗性）によってインスリン作用の不足をきたし，糖代謝，脂質代謝，たんぱく代謝に異常をきたす疾患．インスリン不足の程度により，インスリン非依存状態とインスリン依存状態に病期が区別される．

▶**病因** インスリン分泌低下の遺伝素因に，過食・高脂肪食・運動不足などの環境因子と遺伝素因によるインスリン抵抗性が加わって発症する「多因子病」である．糖尿病の診断がなされたときには，すでにインスリン分泌は50％以下に低下している．

▶**疫学** 日本人糖尿病の約95％を占め，発症頻度は男性に多い．20歳以上における有病率は男性で15.3％，女性で7.3％で，推定患者数は約890万人（平成19年国民健康・栄養調査）．

▶**症状** 無症状のことが多く，健康診断などで偶然発見されることが多い．しかし，高血糖状態が慢性的に続くと，口渇，多飲，多尿，体重減少，全身倦怠感などが現れる．

▶**診断** 高血糖（随時血糖200 mg/dL以上，空腹時血糖126 mg/dL以上，75 gブドウ糖負荷試験の2時間血糖200 mg/dL以上のいずれか）が別の日に行った2回以上の検査で確認されれば糖尿病と診断．1回だけの確認でも，典型的な症状，HbA1c 6.5％以上，糖尿病性網膜症の存在のいずれかが確認できれば糖尿病と診断．

▶**治療** 食事療法と運動療法が基本．必要に応じて経口血糖降下薬やインスリンを併用する．食事療法では，摂取エネルギーの適正化（標準体重×25～35 kcal），糖質・脂質・たんぱく質の適切な配分，規則正しい食事時間が大切である．運動療法はインスリン抵抗性を改善する．週3回，1回20分以上の有酸素運動が推奨されている．食事療法，運動療法ともに合併症や肥満がある場合には，その程度に合わせた変更が必要．糖尿病教室などによる患者教育，行動療法，心理的アプローチも併せて行う．

【川崎英二】

栄養病態

- インスリンの作用不足によって糖質・脂質・たんぱく質の代謝異常が生じている状態.
- 肥満, 高血圧, 脂質異常症がある場合には, その是正に努める.
- 良好な血糖コントロールを長期間にわたって維持し, 細小血管症や動脈硬化の発症・進展予防に努める.

【川崎英二】

栄養食事療法[1]

基本方針

すべての糖尿病患者において栄養食事療法は治療の基本である. とくに2型糖尿病の治療は, 食事療法を主とした生活習慣の改善が有効である.

その目的は, 次のとおりである.

① 健常者同様の日常生活を営むのに必要な栄養量・栄養素を補給するため.
② 代謝異常を是正し, 血糖, 血清脂質, 血圧などを良好な状態を維持するため.
③ 合併症の発症予防や進展を抑制し, 日常生活の質(QOL)を保持するため.

- 有効な血糖管理を維持するには, 食事回数は朝食, 昼食, 夕食の1日3回, 食事量もほぼ均等に分割する. 食事時間も, 可能な限り一定の間隔をあけて規則的にとるようにし, 欠食させないことが重要である. 規則的な食生活は, 薬物療法に伴う低血糖の予防にも重要である.

栄養アセスメント

過食(とくに高脂肪食)・偏食・不規則な食事時間, 運動不足, ストレスなどの生活習慣に起因する肥満やインスリン抵抗性が病態の要因であり, 家族歴を含む患者個々のバックグラウンドや生活習慣, 食事の嗜好や時間などの食習慣や身体活動量などを十分に聴取する.

- 食生活状況(食事時間, 外食の頻度など), 過去の食事摂取量, 偏食, 嗜好などを詳細に調査・問診する.
- 身体計測:身長, 体重, BMI, 腹囲から肥満度を判定する. 肥満を合併している場合は肥満の解消が第1条件となる. 20歳時からの体重歴を確認する.
- 血液検査:糖尿病の主要検査項目はもとより, 糖尿病の三大合併症の予防や重症化防止のための血液検査, 生理学検査を実施する.

■アセスメント項目

基本情報	性別/年齢/家族構成/家族歴
身体情報	身長/体重/BMI/腹囲
食事情報	食事回数/食事時間/欠食の有無/偏食の有無/調理担当者
	嗜好品(アルコール・喫煙・お菓子類)など

検査項目	コントロール指標
早朝空腹時血糖	110 mg 未満
HbA1c	5.8% 未満
尿糖	—
体重	個々の症例ごとに異なるが,肥満があれば現体重の5%減を目標とする.
BMI	22 kg/m^2
血圧 収縮期血圧 拡張期血圧	130 mmHg 未満 80 mmHg 未満
LDL コレステロール	120 mg/dL 未満
HDL コレステロール	40 mg/dL 以上
中性脂肪	150 mg/dL 未満(早朝空腹時)

合併症早期発見のための検査項目	網膜症	眼底検査,視力
	腎症	尿中アルブミン排泄量,尿たんぱく定量 BUN(尿中尿素窒素),クレアチニン,クレアチニンクリアランスなど
	神経障害	腱反射,振動覚検査,触覚検査など
	冠動脈硬化症 足潰瘍,壊疽	心電図,心エコー,ABI(足関節血圧/上腕血圧),PWV(脈波伝播速度)

■モニタリング・評価のポイント

- 栄養食事療法の効果は,実施後1～2週間の観察期間を要する.食事量,食事時間は毎日の体重の増減に影響する.ほぼ決まった時間(起床時排尿後,就寝前など)に体重を測定し記録する.
- 栄養食事療法の遵守度を,糖尿病治療の経過とともに定期的に評価する.
- 適切な体重を維持できるエネルギー量を摂取しても,血糖などのコントロールが不十分な場合には,他の治療法でのコントロールを検討する.
- 糖尿病治療＝栄養食事療法の最終目標は,一生涯における糖代謝を含

めた代謝全般の改善と合併症の発症・進展阻止であることから,合併症についても定期的なチェックを行い,必要があれば追加治療と食事処方を変更する.

栄養管理目標

🔖栄養食事療法の原則は,個々の病態に合わせた適正なエネルギー量を算出し,栄養素をバランスよく配分,規則的な食生活,糖尿病合併症の予防・進展防止がはかれる適正な食事とする.

■必要栄養量

- 性,年齢,身長,体重の推移,肥満度,身体活動量,血糖値,血圧,合併症の有無などを考慮して適正なエネルギー量を算定する[2].
- エネルギー摂取量(食事)とエネルギー消費量(身体活動)のバランスと肥満者・高齢者,症例ごとの病態も考慮する.
- 栄養素の適正配分は,血糖コントロールや合併症の予防に重要であり,摂取エネルギー量の範囲内で三大栄養素のエネルギー比率を適正に保ち,さらに,ビタミン,ミネラル,食物繊維,いずれの栄養素も過不足がないようにする.とくに動物性脂肪や食塩の摂りすぎに注意する.
- 一般に成人期の三大栄養素比率は,炭水化物を指示エネルギー量の50〜60%,たんぱく質は標準体重1kgあたり1.0〜1.2g,残りを脂質とする.炭水化物について,単純糖質の過剰摂取は糖・脂質代謝の異常をきたすため,複合糖質の摂取が推奨される.
- GI (glycemic index) なども参考に食品を選択する[3].
- 脂質は総エネルギー量の25%未満とし,飽和脂肪酸,一価不飽和脂肪酸,多価不飽和脂肪酸は,それぞれ摂取エネルギー量の10%以内におさめる.脂質異常症,糖尿病腎症など合併症のある場合はそれぞれの病期基準に従う.
- ビタミン・ミネラル[3]の必要量は健常者と変わらないため,原則として「日本人の食事摂取基準(2010年版)」を参考とするが,指示エネルギーが少なくなるほどビタミンやミネラルは不足しやすくなる.糖尿病ではカルシウムが不足し骨量減少をきたす率が高いため,カルシウムやビタミンDの摂取には食品の選択を十分に考えた献立作りが重要となる.また,動脈硬化予防の観点から抗酸化作用があるとされるビタミン(C, E, B_6, B_{12}, 葉酸)やポリフェノールの含有量が多い野菜や果物を摂取することが勧められる.野菜は1日300g以上,そのうち緑黄色野菜は100g以上が目標となる.しかし,果物には単糖類(果糖)が多いため,1日1単位(80 kcal)の摂取を目安とする.
- 食物繊維は,消化吸収速度が遅延し食後高血糖の抑制作用,水溶性食

表 52-1 食品分類表

食品の分類と種類		1単価(80 kcal)あたりの栄養素の平均含有量		
		炭水化物(g)	たんぱく質(g)	脂質(g)
Ⅰ群 主に炭水化物を含む食品	・穀類 ・いも ・炭水化物の多い野菜と種実 ・豆(大豆を除く)	18	2	0
	・くだもの	20	0	0
Ⅱ群 主にたんぱく質を含む食品	・魚介・肉・卵,チーズ ・大豆とその製品	0	9	5
	・牛乳と乳製品(チーズを除く)	6	4	5
Ⅲ群 主に脂質を含む食品	・油脂 ・多脂性食品	0	0	9
Ⅳ群 主にビタミン・ミネラルを含む食品	・野菜(炭水化物の多い一部の野菜を除く) ・海藻 ・きのこ ・こんにゃく	13	5	1

〔日本糖尿病学会(編):糖尿病食事療法のための食品交換表(第6版),p9,文光堂,2008 をもとに作成〕

物繊維のコレステロール低下作用,不溶性食物繊維の便通調節作用などがあり,1日20〜25g以上を目標とする.もしくは1,000 kcal あたり10g以上を目標に摂取することが推奨される[4].
● 食塩の過剰摂取は血圧上昇や食欲を亢進させる.合併症の発症・進展

予防にも血圧のコントロールは重要である．男性 10 g/日未満，女性 8 g/日未満とし，高血圧合併時には 6 g/日未満とする．腎症合併時の食塩制限は病期によって異なるので，「糖尿病腎症生活指導基準」を参照する．

■栄養補給方法

通常の経口摂取とする．

栄養基準・食品構成

性，年齢，身長，体重，日常の生活活動量，血糖値を基本に患者個々に決定される．高齢者では身体活動強度に個人差が大きいので十分注意する必要がある．栄養のバランスがとれた栄養食事管理を行うには「糖尿病食事療法のための食品交換表第 6 版」を利用するのが一般的である．

■エネルギーコントロール食基準

栄養素名 \ 分類	E 1200	E 1400	E 1600	E 1800	E 2000
熱量　kcal	1,200	1,400	1,600	1,800	2,000
たんぱく質　g	60	65	70	80	90
脂質　g	30	40	40	45	55
炭水化物　g	190	200	250	270	300
コレステロール　mg	200	250	250	280	300
食物繊維　g	15	18	20	20	20
食塩相当量　g	3 g 未満・6 g 未満・10 g 未満　医師の指示による				

食品分類					
穀類・いも類	7	8.5	11	12	13
果物	1	1	1	1	1
肉・魚 鶏卵 大豆製品	3	4	4	5	5
乳および乳製品	1.5	1.5	1.5	1.5	2.2
油脂	1	1	1	1.5	2
野菜	1	1	1	1	1
砂糖	0.2	0.2	0.2	0.2	0.5
味噌	0.3	0.3	0.3	0.3	0.3
合計（単位）	15	17.5	20	22.5	25.0

■エネルギーコントロール食食品構成(数量単位 g)

	E 1200	E 1400	E 1600	E 1800	E 2000
麦飯	300	375	500	550	600
いも類	100	100	100	100	100
果物類	170	170	170	170	170
豆腐および大豆製品	80	80	80	110	110
魚介類	65	65	65	90	90
獣鳥肉類	40	40	40	40	40
鶏卵	30	30	30	30	30
牛乳	180	180	180	180	260
植物油	5	5	5	5	10
オリーブ油	5	5	5	10	10
野菜類	350	350	350	350	350
海藻類	10	10	10	10	10
きのこ類	10	10	10	10	10
乾燥野菜	8	8	8	8	8
味噌	12	12	12	12	12
砂糖	4	4	4	4	10

● 「糖尿病食事療養のための食品交換表」について[5]
① 主に含有している栄養素によって食品を4群6表に分類し,食品のエネルギー80 kcal を1単位と定め,同一表内の食品を同一単位で交換摂取できるように作られている.
② 同一表に属する食品は類似の栄養成分をもつ食品として互いに交換できるので,栄養成分のバランス保ちながら食事内容を多彩にすることができる.

食品・素材の適否

とくに使用できない食品・素材,推奨,不適の食品はない.原則として,嗜好食品は糖尿病の治療上好ましくない.それぞれの食品の注意点を十分に把握したうえで用いるようにする.
① アルコール飲料[3]:主治医と相談のうえ,飲酒を認める場合は最小限度1日2単位以内を厳守させる.
② 菓子類・清涼飲料水など[3]:いずれも,砂糖やブドウ糖,脂質を多く含み血糖コントロールを乱す要因や肥満,高トリグリセリド血症の原

因となるので,摂取を極力控える.
③甘味料[3]:それぞれの甘味料の特徴を十分に吟味し,最少量を使用する.砂糖が1日4g(0.2単位)使用できるので,基本的にはこの範囲の甘さに慣れることである.

献立・調理法の工夫

■献立[5]

- 1日の総単位を患者の食習慣や嗜好などを考慮し,食品分類表の表1から表6までの食品群に適正に単位配分する.次に朝,昼,夕の単位数を均等に配分することで栄養素のバランスをはかる.献立作成の手順としては,主食となる表1の食品(ご飯,パン,めんなど)と主菜となる表3の食品(魚,肉,卵,大豆製品)を選び,副菜となる表6の食品(野菜,海藻,きのこなど)を組み合わせると献立の骨格ができる.表5の食品(油脂類)と調味料は料理に合わせて3食に分けて使用する.
- 間食は基本的にはしないことが望ましく,表2(果物)が,食後高血糖,高トリグリセリド血症の要因となる場合は3食に配分する.表4(牛乳・乳製品)は,朝食,昼食,夕食,間食のどこに配分しても構わない.
- 食品の選択は嗜好に偏らないように心がける.とくに表3の食品で脂質(とくに飽和脂肪酸)や食塩を多く含む食品の選択は十分に注意を要す.
- できるだけ多くの食品を用い献立にバラエティをもたせる.
- 食事のボリューム感や空腹感を満たすにはエネルギー量の少ない海藻,きのこ,こんにゃくなどを適宜使用する.汁ものも空腹感を満たす助けとなるが,食塩摂取量の増加につながるので血圧の高い人は控える.

■調理法

- 調理に用いるすべての手法(切る,茹でる,煮る,焼く,揚げる,蒸す,炒める,和える,漬ける,煎る)は使える.
- "揚げる"手法は,油を多く使用し,エネルギー量の摂取量が多くなるので控える.
- それぞれの食品の持ち味にあった調理法を用いるが,"切る(刺身,冷奴など)""茹でる""焼く""蒸す""和える"などは,最も適した調理法である.
- 食欲増進になるような香辛料や食塩の使いすぎには注意する.

【大部正代】

経腸・静脈栄養療法

🖋周術期の栄養療法で中心静脈栄養の導入が予測される例では，術前から計画的に「ならし期間」を設ける．

ケトーシスの予防のため150～180 gを糖質の最低投与量とする．
フルクトースの過剰投与は"fructose toxicity"を起こしやすいため要注意である．

💊処方例

①フィジオ35　500 mL　65～75 mL/時で点滴静注

②**インスリンの投与法**

　4時間(超速効型)～6時間(速効型)ごとに血糖をモニタリングしながら，(超)速効型インスリンを皮下注射(スライディングスケール)し，血糖値150～200 mg/dLを目標に血糖をコントロールする．
　血糖コントロールが不良の場合には，シリンジポンプを用いた速効型インスリンの持続静脈内注入も考慮する．

🖋中心静脈栄養に移行する場合

💊処方例

糖質としてはブドウ糖を用い，高血糖はインスリン療法でコントロールする．
糖質の過剰投与を避けるため，投与速度は4 mg/kg/分以下に設定する．
ビタミンB_1欠乏による乳酸アシドーシスの防止のため総合ビタミン剤を併用する．
投与エネルギー量，必要たんぱく質量などは非糖尿病者に準じる．
腸管の利用が可能な場合には，できるだけ経腸栄養を行う．

①**完全静脈栄養**

■**開始液**

フルカリック1号　1,806 mL　1,120 kcal (たんぱく質40 g)
オーツカMV　1セット
エレメンミック　1アンプル
イントラリポス(20%)　100 mL　200 kcal
24時間かけて中心静脈内に持続点滴
2～3日を目処に維持液に移行する．

■**維持液**

フルカリック1号　1,806 mL　1,120 kcal (たんぱく質40 g)
プロテアミン12X　200 mL　131 kcal (たんぱく質22.8 g)
オーツカMV　1セット
エレメンミック　1アンプル

イントラリポス（20％）　200 mL　400 kcal
24時間かけて中心静脈内に持続点滴

②インスリンの投与法

4時間（超速効型）〜6時間（速効型）ごとに血糖をモニタリングしながら，（超）速効型インスリンを皮下注射（スライディングスケール）し，血糖値150〜200 mg/dLを目標に血糖をコントロールする．

血糖コントロールが不良の場合には，シリンジポンプを用いた速効型インスリンの持続静脈内注入も考慮する．

🔖 腸管の利用が可能な場合には，できるだけ経腸栄養を行う．

処方例

糖尿病患者対応の食品（インスロー，グルセルナ，タピオン）も販売されている．

エネルギー投与量，必要たんぱく質量などは糖尿病食に準じる．

①経腸栄養

メディエフ　バッグ　朝600 mL，昼400 mL，夕600 mL

アクセスが経鼻胃管の場合には，100 mL/時くらいの速度から開始し，下痢などの合併症がなければ200 mL/時以上の速度も可能．

②インスリンの投与法

経腸栄養剤の注入前に血糖値を測定し，血糖値に合わせて（超）速効型インスリンを皮下注射（スライディングスケール）し，血糖値150〜200 mg/dLを目標に血糖をコントロールする．インスリン投与量が安定したら，インスリン量を固定することも可能．

持効型インスリンの1日1〜2回皮下注射でも血糖コントロールが可能な場合もある．

【川崎英二】

栄養指導[6]

- 患者個々の身体面，行動面，心理社会面を包括的に理解し，QOLの低下をきたすことなく自己管理の実行度が高まる生活習慣や食習慣の改善を支援し，総合的に評価する．
- 食事療法の基本方針（前述）にそって，当面の到達目標を決め指導する．
- 栄養素のバランスを保持し食事内容を多彩にするために「糖尿病食事療法のための食品交換表」を用いるが，食品交換表に抵抗を感じる患者もいる．その場合は，実際の食品やフードモデルなどを用いて指導する．
- 食事療法を実行するにあたって食品計量の必要性と使い方，外食・中食の特徴や利用方法，食べ方などについても適正な判断ができるよう指導する．

- 実行できた食事内容の記録から食事量の過不足とバランスについて評価し，不十分な場合は修正を加える．繰り返し指導しセルフケアの実行度を高める．

【大部正代】

看護のポイント

- 多くの場合，カロリーの過剰摂取や運動不足などの生活習慣によって引き起こされているため，今までの生活状況を把握し，どこから改善できそうか患者とともに考えることが重要である．
- バランスよく食品を選択し，適切な摂取量に抑えることが必要であるが，普段の生活のなかで患者自身が改善できそうなところから始めてもらう．家族などのサポートがある人は協力を得られるようにする．効果がみられたときには，患者が努力・工夫したことがどのように糖尿病に影響したかを一緒に確認し，動機づけの向上をはかる．
- 必要な薬物療法（内服およびインスリン注射）を医師の指示通り実施できているかを確認する．できていない場合には，状況を確認し，医師にも相談しながら患者自身ができる方法を検討する．
- 糖尿病の治療は，薬物療法・食事療法・運動療法の3つのバランスが大切であり，1つだけに偏らないように，常に3つのバランスをみながら指導していく．

【片岡優実】

【文献】
［栄養食事療法，栄養指導］
1) 日本糖尿病療養指導士認定機構（編）：日本糖尿病療養指導士受験ガイドブック 2008，pp28-29，メディカルレビュー社，2008
2) 日本糖尿病学会（編）：糖尿病治療ガイド，2008-2009，p37，文光堂，2008
3) 日本病態栄養学会（編）：病態栄養専門師のための病態栄養ガイドブック，メディカルレビュー社，pp141-143，2008
4) 厚生労働省策定　日本人の食事摂取基準［2005年版］，p73，第一出版，2005
5) 日本糖尿病学会（編）：糖尿病食事療法のための食品交換表　第6版，pp7-15，文光堂，2008
6) 日本糖尿病学会（編）：「食品交換表」を用いる糖尿病食事療法指導のてびき　第2版，p19，文光堂，2005

MEMO

53 脂質異常症（高脂血症）

脂質異常症の疾病としての意義は，動脈硬化性疾患との関連である．とくに LDL コレステロールは動脈硬化性疾患の確実な危険因子であり，その制御は動脈硬化性疾患予防には極めて重要である．食事，とくに飽和脂肪酸を多く含む動物性脂肪が LDL コレステロールの上昇に関与する．逆に HDL コレステロールは動脈硬化性疾患を抑制する方向に作用する．運動はトリグリセリドの低下ならびに HDL コレステロールの上昇に作用することを念頭において生活指導することが，動脈硬化性疾患予防に重要である．

疾患の知識

▶**概念** 先天性疾患を除くと，食事や運動不足により生ずる．LDL-コレステロール（LDL-C）の上昇，トリグリセリド（TG）の上昇，HDL-コレステロール（HDL-C）の低下のうちいずれかを示すものを脂質異常症と定義する．これらの状態が動脈硬化性疾患，とくに冠動脈疾患と深く関与することは，わが国の疫学的研究でも明らかにされた．

▶**病因** LDL-C の上昇は，LDL 受容体の欠如もしくは合成低下に基づくものである．先天的な疾患としては LDL 受容体欠損症である家族性高コレステロール血症（FH）がある．後天的には，食事中の飽和脂肪酸の摂取過剰，コレステロールの摂取過剰，食物繊維の摂取不足により LDL 受容体の合成低下が起こる．TG については，主として飲酒，肥満や糖尿病など TG の合成亢進，異化低下によるものが圧倒的に多いが，先天的に TG の水解酵素であるリポたんぱくリパーゼの欠損でも重度の高 TG 血症を認めることがある．HDL-C は，肥満，運動不足，喫煙などにより生ずることが多い．先天的には，その主要なアポたんぱくである，アポたんぱく A-1 の合成障害，HDL へのコレステロール転送の細胞膜たんぱくである ABC-A1 の異常による疾患群がある．

▶**疫学** 高 LDL-C 血症については，50 歳代までは男性に多く，20 歳代から 50 歳代にかけて上昇する．女性では更年期以降に上昇し，55 歳以降では男性を凌駕し，頻度としても約 50％の女性が高 LDL-C 血症を示す．TG については男性に圧倒的に多く，約 30％の頻度である．低 HDL-C 血症も圧倒的に男性に多く，その頻度は 10％未満である．いずれの脂質異常も近年急速に増加しており，動脈硬化性疾患の増加が懸念されている．

▶**症状** 基本的には無症状である．身体所見として重要なものに黄色腫がある．通常は先天的な疾患で認められ，FH の皮膚結節性黄色腫や腱

黄色腫は特徴的である．また，TG が著明に上昇する先天的な疾患では発疹性黄色腫が認められることがある．高 LDL-C 血症や低 HDL-C 血症では虚血性心疾患が問題となり，胸痛は重大な症状である．一方，高 TG 血症では急性膵炎が問題となり，激烈な腹痛を示すことがある．

▶**診断** 診断は極めて単純であり，血液検査でLDL-C：140 mg/dL 以上，TG：150 mg/dL 以上，HDL-C：40 mg/dL 未満のいずれかを満たせば脂質異常症と診断してよい．脂質異常症の診断がついたら，まず二次性の脂質異常症（高脂血症）を鑑別診断する．LDL-C が高い場合は，甲状腺機能低下症，ネフローゼ症候群，原発性胆汁性肝硬変症などの閉塞性胆道疾患，TG が高い場合には，飲酒，糖尿病，尿毒症などのほかに降圧薬などの薬剤服用歴を検討する．HDL-C が低い場合は喫煙，運動不足のほかに，プロブコールという薬剤の服用歴を検討する．これらが否定されたら，先天的な疾患を鑑別する．

▶**治療** 基本的には生活習慣病であることから，食事療法，運動療法が中心となる．しかし，これらの治療を行っても改善しない場合には，薬物療法が必要となることがある．本疾患の治療目的は，動脈硬化性疾患の予防にあることから，基本はその危険因子を取り除くことである．したがって，喫煙者には禁煙を強く指導すると同時に，喫煙者の脂質管理は厳重にする．

【寺本民生】

栄養病態

🖉 LDL-C が高い場合には，飽和脂肪酸やコレステロールの過剰摂取により LDL 受容体合成が低下している．TG が高い場合や HDL-C が低い場合は，肥満が基本像として存在する．

- まず，適正な体重を維持することがすべての脂質異常症の病態を改善するうえで重要である．
- LDL-C が高い場合には，飽和脂肪酸を多く含む動物性脂肪の摂取は控えることが望ましい．
- そのほかコレステロールを多く含む卵類や小魚の摂取も控えることが望ましい．
- 食物繊維（海藻類に多く含まれる）の摂取を多くすることが望ましい．

【寺本民生】

栄養食事療法

基本方針

🖉 栄養食事療法により，適正体重へのコントロールに摂取エネルギー量を制限する．摂取エネルギーの制限下では，インスリン抵抗性が改善

し，血清トリグリセリド(TG)値のみならず血清コレステロール値も低下する．
- 食事性コレステロールを制限し，小腸からの吸収を減らす．
- 飽和脂肪酸は血清コレステロールを上昇させるので制限し，多価不飽和脂肪酸は低下させるので，相対的増量を勧める．また，一価不飽和脂肪酸はHDL-Cの低下を起こさず，LDL-Cを低下させるので，相対的増量を勧める．
- 肝臓でのVLDL合成を抑制しTGを低下させるエイコサペンタエン酸，ドコサヘキサエン酸の相対的増量を勧める．
- 水溶性の食物繊維は，胆汁酸の排泄を促進し，LDL-Cを低下させる．また，腸内での糖・脂質の消化酵素の活性を阻害し食後の吸収を抑制するので，増量の摂取を勧める．
- 高TG血症では，VLDL合成作用が強い単糖類や二糖類の摂取を制限する．
- 過剰なアルコール摂取は，肝臓でVLDLの合成を高め，LPL活性を阻害し，血清TGの上昇とHDLの低下を招くので，アルコールを制限あるいは禁止する．
- 高カイロミクロン(CM)血症では，血液中のカイロミクロンは吸収された長鎖脂肪酸の量に比例するため脂肪を1日30g以下に制限する．
- 抗酸化物質は，LDLの酸化修飾を防止するので，積極的に摂取する．

栄養アセスメント

治療の目的は，動脈硬化性血管障害の発症を予防することにあり，動脈硬化性疾患の脂質異常以外の危険因子も評価する．

■アセスメント項目
- 冠動脈疾患の家族歴，年齢，喫煙歴を問診する．
- 食生活状況，栄養摂取量を問診する．
- 身長，体重，皮下脂肪厚，内臓脂肪蓄積面積を測定し，肥満，体脂肪分布を評価する．
- 血圧，血糖値，HbA1c値を測定し，評価する．
- 血液・生化学検査は，血清脂質値，血清リポたんぱく分画を測定し，脂質異常を評価する．

■モニタリング・評価のポイント
- 体重の変化ととともに血清脂質濃度が変化する．
- LDL-Cは，Friedewaldの式(LDL-C=TC-HDL-TG/5)で求められるが，この式はTG 400 mg/dL未満での適応となる．
- LDL-C，総コレステロール(TC)は随時の採血による測定で評価できる．TG値は12時間以上の空腹時の採血による測定で評価する．

- 栄養食事療法による効果は，LDL-C と TC では 2 か月以上の厳守により，TG では 1 週間程度で現れる．
- 治療目標とする血清脂質濃度は，冠動脈疾患の危険因子の数により異なるので，危険因子である加齢（男性 45 歳以上，女性 55 歳以上），高血圧症，糖尿病，喫煙，冠動脈疾患の家族歴，低 HDL-C 血症を評価する．

栄養管理目標

エネルギーコントロールを基本とし，標準体重までの体重の適正化をはかり，高 VLDL 血症，インスリン抵抗性を改善させ，血清 TG 値のみならず血清コレステロール値を低下させる．

■必要栄養量
エネルギー　25～30 kcal/kg・IBW/日（肥満および過体重の者は是正する）
炭水化物　60%
たんぱく質　15～20%（獣鳥肉より魚肉，大豆たんぱくを多くする）
脂質　20～25%（獣鳥性脂肪を少なくし，植物性・魚類性脂肪を多くする）
食物繊維　25 g 以上
アルコール　25 g 以下（他の合併症を考慮して指導する）
ビタミン　C，E，B_6，B_{12}，葉酸などを多くとる．
コレステロール　300 mg 以下

■栄養補給方法
経口栄養補給とし，1 日 3 回以上の摂取とし，21 時以降の摂取を避ける．

栄養基準・食品構成

第一段階では，いずれの病型であっても共通し，摂取エネルギー 25～30 kcal/kg/日による適正化をはかる．第二段階では，病型別に栄養管理をすすめる．

高コレステロール血症	脂質由来エネルギーを 20% 以下，飽和脂肪酸・一価不飽和脂肪酸・多価不飽和脂肪酸比 3：4：3 とする．コレステロール摂取量を 200 mg/日以下とする．
高トリグリセリド血症	炭水化物由来エネルギーを 50% 以下に制限し，アルコールの摂取を禁止する．単糖類は可能な限り制限する．
高カイロミクロン血症	脂質由来のエネルギー 15% 以下にする．

■栄養基準例

病型	エネルギー (kcal)	たんぱく質(g)	脂質(g)	コレステロール (mg)	炭水化物(g)	食物繊維(g)	食塩(g)
第一段階	1,800	75～85	40～50	300以下	230～270	25以上	10以下
第二段階 高LDL	1,800	75～85	40以下	200以下	250～300	25以上	10以下
高TG	1,800	75～85	40～50	300以下	230～270	25以上	10以下
高CM	1,800	75～85	30以下	300以下	300～315	25以上	10以下

＊高CM血症で短鎖脂肪酸やステアリン酸を用いる場合は，脂質量は50 g/日可とする．

■食品構成例：第一段階の場合（エネルギー 1,800 kcal）

食品群	分量(g)
米飯	450
いも類	80
果物類	200
魚介類	100
肉類（脂身を除く）	60
低脂肪牛乳	150

食品群	分量(g)
大豆	5
大豆製品	150
緑黄色野菜	150
淡色野菜	250
きのこ類	50

食品群	分量(g)
海藻類	5
植物油	15
種実類	3
砂糖	10
調味料（味噌など）	12

食品・素材の適否

推奨
- 抗酸化物質であるビタミンE，ビタミンC，カロチンやポリフェノールを多く含有する，ブロッコリー・にんじん・いんげん豆・トマト・緑茶など．
- 食物繊維を多く含有する，しいたけ，えのきだけ，しめじなどのきのこ類，昆布，わかめ，ひじきなどの海藻類，ごぼう，切干大根，たけのこ，春菊などの野菜類，いも類，大麦，ライ麦などの穀類など．
- 一価不飽和脂肪酸の含有量が多い，オリーブ油，綿実油，とうもろこし油，胡麻油，菜種油など（ただし，脂肪エネルギー比内での相対的増量とする）．
- n-3系多価不飽和脂肪酸の含有量が多い，エゴマ油，菜種油，魚油など．

不適
■摂取してはいけない食品
とくになし

■避けたほうがよい食品

第一段階：
- コレステロール含有量が200 mg以上の鶏卵，うずら卵，からすみ・すじこ・いくら・キャビア・かずのこなどの魚卵，うに・キモ・塩辛・レバー（牛・豚・鶏）などの内臓類など．
- 飽和脂肪酸の多い，ラード，ヘッド，バターなど

第二段階：
- 高TG血症：アルコール飲料，清涼飲料，和菓子・洋菓子，果物類など．
- 高CM血症：ドレッシング・マヨネーズなど．ピーナッツやごまなど．さんま・さば・肉類などの脂質含有量の多い食品．

献立・調理法の工夫

■献立
- 総エネルギーの適正化と脂肪エネルギー比20～25％以下の献立とする．
- 肉類より魚・大豆製品などを主菜とした献立とする．
- 肉類は脂身を取り除く．
- コレステロールを多く含有する食品を控えた献立とする．
- 水溶性食物繊維の確保のため，野菜・海藻・きのこなどの食品，精製度の低い穀物を積極的に献立に取り入れる．
- 抗酸化成分を含有する食品を積極的に献立に取り入れる．

■調理法
- 揚げもの料理は控える．
- 肉類は脂を除ける，焼く・蒸す・茹でるなどの調理にする．
- 調理に用いる油脂は植物油とする．
- 旨味成分を利用した調理とし，食塩量を控える．　　　　【本田佳子】

経腸・静脈栄養療法

基本的には，このような治療法は存在しない．　　　　【寺本民生】

栄養指導

- 肥満の場合は，体重の5％減量を目標とし，体重減少は段階的に行う．
- 摂取エネルギー量を制限し，肝臓におけるVLDLの合成促進を改善する．
- 飽和脂肪酸を多価不飽和脂肪酸に置き換え，肝臓でのVLDLの合成を抑制する．

- たんぱく質は、肉類よりも魚や大豆たんぱくなどの摂取によりLDL-Cを低下させる.
- コレステロール含有量の多い食品は極力避ける.
- 胆汁酸の排泄を促進する水溶性の食物繊維を積極的に摂取するよう指導する.
- VLDLが増加する糖質の過剰摂取、とくに単純糖質の砂糖や果糖の過剰摂取を避ける.
- 飲酒者には、アルコールの摂取を制限することでTGの合成を抑制し、TG値を低下させる.
- 1食あたりの脂質摂取量を減らし、食後高脂血症を是正する.
- 喫煙者には禁煙を勧める.
- 食事療法の効果は、2〜3か月厳守後に確認する. 【本田佳子】

看護のポイント

- 自覚症状がないため、生活習慣の改善や治療の継続が難しい. したがって治療の必要性を説明し、納得を得る必要がある.
- 脂質異常症の種類や病態によって、食事療法や運動療法の内容や方法が変わるため、画一的に指導するのではなく、患者個々に合わせた指導を行う必要がある.
- 血清脂質を上昇させている要因(食生活、運動不足、喫煙・飲酒習慣など)を明らかにし、改善する方法について患者と相談する.
- 精神的ストレスも悪化の要因になるため、ストレスの緩和をはかるよう説明する. また、ストレス緩和の具体的な方法について患者とともに考える.
- 検査データは食事により変動するため、測定は12時間以上絶食した状態で行うよう説明する. また、検査データでしか判断できないため、定期的に検査を受けるよう説明する.
- 肥満の患者には減量するように説明する.
- 大量の飲酒と喫煙はやめるよう勧める. 【小西尚美】

[文献]
[栄養食事療法,栄養指導]
1) 日本動脈硬化学会(編):動脈硬化性疾患予防のための資質異常症治療ガイド2008年版:27-38, 2008

54 肥満症

近年，ライフスタイルの急速な変化によって，糖尿病，高血圧，高脂血症，動脈硬化症などいわゆる生活習慣病と呼ばれる疾患が増加しているが，肥満はその重要な発生要因の1つである．肥満症の正しい知識をもち，栄養管理を中心とした肥満の是正を行うことは，臨床医にとって必須なものとなっている．

疾患の知識

▶**概念** "肥満"は単に脂肪組織が過剰に蓄積した状態であり，一方"肥満症"は肥満に起因した健康障害を合併する場合で，医学的に減量を要する"病的肥満"をさす．さらに近年，主に内臓脂肪から分泌されるアディポサイトカインの多くが，動脈硬化性疾患の発症に関与することが明らかになってきており，脂肪細胞の質的異常も重要視されている．

▶**病因** 肥満者の9割近くは，過食や運動不足といった生活習慣の乱れから，余分なエネルギーが脂肪として蓄積されることによって生じる単純性(原発性)肥満である．そのほか，二次性肥満として，内分泌性肥満や視床下部性肥満，遺伝性肥満，薬剤性肥満などがある．

▶**疫学** 平成18年の国民栄養調査では20歳以上の日本人における肥満者($BMI \geq 25 \ kg/m^2$)の割合は男性29.7％，女性21.4％であった．過去20年間でみると，肥満者の割合は，男性は全年代で常に増加傾向にある．一方，女性の場合，40代では減少，他の年代もほぼ横ばいで推移しており，20～30代ではむしろ痩せ($BMI < 18.5 \ kg/m^2$)の割合が増加している．

▶**症状** 単なる脂肪組織の量的異常(過体重)によって，骨・関節疾患や睡眠時無呼吸症，月経異常などが発症する．また，内臓脂肪蓄積に起因して，糖尿病や高血圧，脂質代謝異常，動脈硬化性疾患などが発症する．

▶**診断** $BMI \geq 25 \ kg/m^2$ を肥満と判定する．また，腹部肥満の診断として，日本肥満学会では腹囲が男性85 cm以上，女性90 cm以上を内臓脂肪型肥満の疑いとし，腹部CT検査で内臓脂肪面積が$100 \ cm^2$以上を内臓脂肪型肥満と定義している．

▶**治療**
食事療法：治療の基本はカロリー制限である．BMI>30～35の超肥満では早急で確実な減量が必要となるため，1日の摂取カロリーを600 kcal/日以下に制限した超低カロリー療法(VLCD)を導入することがある．

運動療法：実施前には，基礎疾患を中心としたメディカルチェックを実施する．ウォーキングや体操など，全身を使った有酸素運動が基本とな

る．運動強度の目安としては「やや楽，いつまでも続けられる，適度に汗が出る」程度で，最大心拍数の50％前後が中等度の運動となり適切である．1回の運動時間は10～30分を目安とし，週3日以上を目標として長期に継続できるよう支援する．

行動療法：減量には，食行動やライフスタイルの長期的で適切な変容が必要になる．ただ単に栄養学的な知識を教育するだけでは不十分で，患者自身が問題に気づき，自主的に減量に適した行動を選択遂行した場合に，その長期維持が可能になる．食行動質問表やグラフ化体重日記を用いて食行動の「ずれ」と「くせ」を明らかにし，患者自身に気づかせることが行動修復の手段になる．

その他：薬物療法も試みられているが，現在わが国で使用可能なものはマジンドール（サノレックス®）だけである．上記治療法にても減量困難な場合は，胃内バルーン留置術や胃バンディング術，胃縫縮術などの外科的治療も実施されている．　　　　　　　　　　　　　【葛城　功・吉松博信】

栄養病態

- 肥満症，とくに内臓脂肪型肥満症では，蓄積した内臓脂肪から遊離脂肪酸（FFA）とグリセロールが放出され，門脈から直接肝臓に流入し，脂質合成，リポたんぱく分泌，糖新生を促進して脂質代謝異常，糖尿病の発症素因となる．
- 一定以上のカロリー制限により体たんぱくの崩壊も起こるため，標準体重あたり1～1.2gのたんぱく質摂取が必要である．ビタミン，ミネラル，食物繊維も不足しないようにする．　　　【葛城　功・吉松博信】

栄養食事療法

基本方針

食事療法は肥満症治療の基本であり，減量により疾病の防止，病態の改善，ないしは再発を予防できる．そのためには，病態を把握したうえで，体脂肪量を軽減させる食事療法を行うことが重要である．

- 個々に合った摂取エネルギー量の算出のため，摂取エネルギー量は総合的に判断し，各栄養素やバランスに気をつける．
- 栄養素の配分ではたんぱく質を多めにし，脂肪を少なめに抑える．
- エネルギー制限によるビタミン類，鉄，カルシウム，マグネシウムなどの不足を防ぐ．
- 基礎代謝や運動などで消費されるエネルギー量よりも摂取エネルギー量を低く抑える．

栄養アセスメント

🔖 食生活状況，食事摂取量の把握を行う．

■アセスメント項目
- 体重の変化
- 食事摂取の変化
- 消化器症状

身体計測	身長，体重，腹囲 男性腹囲≧85 cm　女性腹囲≧90 cm
腹部 CT による内臓脂肪面積	≧100 cm^2
合併症の評価	空腹時血糖，中性脂肪，LDL コレステロール，HDL コレステロール，血圧

栄養管理目標

🔖 年齢，仕事量，運動量など個々の背景を考慮し1日総摂取エネルギー量を決めていく．

■1日総摂取エネルギー量の決め方

30＞BMI≧25 の場合
　エネルギー量(kcal) = 理想体重(kg) × 25 kcal

BMI≧30 の場合
　エネルギー量(kcal) = 理想体重(kg) × 20 kcal

■生活活動強度と1日の所要エネルギー量

生活活動強度		職種など	体重あたり必要なエネルギー量(kcal/kg)
Ⅰ	軽い	一般事務，管理職，幼児のいない主婦	25～30
Ⅱ	中等度	製造・加工業・サービス業 販売員	30～35
Ⅲ	やや重い	農業，漁業，建設作業員	35～40
Ⅳ	重い	農繁期の農作業，林業 プロスポーツ選手	40～

栄養基準・食品構成

■栄養素の設定

	一般的なエネルギー比	
たんぱく質	25%	標準体重×1.0～1.2 g/日
脂質	15%	20 g/日以上　必須脂肪酸の確保
炭水化物	60%	100 g/日以上
ビタミン・ミネラルの必要量確保		

■肥満治療食の分類

	摂取エネルギー(kcal/日)
肥満治療食	1,800
	1,600
	1,400
	1,200
	1,000
超低エネルギー食	≦600

＊超低エネルギー食は,健康障害改善や迅速かつ大幅な体重減少が必要な肥満症が適応になり,入院管理下で行われる.

■食品構成例(1,600 kcal/日)

食品群	分量(g)	食品群	分量(g)	食品群	分量(g)
米飯	450	大豆製品	60	きのこ類	20
いも類	50	味噌	12	海藻類	10
果物類	100	牛乳	200	植物油	10
魚介類	80	緑黄色野菜	150	種実	2
獣鳥肉類	50	淡色野菜	150	砂糖	10
卵類	50				

食品・素材の適否

推奨
- 低エネルギーの食品(きのこ類,海藻類)
- 食物繊維を多く含む野菜類

不適
避けたほうがよい食品
- アルコール飲料・嗜好飲料・菓子類・脂肪の多い食品(揚げ物など)

献立・調理法の工夫

■献立

- 三大栄養素とビタミン,ミネラルの食事摂取基準を満たし,偏らない献立にする.
- 脂質を構成する脂肪酸では,飽和脂肪酸(動物性)と不飽和脂肪酸(植物性・魚類)があり,飽和脂肪酸をとりすぎないようにする.
- 食物繊維を多く含む野菜類などを取り入れる.
- 低エネルギー食品(きのこ類,海藻類など)を利用する.

■調理法
- エネルギー量を抑えるため,「揚げる」「炒める」調理よりも「茹でる」「焼く」調理方法にする.
- 塩分制限が必要な場合は味付けに工夫する.
- 食べる量を把握するため盛り付けは1人ずつ分ける.　　【北谷直美】

経腸・静脈栄養療法

🔖急性期や周術期などで経口摂取不能な場合
1~2日程度ならば通常の末梢からの輸液で十分である.経口摂取が長期不能な場合は中心静脈栄養が必要となる.この場合も通常の高カロリー輸液メニューでよいが,体重増加・内臓脂肪蓄積阻止を考慮すれば,維持カロリーは1,200~1,600 kcal程度とし,1,500 mL以上の尿量確保のために十分な補液を行う.

🔖低栄養状態,全身状態不良時,通常の食事摂取が不十分な場合
上記同様,電解質・脱水補正目的で末梢輸液を行う.1,500 mL以上の尿量確保を目指す.経口摂取補助目的で濃厚流動食を使用する場合,グルセルナ®やインスロー®など糖質を調整・制限した製剤を選択する.

【葛城　功・吉松博信】

栄養指導

- 栄養バランスを考えた食事内容を指導する.
- 調理方法・味付けの工夫を指導する.
- 間食について指導する.
- 食べ方の工夫の指導(行動療法を取り入れた食事療法)を行う.
  ・1日3食の規則正しい食生活(どか食いにならない)
  ・早食いにならない.
  ・欠食を避ける工夫(欠食することによるどか食いを防ぐため)
  ・盛り付けの工夫(1人分ずつ盛り付ける)
  ＊減量の目標値や生活習慣の問題点を決めて計画を立てる.
- 合併症に対する指導を行う.　　【北谷直美】

看護のポイント(退院指導を中心に)

- 肥満は生活習慣病の温床であり,合併症の危険が高い.正常体重者と比べて糖尿病が5倍,高血圧が3.5倍,胆石・不妊症が3倍,痛風が2.5倍,心臓血管疾患が2倍,腰痛が20倍と多くなることを指導する.
- 肥満の改善により,合併症の危険を減らすことができることを指導する.

第5章 疾患別栄養療法

- 肥満症の原因となった自らの生活習慣の改善点を明確にし,生活習慣の改善を目標に設定できるよう指導する(栄養指導の項参照).
- 肥満の改善には食事と運動が重要である.日常生活のなかで,有酸素運動を継続して行うよう指導する.週4~5日,20~30分の連続歩行が望ましいが,最初は無理をせず,徐々に時間や日数を増やしていく.歩数計を装着し1万歩/日を目指す.
- 運動習慣のなかった人は,まずメディカルチェックを受けるよう指導する.
- 熱産生(NEAT)を増やす,立ち時間,歩行時間を増やすことを第一目標とする.

【梅林奎子】

【文献】

[栄養食事療法,栄養指導]
1) 日本肥満学会(編):肥満症治療ガイドライン ダイジェスト版,協和企画,2007

[看護のポイント]
1) 田中 逸:健診・健康管理専門職のためのセミナー 生活習慣病,pp1-21,日本医事新報社,2008
2) 北村 諭:改訂版 やさしい生活習慣病の自己管理,pp63-67,医薬ジャーナル,2007
3) 日本肥満学会(編):肥満症治療ガイドライン ダイジェスト版,pp46-54,協和企画,2007

MEMO

55 高尿酸血症・痛風

古来，王侯貴族に多く発症し，美食のつけとされた疾病で，事実，痛風の原因となる尿酸の前駆体であるヌクレオチドは，いわゆる「うま味」の素である．しかし今日，むしろ安価な食事を多食する肥満者で激増しており，過食のつけとして認識されつつある．

疾患の知識

▶**概念** 核酸の骨格を構成する素材の1つにプリン体と呼ばれる化合物がある．体内で不要となったプリン体は肝臓で尿酸に代謝変換されて尿中に排泄される．何らかの原因でこの尿酸が過剰となり，血中濃度が増加した状態を高尿酸血症と呼ぶ．高尿酸血症の一部の人で急性の関節炎が生じる．この状態および既往のある人を痛風と定義する．

▶**病因** 通常，尿酸は核酸の分解か，プリン体を含む食事のいずれかに由来する．癌や遺伝的原因などで核酸分解が亢進して高尿酸血症となることもあるが，今日みられる例の多くは食生活の西洋化に伴うプリン体の過剰摂取による．なお，過食による脂肪肝の発症で，炭水化物からの合成も増加する．尿酸の排泄能力には限界があるため，過剰な供給により血清尿酸値は高まるが，とくに日本人は尿酸排泄力が遺伝体質的に弱く，高尿酸血症をきたしやすい（図55-1）．なぜ高尿酸血症の一部の人だけしか痛風発作を起こさないのかは未だに不明である．

▶**疫学** 女性ホルモンが尿酸の排泄を促進するため，閉経前の女性には少ない．肥満型の中高年男性に多い．痛風は高尿酸血症の約10%にみられる．

▶**症状（候）** 痛風，尿路結石．長期的には動脈硬化や心筋梗塞の誘因に

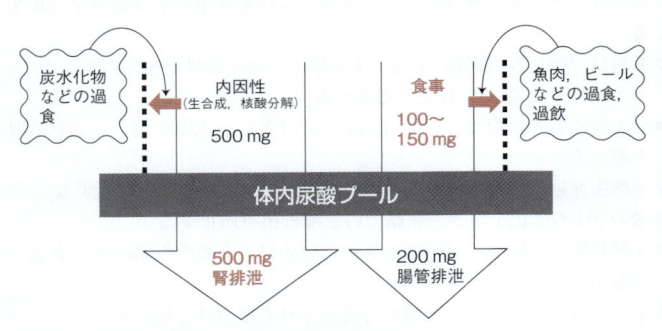

図55-1 食事が原因で想定される高尿酸血症発来機序

なるとされるが，異論もある．高尿酸血症単独では自覚症状はない．

▶**診断** 血中尿酸濃度が 7.0 mg/dL 以上を高尿酸血症と定義する．痛風発作は，とくに足の親指の付け根の外側が激痛を伴って突然発赤腫脹するもので，典型例では診断は容易である．関節液中の針状尿酸結晶の証明で診断が確定する．

▶**治療** 食生活の改善より始める．運動療法はあまり有効ではない．尿酸降下が不十分な場合，とくに痛風例では尿酸降下薬を使用する．尿酸降下薬には尿酸排泄促進薬と尿酸生成抑制薬がある．病態に合わせて選択される．少量から開始され，原則として長期継続使用となる．痛風関節炎の発作時には，大量の非ステロイド性抗炎症薬（NSAIDs）が使用される．予防的にはコルヒチンも使用される． 【山内俊一】

栄養病態

- 肥満やメタボリック症候群があれば，まずプリン体の過剰摂取によるものとみてよい．日本人の平均プリン体摂取量は 100〜150 mg/日であるが，グルメや過食により 300〜500 mg に達する例も珍しくなくなっている．炭水化物や果物の過食，アルコールの過飲では，肝臓での尿酸合成も高まる．いずれにせよ，不摂生な食生活の指標とみることができる．
- プリン体や尿酸自体は他の栄養素に悪影響を及ぼさない． 【山内俊一】

栄養食事療法

基本方針

🖉 栄養食事療法により，生体内のプリン体の合成・分解を抑制し，一方では腎臓からのプリン体の排泄を促進する．

- 適正なエネルギー摂取量とし，肥満および過体重の者は肥満を是正する．
- 脂質は，酸性代謝物質の生成により尿中への尿酸排泄を阻害するので，エネルギー比で 25% 程度にとどめる．
- たんぱく質の摂取は，1.0〜1.5 g/kg/日とし，上限を超える過剰摂取を避ける．
- 尿酸生産過剰となるプリン体は，400 mg/日以下の摂取量とする．
- 尿の pH の酸化を防ぎ，尿路での尿酸析出を防止する．
- 尿細管尿中の尿酸の溶解度を高めるために，有機酸塩系の多い食品の摂取を勧める．
- 尿量の増加をはかり，腎臓から排泄される尿酸量を増やす．
- アルコールは ATP を消費して尿酸を産生し，ニコチンアミドジヌク

レオチドを消費し，乳酸の過剰産生による腎尿細管からの尿酸分泌を抑制するため，摂取量を制限する．

栄養アセスメント

治療の目的は痛風関節炎の発症を防ぐことであるため，血清尿酸濃度ならびにこれに関与する要因を評価する．

アセスメント項目
- 食生活状況，栄養摂取量を問診する．
- 身長，体重，内臓脂肪蓄積面積を測定する．
- 血液・生化学検査は，血清尿酸値，尿中尿酸排泄量，尿 pH，血清脂質値，血糖値，インスリン分泌能，インスリン抵抗性(HOMA-R：インスリン抵抗性指数)など脂質代謝，糖代謝を評価する．

モニタリング・評価のポイント
- 血清尿酸値 7 mg/dL 以上が診断基準，治療目標値は 6 mg/dL 以下，9 mg/dL 以上で痛風関節炎の発症が起こる．
- 尿酸生成を増加させる筋肉運動，アルコール摂取，フルクトース摂取を評価する．
- プリン塩基に分解され血清尿酸値を上昇させるプリン体摂取量を評価する．
- 尿酸の合成を高めるインスリン抵抗性あるいは内臓脂肪蓄積を評価する．

栄養管理目標

尿酸の生産過剰型ならびに排泄低下型とともにエネルギーコントロールを基本とする．痛風発作予防には水分の十分な摂取が重要となる．

必要栄養量

エネルギー	25～30 kcal/kg・IBW/日(肥満および過体重の者は是正する)
炭水化物	エネルギー比 50～60%
脂質	エネルギー比 20～25%
たんぱく質	1.0～1.2 g/kg/日
プリン体	400 mg/日以下
水分	2,000 ml/日以上(1 日 2,000 mL 以上の尿量を保つ水分量の補充)
アルコール	エタノール換算で 25 g/日以内
食塩	10 g/日以下(高血圧症例では 6 g/日未満)

■栄養補給方法

経口栄養補給とし,一度に多量の摂取を避ける.

栄養基準・食品構成

📝 病期別栄養管理とする.

痛風発作時	アルコール摂取の禁止.脂質エネルギー比20%以下,プリン体は200 mg/日以下とする.
間欠期	必要栄養量に準拠,身体活動時には十分な水分を補充する.

■栄養基準例

病期	エネルギー (kcal)	たんぱく質 (g)	脂質 (g)	炭水化物 (g)	食塩 (g)
間欠期	1,600	65〜75	35〜45	200〜240	10 g以下
	1,800	75〜85	40〜50	230〜270	10 g以下

■食品構成例

食品群	分量(g)
米飯	450
いも類	80
果物類	200
魚介類	70
肉類	60
卵類	50

食品群	分量(g)
牛乳	200
大豆製品	100
緑黄色野菜	150
淡色野菜	250
きのこ類	50

食品群	分量(g)
海藻類	5
油脂類	15
種実類	1
砂糖	10
調味料(味噌など)	12

MEMO

食品・素材の適否

推奨
- 尿量の確保に，水，番茶，麦茶など．
- 尿をアルカリ化する，ひじき・わかめ，昆布・大豆，ほうれん草，ごぼう・さつまいも，にんじん，キャベツ，大根・かぶ・なす，じゃがいも・グレープフルーツなど．

不適

■ 摂取してはいけない食品
とくになし

■ 避けたほうがよい食品
プリン体含有量が 300 mg 以上の鶏レバー，まいわし干物，いさき白子，あんこう肝酒蒸し，鰹節，煮干，プリン体含有量が 200〜300 mg の豚・牛レバー，うなぎ，わかさぎ，豚ロース，豚バラ，牛肩ロース，牛肩バラ，牛タンなど．
脂質含有量の多い食品．アルコール飲料．

献立・調理法の工夫

■ 献立
- 脂肪エネルギー比 20〜25% 以下，たんぱく質 1.0〜1.2 g/kg とする．
- 野菜・海藻などの食品を積極的に献立に取り入れる．

■ 調理法
- 脂質エネルギー比を高める料理方法である，揚げもの料理，炒めもの料理は避ける．
- プリン体は，水に易溶性でだし汁として移行するので，茹でるなどの下処理の後に料理する．　　　　　　　　　　　　　　　　【本田佳子】

経腸・静脈栄養療法

- 経腸・静脈栄養剤中のプリン体含有量は不明である．栄養剤が原因で高尿酸血症になったとの報告はない．総エネルギー量が過剰とならない限りまず問題にならない．
- 痛風発作時は激痛のため摂食不能に陥るが，短期間で回復するので脱水にのみ注意する程度でよい．
- 尿酸の下がり過ぎによる障害はない．　　　　　　　　　　【山内俊一】

栄養指導

- 肥満者では摂取エネルギー量を制限し，体重を是正し，インスリン抵抗性を改善する．
- 尿 pH は尿中の尿酸溶解度に大きく影響するので 6.0〜7.0 に保つ．

- 腎臓・心臓に障害がなければ，有機酸塩系のカリウムの多い野菜，海藻を積極的に摂取する．
- 尿量を 2,000 mL/日以上確保するため，飲水を勧める．
- 就寝前や夜間の水分補給を勧める．
- 尿酸の生産・排泄低下の抑制のため，アルコール摂取はエタノール換算で 25 g/日以内に制限する． 【本田佳子】

看護のポイント

- 高尿酸血症・痛風は，プリン体摂取過剰，常習飲酒，過食，肥満，運動不足などの誤った生活習慣の集積によるので，尿酸濃度を正常化するだけではなく生活習慣上の問題点を改善することが大切であることを指導する．
- プリン体をとりすぎない（栄養指導の項参照）．
- アルコールのとりすぎに注意する（節酒）．お酒自体に尿酸が含まれており，体内で分解されたアルコールはアセトアルデヒドとなり，尿酸の排泄を阻害する．
  アルコールの適量（1日の適量の目安はこのうち1種類）
  　日本酒　1合（180 mL）
  　ビール　中瓶1本（500 mL）
  　ウイスキー　ダブル1杯（60 mL）
  　ワイン　グラス2杯（180 mL）
- 十分な水分を摂取する．水分の摂取により尿酸を排泄させる．
- 日常生活のなかで運動を継続する（肥満症の項参照）．激しい運動は脱水を起こし，痛風発作を起こす． 【梅林奎子】

【文献】

[栄養食事療法，栄養指導]
1) 治療ガイドライン作成委員会：高尿酸血症・痛風の治療ガイドライン，日本痛風・核酸代謝学会 1-16．2002

[看護ポイント]
1) 田中　逸：健診・健康管理専門職のためのセミナー．生活習慣病 4　高尿酸血症と痛風，pp67-76，日本医事新報社，2008
2) 北村　諭：改訂版　やさしい生活習慣病の自己管理，pp52-54，医薬ジャーナル，2007
3) 日本肥満学会（編）：肥満症治療ガイドライン　ダイジェスト版，pp106-109，協和企画，2007

56 骨粗鬆症

ヒトでは基本的にカルシウムバランスが負となる．そのため栄養面からは，カルシウム摂取量自体の増加，吸収効率上昇のためのビタミンD，尿中排泄低下のための食塩・たんぱく質・カフェイン摂取の制限，ビタミンKの摂取を励行させる．ただし，骨折防止効果のある薬剤の登場により，より早めに薬物療法の導入をはかることが重要となる．

疾患の知識

▶**概念** 骨密度の低下と骨の微細構造の劣化が特徴的で，その結果，骨の脆弱性が増大し，骨折を引き起こしやすい全身性の骨疾患．すなわち，通常では骨折を起こさないレベルでの外力で脆弱性骨折が起こる．

▶**病因** 骨脆弱化の原因として，以前は，臨床上定量可能な「骨密度」の低下でかなりの部分が説明されていたが，最近では骨構造，骨代謝速度，微小骨折の蓄積，および石灰化進行の程度などで示される「骨質」の劣化が重要視されるようになってきている．骨脆弱化の原因は，加齢や閉経による女性ホルモン欠乏，栄養不良や運動不足など多岐にわたる．甲状腺機能亢進症や胃摘出後などに続発する続発性骨粗鬆症も存在する．

▶**疫学** 高齢者で頻発する疾患で，80歳女性では半分以上の人が骨粗鬆症に罹患している

▶**症状** 基本的に自覚症状はないが，骨折や変形が生じると疼痛が起こる．また，脊椎の圧迫骨折などで姿勢変化や胃食道逆流症（GERD）が起こる．また，最大身長からの短縮の程度についての聴取も有用な情報となる．

▶**診断** X線で脆弱性骨折が存在すると骨粗鬆症と診断できる．存在しない場合，骨塩定量装置による骨密度の低下（同性若年骨密度の70％未満への低下）が基本となる．また，骨代謝マーカーによる今後の骨密度低下速度予測や骨質の評価を組み合わせると診断精度が上がる．飲酒・喫煙，栄養不良は骨折の危険因子である．既存骨折の存在がその後の骨折リスクを著明に増加させるため，骨粗鬆症は最初の骨折を起こさないように予防すべき疾患である．

【西沢良記・稲葉雅章】

栄養病態

📎 骨粗鬆症予防のためには，栄養状態の改善，すなわち，たんぱく質，Ca，K，Mg，ビタミンC，D，Kを十分摂取し，適正な体重を保持することが重要となる．

①カルシウム(Ca)
- 日本人のカルシウム推奨量は1日600 mgであるが，高齢者のバランススタディでは，カルシウムバランスを正にするためには1日800 mgの摂取が必要であることが示されている．これは，高齢者では腸管でのカルシウム吸収効率を上昇させるビタミンDの活性化が低下するため，吸収効率が悪くなると考えられる．
- カルシウム需要の増大する妊婦・授乳婦でも，より多くのカルシウム摂取（1日800〜1,000 mg）が必要となる．
- カルシウム摂取は吸収効率のよい牛乳・乳製品でなく，野菜，海藻，豆類や魚介類からの摂取が主であること，また，ナトリウム摂取量が多いため尿中ナトリウム排泄増大に伴う尿中へのカルシウム喪失が増加するため，さらにカルシウムバランスが負に傾く．たんぱく質摂取の増加も尿中カルシウム排泄を増加させる．そのため，カルシウム摂取を心がけるのと同様にナトリウム，リン摂取を少なくするように心がけることが重要となる．

②ビタミンD
- 腸管でのカルシウム吸収効率を高め，骨のリモデリングを促進したり，筋力の増強を通じて骨代謝を改善するとされる栄養素である．
- 高齢者では日光への曝露機会が減少することで皮膚での合成が低下すると推定され，経口摂取に依存することとなる．このため，含有量の多い魚介類や卵などの摂取が重要となる．

③良質のたんぱく質
骨基質であるコラーゲン成分，筋肉成分の合成を促進し，IGF-1を上昇させることで骨形成が増加する．

④ビタミンK
- ビタミンKは納豆，緑黄色野菜，海藻，卵に多く含まれ，骨基質たんぱく質のオステオカルシンの活性化や尿中カルシウム排泄を減少させる．
- KとMgはカルシウムバランスに影響を及ぼし，骨密度低下の防止や骨質の改善効果を有する．

⑤骨代謝に悪影響を及ぼす栄養素
- 食品添加物として各種リン酸塩がインスタント食品，加工食品，清涼

飲料水に広く使用されている．これらによるリン摂取過剰が用意に招来され，尿中カルシウム排泄増大による骨密度低下が起こる．
- 日本人での食塩過剰摂取による高ナトリウム尿症も尿中カルシウム排泄増大の原因となる．
- カフェインの大量摂取で骨密度の低下による骨折リスクの増加が起こる．アルコール過剰摂取はたんぱく質やMgの摂取量減少や転倒リスクの増大を介して，骨折率を上昇させる．
- 喫煙には，抗エストロゲン作用や腸管でのカルシウム吸収障害，尿中カルシウム排泄促進作用があり，骨密度の低下を引き起こす．

【西沢良記・稲葉雅章】

栄養食事療法

基本方針

🖊 食事では，適度な体重維持と栄養素バランスのとれた食生活，Caなどの骨粗鬆症治療に必要な栄養素を積極的に摂取する．また，Caの吸収増加や尿中排泄の減少のために，栄養関連の危険因子[1]を少なくする．

- 骨粗鬆症や骨折予防の観点から[2]，Ca 800 mg以上，ビタミンD 10～20 μg，ビタミンK 250～300 μgの経口摂取が推奨されている．
- 栄養関連の危険因子であるCaやビタミンD，ビタミンKなどの摂取不足，およびたんぱく質やリン，Na，アルコール，カフェインなどの過剰摂取をできるだけ排除する．

栄養アセスメント

🖊 骨量を測定して評価するほか，骨代謝マーカー，臨床データ，問診などを含めて，総合的に評価する．
- 健康状態や生活習慣，食事摂取状況などを調査・問診する．

■アセスメント項目

骨の構造・骨密度	X線撮影，DEXAによる骨量測定
血液・尿生化学検査	血清PTH，カルシトニン，尿中カルシウム
身体計測	体重，BMI，上腕三頭筋部皮下脂肪厚，上腕筋囲，体脂肪率など

■モニタリング・評価のポイント

- 骨量は適切な時期に（半年から1年）測定し，Caなどの摂取状況，骨代謝マーカーなどの経年的な変化をモニタリングする．
- 骨粗鬆症は低栄養（体重，体脂肪量低値，低アルブミン血症）と関係するため，高齢者では一般的な栄養状態の評価が必要な場合がある．

栄養管理目標

Ca 800 mg，ビタミンD 10～20μg，ビタミンK 250～300μgを確保する．たんぱく質は 1.1 g/kg/日，エネルギー，脂質，リン，食塩などは日本人の食事摂取基準（2005年版）[3]に準じる．

■必要栄養量
50～69歳，女性，身体活動レベル普通（Ⅱ）の場合：エネルギー1,950 kcal，たんぱく質60 g，リン 900 mg．

■栄養補給方法
経腸栄養療法に用いる経腸栄養剤には，カルシウムとリンが十分量，適切な比で配合されている．

栄養基準・食品構成[3]

年齢，性別，生活環境を配慮して，栄養管理を行う．

18～29歳	● エネルギー：男性 2,650 kcal/女性 2,300 kcal，たんぱく質 1.1 g/kg/日，脂肪エネルギー比 20～30%，食塩：男性 10 g 未満/女性 8 g 未満，Ca 800 mg，ビタミンD 10～20μg，ビタミンK 250～300μg ● 骨形成に必要な栄養素を十分に確保した食事とする．
30～49歳	● エネルギー：男性 2,650 kcal/女性 2,000 kcal，脂肪エネルギー比 20～25%，その他の栄養素は18～29歳に準ずる． ● 骨密度維持のため規則正しい食習慣を確保する
50～69歳	● エネルギー：男性 2,400 kcal/女性 1,950 kcal，脂肪エネルギー比 20～25%，その他の栄養素は18～29歳に準ずる． ● 閉経後の女性では Ca 1,000 mg 以上[1]が望ましい．
70歳～	● エネルギー：男性 1,850 kcal/女性 1,550 kcal，脂肪エネルギー比 25～30%，その他の栄養素は18～29歳に準ずる．

■食品構成例

食品群	分量(g)	食品群	分量(g)	食品群	分量(g)
米飯	500	大豆製品	75	きのこ類	1
いも類	100	味噌	12	海藻類	1
果物類	200	低脂肪牛乳・乳製品	240	植物油	15
魚介類	50			種実類	3
獣鳥肉類	30	緑黄色野菜	100	砂糖	15
卵類	30	その他の野菜	250		

食品・素材の適否

推奨	● カルシウムを多く含む食品：牛乳・乳製品，小魚，大豆・大豆製品，緑黄色野菜，海藻，カルシウム強化食品など ● ビタミンDの多い食品：魚介類，きくらげなど ＊ビタミンDは食事以外に，日光浴で皮膚のビタミンD合成を高めることも大切である ● ビタミンKの多い食品：納豆，緑黄色野菜，海藻，卵など
不適	● カフェインの多量摂取：1日3杯以上のコーヒー ● 過度なアルコール摂取：1日2単位（ビールなら500 mL）以上 ● 喫煙

■避けたほうがよい食品
- リン酸塩を多く含む食品：インスタント食品，ハムなどの加工品，清涼飲料（コーラなど）など
- ナトリウムを多く含む食品：しょうゆなどの調味料，漬けものなど

献立・調理法の工夫

■献立
- 1食中に主食・副菜・主菜をそろえるとバランスのよい献立になる．
- 1日30品目とる．Caの多い食品を毎食1品組み合わせると，Ca摂取量を増やせる．
- 乳糖不耐症の人や脂質代謝異常の人は，牛乳の代わりに低脂肪乳を用いる．

■調理法
- 牛乳が不得手の人では，シチューなどの料理に牛乳を加える．また，スキムミルクを常備し，牛乳の代わりに料理や飲み物に用いる．
- 味付けは，だしをきかせて薄味に調理すると，食塩摂取量を減らせる．

【岩原由美子】

栄養指導

- 積極的に摂取している食品やサプリメントの利用状況，嗜好品など食環境を把握して，解決策を支援する．
- 年齢や性別，生活環境を配慮し，五大栄養素をバランスよく摂取したうえで，骨量増加に必要な栄養素を継続的に摂取させる．
- 思春期では，無理なダイエットや極端な食事制限を控えるように指導

する．
- 高齢者では，嗜好を尊重し食欲や摂食機能能力などの解決をはかり，指導・支援する．
- エネルギー制限のために，食事のみで 800 mg の Ca の摂取が難しい場合，1,000 mg までサプリメントを用いることが推奨[2]されているが，Ca の上限量が 2,300 mg/ 日以下であることも説明する．

【岩原由美子】

看護のポイント

生活指導・在宅療養指導
- 転ぶと骨折しやすいことから，生活環境を見回し，つまずきそうな場所がないか確認する．すのこやスロープを置いて段差をなくす，電気コード類は壁に這わせる，座布団や玄関マットは床に置かない，カーペットの縁はめくれないように止める，階段や廊下の壁に手すりを取りつける，暗い場所は照明をつけるなどの対策をとる．
- 外出時は，サンダルではなく運動靴を履く，杖を使う，動きやすい服装をする．荷物で両手が塞がらないようにリュック型のバッグを使用するなど，転ばない工夫をする．また，雨や雪の日の外出は控える．
- 骨量の低下や骨折を予防するために，適度な運動をする．骨粗鬆症予防には，エアロビクスやジョギングなど骨に力がかかる運動が効果的だが，骨粗鬆症が進んでいる場合は，散歩など骨に負担の少ない運動を取り入れ，家事などで日常的に身体を動かす．重いものを持ち上げる運動，強く体をねじる運動，転びやすい運動は，骨折を招くおそれがあるため避ける．
- 喫煙は骨量減少に関連しているため，喫煙者には，禁煙するよう指導する．

【小林亜由美】

【文献】
[栄養食事療法，栄養指導]
1) 骨粗鬆症財団監修：老人保健法による骨粗鬆症予防マニュアル）．日本医事新報社，pp25-30，2000
2) 骨粗鬆症の予防と治療のガイドライン作成委員会編：骨粗鬆症予防と治療のガイドライン 2006 年版，ライフサイエンス出版
3) 厚生労働省策定日本人の食事摂取基準 2005 年版，第一出版

57 甲状腺機能亢進症／低下症

機能亢進症では，エネルギー消費が著しく増加し，高度の体重減少および無欲状態になることもある．原病の速やかな診断・治療とともに栄養状態の改善に努める必要がある．

疾患の知識

甲状腺機能亢進症

▶**概念** 合成および分泌増加により甲状腺ホルモン過剰となった病態．原疾患はバセドウ病が大多数で，まれにホルモン産生腫瘍もみられる．また，甲状腺の破壊・甲状腺ホルモンの誤用によっても生じる．以下，バセドウ病について述べる．

▶**病因** 甲状腺刺激ホルモン（TSH）受容体を刺激する抗体（抗 TSH 受容体抗体）による自己免疫疾患．

▶**疫学** 各年齢にみられるが，生殖年齢の女性に多い．

▶**症状** 体重減少・発汗亢進・頻脈・手指振戦・下痢・精神的不安定

▶**診断** ①遊離サイロキシン高値，② TSH 低値，③抗 TSH 受容体抗体陽性

▶**治療** 免疫異常の是正は困難なので，以下により甲状腺ホルモンの正常化を目指す．①抗甲状腺薬：甲状腺ホルモン合成を抑制．血中ホルモン正常化には 1～2 か月かかる．②甲状腺亜全摘術：術前後の全身管理が重要．熟練した外科医が行えば安全性は高い．③放射性ヨード内照射療法：外来治療可．妊娠・授乳中は禁忌．安全性は高い．

甲状腺機能低下症

▶**概念** 生成・分泌低下により甲状腺ホルモン欠乏となった病態．

▶**病因** ①甲状腺原発性：ほとんどが慢性甲状腺炎（橋本病）による．バセドウ病治療後の発症も多い．ヨード過剰・薬剤によるものが一部ある．②視床下部下垂体性：下垂体腫瘍など（少数）

▶**疫学** 橋本病によるものが大多数．加齢とともに増加．軽症を含めると高齢者では 10～20％．甲状腺ホルモン補充は全人口の 1～2％．以下，橋本病による機能低下について述べる．

▶**症状** 体重増加・浮腫・耐寒性低下・発汗低下・徐脈・難聴・傾眠・便秘・発育発達障害．高齢者では見逃されやすく，認知症と誤診される場合がある．高度の機能低下では低体温・意識レベルの低下がみられる．

▶**診断** ①遊離サイロキシン低値，② TSH 高値

▶**治療** 甲状腺ホルモン補充

【三橋知明】

栄養病態

甲状腺機能亢進症
🍫栄養病態の基本はエネルギー消費の増大．エネルギー産生のため酸素および各種栄養素の消費が増大する．
- たんぱく質・脂質などの合成は増加するが，異化の亢進がこれを上回るため，筋肉・脂肪組織が減少する．
- 摂食量減少が長期化すると，カロリー欠乏・たんぱく欠乏・ビタミン欠乏・脱水など高度の栄養障害に陥る．

甲状腺機能低下症
エネルギー消費の減少が基本．すべての代謝機能が低下している．

【三橋知明】

栄養食事療法

基本方針

甲状腺機能亢進症
- 甲状腺ホルモンの過剰分泌により基礎代謝が亢進するため，十分な栄養補給が必要である．高エネルギー，高たんぱく質，高ビタミン，高ミネラルの栄養食事療法を基本とする．
- 発汗多量となるため，十分に水分補給し脱水を予防する．
- 下痢を起こしやすいため，易消化な食事内容とする．
- 放射性ヨードを用いた検査・治療ではヨード制限食とする．
- ヨードの過剰摂取でコントロール不良を招くことがあるため適量とする．

甲状腺機能低下症
- 甲状腺ホルモンの生成分泌低下により身体機能が減退し，新陳代謝が低下するため，体重増加や高コレステロール血症を招きやすい．それらの予防・改善の栄養食事療法を基本とする．
- 便秘や胸焼けを起こしやすいため，易消化な食事内容とする．
- ヨード不足が原因であるが，摂取過剰でも発症するため適量とする．

栄養アセスメント

🍫基礎代謝亢進（低下）により体重減少（増加）を招くため，身体計測により栄養状態を正しく評価する．
- 食生活状況，食事摂取状況を調査・問診する．
- 身体計測（身長，体重，上腕三頭筋部皮脂厚，上腕筋囲）により身体栄養状態を評価する．

- 身体状況,消化器症状を観察・問診する.
- 血清総たんぱくや血清アルブミン,総コレステロールなどで全身の栄養状態を評価する.
- TSH や FT_3,FT_4 の状況にて甲状腺機能のコントロール状況を把握する.
- 血清脂質などを確認し,動脈硬化性疾患の発症を予防する.

■アセスメント項目

身体基本情報	身長/体重/BMI/年齢
臨床診査情報	体重変化/摂食状況/消化器症状/浮腫・脱水/脈拍

目的	検査項目	基準値	甲状腺機能亢進症	甲状腺機能低下症
全身栄養状態	上腕三頭筋部皮脂厚(TSF)		低下	
	上腕筋囲(AMC)		低下	
	血清総たんぱく(TP)	6.6〜8.1 g/dL	低下	
	血清アルブミン(Alb)	4.1〜4.9 mg/dL	低下	
	コリンエステラーゼ(ChE)	172〜457 IU/L	上昇	
	アルカリフォスファターゼ(ALP)	86〜252 U/L	上昇	
疾患評価	総コレステロール(TC)	130〜220 mg/dL	低下	上昇
	LDL コレステロール(LDL-C)	17〜139 mg/dL		上昇
	HDL コレステロール(HDL-C)	40〜70 mg/dL		
	中性脂肪(TG)	26〜149 mg/dL	低下	上昇
	遊離型トリヨードサイロニン(FT_3)	3.0〜5.8 pg/mL	上昇	低下
	遊離型サイロキシン(FT_4)	0.85〜2.15 ng/dL	上昇	低下
	甲状腺刺激ホルモン(TSH)	0.3〜4.0 μU/mL	低下	上昇
	血圧	130/85 mmHg	上昇	上昇または低下

■モニタリング・評価のポイント
甲状腺機能亢進症
- 基礎代謝の亢進により体重減少や血清アルブミン・総コレステロールの低下を招きやすいので,注意深く観察する.
- 発汗過多および下痢を起こしやすく,水分補給が不十分な場合に脱水を招きやすい.口腔粘膜や舌の乾燥,皮膚の緊張度の低下,尿量減少などを観察する.

甲状腺機能低下症
- 基礎代謝の低下により体重増加しやすく肥満を招きやすいので注意する.
- 総コレステロールが増加しやすく動脈硬化を促進するおそれがあるので注意する.

栄養管理目標

- エネルギーは，標準体重の維持と活動量を加味し設定する.
- 高血圧や胸水，腹水，心嚢液貯留，心不全が疑われるときには食塩制限をする.
- 通常，ヨード制限は不要だが，過剰摂取はコントロール不良を招くことがあるので適量とする.「日本人の食事摂取基準」でのヨード推奨量は青年・成人150μg/日，妊婦は260μg/日，授乳婦は340μg/日であり，上限量は3,000μg/日とされている.

甲状腺機能亢進症
- エネルギー量を標準体重あたり35〜40 kcal/日とし，たんぱく質は1.2〜1.5 g/kg/日とする．ビタミン，ミネラルは豊富にとる.
- 治療に伴い基礎代謝は低下するので，状態をみながらエネルギー量を減じる.
- 炭水化物を一度に過剰摂取することで，四肢麻痺が誘発されることがある．とくに男性では注意を要する.
- 水分を十分摂取する.
- 放射性ヨードを用いた検査・治療ではヨード制限食を用いる.

■ 必要栄養量
エネルギー　2,100 kcal　　たんぱく質　80 g　　水分　2,400 ml
食塩　10 g以下（高血圧：6 g未満）

甲状腺機能低下症
- エネルギーは標準体重あたり25〜30 kcal/日，たんぱく質を1.0〜1.2 g/kg/日とする．良質のたんぱく質を十分摂取する.
- 高コレステロール血症ではコレステロール制限を行う.

■ 必要栄養量
エネルギー　1,600 kcal　　たんぱく質　70 g　　食物繊維　20 g以上
食塩　10 g以下（高血圧：6 g未満）
- 高コレステロール血症を合併した場合
  コレステロール摂取量を300 mg/日以下にする.
  飽和脂肪酸，一価不飽和脂肪酸，多価不飽和脂肪酸の摂取比率の基準を3：4：3とする.
  多価不飽和脂肪酸のうち，n-6とn-3の比率を4：1程度とする.

栄養基準・食品構成

甲状腺機能亢進症
- エネルギー構成比：炭水化物60〜65％，たんぱく質15％，脂質20〜25％
- 下痢症状では易消化な食事内容とする．
- ビタミンはとくにビタミンA，B_1，B_2，B_6，B_{12}，Cを十分に摂取する．

甲状腺機能低下症
- エネルギー構成比：炭水化物60〜65％，たんぱく質15〜20％，脂質20％
- 便秘や胸焼けを起こしやすいため，易消化な食事内容にする．
- 高コレステロール血症や便秘の予防のために食物繊維を20g以上とする．

■栄養基準例

疾患	エネルギー(kcal)	たんぱく質(g)	脂質(g)	炭水化物(g)
甲状腺機能亢進症	2,100	80	50	330
甲状腺機能低下症	1,600	70	35	250

■食品構成例

食品群	分量(g) 甲状腺機能亢進症	分量(g) 甲状腺機能低下症
米飯	600	450
いも類	100	100
果物類	200	150
魚介類	80	80
獣鳥肉類	80	60
卵類	50	50
大豆製品	50	50
牛乳・乳製品	300	200
緑黄色野菜	150	150
淡色野菜	200	200
きのこ類	20	20
海藻類	1	1
植物油	20	10
味噌	12	12
砂糖	10	10

食品・素材の適否

- ヨード制限では,ヨードを多く含む昆布や昆布だしなどの海藻類や昆布エキスを含む和風だしを避ける.ヨードを含むうがい薬に注意する.
- アルコールや香辛料などを過剰摂取しない.
- 野菜類やきのこ類を毎食,豊富に摂取する.

献立・調理法の工夫

■献立

- 栄養バランスをはかり,ビタミン・ミネラル,食物繊維を豊富に含む献立とする.
- 甲状腺機能亢進症では,アルコールや香辛料などを過剰に使用すると心拍数を上げることから適量にする.
- 甲状腺機能低下症では,コレステロールや飽和脂肪酸を多く含む食品を多用せず,脂質エネルギー比は25%以下とする.
- ヨード制限食では,多く含む食品を避ける.制限のないときでも過剰とならない量にする.
- 食塩量は10g程度とし,高血圧や浮腫などがある場合は6g未満とする.

■ヨードを多く含む食品と含有量

食品名	100g中の含有量（μg）	1回使用量 重量（目安）	1回使用量 含有量（μg）	食品名	100g中の含有量（μg）	1回使用量 重量（目安）	1回使用量 含有量（μg）
昆布	130,720	2g	2,614	さば	248	80g	198
わかめ	7,788	10g	779	鶏肉	50	80g	40
焼海苔	6,100	2g(1枚)	122	豚肉	18	80g	14
寒天	1,399	1g	14	卵黄	48	18g(1個)	9
昆布茶	234,200	2g(1杯)	4,684	椎茸	22	2g(1枚)	0.4
かつお	198	80g	158	サラダ油	40	10g(大さじ1)	4
いわし	268	40g	107	バター	62	10g	6
塩さけ	153	80g	122	マーガリン	85	10g	9

〔桂英輔・中道律子:日本食品中のヨード量,栄養と食料 12:344,1960 および松浦安之,神田万喜子,野口典子:コンブ加工品のヨード含有量について,栄養と食料 18:121,1965を参考に作成〕

【今　寿賀子】

経腸・静脈栄養療法

甲状腺機能亢進症

消化機能は一般に保たれており、経腸・静脈栄養療法を要することはまれ．経口投与が不能な場合，乳酸アシドーシス予防のため総合ビタミン剤を併用．

処方例

開始液

ピーエヌツイン1号　2,000 mL　1,120 kcal
オーツカ MV　1セット
24時間かけて中心静脈内に持続点滴
2～3日を目処に維持液に移行

維持液

ピーエヌツイン2号　2,200 mL　1,680 kcal
オーツカ MV　1セット
24時間かけて中心静脈内に持続点滴

注意点

- とくに高齢者では，心房細動・心不全に注意する．
- 糖尿病患者では耐糖能が悪化するので高血糖に注意する．
- 炭水化物大量摂取後に周期性四肢麻痺を起こしやすい．カリウム補充が有効である．

甲状腺機能低下症

消化機能は一般に保たれており，経腸・静脈栄養療法を要することはまれ．経口摂取が不能の場合，乳酸アシドーシス予防のため総合ビタミン剤を併用．

処方例

開始液

ピーエヌツイン1号　2,000 mL　1,120 kcal
オーツカ MV　1セット
24時間かけて中心静脈内に持続点滴
2～3日を目処に維持液に移行

維持液

ピーエヌツイン2号　2,200 mL　1,680 kcal
オーツカ MV　1セット
24時間かけて中心静脈内に持続点滴

【三橋知明】

栄養指導

- 標準体重が維持できる食事量とする．
- 1日3食の規則正しい食生活を指導する．
- 栄養バランスのとれた食事内容とする．
- 肉類に偏らないように指導する．
- 浮腫や高血圧の合併では，食塩制限を行い，薄味に慣れるようにする．加工食品と汁もの，漬けものなどを控えるよう指導する．
- 野菜やきのこ類を十分に摂取し，ビタミン，ミネラル，食物繊維を確保させる．
- 便秘，下痢の予防に水溶性食物繊維の摂取を勧める．
- ヨードの多い食品をとりすぎないように適量を指導する．

【今　寿賀子】

看護のポイント

- 甲状腺クリーゼは，発症頻度は低いものの，致命率が高い．したがって，甲状腺機能亢進症の患者には，甲状腺クリーゼの誘因と症状を説明し，症状の出現があれば早急に受診するように指導する．
- 甲状腺機能亢進症の急性期の安静を除けば，生活上の制限はない．しかし，甲状腺機能亢進症の患者は暑がり，甲状腺機能低下症の患者は寒がりなど気温に敏感である．精神的・身体的ストレスで症状を悪化させることがあるため，室温の設定や静かでリラックスできる環境について家族に協力を得る必要がある．
- 症状や検査データにより薬剤量が決定されるため，指示された薬剤量を確実に服用する必要があることを説明する．
- ヨードの過剰摂取（昆布の過剰摂取，うがい薬や消毒液の大量使用）を控えるよう説明する．
- 甲状腺疾患は女性に多く発症するため，外観的な悩みや妊娠・出産に伴う問題をいつでも相談できるように配慮する．
- 抗甲状腺薬，甲状腺ホルモン薬は胎児に影響しないため，妊娠中も服用を続けるように指導する．

【小西尚美】

58 呼吸不全

経腸・静脈栄養療法の対象となる呼吸不全患者は，主に急性呼吸不全または慢性呼吸不全の急性増悪の患者である．後者の多くは慢性閉塞性肺疾患であり，本項の疾患解説では急性呼吸不全について解説する（慢性閉塞性肺疾患については次項参照）．

疾患の知識

▶概念　急性呼吸不全は，酸素化が急性に著しく障害される病態の総称である．なお，わが国では室内気吸入下で $PaO_2 ≦ 60$ Torr を呼吸不全と定義している．

▶病因　急性呼吸不全をきたす臨床病態は，肺炎，肺水腫（心原性，中枢性），気管支喘息重積発作，肺循環障害（血栓・塞栓症），肺・気道・胸壁の外傷（肺挫傷，気胸，血胸）などである．また，さまざまな原因によって引き起こされる急性肺傷害（ALI），急性呼吸窮迫症候群（ARDS）は治療戦略上，重症肺炎などとの鑑別が必要になる．

▶診断・検査　動脈血ガス分析，X線，CT，Swan-Ganz カテーテルなど．ALI/ARDS の診断は以下の3項目：①急性，②X線両側浸潤影，③肺動脈楔入圧≦18 Torr または左房圧上昇所見なし．ALI：$Pa_{O_2}/Fi_{O_2}≦300$，ARDS：$Pa_{O_2}/Fi_{O_2}≦200$

▶治療　酸素吸入：低酸素血症を改善し，呼吸仕事量と心筋負荷を軽減するうえで必要である．ただし CO_2 ナルコーシス，パラコート中毒は例外．人工呼吸管理：気管挿管下のベンチレータ療法，マスク下の非侵襲的陽圧換気量法（NPPV）が行われる．その他：肺炎に対する抗菌薬投与など，原因に対する治療．輸液量は一般に制限される．　【長谷部正晴】

栄養病態

- 急性呼吸不全患者は栄養障害を合併する．栄養障害は，呼吸筋の筋力低下や免疫能の低下をきたす．
- エネルギー基質の酸化によって産生される二酸化炭酸（CO_2）量が過剰になると，呼吸運動の負荷が増大する．これを避ける目的で等エネルギー量を投与した場合に，糖質より CO_2 産生量の少ない脂肪を多く含む栄養が古くから推奨されてきた．
- 合併する重症病態の栄養療法も同時に考慮する必要がある．

【長谷部正晴】

栄養食事療法

基本方針

🖉 呼吸不全患者では，エネルギー消費量の増加と食事摂取量の減少の両者が存在するために栄養状態が低下する．

- 急性呼吸不全：呼吸不全自体による代謝亢進と呼吸筋仕事量の増加によってエネルギー消費量が増加する．経口摂取が困難なことで生じる栄養障害(PEM)を合併する．呼吸筋の筋力低下や免疫能の低下が起こり病状は悪化する．その場合，二酸化炭素(CO_2)の過剰産生による換気負荷の増大を防ぐために，エネルギーの過剰投与を避ける．糖質対脂質比1：1のように脂肪優位の組成は用いない．脂肪乳剤を用いる場合は緩速投与を心がける．
- 慢性呼吸不全：呼吸器系の機能障害，それに相当する呼吸不全状態が少なくとも1か月以上続くことから，高度の低酸素血症，食事摂取により呼吸困難が悪化し栄養障害をきたす．栄養状態の低下は，容易に呼吸不全に陥り，増悪させるという悪循環をきたしやすく予後が不良になる．エネルギー消費量の増加に対して経口摂取量を増加する必要があるが，困難な場合もあり，必要栄養量を確保するために経腸栄養剤の補充も重要となる．

栄養アセスメント

🖉 栄養障害(PEM)を含めた全身の機能障害として評価する．

■アセスメント項目

問診	最近6か月の体重変化，呼吸困難の程度(頻呼吸，頻脈，チアノーゼ)，身体活動の変化，
身体計測	身長，体重，％標準体重(％IBW)，BMI，体組成［％上腕周囲長(％AC)，％上腕三頭筋部皮下脂肪厚(％TSF)，％上腕筋囲(％AMC)，AMC＝AC－π×TSF］ 体成分分析(BIA，DXA)
血液生化学検査	血清アルブミン，RTP(トランスフェリン，プレアルブミン，レチノール結合たんぱく)，免疫能(総リンパ球数)，ヘモグロビン
栄養食事調査	食事回数，食物摂取量の変化，嗜好(アルコール)，食べる速度

BIA：Bioelectrical impedance analysis　DXA：Dual energy X-ray absorptiometry

■モニタリング・評価のポイント

- 患者の状態によって決定されるが，十分な栄養量を経口的に摂取でき

- 身体計測(体重の変化率,体組成),血液生化学検査以外に,食物摂取量の変化,食欲の有無,消化器症状(下痢,便秘,嘔吐など)も観察する.
- 慢性呼吸不全においては3か月毎に評価し経時変化をみる.

栄養管理目標

🖋呼吸困難感の軽減,身体活動性の改善など自覚症状を改善し,QOLを向上させる.良質なたんぱく質と分岐鎖アミノ酸の含有率が高い食品を積極的に摂取し,塩分を控える(8 g/日以下).

■必要栄養量

①エネルギー必要量:基礎エネルギー消費量(BEE)を求める.呼気ガス分析によって酸素消費量および二酸化炭素産生量を求め計算することが望ましいが,実際には不可能なことが多いためハリス-ベネディクトの式を用いて算出する.目標とする1日の総エネルギー必要量は,下記の2つの式より算出することができる.

   a. 総エネルギー必要量(kcal/日) = BEE×活動因子×ストレス因子
   b. 標準体重当たり 30~40 kcal/日

患者の病態変化に応じてエネルギー必要量を推定する.活動因子は,寝たきり1.0~1.2,歩行可能1.3,ストレス因子は1.1~1.3程度として計算する.活動レベルは低くてもやや多めのエネルギー量が必要になる.

②脂質必要量:脂肪は呼吸商が0.7と,糖質に比べて小さくCO_2産生量は小さいため,エネルギー補給に有利である.

③たんぱく質必要量:筋たんぱくの異化亢進は,横隔膜などの呼吸筋を障害し不全状態を増悪する.このような状態では,1.2~1.5 g/kg/日必要となる.たんぱく質が有効に利用されるためには熱量が必要であり,エネルギー量(kcal)/窒素(g)比が150~200程度を目標とする.窒素源である分岐鎖アミノ酸(BCAA)の低下が認められた場合,割合を増加して供給する.

④ビタミン・電解質・微量元素・水分:急性呼吸不全では,低酸素血症,高炭酸ガス血症により糸球体濾過率が低下し,水分およびナトリウムの排泄障害をきたしやすい.慢性呼吸不全においても呼吸筋力の低下,全身性浮腫(うっ血性心不全),栄養障害性浮腫(低たんぱく血症,ビタミンB_1不足)などを要因とした水分やナトリウム貯留が認められるため,塩分調整など注意が必要である.

栄養補給方法

急性呼吸不全：経腸栄養法（経口または経管）を第一に考え，これが困難な場合のみ経静脈栄養法を選択する．

慢性呼吸不全：経口栄養法，呼吸困難などによって食欲低下を認めた場合は経腸栄養剤の併用も配慮する．

栄養基準・食品構成

病期別栄養管理

急性呼吸不全：栄養素別エネルギー比率　炭水化物 30～40％，脂質 30～55％，たんぱく質 15～20％
　　　経腸栄養剤に市販品"プルモケア"（炭水化物 28.1％，脂質 55.2％，たんぱく質 16.7％）1.5 kcal/mL

慢性呼吸不全：栄養素別エネルギー比率　炭水化物 50％，脂質 25～40％，たんぱく質 15～20％

栄養基準例

	急性呼吸不全 （※経腸栄養剤併用の場合）		慢性呼吸不全	
エネルギー(kcal)	1,600～1,800(1,075)		1,600～2,000	
たんぱく質(g)	65～80(12.6)	17％/E	80～85	17％/E
脂質(g)	85～95(18.3)	48％/E	70～75	33％/E
炭水化物(g)	140～160(21.0)	35％/E	235～250	50％/E

※経腸栄養剤：プルモケア 3 缶（250 mL/缶，1.5 kcal/mL）

食品構成例

食品群	急性呼吸不全	慢性呼吸不全
	分量(g)	
米飯	300	300～400
食パン	80	80
いも類	50	50
果物類	50	100
緑黄色野菜	150	150
淡色野菜	200	200
きのこ・海藻類	—	10

食品群	急性呼吸不全	慢性呼吸不全
	分量(g)	
魚介類	60	90
獣鳥肉類	50	70
卵類	50	50
大豆製品	150	150
牛乳	200	200
油脂類(MCT)	50	40
砂糖類	10	30

※急性呼吸不全は経口栄養摂取量を 1,500 kcal/日とした．

食品・素材の適否

■推奨される食品

- 中鎖脂肪酸(MCT)を利用したゼリー類,アイスクリーム,プリンなど口当たりのよい菓子類で補う.
- 濃厚流動食品は1〜2 kcal/mLとし,MCT,脂質エネルギー比が多く,ビタミンB_1などビタミン含有量の多いものを選ぶ.

BCAA含有量の多い食品

食品名	BCAA	AAA	フィッシャー比	食品名	BCAA	AAA	フィッシャー比
精白米	1.29	0.65	1.98	しじみ	1.12	0.50	2.24
食パン	1.40	0.70	2.00	牛サーロイン(和牛)	3.40	1.40	2.43
木綿豆腐	1.35	0.68	1.99	豚ロース	3.79	1.52	2.49
アーモンド	3.12	1.56	2.00	鶏むね肉(皮なし)	4.30	1.78	2.42
さば	3.50	1.46	2.40	全卵(生)	2.61	1.14	2.29
ぶり(養殖)	3.69	1.52	2.43	牛乳	0.62	0.25	2.48
さけ	3.63	1.51	2.40	プロセスチーズ	5.10	2.50	2.04

分岐鎖アミノ酸(BCAA):イソロイシン,ロイシン,バリン
芳香族アミノ酸(AAA):フェニールアラニン,チロシン,トリプトファン
(日本食品アミノ酸組成表より算出)

■避けたほうがよい飲食物・食品

- 低酸素血症は,胃の働きを悪くし,食物の胃内停滞時間を長くし,息切れを増悪させる傾向にある.
- ガスが発生しやすいさつまいもや炭酸飲料は避ける.

献立・調理法の工夫

呼吸困難などによって食欲低下が認められた場合は,定時の食事時間や通常の食品のみで栄養を摂取するのは難しい.少量で高カロリー食品を用いた料理の工夫が重要となる.高齢者では,一度にたくさん摂取できない問題もあるため補食の対応が大切となる.　【金胎芳子】

経腸・静脈栄養療法

栄養投与経路　可能な限り経腸栄養(EN)を行う.入院時に明らかなたんぱくエネルギー栄養障害(PEM)があり,EN不能の患者には早めに中心静脈栄養(TPN)を行う.

経腸栄養　A.S.P.E.N.(アメリカ静脈経腸栄養学会)/SCCM(クリティカルケア学会),ESPEN(ヨーロッパ静脈経腸栄養学会)などのガイドラインの要点は以下のとおり.

- ARDS/ALI 患者に，抗炎症性脂肪〔n-3 系多価不飽和脂肪酸（魚油），ルリジシャ油〕，抗酸化剤配合経腸栄養剤（免疫調整栄養剤；IMD）が有効である．少なくともエネルギー所要量の 50〜65％ は IMD を投与する必要がある．現在，RCT でオキシーパ®の有効性が認められている．
- 呼吸商（RQ）低下，CO_2 産生量減少を目的とした高脂，低糖の経腸栄養剤の常用は推奨されない．
- 低水分の高カロリー密度の経腸栄養剤は，水分制限を必要とする場合に有用である．
- 血清リン濃度を頻回にモニターし，必要に応じてリンを補充する．

静脈栄養 とくに推奨されるキット製剤はない．一般的留意点は以下のとおり．
- CO_2 貯留の患者へのエネルギー投与は所要量を超えないよう注意する．
- ブドウ糖 $\geq 5\ mg/kg/$分で CO_2 産生が増加し，ベンチレータからの離脱が困難になる．
- 脂肪乳剤中の脂肪 $\geq 3\ mg/kg/$分で，ARDS 患者の肺血管抵抗が有意に上昇する．

【長谷部正晴】

栄養指導

- 低栄養の是正で呼吸筋力増強のために十分なエネルギー量，たんぱく質の確保が大切となる．
- 食品のみで栄養摂取量が困難な場合は，濃厚流動食品（経腸栄養剤）の利用も考慮する．
- 息切れが強い場合の食事は少量・頻回摂取が勧められる．
- 量の割にエネルギーの少ない汁ものや野菜たっぷり料理には注意し，少量でエネルギー量の高い料理を先に食べるようにする．
- 栄養補助だけでは十分な効果は得られず，運動の併用が望ましいと思われる．

【金胎芳子】

看護のポイント

- 患者は呼吸ができないと不安や死への恐怖を抱きやすい．患者の不安が軽減され，安心して効果的な呼吸ができるよう声かけをし，呼吸困難が落ち着くまで傍らにいるようにする．
- 座位やファウラー位など，安楽に呼吸ができる体位や姿勢がとれるように工夫する．
- 腹式呼吸など効果的な呼吸法について指導する．
- 話すことは呼吸困難を助長するので，会話の時間や方法に注意する．

- 冷気や乾燥した空気は気管を刺激して咳嗽を誘発し，呼吸困難が増悪するので，適度な室温や湿度になるよう環境調整を行う．
- 感染は呼吸状態を悪化させるため，手洗い・含嗽の励行など感染予防に努めるよう指導する．
- 禁煙を指導する．
- 患者の日常生活行動を見直し，呼吸機能に適した活動と休息がとれるように指導し，疲労を予防する．【窪田光枝】

MEMO

59 慢性閉塞性肺疾患（COPD）

COPD患者では呼吸に多くのエネルギーを必要とし，また，食欲低下などから，中等症以上の患者で体重減少を認める．常に十分なエネルギーとたんぱく質，ビタミンなど栄養素の補充が欠かせない．栄養療法を含む包括的呼吸リハビリテーションを行い，体力を維持し，感染症などによる急性増悪を予防する．また，呼吸筋を強め，呼吸機能低下を防ぎ，健康関連QOLを改善することを目標とする．

疾患の知識

▶**概念** 有害な吸入因子が肺に炎症を起こし，肺胞壁や末梢気道を障害することによって起こる，進行性の気流制限を呈する疾患である．発症と経過が緩徐であり，労作性の呼吸困難を生じる．

▶**病因** 喫煙や大気汚染，職業上の粉塵など有害な粒子状物質，ガスが原因である．このうち喫煙が最も重要な危険因子であり，発症リスクの90％を説明するとされる．

▶**疫学** 喫煙中，もしくは喫煙していた中高年者に多い．患者の多くを占める軽症，中等症の患者では，まだCOPDと診断されていないものが多い．

▶**症状** 労作性呼吸困難，慢性の咳嗽，喀痰

▶**診断** 上記の症状や，危険因子への暴露歴がある場合に疑う．診断確定には呼吸機能検査が必須である．気管支拡張薬を吸入しても，1秒率が70％未満であれば気流制限ありと診断する．喘息などの気流制限をきたしうる疾患でないことを確認して診断する．

▶**治療** 禁煙が治療の第一歩として極めて重要である．禁煙補助薬を使用した禁煙指導を保険診療で行うことができる．安定期の薬物治療として気管支拡張薬やステロイドの吸入，内服治療が行われる．インフルエンザワクチン接種は患者の死亡率を低下させるため，すべての患者に接種が望まれる．障害された呼吸機能を可能な限り回復，維持させるために，薬物療法に加えて包括的呼吸リハビリテーションが行われる．運動療法，呼吸訓練，排痰法などの呼吸理学療法，患者教育，在宅酸素療法が行われるが，栄養療法もこの一環として行われる．感染や心不全などにより急に増悪した場合は入院とし，酸素療法や気管支拡張薬，ステロイドなどの薬物治療を行う．必要に応じて気道感染症に対する抗生物質治療，心不全に対する治療，人工呼吸器を使用した呼吸管理が行われる．

【羽田　均】

栄養病態

🔖 COPDの患者は以下の理由で痩せる傾向にある.

- COPD患者は呼吸機能低下や横隔膜の動きの悪さをカバーするため,呼吸筋を一生懸命動かして呼吸をし,呼吸に多くのエネルギーを消費する.
- COPD患者では,食事をとると息苦しくなり疲れる.
- 膨張した肺が胃を圧迫しているため,食欲がなく十分な量を摂取できない.
- 以上により栄養不足となり,重症になるに従ってしだいに痩せてしまう.こうなると呼吸筋が弱まって,さらに苦しくなる.呼吸リハビリテーションも十分に行えなくなり,その結果体力が衰え,呼吸機能が低下するという悪循環に陥る.

🔖 呼吸商の低い食物をとり,肺の負担を軽減する.

- 食事で摂取した栄養分をエネルギーとして利用するとき,酸素が消費され二酸化炭素が発生する.酸素1に対して発生した二酸化炭素の量を「呼吸商」で表す.COPD患者では呼吸で二酸化炭素を排出する機能が低下しているため,呼吸商の低い栄養分をとり,肺の負担を軽減する必要がある.
- 炭水化物は呼吸商が1と高いため,過剰投与は二酸化炭素産生を増加させ,換気系の負荷となる.一方,バター,クリーム,オリーブ油,ゴマ油など脂質は呼吸商が0.7と低く,また,高エネルギー食品のため,少量で多くのエネルギーを摂取できる.おかずに炒めものや揚げものを加えるなど,脂質を食事に取り入れて,効率よくエネルギーを補給する.

【羽田 均】

栄養食事療法

基本方針

🔖 COPD患者では,栄養障害と病態との関連で肺機能,運動能,予後,急性増悪,QOLとそれぞれ密接な関連が認められている.全身への影響があり,痩せは避けがたい臨床像と考えず全身性疾患として認識する.栄養療法によって予後が改善することも示され,COPD患者管理において栄養食事療法の重要性が増してきている.

- %IBW＜90％未満の場合では栄養障害の存在が示唆される.
- %IBW＜80％未満の場合では除脂肪体重(LBM)の減少を伴うことが多く,積極的な栄養療法の適応となる.
- %IBW≧90％の場合でも,進行性の体重減少を認めれば適切な栄養

栄養アセスメント

🔸栄養状態は複数の指標を用いて包括的に評価する.

- 安定期COPD患者では,マラスムス型のたんぱく質・エネルギー栄養失調(PEM)を呈する.その原因として食事摂取量の低下,消化管機能低下,社会的・精神的要因などの複合的要因が考えられる.呼吸筋のエネルギー代謝亢進によるエネルギー消費量が高まることから,安定期COPD患者ではREE増大に反映される.
- 体格指数(BMI)は簡便な使用しやすい評価指標である.

■アセスメント項目

必須の評価項目	・食習慣,食事(栄養)摂取量,食事摂取時の臨床症状の有無 ・体重(%IBW,BMI)
行うことが望ましい評価項目	・食事調査(栄養摂取量の解析) ・安静時エネルギー消費量(REE) ・身体組成[%上腕周囲長(%AC),%上腕三頭筋部皮下脂肪厚(%TSF),%上腕筋囲(%AMC),AMC = AC − π × TSF] ・血清アルブミン
可能であれば行う評価項目	・体成分分析(LBM,FMなど) ・生化学的検査(RTP,血漿アミノ酸分析 BCAA/AAA比=フィッシャー比),握力,呼吸筋力,免疫能

IBW:80%≦% IBW < 90%:軽度体重低下,70%≦% IBW < 80%:中等度体重低下,%IBW < 70%:高度体重低下
BMI:低体重 < 18.5,標準体重 18.5〜24.9,体重過多 25.0〜29.9,肥満30以上,FM:脂肪量,BCAA:分子鎖アミノ酸,AAA:芳香族アミノ酸
〔日本呼吸器学会COPDガイドライン第2版作成委員会(編):COPD診断と治療のためのガイドライン第2版,p89,メディカルレビュー社,2004より〕

■モニタリング・評価のポイント

- 食欲,食事時間,摂食時の息切れ,腹部膨満感出現の有無,咀嚼・嚥下の状態,食品の買い物や調理の必要性などに関する食生活全般を幅広く評価する.
- 食事(栄養)摂取量の解析とその評価
- 身体計測(身長,体重,FM,AC,TSF,%AMCなど),生化学的検査(血清アルブミン,RTP,血漿アミノ酸分析など)の経時的変化とその評価

栄養管理目標

気道の狭窄のため十分な換気ができないので,それをカバーしようとして呼吸筋のエネルギー消費が増す.しかし,十分な酸素供給が得られず,呼吸筋力が低下する.これが悪循環となり安静時代謝の亢進,筋たんぱ

く質の崩壊が進み栄養状態がますます低下し，高齢で嚥下困難が伴うと深刻な栄養障害となる．

■**必要栄養量**

①エネルギー必要量：基礎エネルギー消費量(BEE)はハリス-ベネディクトの式を用いて算出する．目標とする1日の総エネルギー必要量は，下記の2つの式より算出することができる．

  a. 総エネルギー必要量(kcal/日) = BEE ×活動因子×ストレス因子
  b. 標準体重あたり 30〜40 kcal/日

体重減少のある COPD 患者の活動因子は 1.5，ストレス因子は 1.2〜1.5 程度として計算する．活動レベルは低くてもやや多めのエネルギー量が必要になる．

過剰なエネルギー摂取は呼吸器系に対する増悪効果のため推奨されない[1,2]．重篤患者の過食は，付加的呼吸または心疾患の合併症を防ぐために避けなければならない．

②たんぱく質必要量：COPD 患者は，筋たんぱく質の異化が亢進し，筋たんぱく質量の保持のためには，概ね1日60〜90 g と十分なたんぱく質源の摂取が重要である．BCAA の血中濃度が低下するため，BCAA/AAA 比を補正する栄養剤を使用する場合もある．

③水分必要量：痰産生と喀痰が激しい場合，適切な水分摂取が不十分であるため脱水(原発性脱水)が起こる場合もある．食欲，口渇感，全身状態によって必要量は左右される．下記の2パターンの式より算出することができる．

  a. 成人：30〜40 mL/体重 kg/日
  b. 1 mL/エネルギー必要量 kcal/日

■**栄養補給方法**

- %IBW＜90%の患者に対しては栄養指導が必要であり，%IBW＜80%においては FM の減少が示唆され予後不良があるため，LBM の増加を目標とした積極的な栄養補給療法が適応となる．

- 食事指導として十分なたんぱく質，とくに BCAA を多く含む食品(項目「58. 呼吸不全」食品・素材の適否参照)を積極的に摂取するよう促す．

- 積極的な栄養補給を目的とする場合は，REE の 1.5〜1.7 倍の総摂取エネルギー量が必要となり，食事に加えて，高濃度 BCAA を 8〜16 g 強化した成分栄養剤(エレンタール)を1日1〜2パック(300〜600 kcal)経口的に補給する．最低3か月は継続する．

栄養基準・食品構成

■病態別栄養管理

低栄養：易感染性，予後や QOL を改善する．
栄養素別エネルギー比率：糖質 55〜60％，たんぱく質 15〜17％，脂質 23〜30％
換気不全による高炭酸ガス血症：呼吸商(RQ)の低い脂質を主体とする栄養剤(プルモケア)を考慮する．
脂質主体の栄養剤のエネルギー比率：糖質 28.1％，たんぱく質 16.7％，脂質 55.2％

■栄養基準例

標準食 2,000 kcal，栄養剤 300 kcal(分岐鎖アミノ酸を添加：エレンタール)

	エネルギー(kcal)	たんぱく質(g)	脂質(g)	糖質(g)
標準食	2,000	75〜85	51〜67	275〜300
栄養剤	300	4.7	0.48	21.2

■食品構成例

食品群	分量(g)
米飯	400
食パン	80
いも類	80
果物類	200
緑黄色野菜	150

食品群	分量(g)
淡色野菜	200
きのこ・海藻類	10
魚介類	90
獣鳥肉類	70

食品群	分量(g)
卵類	50
大豆製品	150
牛乳	200
油脂類	35
砂糖類	60

食品・素材の適否

■推奨される食品

- エネルギーおよびたんぱく質含有の多い食品を少量，頻回に供給することが摂取量を増加させるために推奨される．

食品群	推奨される食品
米飯パン/シリアル類	パスタ，バターライスなど脂肪を使用して調理されたもの牛乳に砂糖を加え調理されたもの
いも類，野菜類	脂肪(バター/マーガリン，クリーム，チーズ)を使用して調理されたもの
果物類	缶詰め果物，ドライフルーツ
スープ類	クリームタイプ

- 咀嚼で疲労が増す場合は，食物の粘度を調整する．

■避けたほうがよい食品
- すぐに膨満感を与えたり，エネルギー摂取を減少させるような高繊維食品は避ける．
- コーヒー，お茶，澄んだスープのような低エネルギー食品は制限する．
- 嚥下問題について，徴候をモニタリングする．食事中の息切れ，空気の飲み込み（空気嚥下），食物を頬にためる，食事中や食後に咳，咳ばらいを何度もする．ゆっくりした摂取を心がける．

献立・調理法の工夫
- 呼吸困難などによって食欲低下が認めた場合は，定時の食事時間や通常の食品のみで栄養量摂取するのは難しい．少量で高カロリー食品を用いた料理の工夫が重要となる．
- 高齢者では，一度のたくさん摂取できない問題もあるため捕食の対応が大切となる．　　　　　　　　　　　　　　　　　　　　　【金胎芳子】

経腸・静脈栄養療法
- 通常 CDPD では，経腸・静脈栄養療法の適応になることは少ない．
　　　　　　　　　　　　　　　　　　　　　　　　　　　　　【羽田　均】

栄養指導
- 低栄養と呼吸器障害の病態は複雑であり，両方の状態が互いに影響しあい，原因となっている．
- 食事中の呼吸困難状態などを観察し，食事摂取量の減少の原因について検討する．
- 一度に摂取する量が少ない場合は，分回食を勧める．
- 空気嚥下を防止するため，ゆっくりと摂取する．
- 炭酸飲料など腹部膨満の原因となるものは摂取を避ける．
- 食欲低下（や食欲不振）の原因を見分け，消化吸収のよい，やわらかい，しっとりした固形食を選ぶ．　　　　　　　　　　　　　　　【金胎芳子】

看護のポイント
- 酸素の吸入が行われる場合，肺胞の低換気による CO_2 ナルコーシスを起こすおそれがあるため，脈拍数の増加や発汗，意識混濁，振戦などの徴候がないか観察する．
- 効率よく酸素を取り入れる方法として，腹式呼吸や口すぼめ呼吸を指

導する.
- 呼吸困難時にはセミファウラー位や起座位など,安楽に呼吸できる体位をとる.
- 禁煙を指導する.
- 便秘になると横隔膜が挙上して呼吸がしづらくなったり,努責をかけることで呼吸困難の悪化につながるため,排便コントロールをはかる.
- 上気道感染によって症状が悪化するため,手洗い・含嗽を励行し部屋の換気に注意するよう指導する.
- 呼吸器感染,心不全の悪化は急性増悪の要因となることが多いので,患者自身が息苦しさや発熱,食欲低下などの徴候を発見した場合には,我慢せずに早期に対処するよう指導する.

【窪田光枝】

【文献】

[栄養食事療法,栄養指導]

1) Campbell RS, Branson RD, Burke W, et al : American Association of Respiratory Care Clinical Practice Guideline. Metabolic measurement using indirect calorimetry during mechanical ventilation. Respir care 39 : 1170-1175, 1994
2) Talpers SS, Romberger DJ, Bunce SB, et al : Nutritionally associated increased carbon dioxide production. Excess total calories vs high proportion of carbohydrate calories. Chest 102 : 551-555, 1992

MEMO

60 高血圧症

高血圧症の治療目的は，脳卒中，冠動脈疾患，心不全，腎不全などの臓器障害を予防することである．そのために，糖尿病や脂質代謝異常症など，リスクが高い患者に対しては，より厳格な血圧コントロールを行う．病因が何であれ，減塩を中心とした生活習慣の改善が高血圧治療の基本となる．

疾患の知識

▶**概念** 血圧は血管抵抗と心拍出量の積で決定されるため，そのいずれかまたは両者が上昇すれば高血圧をきたす．高血圧が持続すると，さらに血管抵抗が高くなり，血圧はますます上昇する．高血圧は脳・心臓・腎臓・血管病変の重要な危険因子であり，高血圧症の治療目標はそれら臓器の障害を予防することにある．

▶**病因** ほとんどの高血圧症は病因が不明であり，本態性高血圧症と呼ばれている．加齢，肥満，食塩の過剰摂取，喫煙，腎機能の低下などが血圧の上昇因子となる．遺伝素因も関係しているため家族歴の聴取は重要である．病因が明らかな二次性高血圧症には，外科的治療にて完治可能な，腎血管性高血圧症，原発性アルドステロン症，褐色細胞腫，クッシング症候群などがある．

▶**疫学** 約3人に1人が有している最も頻度の高い疾患で，そのうち90％以上が本態性高血圧症である．

▶**症状** 症状は，脳・心臓・腎臓・血管病変などの合併症によって生じ，高血圧症独自の症状はない．定まった症状がないことが高血圧症の特徴といえる．

▶**診断** 収縮期/拡張期が140/90 mmHg以上を高血圧とする．正常血圧は130/85 mmHg未満であり，その間は正常高値血圧とされている．正常高値血圧であれば高血圧に移行しやすいため，下記のような生活習慣の改善指導を行う．

▶**治療** 治療を始める時期や目標降圧は，臓器障害リスクによって異なる．一般的にリスクが高い患者では，なるべく早期からより低い血圧を目指したコントロールを行う．とくに，臓器障害のリスクが高い糖尿病や腎臓病患者では正常とされる範囲でも臓器障害が進行することが知られており，130/80 mmHg未満を目標に，生活習慣改善の指導とともに早期から積極的に薬物治療を行う．

【宇津　貴・柏木厚典】

栄養病態

🖊 生活習慣改善には運動療法と食事療法が基本である．食塩制限は将来の血圧上昇も予防する

- 食塩に対する血圧上昇の程度（食塩感受性）には個人差があるが，加齢や臓器障害（とくに腎）の進行にて食塩感受性は亢進するため，高血圧患者のみではなく社会全体で減塩を行う必要がある．食塩摂取量は6g未満を目標とする．
- 肥満は血圧を上昇させるのみではなく，それのみで心血管病を引き起こす．肥満を伴う高血圧患者にはまず減量を勧める．1日30分以上の有酸素運動（早歩きなど）は，減量に有効であるのみではなく，それ自体にも降圧効果があることが知られている．
- 多量の飲酒は血圧を上昇させる．飲酒量はエタノール換算で男性は20～30 mL（日本酒換算1合程度），女性は10～20 mL以下にする．

【宇津　貴・柏木厚典】

栄養食事療法

基本方針

🖊 減塩，適正体重の維持，アルコールの制限，野菜・果物の積極的な摂取，コレステロール・飽和脂肪酸の摂取制限を行う．

- とくに，これらを複合的に行うことはより効果的である．これらの栄養食事療法は，それ自体で降圧効果が認められるだけでなく，降圧薬減量の一助となりうる．また，糖尿病や脂質異常症などの心血管病危険因子を予防するためにも有効である．
- 食塩は1日6g未満とする．
- 野菜・果物を積極的に摂取する．ただし，重篤な腎障害を伴う患者では，高カリウム血症をきたす可能性があるため，野菜・果物の積極的な摂取は推奨されない．また，肥満者や糖尿病患者では，摂取エネルギーの増加につながることがあるので，果物の過剰摂取は推奨されない．
- コレステロール・飽和脂肪酸の摂取は控え，魚（魚油）を積極的に摂取する．
- 適正体重を維持する．BMIは25 kg/m^{2}を超えないようにする．
- アルコールは男性20～30 mL/日，女性は10～20 mL/日以下（エタノール換算）とする．

栄養アセスメント

📝肥満の有無を把握するとともに糖尿病,脂質異常症,腎障害などの合併がないかを把握する.
- 食事調査,臨床検査により食事摂取状況,食生活状況を把握する.
- 血圧値を確認する.
- 心血管病の危険因子について確認する.
- 服薬内容を把握する.

■アセスメント項目

問診	性／年齢／既往歴／現病歴／家族歴／生活習慣(飲酒・喫煙・運動習慣・食生活および食事摂取状況・ストレス環境)
身体所見	身長／体重／BMI／腹囲／血圧値
エネルギー摂取量	推定1日摂取エネルギー量
食塩摂取量	・1日蓄尿Na排泄量〔1日食塩摂取量(g/日)＝1日Na排泄量(mEq/日)÷17〕 ・Na/Cr比による推定 ・食事調査・秤量による推定1日摂取食塩量

目的	検査項目	初期目標値
血圧	収縮期血圧,拡張期血圧	
糖代謝	空腹時血糖	<110 mg/dL
	ヘモグロビンA_{1c}	4.3〜5.8%
脂質代謝	LDLコレステロール	<140 mg/dL
	HDLコレステロール	≧40 mg/dL
	中性脂肪	<150 mg/dL
腎機能	尿中微量アルブミン値	30〜299 mg/gCr
	尿素窒素	7〜19 mg/dL
	クレアチニン	男0.7〜1.1 mg/dL 女0.5〜0.8 mg/dL

■モニタリング・評価のポイント

- 心血管病およびその危険因子や,臓器障害,合併症の評価について確認する.
- 摂取エネルギー量・食塩摂取量と各種臨床検査および体重,血圧の推移をモニタリングする.

栄養管理目標

適正体重を維持するため，エネルギー量の適正化をはかる．食塩，アルコール，コレステロール，飽和脂肪酸を制限し，野菜・果物は一般的な摂取量を充足するようにする．

■必要栄養量

エネルギー　25～30 kcal/kg 標準体重/日
たんぱく質　1.0～1.2 g/kg 標準体重/日
（腎機能障害などの合併症がある場合には，病態に合わせた管理となる．）
脂質　エネルギー比 20～25％

■栄養補給方法

摂食機能に合わせた食形態とする．

栄養基準・食品構成

エネルギー	たんぱく質	脂質	食塩	アルコール
25～30 kcal/kg 標準体重/日	1.0～1.2 g/kg 標準体重/日	20～25％	6 g 未満	エタノール量で男性20～30 mL/日以下，女性10～20 mL/日以下

■栄養基準例

エネルギー(kcal)	たんぱく質(g)	脂質(g)	食塩(g)
1,600	60	40	6 未満
1,800	75	45	6 未満
2,000	80	50	6 未満

■食品構成例（1,600 kcal）

食品群	分量(g)
米飯	550
いも類	80
果物類	200
魚介類	70
肉類	60
卵類	50

食品群	分量(g)
大豆製品	100
味噌	10
牛乳	200
緑黄色野菜	150
淡色野菜	200
きのこ類	50

食品群	分量(g)
海藻類	5
植物油	10
種実類	1
砂糖	10

食品・素材の適否

推奨
- 中等度高血圧患者において,低脂肪乳製品ならびに野菜,果物の多い食事摂取による臨床試験で,有意の降圧を示す報告がある
- カリウムの豊富な食品(ただし,腎障害の合併があるときはK制限を行う場合がある.また,糖尿病や脂質異常症のあるときには果物の過剰摂取は避ける)
- n-3系多価不飽和脂肪酸の摂取量が多い人は血圧が低い傾向にあり,魚油の摂取増加は高血圧患者に降圧効果をもたらすとの報告がある.

不適
- 漬けもの,つくだ煮,塩蔵品,加工食品,汁ものなどの食塩摂取過剰につながりやすい食品や料理
- バラ肉,ロース,皮つき鶏肉,ベーコン,コンビーフなど,脂肪の多い肉類および加工品
- 長期にわたる飲酒は血圧を上昇させるため,アルコールは基準内とする

■食塩含有量の多い食品

食品	食塩含有量(g)	食品	食塩含有量(g)
さけ(新巻き)1切れ(80g)	2.5	さつま揚げ小1枚(60g)	1.1
あじ開き干し1枚(80g)	1.4	プロセスチーズ1個(25g)	0.7
ほっけ開き干し1/2枚(180g)	3.1	ロースハム1枚(20g)	0.5
たらこ1/2腹(35g)	1.6	ウインナー1本(20g)	0.4
いわし味付缶詰(40g)	0.6	昆布つくだ煮(10g)	0.7
はんぺん1枚(100g)	1.5	きゅうりぬか漬け5切れ(30g)	1.6
ちくわ1本(100g)	2.1	梅干し1個(10g)	2.2

献立・調理法の工夫

■献立
- 食塩を控え,Kを豊富に含むバランスのよい献立にする.

■調理法
- 食事療法を継続できるよう,薄味でもおいしく食べられるような工夫をする.
- 新鮮な素材を用い,だしを効かせて薄味に調味する.
- 香辛料や酸味,香味を効かせてアクセントをつける.

- 減塩調味料(減塩しょうゆ,減塩味噌,減塩ソースなど)を活用する.

【金内則子】

経腸・静脈栄養療法

🔖 高血圧患者において経腸・静脈栄養療法を行う際には,血圧のチェックを怠らないだけではなく,体液量・電解質バランスが降圧薬によって影響されることを忘れずに,尿量や体重の管理をしっかり行うことが重要である.

- 高血圧患者に対する定まった経腸・経静脈栄養療法はなく,経腸・静脈栄養が必要になった原疾患によって治療内容を選択する.ただし,薬剤や高血圧合併症について留意する必要がある.
- 最近よく用いられている降圧薬は半減期が長いものが多く(アムロジピン36時間,テルミサルタン24時間),経口投与が不能で,薬剤を中止しても翌日は血圧上昇がみられず,2〜3日後になってから血圧が高くなる例がある.
- とくに高齢の高血圧患者では心血管合併症が隠れていることがあり,輸液速度が速いと心不全を起こし,脱水時は循環不全による(とくに降圧薬投与下で)脳や腎臓の障害をきたす危険が大きいため,厳格な体液管理に留意する.

【宇津 貴・柏木厚典】

栄養指導

- BMIが25未満に達しなくとも,まずは4〜5 kgの減量を目指して指導する.この際,腹囲も考慮する.
- 肥満があれば,まず摂取エネルギー量の適正化をはかり減量を目指す.
- 減塩の工夫について指導する.
- とくに食塩含有量の多い料理(汁もの,めん類など)の摂取頻度を控えさせる.
- とくに食塩含有量の多い食品(表参照)の摂取頻度を控えさせる.
- 栄養成分表示の活用法を指導する.
  食塩相当量(g) = Na (mg) × 2.54 ÷ 1,000
- Kの充足のため,野菜は毎食,果物は適量を毎日1回摂取させる.
- コレステロールの多い食品を控え,飽和脂肪酸を控えるため,肉より魚の摂取頻度を増やす.
- 外食ではめん類,丼もの,寿司などの選択を控え,汁ものや漬けものを残すなど,対処法について指導する.
- アルコール過飲者には基準量まで節酒を指導する.
- カルシウム拮抗薬を服用中の場合は,グレープフルーツジュースを控

えさせる. 【金内則子】

看護のポイント

■生活指導・在籍療養指導

- 適度な運動は血圧を下げる効果があり,できれば早歩き程度の運動を毎日30分以上行う.運動の時間がとれない場合は,電車を1つ手前の駅で降りて歩く,エレベーターを使わずに階段を上るなど,日常生活のなかで運動できる場面をつくる.ただし,病気の進行度によっては,運動を行わないほうがよい場合もあるので,運動内容については主治医に相談する.
- 熱い風呂や冷水に入ると,末梢血管が収縮して血圧が上昇する.浴槽の湯は38〜41℃のぬるめにし,浴槽への出入りはゆっくりと行う.とくに冬場,脱衣所や風呂場が寒いと浴槽との温度差で血圧が大きく変動するため,脱衣所や風呂場を温めてから入浴する.また,風呂で体が温まると,血管の拡張や発汗に伴い,血液量が減少し血液粘稠度が亢進する.入浴前には水分摂取を行い,長湯をしないようにする.
- 緊張すると血圧が高くなる傾向があるため,日常生活ではリラックスを心がけ,ストレスをためないようにする.
- 不規則な生活,睡眠不足や過労を避ける.
- 喫煙は合併症である虚血性心疾患のリスクを高めるため,禁煙を勧める.

【小林亜由美】

MEMO

61 虚血性心疾患

虚血性心疾患の発症や進展には，肥満，高血圧，糖尿病，脂質異常症，メタボリックシンドローム，ストレスなどさまざまな危険因子が関与している．これらの危険因子には，過食や運動不足などの生活習慣の変化が密接に関連している．したがって，それらの予防や治療の観点からも，栄養管理の知識は重要である．

疾患の知識

▶**概念** 虚血性心疾患は，冠動脈が狭窄あるいは閉塞することにより冠血流量が低下し，心筋に栄養および酸素不足（虚血）が起こる病態で，狭心症と心筋梗塞とに大別される（プラークの破綻とそれに伴う血栓形成によって急激に血管内腔の閉塞を起こし，致死的な心筋虚血・壊死を発症する病態を包括して急性冠症候群と呼び，急性心筋梗塞や不安定狭心症などが含まれる）．狭心症は，一過性の心筋虚血が原因で心筋の壊死を伴わないが，心筋梗塞では，血流が遮断されるので，その血管が栄養および酸素を供給している範囲の心筋が壊死に陥る．

▶**病因** 主に，冠動脈の粥状硬化の発生に伴う血管内腔の狭窄，あるいは閉塞を原因とする．粥状硬化は，変性したリポたんぱく（酸化LDLなど）を多く取り込んだマクロファージが泡沫細胞となり，血管内膜に蓄積し発生すると考えられる．狭心症では，冠動脈の狭窄による冠血流量の減少と運動負荷時などの心筋酸素消費量の増加，すなわち心筋への血流の需要と供給のバランスが崩れた場合に，一過性に虚血状態となり発症する．狭心症の特異なタイプとして冠動脈の攣縮によって一過性の虚血が起こる異型狭心症がある．心筋梗塞では，血管内皮細胞のびらんや粥状硬化病変の破綻により，急性に血栓が形成され，血管内腔が完全に閉塞し発症する．

▶**疫学** 日本の第2位の死因は心疾患である．虚血性心疾患はおよそその半数を占める．男性の死亡率は女性の約2倍である．受療者率は男女ともに50歳代前後から増加し，70～80歳代で最大となる．虚血性心疾患の危険因子は，年齢，家族歴，喫煙，高血圧，糖尿病，脂質異常症，メタボリックシンドローム，運動不足，肥満，精神的ストレスなどである．

▶**症状** ①狭心症は，胸骨下の痛みを発作的に発症し，その性状は圧迫感や絞扼感であることが特徴である．痛みは数分～5分以内に消失する場合がほとんどであり，安静やニトログリセリン舌下投与で改善する．労作や精神的興奮，寒冷などが誘発因子となることが知られている．
②心筋梗塞では，圧迫感，絞扼感，灼熱感，重圧感などを伴う激しい痛

みを胸部に発症し，狭心症の場合よりさらに強く，ニトログリセリン舌下投与では改善しない．痛みは 30 分くらいから数時間以上持続する場合がある．

▶診断　①狭心症の場合，臨床症状をもとに診断するが，客観的に診断するためには，心電図で発作時の ST の変化（下降または上昇）を確認することが有効である．運動負荷により発作を誘発した場合の心電図を記録する方法や，24 時間連続記録（ホルター）心電図で日常生活時の自然発作を記録する方法がある．確定診断としては，冠動脈造影法により冠動脈の狭窄の部位や程度（器質的病変）を確認する．
②心筋梗塞の場合，臨床症状の確認とともに，心電図による心筋梗塞特有の心電図変化や，心筋逸脱酵素の検出で診断する．心電図変化は，初期には ST の上昇と T 波の増高がみられ，その後異常 Q 波が認められる．心筋壊死によるクレアチンキナーゼ（CK），アスパラギン酸アミノトランスフェラーゼ（AST），乳酸脱水素酵素（LDH）などの心筋逸脱酵素が上昇する．最近では，心筋壊死をより特異的に検出する検査として，トロポニン T の測定が行われている．また，狭心症同様，心エコー図法による壁運動異常や，冠動脈造影法により閉塞責任病変を把握し診断を確定する．

▶治療　虚血の改善を治療目的とし，心筋への酸素供給量を増加させるか，あるいは心筋の酸素需要を低下させる．狭心症では，主な内服薬は硝酸薬，カルシウム拮抗薬，β遮断薬であり，冠動脈および全身の血管を拡張させ心臓の負担を軽減する．これらの薬剤は飲食物との相互作用があることが知られており，栄養療法上の注意が必要である．たとえば，グレープフルーツは，ある種のカルシウム拮抗薬の肝臓での代謝を遅らせる作用がある．心筋梗塞の場合は，上記薬剤に加え，鎮痛薬や血栓形成予防のため抗凝固薬や抗血小板薬を投与し，経皮的冠動脈形成術（PCI）や血栓溶解薬による再灌流療法を施行する．多枝病変や左主幹部病変を有する場合は，冠状動脈バイパス術（CABG）を考慮する．

【柳澤尚武，島田和典，代田浩之】

栄養病態

- 慢性的にエネルギー摂取過多の傾向があり，血清コレステロールや中性脂肪値が高く，肥満，脂質異常症，糖尿病，高血圧などを高率に合併する．
- 急性期には電解質（Na^+，K^+，Ca^{2+} など）のバランスを崩し，心不全や致死性不整脈などを合併するおそれがあるため，電解質や水分補給の管理が必要である．

【柳澤尚武，島田和典，代田浩之】

栄養食事療法

基本方針

- 急性期は，血行動態が安定するまでは絶食とする．血行動態が安定している場合は，経口摂取の開始を検討する．
- 急性期の食事は，やわらかく口当たりのよいものを少量ずつ摂取させ，消化不良や食事に費やす労力を抑え，心筋酸素消費量を最小に抑えるようにする．
- 血行動態や症状が安定すれば，食事の制限も順次緩和していく．
- 安定期には，基礎疾患に糖尿病や高血圧，脂質異常症，肥満などに対する食事療法を行う．

栄養アセスメント

- 食生活状況，食事摂取状況を調査・問診する．
- 脂質異常症では，脂肪酸の種類，コレステロール摂取量，アルコール摂取量の評価が必要である．
- 急性期には心不全に伴う浮腫が出現するため，体重，腹囲などの身体測定値に留意する．

■アセスメント項目

身体情報：身長／体重／体重変化／年齢／看護度・自由度／ウエスト周囲経／血圧

入院時栄養状態：嚥下障害／消化器症状／摂食不良／体脂肪率

目的	検査項目	基準値
全身栄養状態	BMI	$18.5 \leq BMI < 25.0$
	血中総たんぱく	$6.9 \sim 8.4\,g/dL$
	血清ヘモグロビン	$11.3 \sim 15.2\,g/dL$
	血清アルブミン	$3.9 \sim 5.1\,g/dL$
糖尿病	HbA_{1c}	$4.3 \sim 5.8\%$
	血糖値	$70 \sim 109\,mg/dL$
脂質異常症	中性脂肪	$40 \sim 150\,mg/dL$
	総コレステロール	$127 \sim 220\,mg/dL$
	HDLコレステロール	$33 \sim 110\,mg/dL$
	LDLコレステロール	$70 \sim 139\,mg/dL$
高尿酸血症	尿酸	$3.8 \sim 6.6\,mg/dL$

目的	検査項目	基準値
肝機能	ALT	4～30 mU/mL
	AST	11～30 mU/mL
	総ビリルビン	0.29～1.03 mg/dL
	コリンエステラーゼ	209～504 mU/dL
腎不全	尿素窒素	8～20 mg/dL
	クレアチニン	0.38～0.90 mg/dL

■モニタリング・評価のポイント

- 危険因子となる基礎疾患を評価するために，中性脂肪，総コレステロール，HDLコレステロール，LDLコレステロール，尿酸，血糖，HbA_{1c}，尿糖，尿たんぱく質，血圧などの値を確認する．

栄養管理目標

原因となる高血圧・脂質異常症・糖尿病などの疾患との関連性を確認する．これらの関連する疾患について優先順位の高いものから順に改善する．

■必要栄養量

エネルギー　標準体重(kg)×30～35 kcal　肥満や糖尿病があるときはエネルギーを低く設定(25～30 kcal)

たんぱく質　1.0～1.2 g/kg(腎機能低下時は0.5～1.0 g/kg)

脂質　総エネルギー比の20～25％

飽和脂肪酸　総エネルギーの7％以下　多価不飽和脂肪酸，とくにn-3系多価不飽和脂肪酸の摂取量を増やす．

コレステロール　1日300 mg以下　　食塩　1日6 g未満

■栄養補給方法

急性期：心筋梗塞急性期は血行動態が安定するまでは絶食とし，末梢静脈栄養で栄養補給を行う．

血行状態，症状の安定期：経口(軟菜～常菜：粥食→飯食)

栄養基準・食品構成

■病期別栄養管理

急性期	● 血行状態，症状の安定期に応じて栄養管理を行う．
安定期	● 危険因子となる動脈硬化・脂質異常症・肥満・糖尿病などがみられるようであれば，それぞれの疾患に従った食事療法を行う．

■栄養基準例（安定期）

エネルギー (kcal)	たんぱく質 (g)	脂質 (g)	コレステロール (mg)	食塩 (g)
1,800	75	40	300	6

■食品構成例

食品群	分量(g)
米飯	520
大麦	6
いも類	60
果物類	150
魚介類	100
獣鳥肉類	60

食品群	分量(g)
卵類	25
大豆製品	60
牛乳	200
緑黄色野菜	100
淡色野菜	250
きのこ類	20

食品群	分量(g)
海藻類	5
植物油	15
味噌	6
砂糖	6

食品・素材の適否

■推奨される食品

- LDL-コレステロールの酸化を防ぐ抗酸化物質（ビタミンE，ビタミンC，β-カロテン，ポリフェノールなど）に富んだ野菜や果物，緑茶，赤ワインなどを積極的に摂取する．

■摂取してはいけない飲食物

- 血液凝固薬（ワルファリン）服用時：納豆，クロレラ（健康食品），緑黄色野菜などビタミンKの多い食品の大量摂取に注意する．
- カルシウム拮抗薬（ジヒドロピリジン）服用時：グレープフルーツジュースはカルシウム拮抗薬の作用を増強する働きがあるので注意する．

■避けたほうがよい食品

- アルコール飲料：禁酒するのが望ましいが適量の摂取はかまわない．ただし，大量の飲酒は血圧上昇，エネルギー過剰となる．

献立・調理法の工夫

■献立

- 原疾患を考慮し，必要な栄養素のみ制限，またはコントロールするようにする．

■調理法

- 原則薄味にする．
- 油脂類を少なめに使用する．

【椎名美知子】

経腸・静脈栄養療法

- 虚血性心疾患の場合,数日以内に経口栄養摂取ができる場合がほとんどであり,高カロリー静脈栄養や経腸栄養剤による栄養管理の頻度は少ない.
- 心不全合併例では,厳格な水分と電解質バランスの管理が必要であり,ナトリウム摂取量は1日6g以下に制限する.低カリウム血症は,種々の不整脈を誘引する要因となるので,カリウムは4.2 mEq/L 以上に維持する.

■急性心筋梗塞急性期

- 急性期には血行動態に注意し,胸痛が改善するまでは基本的に絶食とする.

処方例 冠動脈形成術前
ソリタ-T1号 500 mL 時間 20 mL で経過観察とする.

処方例 冠動脈形成術後
ソリタ-T1号またはT3号 500 mL 時間 60〜150 mL(電解質,梗塞範囲や血行動態により異なる).

■人工呼吸管理など,長期の経口摂取不可能時

経口摂取が不可能な状態が遷延する場合には,全身状態,基礎疾患,栄養状態を評価して早期に適切な高カロリー輸液を検討する.

処方例
ネオパレン1号 2,000 mL 24時間かけて投与
エレメンミック注キット(2 mL) 1アンプル
イントラリポス20% 100 mL 【柳澤尚武,島田和典,代田浩之】

栄養指導

- 安定期で高血圧,脂質異常症,糖尿病,肥満などの合併症があるときは,そこに重点を置き指導する.
- エネルギー摂取量,栄養素のバランスを適正化することを目標とする.
- 高トリグリセリド血症の場合は,単純糖質の多い菓子,清涼飲料水を控え,禁酒とする.
- 脂質の多い料理や食品を控える.そのうち動物性脂肪(肉の脂,乳脂肪)を控え,植物性脂肪や魚油の割合を増やす.
- たんぱく質は適量摂取し,肉類や卵を控え,魚介類や大豆・大豆製品を積極的にとるようにする.

【椎名美知子】

看護のポイント

- 合併症の早期発見，予防，迅速な対応に努める．
- 指示された安静度のレベルを守るよう指導する．
- 日常生活動作の制限に伴う身体・精神・社会的苦痛を緩和する．

■生活指導・在宅療養指導

- 排泄時の努責による冠血流量の一過性の低下や心負荷を予防するために，便秘の予防に努め，緩下剤の投与などにより排便をコントロールする．
- 発作時の対応について指導する(ニトログリセリンの使い方や効果の判断の仕方など)．
- 抗凝固薬や血小板凝集抑制薬を内服している患者には，歯肉・口腔粘膜からの出血や皮下出血の有無に注意することや，転倒時や出血時の対応について指導する．
- 禁煙や禁酒・節酒について指導する．
- 脱水予防について指導する．
- 急激な温度変化(暖かいところから寒いところへ移動するなど)を避けるための方法について指導する．
- 入浴はぬるま湯とし，長湯を避けるよう指導する．
- 患者の状態に応じて，日常生活動作・活動の範囲や程度について指導する．
- 精神的ストレスをためないように指導する． 【小林美亜】

【文献】

[疾患の知識，栄養病態，経腸・静脈栄養療法]
1) 厚生統計協会(編)：国民衛生の動向・厚生の指標 54(臨時増刊号)，2007
2) 中屋　豊，外山健二：ビジュアル臨床栄養実践マニュアル，細谷憲政(総監修)：疾患別の病態と栄養管理Ⅱ，第3巻，pp52-63，小学館，2003
3) 戸田和正：第3版　栄養食事療法必携　中村丁次(編著)，pp86-102，医歯薬出版，2007
4) 土田圭一，他：静脈経腸栄養ハンドブック　畠山勝義(編著)：各種病態における実際，pp335-339，中外医学社，2003
5) 泰江弘文：狭心症．臨床栄養89(臨時増刊号・今日の治療食指針―Ⅰ)，435-437，1996
6) 高橋玉奈，他：心筋梗塞．臨床栄養89(臨時増刊号・今日の治療食指針―Ⅰ)：438-440，1996

[栄養食事療法，栄養指導]
1) 心筋梗塞二次予防に関するガイドライン(2006改訂版)．ホームページ(http://www.j-circ.or.jp/guideline/pdf/JCS2006_ishikawa_h.pdf)

62 うっ血性心不全

心不全の進行とともに体液・電解質異常，代謝亢進および栄養の摂取・吸収障害をきたす状態である．薬物療法や手術による心機能の改善に加え，病態に即した栄養管理計画を立てる必要がある．急性期には輸液管理が優先され，循環の安定化を待って栄養療法が行われる．

疾患の知識

▶**概念** 心不全とは，心臓のポンプ機能が低下して，全身組織の酸素需要に見合うだけの血液量を拍出できない状態である．病期により急性と慢性に分類される．慢性心不全では長期間の心拍出量低下に対して生体の代償機能（交感神経系やレニン-アンジオテンシン-アルドステロン系の亢進）が作動するが，これによりナトリウムと水の貯留が促進され病態がさらに増悪する．うっ血の主たる部位により左心不全，右心不全，両心不全に分類される．

▶**病因** 基礎疾患として高血圧，虚血性心疾患，弁膜症，心筋症，不整脈，心毒性（薬剤，アルコール），感染症，慢性炎症などがある．塩分・水分の過剰摂取，薬剤（Ca拮抗薬，β遮断薬，抗不整脈薬など），過労，ストレス，発熱，貧血などは増悪因子である．

▶**疫学** 日本における慢性心不全の疫学データはみられない．米国での疫学統計を引用して換算したデータでは，有病者250万人，有症候者の有病率は人口10万人あたり900人程度と推定される[1]．

▶**症状** 動悸，倦怠感，易疲労感があり，運動耐容能が低下する．左心不全では肺うっ血（呼吸困難，咳嗽，起座呼吸など）を示し，右心不全では体うっ血（浮腫，頸静脈怒張，肝腫大，腹水など）がみられる．NYHA心機能分類（表62-1）は心不全の重症度分類である．

表62-1 NYHA（New York Heart Association）心機能分類

クラスⅠ	心疾患はあるが，身体活動に制限はなく，日常生活では全く症状がない．
クラスⅡ	心疾患があり，身体活動に軽い制限があるが，安静時には無症状．日常生活で疲労，動悸，息切れ，あるいは狭心痛が出現する．
クラスⅢ	心疾患があり，身体活動に高度の制限がある．軽い運動で疲労，動悸，息切れ，あるいは狭心痛が出現する．
クラスⅣ	心疾患があり，わずかな身体活動で症状が出現する．安静時にも心不全あるいは狭心痛があり，少しの身体活動でもそれらの症状が増強する．

▶**診断・検査**　以下の諸検査により形態的，機能的評価を行って病態を把握する．①胸部X線写真：心陰影拡大，肺うっ血所見など．②心電図：不整脈，心房または心室負荷所見，陳旧性心筋梗塞などの心筋虚血所見．③心エコー図：弁膜症，心筋肥大，心腔拡大，心室壁の動態，心嚢液の有無．④右心カテーテル：心拍出量測定，圧測定(肺動脈楔入圧，肺動脈圧，右室内圧，中心静脈圧)．⑤左心カテーテル：左室内圧測定，左室造影，冠動脈造影．⑥血液生化学検査：脳性ナトリウム利尿ペプチド(BNP)，心房性ナトリウム利尿ペプチド(ANP)．⑦肝機能検査：うっ血性肝障害の有無

▶**治療**　基礎疾患に対する治療とともに薬物治療が行われる．重症度に応じてアンジオテンシン変換酵素阻害薬，β遮断薬，アンジオテンシンⅡ受容体拮抗薬，利尿薬，ジギタリス，抗アルドステロン薬，経口強心薬，静注強心薬などを使用する．

▶**予後**　基礎疾患によって異なるが，病態に合った治療が適切になされていれば，長期予後は必ずしも悪くはない．　　　　　　　　【福井康三】

栄養病態

■摂取・吸収障害
- うっ血性肝腫大や腹水による腹部膨満感，薬剤や減塩食の影響により食欲が減退して食事摂取量が減少する．
- 消化管のうっ血，浮腫が起こり蠕動運動が減弱して栄養素の吸収能が低下する．
- 腸管リンパ管拡張によるたんぱく漏出，胸水・腹水貯留によるたんぱく喪失，合併する腎機能障害による尿中へのたんぱく喪失により低たんぱく血症が生じる．

■代謝亢進
- 交感神経系が優位となり，頻脈による心筋酸素消費量の増大や多呼吸に伴う呼吸筋の仕事量増加などにより代謝亢進状態となり，基礎代謝量は増加する．

■体液・電解質異常
- レニン-アンジオテンシン-アルドステロン系の亢進によりナトリウムと水が貯留して浮腫を生じる．
- 利尿薬により電解質異常(とくにカリウム)をきたしやすい．

■心臓悪液質
- 長期間のうっ血性心不全の状態が続くと高度の栄養障害に陥り，極度のるい痩を伴う心臓悪液質を呈する．筋たんぱくの減少，皮下脂肪の減少，低たんぱく血症，貧血がみられ，免疫能は低下する．【福井康三】

栄養食事療法

基本方針

🔖 全細胞外液量は体内ナトリウム量により規定されており,慢性心不全においては減塩によるナトリウム制限が最も重要である[1].利尿薬の効果を減弱させないためにも食塩制限を行う.

- 軽症の慢性心不全では自由水の排泄は損なわれておらず水分制限は不要であるが,口渇により過剰な水分摂取をしていることがあるので注意を要する.重症心不全で希釈性低ナトリウム血症をきたした場合には水分制限が必要となる[1].
  ※自由水:組織結合液以外の体内の水.体液(血液,リンパ液,消化液,組織間液).
- 急性期は絶食とし,食事開始時は少量頻回食から開始することで代謝の亢進を抑える.
- 糖尿病,腎不全,高血圧,脂質異常症などの基礎疾患がある場合は,その疾患に準拠した食事療法に加え,食塩制限を行う.

栄養アセスメント

■アセスメント項目

身体情報	意思疎通,身長,体重,BMI,現体重/標準体重比,年齢,看護度,安静度,身体活動レベル,浮腫の有無
栄養摂取情報	嚥下障害,消化器症状,摂食不良,体重変化
基礎疾患の有無	糖尿病,腎不全,高血圧,脂質異常症
検体検査結果	Hb,フェリチン,Alb,BUN,クレアチニン,Na,K,血糖値,中性脂肪,コレステロール,AST,ALT,ビリルビン

■モニタリング・評価のポイント

- 体液貯留を招いてないか,体重の急激な増加や浮腫の有無を観察する.
- 基礎疾患に準拠した検査値をモニタリングする.

栄養管理目標

🔖 食塩制限を基本とする.

- 肥満があり減量が必要な場合は,摂取エネルギー量を減じる.肥満は血液の需要を増し,労作時には心臓に対する負荷を増大させるためである.
- 貧血を合併すると酸素運搬率が低下するため,代償性に1回拍出量と心拍数が増加して心負荷が増大する.そのため,食事からの鉄分の不

- 足がないように配慮する．
- 食欲不振や循環血液量の増加，腸管の浮腫による脂肪吸収障害，腸管からの血清アルブミンの漏出，肝臓のうっ血によるアルブミンの合成障害などにより，低アルブミン血症を生じやすい．低アルブミン血症は，膠質浸透圧を低下させ浮腫を助長するので，良質のたんぱく質を必要とする．
- 利尿薬の種類によっては低ナトリウム血症，低カリウム血症をきたすので注意する．

■**必要栄養量**〔60歳男性，身長165cm，体重55kg，身体活動レベルⅠ（低い）の例〕

エネルギー　1,800 kcal（基礎代謝量×身体活動レベル）
たんぱく質　80 g（エネルギー比率20％未満）
脂質　　　　50 g（エネルギー比率20％以上25％未満）
炭水化物　　260 g（エネルギー比率50％以上70％未満）
食塩　　　　6 g未満

■**栄養補給方法**
急性期：絶食（末梢静脈栄養または中心静脈栄養）
食事開始後：経口（軟菜で頻回少量），経腸非経口（胃瘻など）

栄養基準・食品構成

■**病期別栄養管理**
急性期：
- 循環と利尿の安定確保ができない限り，栄養摂取を目的とした経口摂取は控える．しかし，積極的な循環管理が意識下で長期に行われる場合，患者のストレスを考慮して，日常のリズムと精神の安定を目的として，少量の経口摂取は早期から開始する必要がある[2]．
- 経口摂取の開始は，酸素投与量が減量できて，鼻カニューレでも酸素飽和度を維持できるようになれば可能である．心不全では，腸管の浮腫により食欲が低下するため，経口摂取が困難なら，中心静脈栄養を考慮する．長期挿管患者や誤嚥の多い患者では経鼻経管栄養，胃瘻造設などを考慮する[2]．
- 1日の摂取カロリーは体重あたり25 kcalを目標にする．中心静脈栄養の場合，急激なカロリー増加は肝機能障害の原因にもなるので，500 kcal程度の摂取から始め，1〜2日ごとに200〜300 kcalずつ投与量を増やす．制酸薬，インスリンなどの投与も検討し，長期に及ぶ場合は，脂肪酸，ビタミン，微量元素などの不足にも注意する[2]．

食事開始時:
- 食事の開始時は,軟菜で頻回食にし,油脂を一度に多量にとる料理を控える.
- 重症心不全では1日の食塩量3g以下の厳格な塩分制限が必要である[1].

■栄養基準例

	形態	エネルギー	たんぱく質	脂質	食塩	食事回数
食事開始時	軟菜	1,200 kcal	60 g	35 g	6 g 未満	4～5回
慢性期	常菜	2,000 kcal	80 g	55 g	6 g 未満	3回

■食品構成例(慢性期)

食品群	分量(g)
穀類	400
いも類	50
砂糖類	20
豆類	15

食品群	分量(g)
野菜	320
果物類	120
きのこ・藻類	15
魚介類	85

食品群	分量(g)
肉類	80
卵類	40
乳類	240
油脂類	15

食品・素材の適否

推奨
- 米飯,いも,卵,赤身肉,魚,豆腐,野菜,果物,牛乳,ヨーグルト

不適
- 食塩含有量の多い食品

■摂取してはいけない飲食物

ワルファリン服用中は納豆を禁止
ワルファリン服用中の健康食品摂取の可否は,ビタミンK含有量を確認して判断する
緑黄色野菜は摂取頻度と量を確認し,ビタミンK過剰とならないよう注意する

MEMO

■避けたほうがよい食品

食塩含有量の多い食品	加工食品：干物，練り製品，ハム・ウインナー，チーズ，塩漬・味噌漬などの塩蔵製品 インスタント食品，レトルト食品 漬けもの，つくだ煮 めん類
調味料	塩，味噌，しょうゆ，ソースなどは量を確認して適量を使用する
嗜好品	スナック菓子，煎餅には食塩量の多い製品があるので注意する
カフェイン飲料・香辛料	コーヒーや煎茶は交感神経を興奮させ，心拍数の増加につながるため，濃くしない 香辛料は適量とする
アルコール	原則禁止とする

献立・調理法の工夫

■献立
- 主食は，食塩過剰摂取予防の観点より，パンやめん類を控え，米飯(白飯)を主とする．
- 食塩過剰摂取予防の観点より，水分量の多い料理(味噌汁，吸いもの，カレーなど)を控える．
- 味の濃い料理を組み合わせない献立にする．味付けを料理それぞれに分散させるより，1つの料理にしぼって味をつけたほうが満足感を得られ，かつ減塩効果がある．
- 便秘を予防するため，食物繊維を十分に摂取する．
- 肝臓や消化管のうっ血により，食欲不振に陥りやすい．食欲不振時はやわらかい食事，喉越しのよい料理，油脂の量が少ない料理とする．
- 食欲不振時は，一時的に味付けを濃くして摂取量の回復をはかるのも一手である．味付けが濃くとも摂取量が少量であるため，食塩過剰につながらないことが多い．

■調理法
- 天然の食材によってだしをいかし，香辛料の適宜使用，酸味の利用により薄味でもおいしく食べられるようにする．

【村越美穂】

経腸・静脈栄養療法

栄養管理は水・電解質管理と並行して行われる．経口摂取が基本原則であるが，必要量が摂取できない場合や食事が心負荷となる場合には経腸栄養や静脈栄養が行われる．急性心不全では薬物治療が優先され，

循環の安定化を待って栄養療法が行われる．

■経腸栄養法
- 消化吸収能に応じて半消化態栄養剤，消化態栄養剤，成分栄養剤を使い分ける．
- 高浸透圧の経腸栄養剤は下痢の原因となるので，投与量やカロリーの急激な増加は避ける．
- 心負荷軽減のためには間欠的投与よりも持続的投与が望ましい．
- 口腔内細菌の不顕性誤嚥による細菌性肺炎予防のため口腔ケアを行う．

■静脈栄養法
- 過剰な水分投与は心不全を増悪させるため，水分バランスを把握するとともに水負荷を避ける．
- 投与エネルギーの組成は健常成人の摂取割合（糖質50％，脂肪30％，たんぱく質20％）が目安となる．
- 高張糖液は高血糖，心負荷となるので10〜20 kcal/kg/日から開始し，目標エネルギーまで少しずつ増加させる．
- ナトリウムは控えめに投与し，低カリウム血症は適性に補正する．

【福井康三】

栄養指導

- 適正エネルギーで，食べ過ぎないようにする．暴飲暴食を避ける．
- 食塩過剰摂取予防の観点より，外食・中食（市販の惣菜）は極力控えるように指導する．利用する環境にある場合は，食塩摂取の調節しやすいメニューの選び方，調整の方法を指導する．
- 加工食品・インスタント食品は，外袋の食塩含有量を確認後，調整して使用させる．
- 食品によっては食塩の含有量をナトリウムで表記してある製品もあるので，食塩相当量の計算方法を把握させる（ナトリウム400 mgが食塩約1 gに相当する）．
- 食卓で使用する調味料は減塩の製品へ移行させる．
- 患者が頻繁に使用する調味料や食材に含まれる食塩量を把握させる．
- 高齢者においては，過度の食塩制限が食欲を低下させ栄養不良となり得るため，味付けには適宜調節が必要である[1]．

【村越美穂】

看護のポイント

- 電解質バランスの管理を行う．
- 安静を保ち，酸素療法を適切に実施し，起座位，ファウラー位などに

よって，肺うっ血に伴う呼吸困難を緩和する．
- ジギタリスを使用している場合には，ジギタリス中毒に注意する．
- 労作と休息のバランスを考えたケア(例：全身清拭後に，すぐに食事開始とならないよう，間に最低1時間は休息をはさむ)を行う．
- 感染予防を行う．

■生活指導・在宅療養指導
- 心機能を低下させる要因(過労，喫煙，感染，過剰な塩分・水分摂取など)とその改善策について指導する．
- 患者の心機能に応じた適切な運動，活動レベルについて指導する．
- 休息と労作・活動のバランスを考えた日常生活指導を行う．
- 退院後は，体重測定を毎日実施し，急激に体重が増加した場合にはすぐに受診するよう指導する．
- 薬物療法の遵守や定期的な受診の必要性，ジギタリス中毒などの薬物療法における注意点，受診が必要な症状(例：浮腫の増強，尿量の低下など)について包括的に指導する．
- 入浴によって心負荷をかけないように，患者の重症度に応じた入浴方法，入浴時間について指導する．
- 肺うっ血があると肺炎，気管支炎が起こりやすくなる．口腔内の清潔の保持，手洗い，うがい，風邪の悪化予防などを通じて，呼吸器合併症を引き起こさないように指導する．
- 精神的ストレスをためないよう指導する．

【小林美亜】

【文献】
[疾患の知識，栄養病態，経腸・静脈栄養療法]
1) 和泉　徹：慢性心不全の臨床像と疫学．第122回日本医学会シンポジウム記録集「心不全診療の最前線」：6-11，2002

[栄養食事療法，栄養指導]
1) 松﨑益徳，他：循環器病の診断と治療に関するガイドライン(2004年度合同研究班報告)，慢性心不全治療ガイドライン(2005年改訂版)，p21
2) 循環器病の診断と治療に関するガイドライン(2004-2005年度合同研究班報告)，急性心不全治療ガイドライン(2006年改訂版)，pp21-22

MEMO

63 妊娠高血圧症候群
(PIH: Pregnancy Induced Hypertension)

以前は，妊娠20週以降に浮腫・たんぱく尿・高血圧の1つでも呈すれば「妊娠中毒症」と診断された．この定義に従えば，浮腫を呈しただけでも「妊娠中毒症」であり，高血圧を呈しても「妊娠中毒症」である．これでは同じ病名で違った病態を扱うことになる．経験的に高血圧を呈すれば母児の予後が悪くなることは知られており，実際には高血圧を呈したときに「妊娠中毒症」の病名を使用していることが多かった．そこで，日本産科婦人科学会では2005年4月より，妊娠20週以降分娩後12週までに高血圧あるいは高血圧にたんぱく尿を伴う病態を，妊娠高血圧症候群（PIH）との名称に改めた．

疾患の知識

▶**概念** PIHは次の4つに分類・定義されている．(1)妊娠高血圧腎症（preeclampsia）：妊娠20週以降に高血圧とたんぱく尿を呈し，分娩後12週までに正常に復する．(2)妊娠高血圧症（gestational hypertension）：妊娠20週以降に高血圧症のみが発症し，分娩後12週までに正常に復する．(3)過重型妊娠高血圧腎症（superimposed preeclampsia）：妊娠前あるいは妊娠20週までに　①高血圧のみが存在　②たんぱく尿のみが存在している病態に，妊娠20週以降に高血圧とたんぱく尿を呈する病態　③高血圧とたんぱく尿が存在していたが，妊娠20週以降いずれかあるいは両方が増悪する病態．(4)子癇（eclampsia）：妊娠20週以降に初めて痙攣発作を起こして，てんかんや二次痙攣が否定されるもの．米国を中心としたISSHPによる分類では，慢性高血圧症（chronic hypertension）が含まれているが，日本産科婦人科学会の分類には含まれていない．これは慢性高血圧症だけで，妊娠中に増悪あるいはたんぱく尿を伴わなければ母児の予後に悪影響を及ぼさないエビデンスに基づいた判断である．また，National High Blood Pressure Education Programによると妊娠高血圧症は一時的な診断で，経過観察により，ほとんどが慢性高血圧症か妊娠高血圧腎症に診断名が変更されている．

▶**疾患の病態** (1)血圧上昇の機序：血圧は心拍出量と血管抵抗の積で求められる．正常妊娠では心拍出量は増大するにもかかわらず血圧は低下する．これは血管抵抗が大きく低下し，それにより血管床の増大をもたらすからである．しかし，PIHではこの血管抵抗の低下が十分でなく，血管床を十分確保することができない．そのためPIHでは循環血液量は非妊時よりは増大しているが，正常妊娠よりは少ない．しかも，増加した血液量にみあう血管抵抗の低下がないため血圧が上昇する．(2)血圧

上昇の危険因子：PIHの危険因子には，高血圧家族歴をはじめ，肥満，脂質異常症のようにメタボリックシンドロームの危険因子，さらには平均血圧上昇のようにすでに血圧が上昇傾向にある状態が含まれる．(3) PIHに罹患した女性の予後：前述した危険因子は，妊娠前に存在し，妊娠後も存在する．すなわち肥満を解消するなどの手段を講じなければ，高血圧発症因子は持続している．PIHに罹患した女性の晩年には，高血圧・虚血性心疾患・静脈血栓症が高頻度に発症している．一方，PIHに罹患しなかった女性の晩年における高血圧の発症率は有意に減少している．正常妊娠により一旦拡張した血管は，一度ふくらませた風船のように拡張しやすい状態が持続するようである．

▶**治療** 上述から明らかなように，メタボリックシンドロームの予防，高血圧の予防方法が，すなわちPIHの予防・治療につながる．①適切なカロリー摂取による肥満の防止，②塩分制限，③カルシウム摂取，④運動療法(ただし，流・早産の危険がないことが条件)，などが行われている．

【友田昭二】

栄養病態

- 妊娠高血圧症候群の病態にはさまざまな危険因子が複雑に絡んでいるが，妊娠時における栄養状態の影響も大きい．疾患の発症予防，病態悪化の予防のためには栄養管理が重要である．
- 肥満は高血圧を発症しやすく，さらに妊娠時には顕著になる．適切なエネルギー摂取，適切な食塩摂取を行うことで，妊娠中の適切な体重増加，血圧を維持するように努めることが大切である． 【友田昭二】

栄養食事療法

基本方針

🔖 薬物治療に限界のある妊娠高血圧症候群の治療は，安静と栄養管理が中心となる．疾病治療のための栄養管理に加えて，妊娠の継続と胎児の正常な発育，分娩後の授乳に備えての十分な栄養量を確保しなくてはならない．

- 妊婦個人に合わせた適正エネルギー量を設定する．
- たんぱく質量は理想体重×1g/日とし，極端な高たんぱく食は行わない．
- 7～8g/日程度の塩分制限は効果的であるが，急激かつ極端な塩分制限は循環血液量の低下を助長するので行わない．
- ビタミン，ミネラルは食事摂取基準を参考にする．
- 原則として水分制限は行わない．

栄養アセスメント

🔖妊娠の経過を考慮し妊婦の栄養状態を正しく評価する．また，常に妊娠が進んでいることから，経時的な評価が必要である．
- 非妊時の BMI，栄養状態，食習慣を把握する．
- 食事調査を行い，栄養摂取量を評価する．
- 適正な体重増加があるか評価する．急激な体重増加は浮腫を疑う．
- 臨床検査から腎機能，肝機能の状態，血圧から妊娠高血圧症候群の状態を評価する．
- 生活環境などの社会的背景を調査する．
- 妊娠と疾病に対しての心理面を評価する．

■アセスメント項目

身体状況	身長／体重／非妊時体重／BMI／年齢／胎児の推定体重
栄養状態	体重変化／食欲／消化器症状

目的	検査項目	妊娠末期の基準値	妊娠高血圧症候群
血液濃縮状態	Ht	33〜38%	37%以上
全身栄養状態	血色素量	10.5〜13.0 g/dL	10.5〜11.0 g/dL
	総たんぱく	5.5〜7.0 g/dL	
	Alb	3.0〜4.0 g/dL	
腎機能状態	BUN	15 以下	
	血中クレアチニン	0.9 以下	
肝機能状態	AST	11〜27 IU/L	
	ALT	1〜25 IU/L	
	γ-GTP	2〜14 IU/L	

■モニタリング・評価のポイント
- 母体の体重変化と胎児の成育状態を観察する．体重変化を摂取エネルギー量の適否の目安とする．
- エネルギー制限を行う際は，異化が亢進してケトーシスになっていないか定期的に尿中ケトン体を調べる．

栄養管理目標

📎 日本産婦人科学会「妊娠中毒症の生活指導及び栄養指導」(1998年)を参考にする.

■栄養指導(食事指導)

エネルギー摂取(総カロリー)
非妊娠時 BMI 24 以下の妊婦:30 kcal×理想体重(kg) + 200 kcal
非妊時 BMI 24 以上の妊婦:30 kcal×理想体重(kg)
塩分　7〜8 g/日程度に制限する(極端な塩分制限は勧められない).
水分　1日尿量 500 mL 以下や肺水腫では前日尿量に 500 mL を加える程度に制限するが,それ以外は制限しない.口渇を感じない程度の摂取が望ましい.
たんぱく質　理想体重×1.0 g/日
動物性脂肪と糖質は制限し,高ビタミン食とすることが望ましい.
注)重症,軽症ともに基本的には同じ指導で差し支えない.混合型ではその基礎疾患の病態に応じた内容に変更することが勧められる.

栄養基準・食品構成

■栄養基準例

程度	熱量(kcal)	たんぱく質(g)	脂質(g)	塩分(g)
肥満型 非妊時 BMI 24 以上	理想体重×30	60	40	7
普通 非妊時 BMI 24 未満	理想体重×30 + 200	60	50	7

■食品構成例

	非妊時 BMI 24 以上	非妊時 BMI 24 未満
	数量(g)	数量(g)
穀類・米	240	300
いも類	100	100
砂糖類	30	30
植物油	10	20
味噌	10	10
大豆製品	50	50
魚介類	50	50
獣鳥肉類	50	50
卵類	25	25

■食品構成例（つづき）

	非妊時　BMI 24 以上	非妊時　BMI 24 未満
	数量(g)	数量(g)
牛乳	200	200
緑黄色野菜	150	150
淡色野菜	200	200
果物類	150	150
海藻類	5	5
調味料類	20	20

食材・素材の適否

推奨　各栄養素を過不足なくバランスよく摂取することが重要であり，特別に適した食品はない．積極的にとりたい食品は以下のとおり
- 葉酸が豊富に含まれている緑黄色野菜，豆類，果物
- 胎盤機能が低下している場合はカルシウムがより必要とされるので，カルシウムが豊富に含まれている乳製品，魚，海藻
- たんぱく質，ビタミン，ミネラルの供給源である脂肪部位を除いた肉，魚，大豆類
- 便秘予防に食物繊維の豊富な野菜類，果物，いも類，豆類，主食に胚芽米や全粒粉パン

不適　健常妊婦と同様の注意が必要である．食べてもすぐに影響は出ないが，食べる回数や量に注意が必要な食品は以下のとおり．
- サプリメント：ある栄養素を多量にとったときの安全性は証明されていない．ビタミンAの摂取にはとくに注意する．
- カフェイン：カフェインの影響も不明な点が多い．
- 高脂肪食：血中コレステロール値が上昇するので動物性の脂質を控えめにする．
- その他：水銀，PCB，鉛などの含有量が高い食品

禁忌
- アルコールは容易に胎盤を通過して胎児に移行するばかりでなく，代謝産物のアセトアルデヒドに胎児が曝露されるため，妊娠中の飲酒は禁止する．

献立・調理法の工夫

■献立
- 1日3回の食事にし，栄養が不十分であれば間食で補う．
- エネルギー量，たんぱく質量だけでなく，ミネラル，ビタミン量にも注意してバランスのよい献立にする．日本人の食事摂取基準(2005年)を参考にする．

■調理法
- 減塩食の工夫をする．減塩食は，食欲不振を招きやすいので，おいしい調理法を選択する．
- 食中毒に気をつけ，安全な食材を使用し，衛生的に調理する．

【朝倉比都美】

栄養指導

- 安静が治療の基本であることを考慮する．
- 妊娠経過，生活環境などが違うので，妊婦1人ひとりに合わせた指導内容とする．具体的な指導を心がける．
- 明らかに体重増加が顕著な場合，肥満妊婦に対しては摂取エネルギーを制限するが，1日1,600 kcalを下限とする．また，妊娠高血圧症候群は腎疾患を伴っていることもあるため，たんぱく質は100 g/日以上の高たんぱく食にしない．
- 塩分は7～8 g/日とし，極端な塩分制限をしない．減塩食のコツを指導する．

【朝倉比都美】

看護のポイント

- 体重管理，塩分制限，休養が原則である．
- 体重管理は重要であるので，1日30品目を目標とし，バランスのよい食生活を心がけるよう指導する．
- 塩分制限の工夫として，酢やレモンなど，酸味のあるものを味付けに使用することや，ラーメンなどの汁を飲み干さないことなど，無理のない範囲でできる方法を提案する．
- とくに経産婦は休養をとることが難しい．本人へは，何でも1人でやろうとせず身近な人に助けを求めることが大切であることを教育する．
- 適切な休養を確保するためには，家族の協力も不可欠である．家族に対して，本人の休養の必要性について十分説明し，家事，育児に協力するよう指導する．

【奥　朋子】

【文献】
[栄養食事療法, 栄養指導]
1) 江口勝人：妊娠高血圧症候群のすべて, MC メディカ出版, 2007
2) 中村丁次, 山本茂(編)：管理栄養士技術ガイド, 文光堂, 2008
3) 森恵美ほか：系統看護学講座 25 母性看護学 2 母性看護学各論 第 11 版, 医学書院, 2008
4) 渡邉早苗, 松崎政三, 寺本房子(編著)：臨床栄養管理―栄養ケアとアセスメント第 3 版, 建帛社, 2008

MEMO

64 糸球体腎炎/ネフローゼ症候群

腎炎といっても急性と慢性では全く異なる疾患と理解すべきである．急性糸球体腎炎は現在では減少しているが，数少ない完治可能な腎炎である．慢性糸球体腎炎やネフローゼ症候群はそれらの原疾患および進行程度により治療は異なり，当然予後も大きく違ってくる．治療法が確立していない疾患が大部分であり，いかに進行を食い止めることが可能かということが重要である．

疾患の知識

糸球体腎炎

▶**概念** 糸球体を場とする炎症性疾患で，急性糸球体腎炎(AGN)と慢性糸球体腎炎(CGN)に大別される．

▶**病因** AGN は細菌またはウイルス感染が原因となる．代表的なものは A 群 β 溶血性連鎖球菌(溶レン菌)による．溶レン菌関連抗原が感染局所(扁桃腺など)より血中に流入し，同抗原に対し患者が産生する抗体が血中または腎内で免疫複合体を形成し糸球体に沈着し，病変が形成される．CGN は尿の異常が慢性的に持続し，数年から数十年にわたって自覚症状も乏しいまま遷延するもので，徐々に腎機能障害が進行する例もみられ，それらは最終的に腎不全に陥る．腎生検の組織診断により IgA 腎症，膜性腎症，膜性増殖性腎炎(MPGN)，巣状糸球体硬化症などに分類される．MPGN では C 型肝炎ウイルスが病因となる例がある．

▶**疫学** AGN，CGN とも発症頻度についての統計学的な報告はなされていないが，わが国は衛生環境の改善や抗生物質の使用により AGN は著減している．AGN は 3〜10 歳くらいの小児に多いが，成人でも発症する．2：1 で男性に多い．連鎖球菌感染の流行後に集中的に発症することもあるが，通常は散発性に発症する．

▶**症状** AGN では先行感染(扁桃腺・咽頭・皮膚など)後，1〜2 週(平均 10 日)の潜伏期を経て浮腫・乏尿・高血圧を認める．肉眼的血尿を呈する場合もある．CGN では無症状で，健診などに際して偶然に尿の異常(たんぱく尿・血尿)がみつかることが多い．

▶**診断** AGN の三主徴は血尿・浮腫・血圧上昇で，たんぱく尿や乏尿も伴う．約 1/3 の例で肉眼的血尿(ぶどう酒様)を認める．先行感染後，数日以内に肉眼的血尿を認めることのある IgA 腎症の急性増悪とは異なる．浮腫は顔面，とくに眼瞼周囲によく認められ，下肢には少ない．血清 ASO や ASK などの溶レン菌関連抗体の上昇や血清補体値の低下が特徴である．腎生検では，管内増殖性糸球体腎炎の像を呈する．

CGNでは,基本的にはたんぱく尿や血尿(どちらか単独のこともある)が年余にわたって継続し,進行した場合には腎機能低下や高血圧などを呈するようになる.一般にたんぱく尿量の多い例では進行する場合が多い.成人のIgA腎症では血清IgA値の上昇がみられたり,MPGNでは血清補体値の低下を伴うこともある.腎生検による組織学的診断が確定診断となる.

▶**治療** AGNの治療の基本は安静臥床および食事療法で,回復過程に応じて制限を緩和する.CGNは病型や進行度に応じて治療はさまざまである.抗血小板薬や副腎皮質ステロイド製剤,レニン-アンジオテンシン系抑制薬の使用頻度が高い.最近,IgA腎症に対して扁桃腺摘出+ステロイドパルス療法の有効性が注目されている.

ネフローゼ症候群

▶**概念** 大量のたんぱく尿と低たんぱく質血症,あるいは低アルブミン血症を認め,多くの場合,浮腫と脂質異常症を認める症候群.単一の独立した疾患ではなく,多くの原因疾患からなる共通の臨床症状を呈する症候群である.多くの疾患がネフローゼ症候群を呈するが,一次性(原発性)ネフローゼ症候群と二次性(続発性)ネフローゼ症候群に分けることができる.前者は腎臓の糸球体そのものに障害があるものであり,後者は腎臓以外の疾患がネフローゼ症候群の原因となるものである.

▶**病因** 健常者の腎臓の糸球体は,主に2つの機序によってたんぱく尿の排出を防いでいる.1つは糸球体基底膜のサイズバリアーであり,もう1つはチャージバリアーである.前者はたんぱく分子の大きさによって排出を抑えている機序であり,後者は基底膜が陰性に荷電することによって血中の陰性に荷電しているたんぱくの排出を電気的に抑制している機序である.糸球体の炎症や免疫複合体沈着による組織学的障害による上記のバリアーの障害やリンパ球から放出される糸球体基底膜の透過性亢進因子などによって高度のたんぱく尿排出が生じ,ネフローゼ症候群を呈することになる.

▶**疫学** 前述したようにネフローゼ症候群を呈する疾患は多彩であり,かつ一次性と二次性があり原因疾患の疫学的調査は容易ではない.ネフローゼ症候群はあらゆる年齢層に発症するが,小児期に発症するネフローゼ症候群の80〜90%は微小変化型ネフローゼ症候群(MCNS)であり,若年成人の女性ではSLEに伴うループス腎炎などに注意が必要である.中年以降では膜性腎炎によるものの頻度が第1位となる.

▶**症状** 患者が尿の泡立ちが強くなることを自覚することが多いが,これは尿中のたんぱく濃度が高くなり泡が消えにくくなるためである.血液中のAlbは膠質浸透圧(血管内に水を保持すること)を司っているが,

表64-1 成人ネフローゼ症候群の診断基準

①たんぱく尿　1日の尿たんぱく量　3.5 g 以上が持続
②低たんぱく質血症　血清総たんぱく質量　6.0 g/100 mL 以下
　（低アルブミン血症とした場合は血清 Alb 量　3.0 g/100 mL 以下）
③脂質異常症　血清総コレステロール値　250 mg/100 mL 以上
④浮腫

注1）上記のたんぱく尿，低たんぱく質血症（低アルブミン血症）は本症候群診断のための必須条件である．
注2）脂質異常症，浮腫は本症候群診断のための必須条件ではない．
注3）尿沈渣中，多数の卵円形脂肪体，重屈折脂肪体の検出は本症候群診断の参考になる．
　　　　（厚生省特定疾患ネフローゼ症候群調査研究班報告，1974 より一部改変）

低アルブミン血症のために血管内から組織へ水分がもれ出て浮腫が出現する．この水分の移動が顕著になると胸水や腹水の貯留，陰嚢水腫がみられることもある．消化管粘膜の浮腫のために食欲の低下，下痢などを呈することもある．

▶診断　診断基準は表64-1に示した．臨床経過は原疾患によって大きく異なるため，診断にはこの経過の把握が重要である．小児に多いMCNSでは急性の発症が特徴的である．成人に多い膜性腎症は，徐々に発症することが特徴的であり，数か月前から何となく下肢がむくんで，それが増強してきたというような訴えが多い．健診で偶然にたんぱく尿でみつかることも多い．

▶治療　ネフローゼ症候群における主な治療目標は，①原疾患の治療，②高度のたんぱく尿の減少，③低たんぱく質血症・低アルブミン血症の改善，④浮腫に対する治療，⑤脂質異常症の改善，⑥腎機能障害の進展抑制などである．薬物療法の基本となるのはステロイド薬である．MCNSではとくに有効で，数週間でたんぱく尿が減少・消失し，浮腫も消失する．そのほかに免疫抑制剤が併用されることもある．たんぱく尿減少効果を期待してアンジオテンシン変換酵素阻害薬やアンジオテンシンⅡ受容体拮抗薬がよく用いられる．必要に応じて利尿薬や脂質異常症のためのスタチン性薬剤が用いられる．食事療法はネフローゼ症候群の治療に欠かせないものである．以前は低たんぱく質血症に対して過量のたんぱく質を摂取させる必要があると考えられていた．現在では高たんぱく食の摂取は糸球体の過剰濾過を生じるために腎臓の障害が強まり，尿たんぱく量も増加することがわかり，たんぱく質摂取は普通量ないし軽度の制限とすることが推奨されている．そのほかに浮腫の軽減のために食塩制限や必要に応じて水分摂取の制限が行われる．表64-2に食事療法をまとめた．

表64-2 ネフローゼ症候群の食事療法

	総エネルギー (kcal/kg*/日)	たんぱく (g/kg*/日)	食塩 (g/日)	カリウム (g/日)	水分
微小変化型ネフローゼ以外	35	0.8	5	血清カリウム値により増減	制限せず**
治療反応性良好な微小変化型ネフローゼ	35	1.0～1.1	0～7	血清カリウム値により増減	制限せず**

*標準体重　**高度の難治性浮腫の場合には水分制限を要する場合もある．
(日本腎臓学会：腎疾患患者の生活指導・食事療法に関するガイドライン，日本腎臓学会誌 39：20, 1997 より)

【吉村吾志夫】

栄養病態

糸球体腎炎

- AGN では，尿の異常とともに高血圧・糸球体濾値低下・乏尿，それに伴う Na と水分の貯留が急激に出現している．したがって乏尿期では 0.5 g/kg/日程度のたんぱく制限や 0～3 g/日の食塩制限といった厳しい食事制限が必要である．水分は前日の尿量＋不感蒸泄量を目安とする．腎機能の改善に応じて上記の食事・水分の制限を緩和する．
- CGN においては腎機能低下の程度や高血圧の出現などに応じてたんぱく質や食塩摂取の制限が必要となる．

ネフローゼ症候群

- ネフローゼ症候群は，低たんぱく質血症という低栄養状態をきたしている症候群である．
- 全身の浮腫は，消化管の浮腫もきたし吸収障害を招く可能性があり，必要な栄養素や十分なエネルギー摂取量が減少することで栄養障害がさらに進行する危険性がある．
- ネフローゼ症候群患者でみられる栄養障害は原疾患により大きく異なることに注意する．

【吉村吾志夫】

栄養食事療法

基本方針

- 急性糸球体腎炎では，急性期をいかに回復に導くか，また，慢性化に移行させないことを目標とする．
- 急性期においては高度な腎機能低下を認めるため，たんぱく質制限，エネルギーの十分な確保，厳密な食塩制限を行う．
- 回復期および治癒期は，エネルギー不足を避け，たんぱく質は一般人の推奨量を上限とし，食塩は 3～5 g の制限で管理するが，ナトリウ

ム利尿や血圧の状態で増減する．

🔖慢性糸球体腎炎・ネフローゼ症候群は，腎機能低下を阻止・抑制を目標とする．
- エネルギーは，どの病期においても十分確保する．
- たんぱく質はステージ1〜2で一般人の推奨量が上限．ステージ3以降で尿毒症物質の産生・貯留を抑制するレベルまで制限する．
- 食塩はナトリウム排泄能力の低下によりステージ1〜2で6g未満，ステージ3以降では腎のナトリウム保持能力を考慮し3g以上6g未満とする．
- カリウムは，ステージ3以降で制限する．

栄養アセスメント

🔖急性糸球体腎炎では発症期間が比較的短いため，栄養障害をきたすことは少ないものの，急性期において食欲不振の頻度が高く，食事摂取状況の把握は必須である．

🔖慢性糸球体腎炎・ネフローゼ症候群のたんぱく質制限時には，エネルギー不足をきたしやすく，経時的な体重変化を把握する．
- 臨床診査では，自・他覚症状や浮腫の程度や血圧を観察する．
- 臨床検査のうち尿素窒素排泄量でたんぱく質摂取量，尿中Cr（クレアチニン）排泄量で筋肉量を評価する．
- 血清総たんぱく，血清Alb，プレアルブミンなどから血中たんぱく質を評価する．
- 24時間蓄尿の尿中Na排泄量で食塩摂取量を推定する．
- 総コレステロールとトリグリセリドで糖質と脂質の摂取量と質を評価する．
- GFR，血清Cr，血清BUN，1/Cr，尿たんぱく量で腎障害の程度を把握する．
- 血清Na，血清K，血清Pi（リン）で電解質バランスを評価する．
- 抗ストレプトリジンO抗体（ASLO），抗ストレプトキナーゼ抗体（ASK），血清補体価（CH50）も評価する．
- 身体計測では身長や体重，周囲径や皮脂厚を把握する．とくに小児は身長が重要である．
- 浮腫例では，除脂肪量を参考に体重を補正し，エネルギーの過不足を判定する．
- 食事調査は食物摂取状況調査や嗜好，食習慣を調査・問診する．

■モニタリング・評価のポイント
- 食欲の変化，栄養食事療法の遵守度，腎障害の程度や症状，合併症な

どを栄養アセスメント項目を組み合わせて評価する.

栄養管理目標

🔖急性糸球体腎炎・急性期の極期には厳重な腎庇護食が基本で，エネルギー量は十分に補給し，たんぱく質と塩分・水分は厳しく制限する．利尿期に移行後，徐々に水分量を増やし，回復期および治癒期では，食塩制限を緩め，たんぱく質量も徐々に増やす．

🔖慢性糸球体腎炎・ネフローゼ症候群は，病期に適応させる．原則は十分なエネルギー補給，たんぱく質制限，食塩制限である．

■必要栄養量（小児における回復期の例）

	乳児期	幼児期	学童期
エネルギー(kcal/kg/日)	90	70	55
たんぱく質(g/kg/日)	2.5	1.5	1.2
食塩(g/kg/日)	0.1*	0.1*	0.1*
水分(mL/日)	制限せず	制限せず	制限せず

*食欲低下が著しい場合は緩和する

■栄養補給法

急性糸球体腎炎の急性期・極期：食欲不振を伴い，経口からの摂取が不能な場合，経静脈栄養が行われることもある．
急性糸球体腎炎の回復期および治癒期，慢性糸球体腎炎・ネフローゼ症候群：経口栄養管理

栄養基準・食品構成

🔖急性糸球体腎炎では，症状の回復状況に応じて栄養基準が大きく異なる．

急性期	●腎の排泄機能保護のため，たんぱく質制限を行う． ●乏尿期は無塩とする．この場合，自然食品中の食塩相当量は計算外とする． ●糖質と脂質からエネルギーを確保する．ただし，過剰な脂質はアシドーシスの原因になるので注意する．
回復期および治癒期	●エネルギーは糖質・脂質主体で確保する． ●尿量増加，浮腫消失，血圧正常化がみられれば，たんぱく質と食塩制限を緩める． ●水分は利尿が始まり，浮腫が消失すれば制限は解除する．

🍖 慢性糸球体腎炎・ネフローゼ症候群の栄養基準は，GFR で分類した病期ステージに適応させる．

ステージ1〜2 尿たんぱく 0.5 g/日以上	●エネルギーは，「日本人の食事摂取基準(2005年版)」に準拠する． ●たんぱく質は，一般人の推奨量より多くならないレベルが上限となる． ●食塩は食品に含まれる Na から換算した食塩相当量で6 g 未満とする．
ステージ3〜5 尿たんぱく 0.5 g/日以上	●エネルギーはステージ1〜2と同様であるが，たんぱく質制限のため糖質と脂質主体で確保する．でんぷん製品や低たんぱく食品，中鎖脂肪酸製品，低甘味ブドウ糖重合体製品などの治療用特殊食品の活用を行う． ●たんぱく質は，治療用特殊食品を利用してアミノ酸価の高い動物性食品の摂取量をできるだけ確保するよう工夫する． ●食塩は全食品に含まれる Na から換算した食塩相当量で，3 g 以上6 g 未満で管理する． ●K は，腎機能低下で高カリウム血症を招く危険性があり制限を要す．高カリウム血症時には，栄養基準量以下にさらに制限する．

■栄養基準
急性糸球体腎炎

	総エネルギー (kcal/Kg/日)	たんぱく質 (g/kg/日)	食塩相当量 (g/日)	カリウム (mg/日)	水分 (mL/日)
急性期	35*	0.5	0〜3	5.5 mEq/以上のときは制限する	前日尿量＋不感蒸泄量
回復期および治癒期	35*	1.0	3〜5	制限せず	制限せず

*高齢者，肥満者に対してはエネルギー減量を考慮する．

MEMO

慢性糸球体腎炎・ネフローゼ症候群

ステージ(病期)	総エネルギー[注1] (kcal/Kg/日)	たんぱく質 (g/kg/日)	食塩相当量 (g/日)	カリウム (mg/日)
ステージ1(GFR ≧ 90) 　尿たんぱく量 0.5 g/日未満[注2] 　尿たんぱく量 0.5 g/日以上	27〜39	ad lib 0.8〜1.0	10 未満[注3] 6 未満	
ステージ2(GFR 60〜89) 　尿たんぱく量 0.5 g/日未満[注2] 　尿たんぱく量 0.5 g/日以上	27〜39	ad lib 0.8〜1.0	10 未満[注3] 6 未満	
ステージ3(GFR 30〜59) 　尿たんぱく量 0.5 g/日未満[注2] 　尿たんぱく量 0.5 g/日以上	27〜39	0.8〜1.0 0.6〜0.8	3以上6未満 3以上6未満	2,000 以下
ステージ4(GFR 15〜29)	27〜39	0.6〜0.8	3以上6未満	1,500 以下
ステージ5(GFR < 15)	27〜39	0.6〜0.8[注4]	3以上6未満	1,500 以下
ステージ5D(透析療法中)	透析療法の栄養基準参照			

kg:身長(m)^2 × 22 として算出した標準体重　GFR:糸球体濾過値(mL/分/1.73 m^2)
注1) 厚生労働省策定の「日本人の食事摂取基準(2005年版)」と同一とする.
注2) 蓄尿ができない場合は,随時尿での尿たんぱく/クレアチニン比 0.5
注3) 高血圧の場合は,6 g 未満.
注4) 0.5 g/kg/日以下の超低たんぱく食が透析導入遅延に有効との報告もある.

■食品構成例

慢性糸球体腎炎・ネフローゼ症候群ステージ2(尿たんぱく量 0.5 g/日以上)
女性,30〜40歳代,身長 160 cm,標準体重 56.3 kg,身体活動レベルⅠ

食品群	分量(g)
米飯	480
小麦粉	10
いも類	70
魚介類	60
肉類	50
卵類	40

食品群	分量(g)
豆類	30
乳類	20
でんぷん製品 (片栗粉や春雨)	20
緑黄色野菜	100
淡色野菜	250

食品群	分量(g)
果物類	100
油脂類	10
砂糖類	10
低たんぱく質で, エネルギーが高い 治療用特殊食品	200 kcal分

1,800 kcal,たんぱく質 50 g/日

食品・素材の適否

推奨
- たんぱく質制限時には，無〜低たんぱく質の治療用特殊食品
- アミノ酸価の高い動物性食品（ただし，たんぱく質の栄養基準内までの量とする）

不適
- 漬けものやつくだ煮などの高塩分食品と塩分を含む加工食品
- 高カリウム血症時は，K含有量が多い食品や塩化カリウムを使用した減塩食品
- 栄養成分値が不明なもの

- 摂取してはいけない飲食物
  - **禁忌** グレープフルーツジュース：降圧薬のカルシウム拮抗薬や免疫抑制剤のシクロスポリンの血中濃度を高める
  - ビタミンKを多く含む食品：抗血小板薬のジピリダモールや抗凝固薬のワルファリンカリウムの作用を低下させる

献立・調理法の工夫

■献立
- エネルギー確保に無〜低たんぱく質でエネルギーが高い間食を取り入れる．
- 塩分制限のため，水分量が多い献立の頻度を減らす（汁もの，めん類，茶碗蒸しなど）．

■調理法
- 減塩食でもおいしく食べられる調理法の工夫を取り入れる．
- 必要エネルギー確保の手段として，揚げものや炒めもの料理を積極的に取り入れる．
- 高カリウム血症時は，野菜は水にさらす・茹でこぼすなどでカリウムを減少させて使用する．

【兼平奈々】

経腸・静脈栄養療法

糸球体腎炎では，AGNにおいてもCGNにおいても通常，経腸・静脈栄養療法が必要となることはない．

ネフローゼ症候群においても通常，経腸・静脈栄養療法が必要となることはない．低アルブミン血症の改善のためにアルブミン製剤の投与が行われることがあるが，寛解までの期間を遷延化させる危険があるため安

栄養指導

- 減塩食の指導を十分に行う．
- 特殊食品の利用目的と，使用方法・調理法を指導する．
- 腎臓病食品交換表や食品標準成分表の活用方法を指導する．
- 薬と食品の相互作用について説明する．
- 長期ステロイド療法で，糖尿病や胃・十二指腸潰瘍を発症することがあるため，規則正しい食生活について指導する． 【兼平奈々】

看護のポイント

- 食事療法と薬物療法について自己管理が重要になるため，本人および家族の知識を確認する．
- 自己管理がうまくいかない場合や，何らかの問題が生じた場合の医療スタッフへの相談方法について確認する．
- 疾病をもった生活が長期的に続くため，精神的ケアを行い，生活の継続を支える．

■生活指導・在宅療養指導

- 体力低下や風邪などの感染によって病気が増悪するため，体調を整え，感染を予防するように指導する．
- 浮腫や体重の増加という塩分過剰摂取や低たんぱくの徴候に注意するように指導する．
- 不規則な生活で体調を崩したり過労や体力低下を引き起こすため，規則正しい生活をするよう指導する． 【三村洋美】

MEMO

65 急性腎不全

急速に進行し，体内の恒常性の維持が難しくなる疾患である．また，たんぱく・エネルギー代謝や糖代謝にも異常をきたすため，栄養障害が進行しやすい．したがって，十分なエネルギーの確保と過不足ない電解質の投与を心がけ，過剰なたんぱく質の投与を避ける必要がある．

疾患の知識

▶**概念**　急激な（おおよそ数時間から数日）腎臓機能の低下によって，体内に最終代謝産物が蓄積したり，電解質バランスの維持ができなくなる病態．

▶**病因**　急性腎不全は，原因より3つのカテゴリーに分けられる．①腎前性急性腎不全：循環血漿量の減少や心拍出量低下など腎血流量の低下による．腎臓に障害はない状態．腎血流の改善をはかれば速やかに回復する．②腎性急性腎不全：腎の実質あるいは腎の血管の急激な病変による．③腎後性急性腎不全：尿路系の閉塞による．閉塞を解除することでただちに回復する．

腎前性	脱水
	ショック（出血性，敗血症性）
	うっ血性心不全
	肝硬変
	ネフローゼ症候群
腎性	糸球体腎炎（急性，急速進行性）
	急性間質性腎炎
	急性尿細管壊死（虚血性，腎毒性）
腎後性	上部尿路閉塞（後腹膜線維症，骨盤内腫瘍，両側尿管結石）
	下部尿路閉塞（前立腺肥大，前立腺癌，神経因性膀胱）

▶**疫学**　腎性急性腎不全は急性腎不全の35～40％を占める．狭義の急性腎不全（急性尿細管壊死）は，多臓器不全の一部分症として発症するものが多く，集中治療室症例の30％にも達する．腎前性腎不全は急性腎不全の40～60％，腎後性腎不全は5％未満である．

▶**症状**　尿量が低下する場合（乏尿性）と低下しない場合（非乏尿性）がある．高窒素血症，電解質異常（高カリウム血症，低カルシウム血症，高リン血症など），代謝性アシドーシス，体液貯留を呈し，尿毒症症状（全身倦怠感，食欲低下，吐気など）が出現する．

▶**診断・検査**　病歴と身体所見，血液尿検査で急性腎不全と診断したうえで腎前性と腎性，腎後性の鑑別が重要となる．腹部超音波検査や腹部CT検査で尿路通過障害や水腎症の所見を認めれば腎後性と診断できる．腎前性と腎性の鑑別は尿中ナトリウム排泄率などを参考とする．

	腎前性	腎性
尿所見	血尿，円柱は少ない	血尿，たんぱく尿，円柱
尿浸透圧（mOsm/kgH₂O）	500＜	＞350
尿/血清クレアチニン比	＞40	＜20
尿/血清尿素窒素比	＞20	＜20
尿ナトリウム濃度（mEq/L）	＜20	＞40
尿中ナトリウム排泄率（FENa）	＜1	＞1

＊尿中ナトリウム排泄率（％）
＝｜(尿/血清)ナトリウム/(尿/血清)クレアチニン｜×100

▶**治療**　①原因の除去；腎前性であれば，脱水の場合，補液や輸血により腎血流を改善させる．心不全の場合は薬物療法などで血行動態を安定させる．腎後性であれば，腎瘻の設置や尿管ステントを挿入し尿路の確保をはかる．腎性であれば，薬剤性の場合は原因薬剤を中止する．②保存療法；乏尿や無尿の場合，利尿薬の使用により尿量の増加をはかる．高カリウム血症は不整脈を誘発する危険があるため，高カリウム治療薬やカルシウム製剤を投与して不整脈を防止する．アシドーシスの合併があれば補正する．③透析療法；保存療法によって，高カリウム血症や肺水腫のように生命の危険に直結する合併症の改善がみられないときには透析療法を開始する．

▶**予後**　透析療法を要する急性腎不全の死亡率は50％以上で，敗血症や集中治療を必要とするような多臓器不全に合併した急性腎不全の死亡率は75％を超える．

【長岡由女・中尾俊之】

栄養病態

- たんぱく・エネルギー代謝や糖代謝に異常をきたす．感染症や多臓器不全に合併した場合はエネルギー消費量が増大する．これに経口摂取不良が相まって，栄養障害が急速に進行する．
- 異化亢進状態となると，体たんぱくの崩壊から高窒素血症，高カリウム血症，高リン血症，代謝性アシドーシスを悪化させる．

【長岡由女・中尾俊之】

栄養食事療法

基本方針

🍖 急性腎不全の原因検索と除去，体内ホメオスターシスの維持を目標とする．

- 急性腎不全とは，広義にはショックや腎毒性物質など何らかの原因で腎臓の機能が急速に低下して，体液のホメオスターシスを維持できなくなった状態を意味する．慢性腎不全との決定的な相違は，腎機能障害が多くの場合に可逆性である点である．それゆえに急性腎不全では，早期に適切な治療と栄養療法の対応を行えば，多くの例で腎機能障害を治癒に導くことが可能である．
- 急性腎不全の治療および栄養療法は，原因(成因)や臨床症状，病期を正しく評価して行うことが大切である．乏尿期や利尿期の初期は経口摂取できない例では中心静脈による高カロリー輸液を行う．
- 高窒素血症，高カリウム血症，アシドーシスの進行抑制には十分な炭水化物の摂取が大切である．
- 精神的動揺が大きいため，患者に対する精神的ケアおよび不穏状態への対応に努める．

病期別にみた保存的治療法

病期	治療法の原則	具体的治療法
発症期	原因の除去 尿量の確保 腎保護	輸液，利尿薬，昇圧薬，プロスタグランジン製剤，降圧薬
乏尿期	発症期の治療 体液管理 電解質バランス 十分な栄養の確保 感染や消化管出血など合併症の予防	輸液，利尿薬 ナトリウム，カリウム，カルシウムの維持 低たんぱく・高エネルギー食
利尿期	発症期・乏尿期の治療 脱水の防止と電解質バランスの維持	輸液
回復期	腎機能の経過観察 腎負荷の排除	

栄養アセスメント

■アセスメント項目

身体計測	BMI/体重変化率/体脂肪量/体筋肉量
たんぱく値	レチノール結合たんぱく/トランスサイレチン/トランスフェリン/アルブミン/CRP
水分管理	尿量/不感蒸泄量/発熱, 嘔吐/体液量/血清ナトリウム濃度
血清カリウム濃度	

■モニタリング・評価のポイント

A. 身体計測

- 身体計測測定による評価は簡便で頻回に測定が可能である.エネルギー,栄養状態の変化や体組成の評価に有用な指標である.

1) BMI (kg/m^2) = 体重(kg)/身長$(m)^2$:普通体重 18.5〜25 未満
2) 体重変化率(%LBW)
   * 体重変化率 = [(標準時体重 − 現在の体重)/健常時体重]×100
   * たんぱく質・エネルギー低栄養(PEM)は,体重減少率が週に 3% 以上あるいは月に 5% 以上が指標となる.単独ではなく BMI と併せて評価する.
3) 体脂肪量,体筋肉量
   - 上腕三頭筋皮下脂肪厚(TSF):身体密度と高い相関関係がみられるため,身体数箇所の皮下脂肪厚から,体脂肪率の推定,痩せ,肥満を判定する.
   - 上腕筋囲(AMC),上腕筋面積(AMA):全身の筋肉量や除脂肪組織(LBM)の指標に有効である.
   * 基準値は「日本人の新身体計測基準値(JARD)」を参考にする.

B. 栄養アセスメントたんぱく値

- 栄養アセスメントたんぱく値としては,リアルタイムでの動的な栄養状態の評価が可能な血中半減期の短いレチノール結合たんぱく(RBP),トランスサイレチン(プレアルブミン:TTR),トランスフェリン(Tf)とその時点での静的栄養状態を示す血中半減期の比較的長いアルブミン(Alb)などを用いて評価する.
- 炎症はたんぱく質を消耗するので,炎症マーカーとして CRP も同時に測定する.
   * これらの測定結果から,食事療法の安全性の確認および効果を評価する.

C. 水分管理

- 尿量と不感蒸泄(700 mL/日)の和を補うにとどめるが、約 400 mL/日が内因性に生じるため、尿量+300〜500 mL/日が適当な水分量である。
- 発熱・嘔吐などのある患者では水分の喪失がこれより多くなる。
- 水分管理の評価は、体液量と血清ナトリウム濃度が正常範囲(134〜143 mEq/L)を保つよう制限する。

D. 血清カリウム濃度

- 血清カリウム濃度が 6.5 mEq/L を超えると明らかな心電図変化がみられ、7.5 mEq/L 以上では重症不整脈が生じることが多い。
- 高カリウム血症に関する最も確実な治療法は血液透析である。
- 保存的治療としては、①グルコース・インスリン療法、②ケイキサレート、カリメートの経口あるいは注腸投与、③アシドーシスの補正、④グルコン酸カルシウムの静注などの方法により是正をはかる。

■ 栄養管理目標

✐ 十分な炭水化物の摂取は体たんぱく質の異化を抑制し、ひいては高窒素血症、高カリウム血症およびアシドーシスの進行を抑制する。そのためには、たんぱく質制限、食塩制限食を用い、栄養状態の改善をはかる。

■ 栄養基準・食品構成

✐ 急性期(乏尿期・利尿期)、回復期および治癒期に応じて栄養管理を行う。

■栄養基準

病期	総エネルギー (kcal/kg*/日)	たんぱく質 (g/kg*/日)	食塩 (g/日)	カリウム (g/日)	水分
急性期(乏尿期・利尿期)	35 **	0.5	0〜3	5.5 mEq/L 以上のとき制限	前日尿量+不感蒸泄量
回復期・治癒期	35 **	1.0	3〜5	制限せず	制限せず

* 標準体重　** 高齢者、肥満者に対してはエネルギーの減量を考慮する。

- 急性腎不全での乏尿期・利尿期の食事は、総エネルギー量 35 kcal/標準体重 kg/日、たんぱく質 0.5 g/標準体重 kg/日、水分は前日尿量+300〜500 mL、食塩は 0〜3 g/日未満とする。
- 急性腎不全の乏尿期や利尿期の初期には、全身状態が不良な場合が多く、食品構成例のとおりに経口摂取できる例は極めてまれである。現

- 実的には中心静脈カテーテルを留置して，高カロリー輸液を実施することが多い．
- 2,000 kcal を投与するには通常 2,000 mL の輸液が必要となり，輸液量を節約して十分なエネルギーを確保するには 50％ブドウ糖液や脂肪乳剤を併用する必要がある．
- いずれにしても高カロリー輸液を行って栄養管理を実施する場合には，水分制限が実質的に不可能となるため，透析療法が前提となる．

処方例

エネルギー：1,840 kcal/日，Na：102 mEq/日，液量：1,300 mL/日
50％ブドウ糖液　800 mL
アミゼット 10　400 mL
10％NaCl　160 mL
ネオラミン・マルチ V　20 mL
＊適時 20％イントラリピッド　100 mL（200 kcal）を加える．

処方例

エネルギー：1,820 kcal/日，Na：103 mEq/日，K：20 mEq/日，HPO_4^{2-}：20 mEq/日，液量：1,520 mL/日
① 50％ブドウ糖液　400 mL
　アミニック　200 mL
　10％NaCl　20 mL
　カルチコール　40 mL
② 50％ブドウ糖液　400 mL
　アミユー　200 mL
　アミニック　200 mL
　コンクライト-P　20 mL
　M.V.I 注（総合ビタミン剤）　1 バイアル
　＊①と②は混合しない．

MEMO

■食品構成例〔治療用特殊食品(エネルギー調整食品,たんぱく質調整食品)を用いた急性糸球体腎炎(乏尿期)食品構成表〕

食品群	分量(g)	エネルギー(kcal)	たんぱく質(g)	脂質(g)	備考
ご飯	180	302	4.5	0.5	180×1
低たんぱく質ごはん1/10**	360	600	1.0	1.1	180×2
いも類	50	41	0.8	0.1	
魚介類	60	90	11.6	4.0	
鳥獣肉類	20	42	3.1	3.1	
卵類	20	30	2.5	2.0	
牛乳	100	67	3.5	3.0	
大豆・大豆製品	50	59	4.0	3.7	
みそ類	0				
緑黄色野菜	100	29	1.6	0.2	
その他の野菜	250	60	2.8	0.3	
果物類	100	85	0.5	0.1	白桃缶詰
エネルギー調整食品***	70	160	0		
砂糖類	50	185			
油脂類	20	174		18.8	
合計		1,924	32.1	36.9	

* エネルギー1,900〜2,000 kcal,たんぱく質30〜35 g,食塩0〜3 g,水分(前日の尿量＋不感蒸泄量 mL)　** 低たんぱく質ご飯:ゆめごはん1/10
*** エネルギー調整食品:マクトンドリンクゼリー

【渡邉榮吉】

経腸・静脈栄養療法

■経口摂取ができないが,消化管機能は保持されている場合

高カロリー,たんぱく質とカリウム,リンの含有量が制限された経腸栄養剤を用いる.

℞処方例

リーナレンLP (250 mL)　4パック ｜
リーナレンMP (250 mL)　1パック ｜ 3回に分けて投与

*水分1,250 mL,エネルギー2,000 kcal,たんぱく質30 g,カリウム600 mg,塩分1.8 g

■ 経口摂取ができない場合

高張ブドウ糖液を基本として必須アミノ酸製剤を投与する．カリウム，マグネシウム，リンの投与を制限する．

処方例

ハイカリック RF　1,000 mL　　ネオアミュー　400 mL

ミネラリン（2 mL）　0.5 アンプル

総合ビタミン剤　0.5 アンプル

補正用リン酸2カリウム（20 mL）　0.5 アンプル　24時間持続投与

＊水分1,410 mL，非たんぱくエネルギー2,000 kcal，窒素量3.24 g，非たんぱく性カロリー窒素比（kcal/N）612.3，ナトリウム50 mEq，カリウム10 mEq

【長岡由女・中尾俊之】

看護のポイント

- 食事療法，薬物療法を行いながら，体調の変化に注意し，慢性腎不全への移行を予防する．
- 原疾患の治療や高血圧，心疾患などの合併症の治療を継続する．

■ 生活指導・在宅療養指導

- 体力低下や風邪などの感染によって病気が増悪するため，体調を整え感染を予防するよう指導する．
- 体重の変化，血圧の変動を記録し外来受診時に持参し，薬物療法の評価を受けるよう指導する．
- 不規則な生活で体調を崩したり過労や体力低下を引き起こすため，規則正しい生活をするよう指導する．
- 原疾患の治療を継続するよう指導する．

【三村洋美】

【文献】

[栄養食事療法]

1) 青池郁夫，荒川正昭：急性腎不全の対応；診断と治療の緊急性．臨床と研究 72：2940-2943，1995
2) Mahnensmith RL：General：Management of the patient with acute renal failure. Renal failure-Diagnosis and treatment, Abuelo JG (ed), Kluwer Academic Publishers, Dordrecht, 1995
3) 渡邉榮吉，甲田　豊，平澤由平：慢性透析患者の低栄養対策（2）；栄養指導のポイント．臨床透析 13：1791-1795，1997
4) 鈴木正司（監修）：透析マニュアル．pp571-589，日本メディカルセンター，2005
5) 渡邉榮吉：栄養予防治療学；急性腎不全．pp283-285，永井書店，2007
6) 斎藤トシ子：栄養教育のためのアセスメント．pp89-95，栄養教育論，南江堂，2005

66 慢性腎不全・透析

慢性腎不全保存期では，腎機能障害進行抑制療法としての低たんぱく食が治療の柱となる．一方，栄養障害が保存期，透析期ともに合併症として重要な位置を占める．そのため栄養障害への対策が極めて重要である．また，高血圧，浮腫，心不全対策としての食塩制限も不可欠の治療となる．

疾患の知識

保存期

▶**概念**　慢性腎臓病（chronic kidney disease；CKD）によって腎機能が著しく低下し，生体のホメオスタシスが維持できなくなった状態．CKDの診断基準では糸球体濾過値によって表現される腎機能（eGFR；estimated glomerular filtration rate）が $15\ mL/min/1.73\ m^2$ 未満（正常：$90\ mL/min/1.73\ m^2$）になったステージ（ステージ5）．

▶**病因**　すべての慢性腎臓病が原疾患となる．

▶**疫学**　現在わが国でeGFRが50 mL/分未満の患者数は約420万人，15 mL/分未満の腎不全患者は約4万人と推定される．2008年12月末の慢性透析患者数は275,119名，透析療法導入の平均年齢は66.8歳であり，透析患者はすべての年齢層でみられるが，高齢になるにしたがって増加する．男性は女性の1.6倍である．

▶**症状**　腎の機能が体内の細胞環境とホメオスタシスの維持・調節にかかわっていることから，腎が不全状態に陥ると，これらの障害によって全身的に多彩な合併症と症状を引き起こす．疾患によっては原疾患の症状がこれに先行して出現する．

▶**診断・検査**　血清クレアチニン（Cr）および血清尿素窒素（SUN）の上昇とCKDの臨床経過が明らかであれば確定する．画像診断で腎の萎縮が認められればさらに確実となる．

▶**治療**　腎機能障害の進行抑制と，合併症および症状の抑制あるいは改善が基本となる．進行抑制治療として，原疾患の治療，進行促進因子の除去を行う．進行促進因子として高血圧，たんぱく質摂取，尿たんぱく，感染症，過労，脱水，腎障害性薬物，心不全などがあるが，持続する因子として高血圧，たんぱく質摂取，尿たんぱくが重要．食塩制限，降圧薬投与，たんぱく質制限が行われる．

▶**予後**　腎機能障害が高度になれば透析療法が適応となる．

透析期

▶**概念**　慢性腎不全で透析療法に導入されているステージ．慢性腎臓病

表66-1 慢性透析導入の主な原疾患とその患者数

原疾患	人数	％
糖尿病性腎症	16,126	43.2
慢性糸球体腎炎	8,602	23.0
腎硬化症	4,218	11.3
［良性腎硬化症］	3,936	10.5
［悪性腎硬化症］	282	0.8
多発性嚢胞腎	918	2.5
急速進行性糸球体腎炎	443	1.2
ループス腎炎	285	0.8
慢性腎盂腎炎	274	0.7

（2008年1月より12月までの1年間）
（日本透析医学会：わが国の透析療法の現況．2009より）

のステージ分類では「ステージ5D」に相当する．
▶**病因** 表66-1に原疾患別に見た透析患者の割合を示す．
▶**疫学** 昨年度1年間の新規導入患者数は37,671人，死亡数は26,901人で，毎年1万人強の増加を見ている．
▶**症状** 慢性腎不全保存期に同じ．ただし，透析療法によって尿毒症毒素の軽減と水・電解質・酸塩基平衡の調節もある程度まで遂行されているため，症状は出現しない場合が多い．しかし，透析量が不十分であったり心不全などの合併症がある場合は，慢性腎不全保存期に準ずる多彩な症状が出現する．
ホルモンの産生については透析療法で代替できないため，補充療法が必要である．
▶**診断** 慢性腎不全保存期に同じ．ただし，透析療法中に出現する合併症も多彩であるため，その診断が必要である．
▶**治療** 透析療法自体が治療である．また，合併症に対する治療が行われる．
▶**予後** 原疾患によって異なる．透析療法を受けている患者の全体の1年生存率は87.4％，5年生存率は69.7％．栄養状態が予後を左右する．死亡原因は，心不全が最も多く24.0％，次いで感染症20.0％，悪性腫瘍9.2％，脳血管障害8.6％となっている． 【出浦照國】

栄養病態

保存期

- 腎機能障害進行抑制療法として低たんぱく食が行われる．たんぱく質

摂取量は 0.5〜0.3 g/kgBW/日が効果的でかつ栄養障害をもたらさない．
- 低たんぱく食で栄養障害をきたさないようにするためには，35 kcal/kgBW/日前後の十分なエネルギー量の確保が不可欠である．
- さらに，摂取たんぱく質のアミノ酸スコアを限りなく高くする必要がある．そのために全摂取たんぱく質の 60〜70％を動物性たんぱく質にする．
- 厳しいたんぱく質制限下でも栄養素バランスの保持が重要である．そのため，1 日の食品数を 30 品目に近づける．
- 以上の食事の実行には，低たんぱく質で十分なエネルギー量を含有する治療用特殊食品の多用が不可欠である．低たんぱくの治療用特殊食品は，①低甘味ブドウ糖重合体製品，②中鎖脂肪酸製品，③たんぱく質調整食品，④でんぷん製品の 4 つのジャンルがある．

透析期

- 慢性透析療法の最大の合併症は，たんぱく質・エネルギー栄養失調症（PEM）と総称される栄養障害である．長期透析患者ではその約 40％が PEM に陥るとされている．透析療法の技法および自己管理教育の優劣が大きな意義を有する．
- 慢性透析患者の栄養障害の原因は多数あり複合している．かつ，適正透析が極めて重要である．
- 原因を確認して，これを除去する．
- 透析時の食事は，長期透析者に栄養障害をきたしやすいことや透析時アミノ酸が除去されることや異化作用の亢進などが考えられるため，摂取たんぱく質を多めにするのが一般的である．
- しかし，高たんぱく食は，エネルギー摂取量が不足していれば十分に合成されず，むしろ尿毒症毒素を大量に産生し，かえって栄養障害につながる．
- 十分なエネルギー摂取，高いアミノ酸スコアなど，食事の技法が正しければある程度の低たんぱく食（0.6 g/kg BW/日）のほうがかえってよい栄養状態の維持に働くことがある．【出浦照國】

栄養食事療法

基本方針

🖋 腎機能低下の進行抑制や合併症を防止し，透析療法導入となっても質の高い社会生活を保ちつつ，できる限りの延命をはかる．食事療法の内容も，この目標に叶うものであることが重要である．
- 尿毒症の原因となる終末代謝産物の産生を極力抑制する．

- 水・電解質の摂取を調整して生体内部の恒常性を維持する．
- 栄養状態の改善・維持，透析患者では長期透析療法を行っていくうえでの諸種の合併症を防止する．

栄養状態（肥満，るい痩の防止）のコントロール	→ エネルギーコントロール
腎機能低下の抑制，終末代謝産物抑制	→ たんぱく質コントロール
体液貯留，高血圧の抑制	→ 食塩・水分コントロール
高カリウム血症の抑制	→ カリウムコントロール
高リン血症の抑制	→ リンコントロール

栄養アセスメント

栄養アセスメントは，栄養摂取量，身体構成，血清たんぱく濃度などより1つの指標に偏らず多面的に行い，経時的に実施し評価することが必要である．

- 栄養摂取量の評価は，食事摂取内容を調査，問診する．さらに24時間蓄尿検査より推定たんぱく質摂取量や食塩摂取量を算出して客観的評価を行う．

■保存療法患者

推定たんぱく質摂取量(g/日)　Maroni法

$$[尿N (mg/dL) \times 1日尿量(dL) + 31 \times 体重(kg)] \times 0.00625$$

推定食塩摂取量(g/日)

$$尿Na (mEq/L) \times 尿量(L)/17$$

■血液透析患者

推定たんぱく質摂取量(g/日)

$$= (Gu + 1.2) \times 9.35$$

$$Gu = [BUN_2 \times V_2 - BUN_1 \times V_1]/6t$$

BUN$_1$：透析終了時血清尿素窒素(mg/dL)

$V_1 : BW_1 - (1-k) \times DW$　　BUN$_2$：次回開始時血清尿素窒素(mg/dL)

$V_2 : BW_2 - (1-k) \times DW$　　t：透析間の時間(hours)

BW$_1$：透析終了時体重(kg)　BW$_2$：次回開始時体重(kg)

DW：ドライウェイト　k：体液量係数(標準0.6)

推定食塩摂取量(g/日)

$$= [Na_2 \times BW_2 - Na_1 \times BW_1 - k \times DW \times (Na_2 - Na_1)]/51$$

Na$_1$：透析終了時血清Na濃度(mEq/L)　BW$_1$：透析終了時体重(kg)

Na$_2$：次回開始時血清Na濃度(mEq/L)　BW$_2$：次回開始時体重(kg)

k：男性では0.4　女性では0.45　DW：ドライウェイト

残腎機能がある場合は，尿中ナトリウム排泄量を加算する．

■腹膜透析の場合

推定たんぱく質摂取量(g/日)
= [13 + 7.31 × UNA(g/日)] + 排液中たんぱく質量(g/日)
　+ 尿中たんぱく質量(g/日)

　UNA(尿素窒素産出量):尿 UN 排液量 + 腹膜透析排液 UN 量
　+ 体液 UN 量の変化(血清 UN × 体液量)

推定食塩摂取量(g/日)
= [排液 Na 濃度 × 排液量(L)(1日分すべて) − 透析液 Na 濃度
　× 注液量(L)(1日分すべて) + 1日尿量(L) × 尿中 Na 濃度]/17

■身体構成の評価(筋肉量,体たんぱく量,体脂肪量の把握)

① 身体計測:BMI (m^2/kg),上腕骨格筋肉量,皮下脂肪厚
② 二重 X 線吸収法(DEXA)
③ 多周波電気インピーダンス法(BIA)
④ クレアチニン産生率

■血清たんぱく濃度

① アルブミン
② トランスフェリン
③ トランスサイレチン
④ 血漿アミノ酸濃度

■主観的包括的評価(SGA)

栄養管理目標

- 保存療法患者では,良好な栄養状態を保ちながら透析療法導入までの期間をできる限り延長させることである.
- 透析療法患者では,諸種の合併症を予防し身体活動レベルを低下させずに予後を良好に保つことである.

栄養基準・食品構成

日本腎臓学会より慢性腎臓病の食事療法基準(2007年版)が示されている(表66-2).その指示量は病期,性別,年齢,身体活動レベル,治療方針により異なる.慢性腎不全では,ステージ4または5,透析療法の食事管理となる.

■保存療法期

低たんぱく食事療法では,たんぱく質のエネルギー比率が5〜9%となる.

- 炭水化物からのエネルギー摂取比率は60〜75%,脂質からのエネルギー比率は20〜25%とする.

表66-2 慢性腎臓病に対する食事療法基準2007年版（日本腎臓学会）

①ステージ1～5

ステージ（病期）	エネルギー（kcal/kg/日）	たんぱく質（g/kg/日）	食塩（g/日）	カリウム（mg/日）
ステージ1（GFR ≧ 90） 　尿たんぱく量0.5 g/日未満（注2） 　尿たんぱく量0.5 g/日以上	 27～39（注1） 27～39（注1）	 任意 0.8～1.0	 10未満（注3） 6未満	
ステージ2（GFR 60～89） 　尿たんぱく量0.5 g/日未満（注2） 　尿たんぱく量0.5 g/日以上	 27～39（注1） 27～39（注1）	 任意 0.8～1.0	 10未満（注3） 6未満	
ステージ3（GFR 30～59） 　尿たんぱく量0.5 g/日未満（注2） 　尿たんぱく量0.5 g/日以上	 27～39（注1） 27～39（注1）	 0.8～1.0 0.6～0.8	 3以上6未満 3以上6未満	 2,000以下 2,000以下
ステージ4（GFR 15～29）	27～39（注1）	0.6～0.8	3以上6未満	1,500以下
ステージ5（GFR < 15） ステージ5D（透析療法中）	27～39（注1）<br colspan="3">以下の表（血液透析，腹膜透析）に示す．	0.6～0.8（注4）	3以上6未満	1,500以下

kg：身長(m)^2×22として算出した標準体重　GFR：糸球体濾過値（mL/min/1.73 m^2）

②ステージ5D：血液透析（週3回）

エネルギー（kcal/kg/日）	たんぱく質（g/kg/日）	食塩（g/日）	水分（mL/日）	カリウム（mg/日）	リン（mg/日）
27～39（注1）	0.9～1.2	6未満	できるだけ少なく（15 mL/kgDW/日以下）	2,000以下	たんぱく質(g)×15以下

kgDW：ドライウエイト（透析時基本体重）

③腹膜透析

エネルギー（kcal/kg/日）	たんぱく質（g/kg/日）	食塩（g/日）	水分（mL/日）	カリウム（mg/日）	リン（mg/日）
27～39（注1）	0.9～1.2（注5）	尿量(L)×5＋PD除水(L)×7.5	尿量＋除水量	制限なし（注2）	たんぱく質(g)×15以下

④[別表] 年齢, 性別, 生活強度別にみた推定エネルギー必要量（標準体重あたり）

	男性		女性	
	身体活動レベル		身体活動レベル	
	Ⅰ	Ⅱ	Ⅰ	Ⅱ
70以上（歳）	28	32	27	31
50～69（歳）	32	37	31	36
30～49（歳）	33	39	32	38
18～29（歳）	36	42	35	41

（表の注は次頁に掲載）

表66-2の注

①ステージ1〜5
注1）厚生労働省策定の「日本人の食事摂取基準(2005年版)」と同一とする．性別，年齢，身体活動レベルにより推定エネルギー必要量は異なる(別表に示す通り)．腹膜透析においては，透析液からの吸収エネルギー分を差し引く．
注2）蓄尿ができない場合は，随時尿での尿たんぱく/クレアチニン比0.5
注3）高血圧の場合は6未満
注4）0.5 g/kg/日以下の超低たんぱく食が透析導入遅延に有効との報告もある．
③腹膜透析
注5）2009年版日本透析医学会「腹膜透析ガイドライン」より
注6）高カリウム血症では血液透析と同様に制限
④別表
注7）推定エネルギー必要量＝標準体重×表中に示す標準体重当たりエネルギー
注8）身体活動レベル
　レベルⅠ(基礎代謝量×1.5)：生活の大部分が座位で，静的な活動が中心の場合(立位・歩行2時間，軽運動1時間)
　レベルⅡ(基礎代謝量×1.75)：座位中心の仕事だが，職場内での移動や立位での作業・接客など，あるいは通勤・買物・家事，軽いスポーツなどのいずれかを含む場合(立位・歩行3時間，軽運動2時間)＃大部分のCKD患者や高齢者での身体活動レベルⅠ(基礎代謝量×1.5)と考えてよいであろう．
注9）肥満解消をめざす場合にはこれより少なく，るい痩・低栄養の改善をめざす場合にはこれより多くする必要がある．摂取エネルギーの処方にあたっては，患者の体重変化を観察しながら適正量となっているかを経時的に評価しつつ調整を加える．
注10）脂肪摂取のエネルギー比率は，20〜25％とする．

■透析期

たんぱく質の過剰摂取は血清尿素窒素，カリウム，リンの上昇につながるので避けるべきである．

■食品構成例(1,800 kcal　たんぱく質35 g)

食品群	分量(g)
たんぱく質調整用米飯	360 g
米飯(普通米飯)	180 g
卵類	50 g
魚介類	50 g

食品群	分量(g)
肉	30 g
野菜類	300 g
果物類	150 g
植物油	30 g
砂糖	10 g

食品群	分量(g)
春雨	20 g
エネルギー調整用食品	200 kcal分
調味料	

食品・素材の適否

推奨
- 慢性腎不全の低たんぱく食事療法では，治療用特殊食品の使用が必要であり，とくに主食となるたんぱく質調整用食品やでんぷん食品が有効である．
- エネルギー補充としてたんぱく質含有量の少ない補食類，菓子類，飲料類なども利用できる．

不適
- グレープフルーツ，グレープフルーツジュースはカルシウム拮抗薬やその他の薬物の効果を増強させるので避ける．

献立・調理法の工夫

■献立
- アミノ酸スコアを100に保つために，動物性たんぱく質比率を60%目標とする．
- 主食類は治療用特殊食品を使用することが望ましい．
- 脂質エネルギー比率は25%を超えないようにする．
- エネルギー不足にならないよう，間食，補食を入れる．

■調理法
- 食塩コントロールに対して，酸味，香辛料，香草類を利用する．1品に重点的に味付けを行うと満足度が高まる．
- カリウム制限が必要な場合は，カリウム含有量の多い食品は避け，茹でる，水にさらすなどの処理を行う．
- 良質な動物性たんぱく質食品を選択し，素材をいかした調理にする．

【金澤良枝】

経腸・静脈栄養療法

保存期
- 経口栄養が不可能あるいは摂取が不十分な場合に限って適用される．可能であれば経口摂取と併用する．

■経静脈栄養
低たんぱく質，高エネルギー，低リン，低カリウムの製剤を用いる．

処方例
【基本液】
ハイカリック RF　500 mL
【アミノ酸製剤】
キドミン(7.2%)　200 mL または
ネオアミユー(6.1%)　200 mL

■経腸栄養

Ⓡ処方例

低たんぱく質，高エネルギー，低リン，低カリウムの製剤を用いる場合．
レナウエル A あるいはレナウエル 3　625 mL　または
リーナレン LoGIC 1.0 あるいはリーナレン LoGIC3.5　625 mL

透析期

- やむをえない事情がない限り，経腸・静脈栄養療法は避けなければならない．わずかなエネルギー不足が問題となり，水分過剰も問題となるためである．
- 高齢者や慢性炎症を有する患者などで経口摂取が十分にできない患者に対して，一時的に透析中非経口（経静脈）栄養（intradialytic parenteral nutrition；IDPN）が適用される．高浸透圧であるため透析中の血圧低下の防止にも役立つ．IDPN による体たんぱく合成効果はスポーツなどの身体負荷によって上昇する．透析回路から高張ブドウ糖液，アミノ酸製剤，脂肪製剤を用いる．

Ⓡ処方例

ブドウ糖製剤：50％ブドウ糖液 200 mL または 70％ブドウ糖液 350 mL
アミノ酸製剤：ネオアミユー（6.1％）200〜400 mL またはキドミン（7.2％）
　　　　　　　200〜400 mL
脂肪製剤：イントラリポス（20％）250 mL

■経腸栄養

Ⓡ処方例

レナウエル A あるいはレナウエル 3
リーナレン LoGIC1.0 あるいはリーナレン LoGIC3.5
　いずれも低たんぱく質製品であるが，アミノ酸スコアが考慮されているため，エネルギー摂取が十分であれば問題を生じない．
低たんぱく食が望ましくない場合，次のいずれかを選択．
エンシュア・リキッド　1,000 mL　　エンシュア・H　666 mL
テルミール 2.0 α　500 mL　　テルミールミニ　625 mL
ラコール　1,000 mL

■経腹膜透析液栄養

- アミノ酸製剤を含有する腹膜透析液を用いる方法（intra peritoneal amino acid；IPAA）があるが，わが国では発売されていない．
- 分岐鎖アミノ酸，たんぱく同化ホルモンも適宜用いる．
- 経静脈栄養では血糖コントロール不良例にインスリンを投与する．

【出浦照國】

栄養指導

- 医師からの病態の説明と食事管理の必要性を，患者が十分理解したうえで栄養指導を行う．
- 臨床検査値，24時間蓄尿検査からの客観的データや，身体計測などの栄養評価を行い食事内容と合わせて食事相談を行う．
- 個別指導に重点をおき，患者と調理者に同時に実施する．患者の社会的状況を考え，理解度や実行度，食事療法の効果など判断し，外来ごとに繰り返し継続することが重要である．
- 治療用特殊食品は，治療上使用することが有利であることを十分説明し，患者の嗜好性に合わせて勧める．

【金澤良枝】

看護のポイント

- 食事療法と薬物療法について自己管理が重要になるため，本人および家族の知識を確認する．
- 透析療法に伴う体調管理，水分管理について自己管理が必要となるため，本人および家族の知識を確認する．
- 透析療法のための来院時や外来受診時には，医療スタッフに生活全般についての相談が行えることを本人や家族に伝える．
- 在宅で緊急の事態が生じたときの医療スタッフへの連絡方法について本人や家族に伝える．
- 透析をする生活が長期的に続くため，精神的ケアを行い，生活の継続を支える．

■生活指導・在宅療養指導

- 体力低下や風邪などの感染によって病気が増悪するため，体調を整え感染を予防するように指導する．
- 体調を把握し異常を発見できるように指導する．
- ドライウェイトを理解し適切な飲食ができるように指導する．

血液透析

- シャントを傷つけないように保護し，シャントへの圧迫などを避け，シャントの閉塞を防ぐように指導する．
- シャントから出血した場合（透析後は持続出血がある場合）には，ただちに医療スタッフへ連絡するように指導する．
- シャントの状態を患者・家族が聴診器で確認し，シャントの閉塞が考えられるときには，ただちに医療スタッフへ連絡するように指導する．

腹膜透析

- 腹膜透析のスケジュールに従って，透析を行うように指導する．

- 腹膜透析カテーテルの出口部と腹膜透析液の排液を観察し，出口部感染や腹膜炎の徴候について注意するように指導する．
- 排液の白濁，腹痛，発熱といった腹膜炎の徴候がみられる場合には，ただちに医療スタッフへ連絡するように指導する．　　　　　　【三村洋美】

MEMO

67 糖尿病性腎症

糖尿病性腎症を合併する症例では，良好な血糖および血圧のコントロールを保つことが重要である．栄養管理においては，適正なエネルギー量に加えて，腎症の病期によってはたんぱく質や塩分の制限なども必要となる．進行した腎症ではKなどの電解質補正も行う．

疾患の知識

▶**概念** 糖尿病の三大合併症の1つであり，糖尿病に合併する腎障害．

▶**病因** 高血糖に伴う細胞内代謝異常(酸化ストレス，ジアシルグリセロール-プロテインキナーゼCの活性化，糖化最終産物の蓄積など)，糸球体高血圧，炎症，遺伝因子などが関与している．

▶**疫学** 日本人の2型糖尿病患者で早期腎症約3割，顕性腎症以降約1割が発症する．

▶**症状** 無症状のことが多い．たんぱく尿が増加すると，浮腫が出現する．腎不全に至ると全身倦怠感や悪心などがみられる．

▶**診断・検査** 尿中アルブミン量を測定する．随時尿で30 mg/gCr未満は腎症前期，30～299 mg/gCrは早期腎症，300 mg/gCr以上は顕性腎症と診断する．血清クレアチニンから推算糸球体濾過量(GFR)を算出する．顕性腎症後期からGFRが低下し，30 mL/分前後から腎不全期となる．

▶**治療** 腎症進展の予防には，厳格な血糖コントロールと降圧治療が重要である．血圧は管理目標が130/80 mmHg未満，尿たんぱく1 g/日以上では125/75 mmHg未満であり，ACE阻害薬やARBが第1選択薬となる．顕性腎症からはたんぱく制限食も推奨されている．末期腎不全になると透析療法が必要となる．

▶**予後** 2006年のわが国における透析導入患者のうち41％が糖尿病性腎症であり，1998年以降，糖尿病性腎症が透析導入原疾患第1位である．UKPDS (United Kingdom Prospective Diabetes Study)に参加した2型糖尿病患者では，18.9年で早期腎症，さらに10.9年で顕性腎症，その後9.7年で腎不全期にいたると報告されている．

【安孫子亜津子・羽田勝計】

栄養病態

- 糖尿病の治療において基本となるのは食事療法であり，適正なエネルギー摂取量を標準体重×身体活動量によって決定する．
- 腎症を合併した場合には，病期に応じてたんぱく質制限を加え，その

場合には必要エネルギー量はやや増加する．
- 血圧コントロールのために，塩分制限も必要である．

【安孫子亜津子・羽田勝計】

栄養食事療法

基本方針

- 血糖のコントロールは重要である．
- 腎機能の低下を抑制するために食事療法を行う．
- 腎機能の低下状況(病期)に合わせた食事療法の実践が重要である．

栄養アセスメント

■アセスメント項目

目的	検査項目	目標値
生活情報	生活習慣・食習慣(食事療法の実施の有無)・運動習慣	
身体情報の評価	年齢・性別・身長・現体重・体重歴(最大体重・20歳時体重など)・BMI・自立度・会話能力	
全身状態の評価	皮下脂肪厚(上腕三頭筋部・肩甲骨下部)などの測定による体脂肪量の推定・上腕筋囲の測定による筋たんぱく量の推定	
	血清総たんぱく(TP)	6.5〜8.5 g/dL
	Alb	3.9〜5.2 g/dL
	アルブミン/グロブリン比(A/G比)	1.0〜2.0
	赤血球数	男 410〜550万/μL 女 380〜500万/μL
	Hb	男 13〜17 g/dL 女 11〜15 g/dL
	Ht	男 37〜50% 女 34〜45%
血糖値の評価	血糖値	70〜110 mg/dL
	HbA_{1c}	4.3〜5.8%
	グリコアルブミン	12.4〜16.3%
	1,5-AG	男 15〜45 g/mL 女 12〜29 g/mL

■アセスメント項目(つづき)

目的	検査項目	目標値
腎機能の評価	尿中微量アルブミン	30 mg/24 時間未満
	血清クレアチニン	男　0.8～1.2 mg/dL 女　0.5～0.9 mg/dL
	BUN	8～20 mg/dL
	クレアチニンクリアランス	男　90～120 mL/分 女　80～110 mL/分
血圧の評価	血圧	75/125 mmHg

■モニタリング・評価のポイント

- 身体計測値より、標準値との差および時間的変化から、栄養状態の判定を行う.
- 血糖値評価項目より、血糖コントロールを評価する.
- 腎機能評価項目より、腎機能レベルがどの病期にあたるか評価する.
- 血圧のコントロールが良好か評価する.
- 食事療法についての教育の有無および理解度と意欲・実践状況を確認する.

栄養管理目標

- 腎症とはいえ、基盤には糖尿病があることを念頭に置き、血糖をコントロールする.
- 病期の進行に合わせ、食事療法の内容を変更していく(たんぱく制限の開始など).
- すべての病期にわたり、血圧管理を目的とした食塩のとり方に注意する.

■必要栄養量

病期	総エネルギー (kcal/kg/日)	たんぱく質 (g/kg/日)	食塩相当量 (g/日)	カリウム (g/日)
第1期(腎症前期)	25～30		制限せず	制限せず
第2期(早期腎症期)	25～30	1.0～1.2	制限せず	制限せず
第3期A(顕性腎症前期)	25～30	0.8～1.0	7～8	制限せず
第3期B(顕性腎症後期)	30～35	0.8～1.0	7～8	軽度制限
第4期(腎不全期)	30～35	0.6～0.8	5～7	1.5
第5期(透析療法期)	血液透析(HD):35～40	1.0～1.2	7～8	＜1.5
	持続式携帯型腹膜透析(CAPD):30～35	1.1～1.3	8～10	軽度制限

〔日本腎臓学会(編):CKD診療ガイド, pp70-71, 東京医学社, 2009より引用〕

■栄養補給方法
- 一般食品で実践可能である.ただし,たんぱく制限の厳しい第3期以降については,低たんぱく食品などの特殊食品の利用が有効である.
- 病期の進行によって,上記の項目のほか,水分制限を要する場合もあるので,その詳細は,担当医師・管理栄養士の指示を仰ぐ.

栄養基準・食品構成

■病期別栄養管理

第1期 (腎症前期)	●糖尿病食を基本とし,血糖コントロールに努める. ●たんぱく質の過剰摂取は好ましくない.
第2期 (早期腎症期)	●糖尿病食を基本とし,厳格な血糖コントロールに努める. ●降圧治療 ●たんぱく質の過剰摂取は好ましくない.
第3期A (顕性腎症前期)	●厳格な血糖コントロール ●降圧治療 ●たんぱく制限食
第3期B (顕性腎症後期)	●血糖コントロール ●降圧治療,たんぱく制限食 ●浮腫の程度,心不全の有無により水分を適宜制限する.
第4期 (腎不全期)	●血糖コントロール,降圧治療 ●低たんぱく食 ●浮腫の程度,心不全の有無により水分を適宜制限する.
第5期 (透析療法期)	●血糖コントロール,降圧治療 ●透析療法または腎移植 ●水分制限(透析間体重増加率は標準体重の5%以内)

〔日本腎臓学会(編):CKD 診療ガイド,pp70-71,東京医学社,2009 より引用〕

MEMO

■栄養基準例(例:身長160 cm,体重55 kg,標準体重56 kg,成人女性)

病期	総エネルギー (kcal/kg/日)	たんぱく質 (g/kg/日)	食塩相当量 (g/日)	カリウム (g/日)
第1期(腎症前期)	1,600		●制限せず	
第2期(早期腎症期)	1,600	60	●制限せず	
第3期A(顕性腎症前期)	1,600	50	7〜8	
第3期B(顕性腎症後期)	1,800	50	7〜8	
第4期(腎不全期)	1,800	40	5〜7	
第5期(透析療法期)	血液透析(HD):1,900	60	7〜8	<1.5
	持続式携帯型腹膜透析 (CAPD):1,600	70	8〜10	●軽度制限

■食品構成例(例:身長160 cm,体重55 kg,標準体重56 kg,成人女性)

分類	食品名	目安重量(g)			備考
		第1期	第2期	第3期	
穀類	ご飯	450	450	480	
	いも類	80	80	80	
果物類	果物類	150	150	150	
魚・肉・卵・ 大豆製品・ 乳製品類	魚介類	80	70	60	
	肉類	80	70	60	
	卵類	50	50	50	
	大豆製品	100	100	—	豆腐とした場合
	乳製品	200	100	100	
油脂類	油脂	10	20	20	(*食品の選択は「食品・素材の適否」参照.)
野菜類		300	300	300	(*食品の選択は「食品・素材の適否」参照.)
調味料	砂糖	6	6	10	
	しょうゆ・ 味噌ほか				減塩を心がける.

食品・素材の適否

■推奨される食品

- 糖類は単糖類を控え,多糖類から選択する.
- 野菜類(緑黄色野菜,淡色野菜,きのこ類,海藻類)全般(ただし,カリウム制限を必要とする場合は除く).

- 病期によって(第3期以降)は,低たんぱく食品など特殊食品の利用は有効.

■避けたほうがよい食品
- 糖類は単糖類を控える.
- 嗜好食品全般(アルコール・ジュース・和菓子・洋菓子など),血糖コントロールの妨げとなるので避けるべきである.
- 漬けもの・つくだ煮は塩分摂取過多の原因となるので避けるべきである.

献立・調理法の工夫
■献立
- 栄養バランスに配慮する.
- たんぱく制限はなくとも,主菜(魚類,肉類,大豆製品,乳製品)が過多にならないように注意する.
- たんぱく制限に伴い,魚類・肉類・大豆製品・乳製品の摂取量に注意を要する.
- 特殊食品を利用する場合は,食習慣に合ったものを選択する.
- 腎機能低下に伴い,カリウム制限を要する場合は,野菜類(緑黄色野菜,淡色野菜,きのこ類,海藻類)・果物類の摂取量やとり方に注意を要する.
- 腎機能低下に伴い,カリウム制限を要する場合は,お茶類のとり方や種類にも注意を要する.

■調理法
- 調理方法の禁止はない.変化に富んだ料理とする.
- 油脂の利用はほどほどにする.
- 香辛料や酢を活用し,減塩に心がける.

【塚田芳枝】

経腸・静脈栄養療法

◆シックデイの場合(糖尿病治療中の患者が発熱,下痢,嘔吐などで食事摂取ができないとき),脱水予防のため,細胞外液補充液(生理食塩液,リンゲル液)や開始液(1号液)で補液する.
脱水が補正されたら,維持輸液(3号液)へ変更するが,血清K値が高い場合には,K濃度の低い4号液や,5%ブドウ糖液に電解質を加えて調整する.

◆長期絶食時
■経腸栄養
- 早期糖尿病性腎症では脂肪・炭水化物調整栄養食品であるグルセル

ナ®などを使用すると，血糖値が上昇しにくい．しかし，たんぱく量が多めであるため，顕性腎症や腎不全期には，腎不全用の経腸栄養（低たんぱく，高エネルギー，低カリウム，低リンに調整したもの）を用いる．リーナレン Pro1.0®やレナウェル A®などのたんぱく調整栄養食品がある．

■高カロリー輸液

- 腎機能低下症例に高カロリー輸液を使用する場合は，血圧や尿量などをモニターしながら，輸液量にも配慮する必要がある．Na過剰による浮腫や，高カリウム血症などを合併しやすいため，補液内の電解質は少なめで開始し，その後の血液データをみて，微調整する．アミノ酸の補充には必須アミノ酸が主体の製剤を用いる（キドミン®，ネオアミユー®）．

> **処方例** ハイカリック液-3号®　700 mL
> 50%ブドウ糖　200 mL
> ネオアミユー®　400 mL
> 10%NaCl　40 mL
> ビタジェクト®（総合ビタミン剤）　1キット
> 速効型インスリン　（必要量）
>
> （1日トータル：1,340 mL，1,400 kcal，Na 68 mEq，K 30 mEq）

■血糖コントロール

- 血糖コントロールにはインスリンを使用する．シックデイや絶食時で血糖コントロール不良な場合には速効型インスリンを頻回投与するか，少量持続静注を行う．
- 経腸栄養を行う場合には，栄養食品の注入前に速効型，もしくは超速効型インスリンを皮下注射する方法が一般的である．
- 高カロリー輸液の場合には補液内に速効型インスリンを混注する方法があり，一般的にはブドウ糖5～10 gに対して1～2単位程度が必要となるが，糖尿病の程度により，個々のインスリン必要量は異なり，また腎機能低下が進行すると，インスリン必要量が減少するため，血糖値をモニターしながら慎重にインスリン量を決定する必要がある．

【安孫子亜津子・羽田勝計】

栄養指導

- 過去に行われた栄養指導内容を確認するとともに，理解度・意欲を把握する．
- 従来，糖尿病の食事療法を行っていた患者には，糖尿病の交換表を継続して使用する方法も検討する．

- 糖尿病の食事療法と腎臓病の食事療法との狭間で，患者がとまどわないよう配慮する．
- 特殊食品の利用を検討している患者には，食品の特徴や購入先なども案内する．
- 糖尿病の食事療法から腎臓病の食事療法に移行するにあたり，継続的に患者が実践できているかの確認およびフォローは必須である．

【塚田芳枝】

看護のポイント

- 食事療法と薬物療法について自己管理が重要になるため，本人および家族の知識を確認する．
- 血糖コントロールが重要になるため，本人および家族の知識を確認する．
- 疾病をもって生活することが長期的に続くため，精神的ケアを行い生活の継続を支える．

■生活指導・在宅療養指導

- 糖尿病の治療を継続し，血糖コントロールをすることの重要性を指導する．
- 目標体重を示し，腎機能の状態を勘案した体重管理の方法を指導する．
- 血糖降下薬の内服やインスリンの自己注射を行っている場合には，正しい服薬の方法や注射の方法について指導する．
- 体重の変化，血圧の変動を記録し，外来受診時に持参して薬物療法の評価を受けるよう指導する．
- 体力低下や風邪などの感染によって病気が増悪するため，体調を整え感染を予防するように指導する．

【三村洋美】

【文献】
[栄養食事療法，栄養指導]
1) 日本腎臓学会(編)：CKD診療ガイド，東京医学社，2007
2) 日本糖尿病学会(編)：糖尿病治療ガイド 2008-2009，文光堂，2008
3) 安藤康宏，高野隆一，河盛隆造，他：検査データマニュアル，綜合臨牀(増刊特集号)：166-218, 425-458, 1998
4) 磯貝 庄，多田久也，金澤良枝，他：ビジュアル臨床栄養百科，pp211-217, 小学館，1996

68 貧血

貧血は一般臨床で頻繁に遭遇する疾患である．慢性に経過している場合には，自覚症状を有さないことがあり，検査値ではヘモグロビン濃度に注目する必要がある．さまざまの疾患で貧血をきたすため，的確な鑑別と適切な薬物・食事を含む正しい治療法の選択が必要となる．また，服用している薬物，アルコール摂取を含めた食事歴の聴取が鑑別に有用である．

疾患の知識

▶**概念**　貧血とは血液中のヘモグロビン濃度が低下した状態をいう．世界保健機関の基準では，末梢血ヘモグロビン濃度が男性で 13 g/dL 以下，女性で 12 g/dL 以下の状態である．また，65 歳以上の高齢者については，男女ともに 11 g/dL 以下とする報告が多い．鉄欠乏性貧血と慢性炎症に伴う貧血が多い．

▶**病因**　①**赤血球産生障害**：鉄，ビタミン B_{12}，葉酸などの不足，慢性炎症，腎不全，抗悪性腫瘍薬投与，再生不良性貧血など．②**溶血亢進**：自己免疫性溶血，赤血球膜の機能障害，異常ヘモグロビン，遺伝性酵素欠損など．③**失血**：急性あるいは慢性失血．

▶**疫学**　成人男性の約 10％，成人女性の約 20％に貧血が認められる．70 歳以上では 30％にヘモグロビン値低下を示すが，明らかな基礎疾患を認めないことが多い．

▶**症状**　重症の貧血は全身倦怠感，めまい，頭痛，耳鳴，息切れを示す．徐々に進行した場合は，症状はほとんどみられない．悪性貧血では四肢のしびれ感，知覚異常，筋力低下などの神経症状を伴うことがある．

▶**診断**　貧血の診断は，ヘモグロビン濃度の低値に基づく．①**鉄欠乏性貧血**：小球性貧血（MCV＜80）で，血清鉄低値，貯蔵鉄を反映する血清フェリチン低値を示す．②**巨赤芽球性貧血**：大球性貧血（MCV＞100）で，血清ビタミン B_{12} あるいは葉酸の低下を認める．ビタミン B_{12} 欠乏による悪性貧血においては，抗壁細胞抗体や抗内因子抗体などが検出される．末期に汎血球減少症を示すことが多い．③**慢性炎症に伴う貧血**：関節リウマチ，感染症，悪性腫瘍などで血清鉄の減少がみられるが，血清フェリチン値は正常あるいは増加を示す．多くは正球性（80＜MCV＜100）を示す．

▶**治療**　①**鉄欠乏性貧血**：食事療法で改善されない場合は鉄剤を服用する．約 1 か月でヘモグロビン値は正常になるが，貯蔵鉄量を回復するためにはさらに 3 か月間服用を継続する．副作用として，胃腸症状が出る

場合がある．この場合は，食後の服用や服用量の減少を検討する．服用時にお茶を禁止する必要はない．②**巨赤芽球性貧血**：悪性貧血では筋肉注射によるビタミン B_{12} の補充を行う．あるいはビタミン B_{12} の大用量の内服も有効である．葉酸欠乏性貧血では葉酸を経口投与で補充する．悪性貧血患者に葉酸を投与すると神経障害が増悪するため注意が必要である．③**腎性貧血**：遺伝子組換えヒトエリスロポエチンを皮下注あるいは静注で投与する．④**慢性炎症に伴う貧血**：基礎疾患を治療することが最も重要である．症状が改善すれば貧血も改善する． 【吉本勝彦】

栄養病態

■鉄欠乏の原因
- 摂取不足：偏った食生活，無理なダイエットなど．
- 吸収障害：胃を切除した場合，鉄吸収に必要な胃酸分泌低下により生じる．
- 排出の増加：過多月経，胃や腸の潰瘍・癌，痔などによる出血．成人男性の鉄欠乏性貧血の原因のほとんどは失血である．
- 消費量の増加：成長期，妊娠期や授乳期に多くの鉄が必要である．

■ビタミン B_{12}，葉酸欠乏の原因
- 胃を全摘した場合は内因子が分泌されないので，ビタミン B_{12} の吸収不全が生じる．体内貯蔵量が多いため，手術後数年経過して悪性貧血が起こる．
- 葉酸欠乏性貧血は葉酸の摂取不足によることが多い．肝臓での貯蔵は，摂取がなくなると3～4か月で枯渇する．アルコールは葉酸の腸肝循環を阻害するため，アルコール中毒患者は葉酸欠乏になりやすい．

■慢性炎症に伴う貧血の原因
- 炎症性サイトカイン刺激により肝臓で産生されたヘプシジンの作用のため，鉄トランスポーターの発現量が低下し，網内系細胞からの鉄放出障害や消化管からの鉄吸収阻害を生じる． 【吉本勝彦】

栄養食事療法

基本方針

基礎疾患に起因する場合を除いて，鉄を十分に補給するとともに，食習慣（欠食，偏食，過少食，不規則）と食事内容（食品選択，栄養バランス）を見直し，問題点を是正する．

栄養アセスメント

💬 身体計測，臨床検査，臨床診査などから栄養状態を把握し，食生活状況や食事量などから貧血の要因と問題点を把握する．

■アセスメント項目

身体計測値	身長，体重，BMI，標準体重比，体重減少率，体脂肪率，筋肉量など
臨床検査値	赤血球数（RBC），Hb，Ht，平均赤血球容積（MCV），血清フェリチン，平均赤血球ヘモグロビン量（MCH），血小板数（Plt），WBC，白血球分画，血清鉄，総鉄結合能，血清たんぱく（TP），血清Albなど
身体症状	自覚症状（倦怠感，頭痛，動悸，息切れなど） 他覚症状（顔面・眼瞼結膜の蒼白，匙状爪，舌乳頭萎縮，嚥下困難など）
既往歴・現病歴	胃切除，性器出血（子宮筋腫など），消化管出血，腎機能障害，血尿・ヘモグロビン尿，痔核など
食生活状況	食事回数，食事時刻，偏食の有無，飲酒頻度・量，外食頻度，市販食品利用頻度，食欲の有無，自己流ダイエット経験の有無，信念による食品制限の有無（マクロビオティック，宗教上など）など
食事摂取量	エネルギー量，P：F：C比，動物性たんぱく質比，ビタミン，鉄，葉酸，銅など
服薬状況	胃酸分泌抑制薬，抗てんかん薬，代謝拮抗薬，抗菌薬など

■モニタリング・評価のポイント

生活スタイル，食習慣，食事内容などの改善状況と身体症状について患者自身に自己評価させるとともに，身体状況，検査値の経時変化を客観的データとして医療者が評価，フィードバックする．

栄養管理目標

💬 適正な身体状況を維持するのに十分なエネルギーを補給し，たんぱく質，ビタミン，鉄，葉酸，銅など不足のないよう，バランスよく栄養素を摂取する．

■必要栄養量

個人の性別，年齢，身体活動レベル，身体状況により必要量を設定する．

エネルギー　30〜35 kcal/kg
たんぱく質　1.2〜1.5 g/kg
脂質　　　　総エネルギーの25％程度
鉄　　　　　1,000 kcalあたり6 mg

■栄養補給方法

日常の食事で十分量を摂取するが，高度の倦怠感や食欲低下のため摂取

量が不足する場合や，吸収障害が認められる場合は，鉄強化食品，経腸栄養剤の利用や，経静脈栄養療法を検討する．

食品構成

■食品構成例(エネルギー1,900 kcal，たんぱく質80 g，脂質60 g，鉄13 mg程度の例)

【主食】
- ごはん 300 g(軽く2膳)
- パン 60 g(6枚切り1枚)
- いも類 80 g(中1個)

【主菜】
- 肉類 80 g(1枚)
- 魚類 80 g(1切)
- 卵類 50 g(M1個)
- 豆類
  豆腐 100 g(1/3丁)
  味噌 15 g(大さじ1)

【副菜】
- 緑黄色野菜 130 g
- 淡色野菜 220 g
- 海藻類 5 g(乾燥)
  (例:ひじきの煮もの一鉢分は10 g)

【その他】
- 乳類 200 g(コップ1杯)
- 砂糖 10 g(大さじ1強)
- 果物類 50 g(バナナ1/2本)
- 油脂類 15 g(大さじ1強)

食品・素材の適否

①食事中の鉄の吸収率は低いので，鉄含有量の多少だけでなく，その吸収率にも留意する．
②鉄の吸収を促進する成分と阻害する成分を同一食品が有している場合もあるので，特定の食品に偏らず，多種類の食品をバランスよく選択する．
③食品中の鉄には吸収率の高いヘム鉄と低い非ヘム鉄があり，非ヘム鉄は吸収を促進するものと組み合わせると吸収率を上げることができる．

推奨 ●鉄の含有量が多いもの

ヘム鉄:吸収率 15〜20%			非ヘム鉄:吸収率 2〜5%		
食品名	1回に食べる量の目安	鉄含有量(mg)	食品名	1回に食べる量の目安	鉄の含有量(mg)
豚レバー	小3切(60 g)	7.8	あさり水煮缶	大さじ3(30 g)	11.3
鶏レバー	小3切(60 g)	5.4	牛ヒレ肉	1枚(80 g)	2.0
牛レバー	小3切(60 g)	2.4	がんもどき	大1個(50 g)	1.8
まぐろ・赤身	刺身6〜7切(80 g)	1.6	納豆	1パック(50 g)	1.7
かつお	刺身4切(80 g)	1.5	高野豆腐	1個(20 g)	1.4
いわし	中1尾(60 g)	1.1	卵	1個(50 g)	0.9
さんま	中1尾(80 g)	1.1	ひじき(乾)	煮物1人分(10 g)	5.5
※ヘム鉄を含む食品にはコレステロールを多く含むものもあり，取りすぎには注意が必要である．			小松菜	小鉢1杯(80 g)	2.2
			切干大根(乾)	煮物1人分(20 g)	1.9
			ほうれん草	小鉢1杯(80 g)	1.6

- 鉄の吸収を促進するもの
  ビタミンC：野菜類，いも類，果実類など
  動物性たんぱく質：肉類，魚類，卵類など
  胃酸：香辛料(カレー粉，しょうが，わさびなど)，酢，梅干しなどで胃酸の分泌を高める．

不適
- 鉄の吸収を妨げるもの
  シュウ酸：穀物類，ぬか，野菜類(灰汁の多いもの)
  タンニン酸塩：緑茶，紅茶，コーヒー
  リン酸塩，カルシウム塩：乳類，卵類，市販加工食品(添加物としてリン酸塩が含まれる)

献立・調理法の工夫

- 食品中の鉄の性質を考慮し，多種類の食品をさまざまに組み合わせて献立を考える(例：あさりの卵とじ，高野豆腐の鶏そぼろあんかけ，ほうれん草とツナのからし和え)．
- 鉄の含有量が多い食品ばかりでは，エネルギー，動物性脂肪，コレステロールなどが過剰になりやすいので，全体のバランスを確認する．
- 鉄製のフライパンや中華鍋などを使用すると，ごく微量ではあるが，調理器具から溶出する鉄を摂取できる． 【土井悦子】

経腸・静脈栄養療法

■鉄欠乏性貧血
- 体内に必要な量しか吸収されないため，食事や内服薬による鉄のとりすぎを心配する必要はない．
- 鉄を添加した食品やサプリメントが市販されているので，これらを利用するのも効果的である．
- 消化器の悪性腫瘍を見逃さないためにも，鉄欠乏の原因は明らかにしておく必要がある．
- 鉄剤の経口投与が困難な場合は，鉄の不足量を計算して静注により補充する．

■銅欠乏性貧血
- 銅欠乏時には，十分な貯蔵鉄がある場合でも，血清鉄の低下を生じる．銅が含まれていない中心静脈栄養を長期間継続している場合や吸収不良症候群患者に起こりやすいので注意が必要である． 【吉本勝彦】

栄養指導

① 基礎疾患がない場合，適正な生活・食習慣，食事内容を身につけ，維持できるよう指導する．
- 1日3食，欠食せず規則正しく食べる．
- バランスよい食事をする．
- 外食・市販食品を利用する場合は，頻度やメニュー選択を工夫する．

② 極端な減量希望や，過少食の傾向が認められる場合には，誤ったボディイメージを是正する必要がある．

③ 継続して続ける栄養療法であることを理解させ，最終的には自己管理できるように支援する．

【土井悦子】

看護のポイント

■生活指導・在宅療養指導

- 鉄剤服用中は便が黒くなるが，吸収されなかった鉄分の色なので心配ない．
- 一般的に過度の激しい運動は赤血球を破壊するが，適度な運動はヘモグロビンを増やす効果がある．動悸・息切れ・耳鳴り・めまいなどの貧血による症状が出ない程度に，無理のない生活をする．貧血症状があるときは，安静にして十分な休息をとる．
- 貧血の人は，血液循環が悪く，手足が冷たいことが多い．靴下を履く，1枚多く服を羽織るなど，常に保温に努める．また，手足をマッサージする，お湯につけるなども，末梢の血液循環の促進に効果がある．

【小林亜由美】

【文献】

[栄養食事療法，栄養指導]
1) 日本病態栄養学会(編)：認定 NST ガイドブック，メディカルレビュー社，2006
2) 本田佳子(編)：トレーニーガイド栄養食事療法の実習　栄養アセスメントと栄養ケア　第7版，医歯薬出版，2008
3) 内田立身：鉄欠乏性貧血―鉄の基礎と臨床，新興医学出版社，1996
4) 内田立身(編)：やさしい貧血の自己管理，医薬ジャーナル社，2001
5) 日本鉄バイオサイエンス学会ガイドライン作成委員会(編)：鉄欠乏・鉄欠乏性貧血の予防と治療のための指針　第1版，響文社，2004

69 脳血管障害

脳卒中患者では，意識障害や約50％に合併する嚥下障害により低栄養になりやすい．そして低栄養と高血糖は脳卒中の予後不良因子として知られる．栄養状態の維持・是正，血糖コントロール，再発予防，また，嚥下障害に続発する誤嚥性肺炎の予防は極めて重要である．

疾患の知識

▶**概念** 神経機能障害を伴う血管原性の急性脳障害である．出血性（脳出血，クモ膜下出血）と虚血性（一過性脳虚血発作，ラクナ梗塞，アテローム血栓性脳梗塞，心原性脳塞栓症）に大別され，多くは突然発症する．

▶**病因** 脳出血の多くは微小脳動脈瘤の破裂，クモ膜下出血では脳底部主幹脳動脈の脳動脈瘤破裂が原因となる．ラクナ梗塞では穿通枝の閉塞，アテローム血栓性脳梗塞では主幹動脈の狭窄や閉塞，心原性脳塞栓症では心房細動で生じた心房内血栓の遊離塞子による脳血管の塞栓が主因となる．

▶**疫学** わが国では少なくとも年間約15万人が初回発症をきたすと推定され，死因の第3位，総死亡の13％を占め，寝たきりの原因としては約40％を占め第1位である．内訳は脳梗塞78.0％（病型を問わない），脳出血15.5％，クモ膜下出血6.5％である．

▶**症状** 通常出血性脳障害は頭痛を伴うことが多く，梗塞での頭痛発症は少ない．症状は動脈の支配領域により異なり，片麻痺，失語，意識障害，構音障害，嚥下障害などが突然発症する．

▶**診断** 神経症状が突発し，持続する場合は脳卒中が疑われ，症状，頭部CT，MRI，エコー検査にて診断する．MRIでは超急性期脳梗塞の診断が可能である．発症時の痙攣の有無，既往症〔脳心血管障害（抗血小板薬，抗凝固薬の内服），心疾患（弁膜症，不整脈，シャント），高血圧，糖尿病，脂質異常症，腎疾患〕，家族歴などの聴取は診断・治療に重要である．また，MRA，頸動脈エコーなどによる血管評価が必要である．

▶**治療** 脳卒中急性期では脳循環の自動調節能が破綻し，脳灌流圧は頭位や血圧により影響される．脳梗塞では，発症後24時間は頭部挙上を禁じ，ベッド上安静とし，脳出血では頭部挙上30度とする．輸液は細胞外液（生理食塩水，リンゲル液）にて開始する．降圧療法は脳梗塞では原則禁忌であり，脳出血では血腫拡大予防のため，収縮期血圧を140～150 mmHg台とする．発症後24時間以上経過した脳梗塞では，症状の変動や血圧低下がないことを確認のうえ，頭位を30度まで挙上する．梗塞・出血ともに意識状態，病変の部位・サイズに応じて手術療法の適

応となりうる．発症3時間以内の脳梗塞では血栓溶解療法（t-PA）を考慮する．発症3時間以降の脳梗塞では病型に応じて抗血栓療法を行う．ほかに活性酸素除去薬としてラジカット，脳浮腫に対してグリセオールが併用される．消化性潰瘍予防に H_2 ブロッカーやプロトンポンプ阻害薬を併用する．　　　　　　　　　　　　　　【土肥栄祐・大槻俊輔・松本昌泰】

栄養病態

- 脳卒中急性期での低栄養状態の頻度は8～49％と，報告により異なるが，入院経過中に低栄養患者の割合が増加することが知られている．
- 急性期の低栄養状態は，肺炎を含めた感染症，消化管出血の頻度を増加させ，慢性期の死亡率，機能予後を悪化させる．そのため低栄養の予防・是正は重要である．
- 高血糖も予後不良因子として知られ，急性期の低血糖・高血糖は是正すべきである．
- 嚥下障害は脳卒中患者の約50％に認められ，低栄養，誤嚥性肺炎の原因となる．
- 慢性期においては，患者のADLおよび基礎疾患に応じて投与カロリー量を調節する．　　　　　　　　　　　【土肥栄祐・大槻俊輔・松本昌泰】

栄養食事療法

基本方針

栄養療法は再発を予防する1つの方法である．脳血管障害では，最大の危険因子である血圧のコントロールが重要である．患者は脂質異常症，糖尿病などに罹患していることが多く，それらの基礎疾患に応じた栄養食事療法を目標とする．

- 最大の危険因子である高血圧治療のため食塩を制限する．
- 血圧上昇を防止するため肥満の改善・予防のためのエネルギーを制限する．
- 血管の栄養低下防止のためたんぱく質を十分補給し，動物性脂肪を控える．
- アルコールは制限する．
- 体内のナトリウム濃度上昇防止のためカリウム，カルシウムを十分とる．
- 血管壁を強化・抗酸化作用のあるビタミンを十分とる．
- 食物繊維を十分とる．

栄養アセスメント

🖋 運動障害，意識障害を伴うことが多く，寝たきり防止のため早期栄養管理が必要である．問診や身体計測により栄養状態を正しく把握する．
- 後遺症の有無，程度を確認する．
- 基礎疾患の有無を調べる．
- 検査データにて基礎疾患の現状を把握する．
- 食生活状況，食事摂取状況を問診する．
- 身体計測により，体重変化，理想体重，上腕三頭筋皮下脂肪厚，上腕筋囲を測定する．
- 血清アルブミン，ヘモグロビンなどによって栄養状態を把握する．

■アセスメント項目

入院時身体情報	身長・体重・BMI・年齢・性別・ADL（日常生活動作）
入院時栄養状態	消化器症状・嚥下障害・咀嚼障害・食事量の変化・体重変化・浮腫

目的	検査項目	目標値
全身の栄養状態	体重/理想体重比	90〜109%
	上腕三頭筋皮下脂肪厚	90%<
	上腕筋囲	90%<
	血中総たんぱく	6.3〜7.8/dL
	血清アルブミン	3.7〜4.9/dL
	中性脂肪	30〜149 mg/dL
	HDL-C	40〜96 mg/dL
	LDL-C	140>mg/dL
	HbA$_{1c}$	4.3〜5.8%
貧血の程度と出血傾向	赤血球数	380〜550×10^4 μL
	ヘモグロビン	12〜17 g/dL
	ヘマトクリット	34〜48%
	血小板数	13.0〜32.0×10^4 μL
	プロトロンビン時間	70〜120%
免疫能	血中リンパ球総数	1,200 μL

■モニタリング・評価のポイント
- 嚥下障害の有無を確認し適正な栄養ルートの確保をする（図69-1）．
- 全身的な栄養管理のために，血中総たんぱく，血清アルブミン，HDL-C，LDL-C，中性脂肪を観察する．

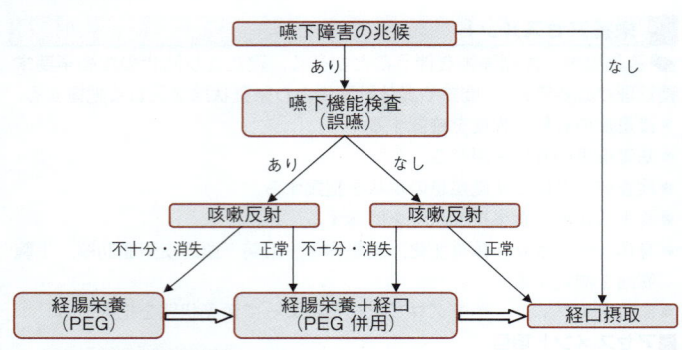

```
                    ┌─────────────────┐
                    │  嚥下障害の兆候  │
                    └────────┬────────┘
                     あり    │    なし
                    ┌────────┴────────┐         │
                    │  嚥下機能検査    │         │
                    │   (誤嚥)        │         │
                    └────────┬────────┘         │
                   あり      │      なし        │
              ┌─────────┐        ┌─────────┐    │
              │ 咳嗽反射 │        │ 咳嗽反射 │    │
              └────┬────┘        └────┬────┘    │
    不十分・消失  │ 正常  不十分・消失  │ 正常    │
    ┌─────────┐ ┌──────────────┐ ┌─────────┐
    │ 経腸栄養 │ │ 経腸栄養＋経口 │ │ 経口摂取 │
    │ (PEG)   │→│ (PEG 併用)   │ │         │
    └─────────┘ └──────────────┘ └─────────┘
```

図 69-1 嚥下障害の栄養ルート

- 出血傾向把握のため血小板，プロトロンビン時間に注意する．
- 食品と拮抗作用のある薬剤に注意する．

栄養管理目標

🖊 腸管の免疫能を保つためには早期経腸栄養，経口栄養を開始するべきである．

- しかしながら，意識障害，嚥下障害のある場合は誤嚥性肺炎を起こす危険性があるので，十分な観察のもとに行うべきである．
- 栄養療法開始後，基礎疾患のある場合はそれぞれの疾患に合った栄養管理が必要である．

■必要栄養量

エネルギー　25～30 kcal/kg/日

たんぱく質　1.0～1.3 /kg/日

脂質　エネルギー比率 20～25％/日

水分　心不全や腎不全がない場合は 40～50 mL/kg/日．尿量 1,500 mL を目安とする．

■栄養補給方法

急性期：脳保護の治療を優先し，絶食にて末梢静脈栄養または中心静脈栄養

　　　　軽症であれば経腸栄養，経口栄養を開始（流動食）

亜急性期：軽症では経口摂取（軟食～常食）

　　　　　中等度，重症では経腸栄養から経口栄養へと徐々に移行（流動食～常食）

　　　　　経口摂取の見通しが立たない場合は早期経腸栄養へ移行

　　　　　消化管使用不能な場合は中心静脈栄養

慢性期：嚥下障害がない場合は経口栄養（常食）
　　　　基礎疾患がある場合はその疾患に基づいた食事療法
　　　　意識障害・嚥下障害遷延時で消化管に問題がない場合は経腸栄養
　　　　摂食機能障害がある場合は，機能に合った食事の形態，軟度にて食事訓練

栄養基準・食品構成

急性期・亜急性期・慢性期に応じて栄養管理を行う

急性期
- 免疫能を保つためにも，少量でも経腸栄養を投与する（例：GFO）．
- 高たんぱくの流動食

亜急性期
- 栄養素別エネルギー比；糖質58％，たんぱく質17％，脂質25％
- 食事の硬度は徐々にレベルアップしていく．
- 全量摂取可能になったら塩分の制限を行う（6 g 未満）．

慢性期
- 栄養素別エネルギー比；糖質50～60％，たんぱく質15～17％，脂質20～25％
- 食事の硬度は原則として普通食に準ずる．
- 内服薬での治療が中心のため，食品と拮抗する内服薬に注意する．
- 高血圧の場合は塩分の制限（6 g 未満），肥満，脂質異常症，糖尿病のある場合はエネルギーを制限する．

■栄養基準例　摂食機能障害の場合

嚥下困難食

	熱量 (kcal)	たんぱく質 (g)	脂質 (g)	糖質 (g)	塩分 (g)	備考
開始1回食	50	0	0	13	0	訓練食　ゼリー状
開始2回食	200	5	0	45	0	訓練食　ゼリー状
開始3回食	400	10	5	150	5	移行食　ゼリー・プリン状
ソフト食	1,300	60	30	200	6	ペースト状
とろみA食	1,100	55	30	150	6	五分粥
とろみB食	1,300	60	30	200	6	七分粥
とろみC食	1,500	65	40	220	6	全粥

■栄養基準例(つづき)

病期	食事	熱量(kcal)	たんぱく質(g)	脂質(g)	糖質(g)	塩分(g)
急性期	流動食	700	30	20	100	5
亜急性期	三分粥	1,100	50	25	170	5
	五分粥	1,100	55	30	150	6
	七分粥	1,300	60	30	200	6
慢性期	全粥	1,500	65	40	220	6
	米飯食	1,800	75	50	260	6

■食品構成例

食品群	分量(g)
米飯	570
いも類	30
果物類	100
魚介類	100
獣鳥肉類	50
卵類	50

食品群	分量(g)
大豆製品	100
味噌	12
牛乳	200
緑黄色野菜	120
淡色野菜	240

食品群	分量(g)
きのこ類	10
海藻類	5
食物油	10
種実	2
砂糖	6

■食品・素材の適否

推奨 嚥下障害食に適した食品
- 密度が均一である.
- 適当な粘度があり, バラバラになりにくいもの.
- のどの通過時に変形しやすいもの.
- ベタつかず, 粘膜に付着しにくいもの.
  * ゼリー, プリン, 茶碗蒸し, 豆腐など.

不適 嚥下障害食に適さない食品
- むせの原因になるので酸味の強いものは避ける.

	食品
水分	水, お茶など, 味噌汁, ジュースなど
酸味の強いもの	酢のもの, 柑橘類など
パサつくもの	ゆで卵, ふかしいも, パンなど
弾力のあるもの	こんにゃく, かまぼこ, いか, たこなど
のどの張り付くもの	餅, 海苔, わかめ, 生麩など
粒が残るもの	ナッツ類, 大豆など
繊維の多いもの	ごぼう, ふきなどの山菜, れんこんなど

- 加工食品やインスタント食品は塩分が多いので控える.

■薬物療法時の食事上の注意
- 抗凝固薬ワルファリンカリウムは、ビタミンKにより作用が阻害されることから、ビタミンK含有の多い食品の摂取に注意する。ただし、ビタミンK含有量の多い緑黄色野菜の禁止は栄養面から問題があるので著しい摂取は避ける。
   禁止:納豆、クロレラ、野菜ジュース
   多量摂取しない食品:緑黄色野菜(パセリ、ほうれん草、春菊、ブロッコリなど)
- 降圧薬カルシウム拮抗薬は、グレープフルーツに含まれるフラボノイド系化合物の影響で作用が増強することがあるので、多量摂取に注意する。

献立・調理法の工夫
- 栄養素のバランスのとれた食事
- 噛まなくても舌で潰せるかたさ
- ゆでる、煮る、蒸すなど時間をかけてやわらかくする。
- 汁ものはゼラチン、寒天などを使用しゼリー状にする。
- 水分の多い料理は片栗粉、増粘剤などを使用しとろみをつける。
- 固形の食品はミキサーにかけ、とろみをつける。

*脳梗塞の危険因子である高血圧、脂質異常症、糖尿病、心疾患、肥満は各項を参照.　　　　　　　　　　　　　　　　　　　【佐々木智好】

経腸・静脈栄養療法

📕 発症24時間は低血糖でない限りは細胞外液(ラクテック、生食など)にて補液を行う.

<自発開眼がない=JCSⅡ桁以下の場合>経管栄養とPPN(末梢静脈栄養)の併用を選択し、必要がない限りTPN(中心静脈栄養)は用いない.

処方例

■開始液
発症24時間以内
ラクテック　1,500〜2,000 mL
24時間持続にて投与.
脱水、心不全がある場合は適宜増減.
グリセオール使用時には心不全(Naが多いため)や高血糖に注意.
長期間の低栄養患者では、ビタメジンなどのビタミンB_1製剤を最初から併用する.

📘発症24時間以降で症状進行がない場合，頭部を挙上する（脳梗塞では発症24時間以降に安静臥床より30度頭部挙上の負荷を行い，症状の増悪，血圧低下がないことを確認する）．

処方例
■維持液
発症24時間以降

ソルデム3A　1,500〜2,000 mL（経口・経管栄養ができない場合，併用するときは適宜調節）

ビタメジン　1A（経腸栄養が開始できないときは必ずビタミンB_1を追加）

📘その後，意識状態（自発開眼の有無）の評価と嚥下テストを行い，栄養の投与経路を選択する．

＜自発開眼がある＝JCS I-3以上＞下記の嚥下テストを行い，食事を選択・開始する．摂取量が少ない場合は維持液を適宜併用する．

■嚥下テスト
口腔ケアを行い，口腔内を清潔に保った状況で行うことが望ましい．

① 30度上体を起こした状態で，カレースプーンで3mLの水を摂取させ，むせ・水泡音（頸部にて聴診）がないことを確認．3回行う．

② ①を2回以上クリア→専用コップにて自力で30 mLの水を飲み，むせ・水泡音の確認．

③ ②をクリア→30秒間の間に空嚥下をさせる．4回以上可能か確認．

　③をクリア→普通食．

　①は2回以上クリア，②と③は×→とろみのあるペースト状，またはきざみの嚥下食．

④ ①が1回以下→スプーン一杯のゼリーを摂取させるテストを3回する．

　④をクリア→ミキサー粥とゼリー．

　④が×→経管栄養．

指示された嚥下食が70％摂取可能な場合は，食事形態のステップアップのため3〜4日間隔で嚥下テストを行う．

■経管栄養の開始と選択
- 最初は少量の白湯より開始し，経管栄養を徐々に増量してゆく．
- 投与カロリー量や選択される経管栄養はADLおよび基礎疾患（糖尿病，慢性呼吸不全，肝疾患など）に合わせて設定・選択する．
- 長期間の経管栄養が必要となる場合は胃瘻の造設を考慮する．
- 適宜嚥下訓練を行い，嚥下機能の改善を目指す．

■ IOE法(間欠的口腔食道経管栄養)
- 栄養を投与するときのみ口腔から食道まで8Frほどの細いカテーテルを飲み,そのカテーテルから経管栄養を実施する.
- 意識清明で,ある程度コミュニケーションができ,カテーテルの嚥下が可能な場合に適応となる.
- 利点としては,以下のものがあげられる.
①食道から注入するため食道や胃腸を生理的に刺激でき,膨満感,下痢が少ない
②経鼻胃管がなく,胃食道逆流が起こりにくい
③経管栄養中でないときは,経口摂取の訓練がしやすい
④カテーテルの飲み込みの際に嚥下の訓練になる
⑤食道を使うため,食道の蠕動運動を促進する
⑥見た目で重症感がない

■ 誤嚥予防
- 口腔ケアを徹底し,口腔内を湿潤・清潔に保つ.
- 食事前の準備運動として,嚥下体操を実施する.
- 食べ慣れた姿勢をとる.リクライニング椅子の使用を考慮する.
- 少しずつゆっくりと味わいながら食べる.
- 液体にはとろみ(トロミ剤などで)をつけたほうがよい.
- 温度は低温,または高温の場合,嚥下反射を誘発しやすい.
- 排痰,良肢位(頸部),体位変換,吸引を適切に行う.
- 食後2時間は胃食道逆流予防のため頭部を30度挙上する.
- 咳反射,嚥下反射を改善する内服(ACE阻害薬,アマンタジン塩酸塩,半夏厚朴湯,カプサイシン,黒胡椒など)もある.

【土肥栄祐・大槻俊輔・松本昌泰】

栄養指導

- 摂食障害の後遺症が起きていることが多いので,経口摂取を促す.また,家族・介護者への食品選択,調理法の指導をする.
- 内服薬(抗凝固薬,カルシウム拮抗薬)治療中の患者には,影響を及ぼす食品について指導する.
- 高血圧改善のため減塩を指導する.
- 食物繊維の摂取を促す(食物繊維はナトリウムを体外に排泄し血圧を下げる).
- 加工食品,インスタント食品の摂取は控えるように指導する.
- 脳梗塞の予防効果のあるエイコサペンタエン酸(EPA)を多く含む魚類の積極的摂取を指導する.

- 肥満の場合はエネルギー制限を指導する．
- 1日3回規則正しい食生活を指導する．
- 1食ごと主食，主菜，副菜をそろえた食事の摂取方法を指導する（脳血管障害の患者は高齢者が多いので，低栄養防止のため，とくに主菜の摂取を促す）．
- 禁煙，節酒を指導する（喫煙，多量飲酒は脳梗塞を起こしやすい）．
- 基礎疾患として糖尿病，脂質異常症などがある場合は，その栄養食事療法も合わせて指導し基礎疾患の管理が重要であることを教える．
- 麻痺などの後遺症により食事が困難な患者には補助食器などの紹介をする．
- 厳格な食事指導において，QOLが低下しないように注意が必要である（とくに高齢者）．

【佐々木智好】

看護のポイント

- 脳血管障害のある患者の栄養療法における看護で重要になってくるのは，病期の把握と異常の早期発見である．
- 患者が病期のどの段階にあるのかを判断し，適切な栄養投与方法を考慮する．摂食・嚥下障害のある患者も多いが，このような障害を有する患者では，いくつかの栄養投与方法を併用している場合がある．適切な栄養投与について繰り返しアセスメントを行い，それに合った看護の提供が求められる．
- 経口栄養を行っている場合，誤嚥のリスクは高い．口腔ケアの必要性は言うまでもないが，食事直前・直後でのケアは避け，いつでも吸引のできる環境を整える．経口摂取前には，嚥下状態のアセスメントを行い，経口摂取がどの程度可能なのかを評価しておく．
- 食事時にはむせの有無や咀嚼・嚥下の状態を十分に観察し，体位や食事形態を考える必要もある．また，早期退院に向けて在宅や後方施設への指導も重要である．

【野田さおり】

70 神経・筋変性疾患

神経・筋変性疾患は嚥下機能障害があるため，食事内容だけでなく，摂食方法に対する配慮が重要となる．食事形態の工夫とともに，胃管チューブ，胃瘻などの栄養摂取経路の検討が必要であり，疾患の進行に応じたきめ細かい対応により，患者のQOLを高めることを目標とする．

疾患の知識

▶**概念** 中枢神経，末梢神経，神経筋接合部，筋肉などの運動機能にかかわる系統を障害する疾患である．原因，病態ともに多岐にわたるが，本項では神経変性疾患のなかでも代表的な筋萎縮性側索硬化症(ALS)，パーキンソン病(PD)を中心に解説する．

▶**病因** 神経変性疾患の病態は未だに不明の点が多い．PD，ALSも少数の遺伝性のタイプを除き，原因不明である．

▶**疫学** PDは50〜70歳代に発症することが多く，有病率は50〜100人/10万人とされる．高齢になるほど有病率は上昇する．ALSは40〜60歳代に多く，有病率は4〜8人/10万人である．

▶**症状** PDは振戦，筋強剛，動作緩慢，姿勢反射障害などの錐体外路障害を示す．ALSは全身の骨格筋の筋力低下と筋萎縮を特徴とする．

▶**診断** PDでは上記の臨床症状が最も重要．類似の症状を呈するパーキンソン症候群との鑑別のため頭部MRI所見を参考にする．このほか，MIBG心筋シンチの取り込み低下がPDに特異的で診断に有用である．ALSも臨床症状が最も重要で，頭部，脊椎MRIや末梢神経伝導検査で他疾患を除外したうえで，針筋電図における全身的な神経原性変化を確認することが診断の基本である．いずれも特異的な診断マーカーはなく，病歴，臨床所見が最も重要であることを強調したい．

▶**治療** PDにおいては，L-DOPA補充療法が基本で，ほかにドパミン作動薬，抗コリン薬などを用いる．神経変性を阻止する根治療法はないが，治療によりQOLを改善できる．早期は治療に対する反応が良好であるが，進行に伴い薬効の減弱(wearing-off現象)やジスキネジアが出現し，摂食嚥下障害を含むさまざまなQOL阻害因子が認められるようになる．ALSには根治療法はなく，全身の筋力低下は数年間で進行し，車いす・ベッド上の生活を余儀なくされる．それに伴い，咀嚼・嚥下筋の障害，呼吸筋障害も合併し，栄養支持療法，呼吸管理が必要となる．

【三井良之・楠　進】

栄養病態

本項で取り上げる PD, ALS に限らず, 神経・筋変性疾患では, ほかに特別な合併症のない限り, 栄養療法の基本は健常者と変わるところはない. ただ, これらの疾患では全身の神経・筋の活動性が低下し, 基礎代謝量が低下していることに留意する. とくに筋萎縮をきたす ALS や筋ジストロフィー症などでは筋肉量が低下しているが, これは生体内の主たるカロリー消費の場が失われていることを意味する. したがって, ハリス–ベネディクトの式を適応してカロリーを設定すると, カロリー過多となる場合がある. このほかにも疾患ごとに病態に応じた注意点がある.

- PD では自律神経障害の合併例が多く, 重症例ではイレウスを伴うことがある. 便秘や下痢などの消化器症状に注意が必要である.
- 人工呼吸器を使用している ALS 患者では, 呼吸筋負荷も失われているのでカロリー過多にさらに注意が必要である.

【三井良之・楠　進】

栄養食事療法

基本方針

筋力の低下に伴い手足の力が弱くなり, 飲み込む働きそのものも悪くなる. 咀嚼・嚥下困難に応じた食事の選択と低栄養がある場合は栄養状態の改善を目標とする.

- 1 日に必要な糖質・たんぱく質・脂質・ビタミン・ミネラルなどの栄養素と水分を十分に摂取する.
- 嚥下しやすい食品の種類, 形態を工夫する.
- 食事時間が長くなると疲れるため, 少量で高カロリー, 高たんぱく質の食事とする.
- 呼吸困難のある場合は, 食事回数を増やして 1 回の食事量を減らす.

栄養アセスメント

問診, 身体計測により栄養状態や必要栄養量を正しく把握する.

- 食物摂取状況を調査・問診する.
- 嚥下しやすい食品の種類, 形態を把握する.
- 身体計測により, 身長・体重・体重変化・上腕三頭筋皮下脂肪厚・上腕筋囲を測定する.
- 血清総たんぱく, 血清アルブミンなどにより, たんぱく質の栄養状態を把握する.

■アセスメント項目

身体情報	年齢・身長・体重・自由度
栄養状態	体重変化・摂食量・消化器症状・嚥下障害

目的	検査項目	初期目標値
全身栄養状態	体重／理想体重比	
	体重／健常時体重比	
	上腕三頭筋皮下脂肪厚	
	上腕筋囲	
	血中総たんぱく	6.7〜8.3 mg/dL
	血清アルブミン	3.8〜5.3 mg/dL
	総コレステロール	120〜219 mg/dL
免疫能	血中総リンパ球数	≧1,200 /mm^3

■モニタリング・評価のポイント
- 全身的な栄養管理のために血中総たんぱく，血清アルブミン，総コレステロールを観察する．
- 摂食動作の緩慢や嚥下困難から食事摂取量が減り，体重減少，低栄養に陥っていないかに注意する．
- 血中総リンパ球数で免疫能を把握する．

栄養管理目標

食事摂取基準をもとに適正なエネルギー量を補給する．筋萎縮と運動の減少により必要エネルギー量が変わる．

■必要栄養量
エネルギー　25〜30 kcal/kg/日
糖質　　　　総エネルギー量の 50〜60%
たんぱく質　0.8〜1.2 g/kg/日
脂質　　　　総エネルギー量の 20〜25%
水分　　　　30 mL/kg/日または 1 mL/kcal/日

■栄養補給方法
嚥下に問題ない：経口で普通食
嚥下障害あり：ミキサー食，トロミ食
飲み込めない：経管栄養（経鼻胃チューブ，胃瘻チューブ）

栄養基準・食品構成

🍴 摂食・嚥下機能に応じて栄養管理を行う.

嚥下に問題ない	● 食事摂取基準に準ずる. ● 食べやすい大きさ,つかみやすい形態. ● 消化のよい食品.
嚥下障害あり	● むせたり,咳き込んだりする場合はドロドロ状のもの(ミキサー食). ● 噛み砕くことができない場合は舌で潰せる程度のかたさのもの(プリン状食品,やわらかきざみ食). ● ゲル化剤(トロミ増粘剤)の利用.
飲み込めない	● 経鼻胃チューブ,胃瘻チューブより,流動食,ミキサー食,濃厚流動食を注入.

■栄養基準例

食事	エネルギー(kcal)	たんぱく質(g)	脂質(g)	糖質(g)	水分(g)
米飯食	1,900	70	55	280	1,200
全粥食	1,700	65	50	240	1,500
五分粥食	1,300	50	30	210	1,600
ミキサー食	1,700	65	50	240	2,000

■食品構成例

食品群	分量(g)	食品群	分量(g)	食品群	分量(g)
米飯	550	大豆製品	70	きのこ類	10
いも類	50	味噌	15	海藻類	3
果物類	100	牛乳	200	植物油	10
魚介類	80	緑黄色野菜	130	種実類	2
獣鳥肉類	70	淡色野菜	220	砂糖類	15
卵類	30				

食品・素材の適否

嚥下障害がある場合

推 奨	● やわらかく性状が均一 ● 口腔や咽頭を通過するとき変形しやすい ● 凝集性がよい（まとまりやすい） ● 付着性が少ない
不 適	● 食塊を形成しにくいもの（水，豆，海藻，ごまなど） ● 刺激が強いもの（香辛料，カレー粉など：むせやすい） ● 酸味が強いもの（酢，柑橘類など） ● 繊維の多いもの（ごぼう，セロリ，もやしなど） ● ぼそぼそした食感のもの（かまぼこ，ちくわ，焼魚，高野豆腐など）

献立・調理法の工夫

■献立
- 適正エネルギーで高たんぱく，ビタミン・ミネラルに富んだ食事
- 栄養バランスのよい食事

■調理法
- やわらかくする．舌でつぶせる程度まで煮込む，ゆでてから炒める，蒸しものにする．
- トロミをつける．片栗粉であんかけ風や，やまいも，粥などの食品自体の粘りを利用する． 【下田正人】

経腸・静脈栄養療法

📖 基本的には進行性疾患であり栄養管理は病状の進行に応じて計画的に行う．

■経口摂取可能な時期
PD，ALS のいずれの疾患でも進行期では摂食・嚥下障害が生じ，誤嚥性肺炎の原因となる．食事形態の配慮，摂食・嚥下リハビリテーションの介入を考慮する．

■胃瘻造設について
- 経口摂取が完全に困難となる前に，栄養路確保のための胃瘻を検討する．
- 胃管チューブは，交換の問題，誤挿入のリスクがあり，長期使用には適さない．
- 胃瘻造設には，十分なインフォームドコンセントを得ることが重要で

ある．とくにALSでは，早期の段階から，人工呼吸器療法の選択とともに，どの時期に胃瘻造設を行うかを十分な情報提供を行いながら慎重に検討する．
- 発声機能を喪失しても，誤嚥防止，経口摂取を追求するため，気管喉頭分離術などの術式を適応する場合もある．

■静脈栄養法
感染症，脱水症などにより一時的に静脈栄養を施行したとしても，短期的なものであり，長期的には経腸栄養を中心に考える．

【三井良之・楠　進】

栄養指導

- 過剰に食べすぎないようにする．
- 自分の口に合ったものばかり食べて，偏食になりやすいので，食事のバランスを考えて食べるよう指導する．
- 手足の筋力が低下している場合は食事の姿勢，食べやすい食事形態の工夫を指導する．
- 嚥下障害がある場合は摂食量が減るので，少量で高カロリー，高たんぱくの食事を指導する．同時にビタミン，ミネラルも十分とるようにする．
- 適切な水分摂取で脱水にならないよう指導する．

【下田正人】

看護のポイント

- パーキンソン病などの神経疾患の患者では，無動や不随意運動があり，食事摂取が困難な場合がある．食事補助具を用いて自己摂取を促したり，介助を行う．嚥下障害を有している場合は，適する食事形態や一口量と速度を考慮する．便秘や脱水を起こしやすいので，水分・食物繊維を十分に摂取するよう介助する．
- 神経変性疾患では，徐々に嚥下機能などが低下するため，日常の食事摂取状況を十分に観察したうえで，食事形態の工夫を行うことは，誤嚥リスクの回避につながる．観察内容としては，食事にかかる時間・咀嚼状態・むせの有無・飲み込む際の顎の動き・体位・不顕性誤嚥の可能性などがあげられる．変化があった場合には再度アセスメントを行い，適切な食事の提供が重要である．
- 経口摂取時には，吸引の準備を整えておく．日常より口腔ケアを十分に行い，誤嚥性肺炎の起因菌を取り除いておくとともに，患者の「食事」に対する意欲の低下を防ぐ．口腔ケアは，経口摂取が不可能な状態においても施行することが重要である．

【野田さおり】

71 神経性食欲不振症(拒食症)・神経性過食症(過食症)

本症は心の病に起因し栄養の消化・吸収阻害は二次的である．異常な食行動の結果，栄養アンバランスと消化機能の障害をきたす．まず病態の把握を行い，生命危機状態では電解質・栄養補給を優先するが，そうでない慢性例では精神療法を主とするチームアプローチが基本である．

疾患の知識

▶**概念** 若い女性に多く発症し，異常食行動を主体とする慢性機能性疾患．

▶**病因** 発症要因は多因子からなる．太り気味の体型，痩せ願望によるダイエット(節食，拒食，意図的嘔吐など)が誘因となる．ほとんどの例が青年期発達課題や対人関係に関する悩みや迷いをもつ．30代では職場や親子，夫婦問題などが引き金となるが，幼少期の発達課題の問題を抱える例も少なくない．

▶**疫学** 拒食症の初発年齢は10〜19歳が多いが，20代，30代の独身女性にもみられる．過食症の初発年齢は10代後半から20代が多い．1998年では，推定患者数(10〜29歳)は，拒食症で10万人対51.7〜73.6人，過食症で27.7〜37.7人であったが，現在ではさらに増えていると思われる．なお，両疾患の診断基準を満たさない特定不能の摂食障害が近年急増している．

▶**症状** 節食，拒食，過食，意図的嘔吐，下剤乱用，低体重，肥満恐怖など．

▶**診断** 神経性食欲不振症の診断基準は，A：年齢と身長に対する正常体重の最低限，またはそれ以上を維持することへの拒否．B：体重が不足している場合でも，体重が増えること，または肥満することに対する強い不満．C：自分の体重または体重の感じ方の障害，自己評価に対する体重や体型の過剰な影響，または現在の低体重の重大さの否認．D：無月経．
病型分類：制限型は無茶食いや排泄行動(自己誘発性嘔吐，下剤等の誤った使用)を行ったことがない．無茶食い／排泄型は少なくとも週2回無茶食いや排泄行動を行っている．
神経性過食症の診断基準は，A：無茶食いのエピソードの繰り返し．B：体重の増加を防ぐために不適切な代償行動(過食，嘔吐，絶食または過激な運動)を繰り返す．C：それらは少なくとも3か月間にわたって週2回起こっている．D：自己評価は体型および体重の影響を過剰に受けて

いる.
病型分類は排出型と非排出型に分けられる(DSM-Ⅳによる).

▶**治療** 心身両面から行う.病態の把握が重要で,重症度によっては身体医学的治療を優先することがある.家族因子などを含む多元的治療が基本であり,現在は認知行動療法的アプローチが中心に行われている.拒食症の場合,病識を欠くことが多いので,治療中十分な監視が必要である.拒食症・過食症とも慢性化して身体・栄養バランスの乱れが著しい場合,入院管理下での治療(グループ,家族療法など)が望ましい.

【野添新一】

栄養病態

- 栄養面のリハビリテーションは,飢餓を伴う栄養障害によって生じる医学的問題,心理的問題の治療に重要な役割を果たす.
- 栄養障害による血液・生化学所見として貧血,低たんぱく,白血球減少,肝機能障害,トリヨードサイロニン(T_3),サイロキシン(T_4)の低下などがある.
- 過食,嘔吐,緩下剤使用によって電解質(低カリウム・ナトリウム・カルシウム血症,高マグネシウム血症など)の異常,便秘,胃の運動障害などがある.いずれも栄養補給を行う.

【野添新一】

栄養食事療法

基本方針

🖋 緊急時を除き,患者に食事療法の内容を説明しながら進めていく.
行動制限療法・系統的脱感作療法などの行動療法が用いられることが多い.

- 食事は,基礎代謝量程度(800〜1,000 kcal)を目標として開始される.摂取が達成されたら,行動制限の緩和や摂取への恐怖感の脱感作を経て,次の目標栄養量を設定する.

栄養アセスメント

🖋 食生活状況・食事摂取状況を調査する.

- 患者は食品成分表を用いて栄養計算をし,模範的な食事内容を記録したり,隠れ食いや過食について虚偽の報告をしたりすることがあるが,問い質したり詰問をせず,信頼して傾聴する姿勢が重要である.
- 栄養・食品に関する偏った知識をもち,「体重が増加するエネルギーの多い食品」という固執によって摂取を避けている食品があり,摂取可能な食品数が少ないことが多い.患者が摂取する食品としない食品

を調査することにより、摂取栄養量の傾向が把握できる。
● 体重測定や血液検査値を把握する。

■アセスメント項目

基本・身体情報	年齢、身長、体重、BMI、食欲、活動量、消化器症状、合併症、看護度・自由度
食生活情報	食事時間と内容、間食・外食の回数・内容、摂取可能な食品と不可能な食品(理由)、家族構成と調理担当、過食の有無・頻度・内容、嘔吐の有無・頻度
栄養状態	[栄養状態の悪化により低値となる項目] 体重・体脂肪・総たんぱく・Alb・プレアルブミン・赤血球・Hb・ヘマトクリット・血清鉄・WBC・コリンエステラーゼ・T_3 [栄養状態の悪化により高値となる項目] AST・ALT・総コレステロール。 いずれも基準範囲を目標値とする。

■モニタリング・評価のポイント

● 栄養障害では、体重・体脂肪の低下のほか、貧血・白血球減少・肝機能障害・高LDLコレステロール血症、血清トリヨードサイロニン(T_3)の減少などが認められる。

栄養管理目標

● 初期は、基礎代謝量(当面の目標体重に対する)程度のエネルギー(800～1,000 kcal)とする。
● 800～1,000 kcalが摂取でき体重が確保されてきたら、次の目標体重とエネルギーを設定する。患者の理解・体重の回復・摂取状況に合わせて、漸次、体重・エネルギーの目標を増加していく。
● 最終的には、基礎代謝・活動・成長に応じた必要エネルギーを摂取できることを目標とする。
● たんぱく質・脂質・炭水化物は、患者の栄養素に対する認識(油脂はエネルギーが高いのでとらないなど)や摂取可能な食品も参考にしながら決定する。
● 開始時は、摂取可能な食品を用いた献立によって目標栄養量を充足する。以後、相談しながら、食品の種類を増やしていく。

■必要栄養量

エネルギー:800～1,000 kcalから開始し、漸次、増加する。
たんぱく質エネルギー比:15～20%(1.0～1.5 g/kgは確保する)
たんぱく質エネルギー比:15～30%(油脂類の摂取を拒否するため脂質制限となることが多い)

炭水化物エネルギー比：50〜70％

■栄養補給方法（神経性食思不振症）

- 食事による目標栄養量の摂取が困難な場合には，経腸栄養剤による経口摂取も付加する．食事摂取が増加すると経腸栄養剤を減らせることを患者に説明し，食事摂取の増加をはかる．
- 栄養状態が悪く食事では改善が困難な場合には，経管栄養・静脈栄養・中心静脈栄養を行う．

栄養基準・食品構成

■病期別栄養管理・栄養基準例

開始期
- エネルギー 1,000 kcal，たんぱく質 45 g（エネルギー比 18％），脂質 20 g（18％），炭水化物 160 g（64％）
- 摂取可能な食品による献立とする．
- 食事によって充足が困難な場合は経腸栄養剤を用いる．

回復期1
- エネルギー 1,400 kcal，たんぱく質 65 g（エネルギー比 18％），脂質 30 g（18％），炭水化物 220 g（64％）
- 食品の種類を増加し，ビタミン・ミネラルなども充足する．

回復期2
- エネルギー 1,800 kcal，たんぱく質 80 g（エネルギー比 18％），脂質 45 g（22.0％），炭水化物 270 g（60％）
- 油脂・肉類などについても，少量ずつ摂取を進め，食品への固執や偏りを是正していく．

■食品構成例

エネルギー 1,000 kcal，たんぱく質 45 g，脂質 20 g，炭水化物 160 g

食品群	分量(g)	食品群	分量(g)	食品群	分量(g)
米飯	550	大豆製品	100	海藻類	5
いも類	50	味噌	12	油脂類	3
果物類	150	牛乳(低脂肪)	150	種実類	2
魚介類(白身)	50	緑黄野菜	100	砂糖	5
卵類	50	淡色野菜	200		

食品・素材の適否

推奨
- 開始時に，食事量が急激に増加する場合は消化のよい食品を用いる．
- 便秘を改善するため，食物繊維の多い食品を用いる．

不適
- 油脂類は拒否されることが多い．でんぷんによるとろみ・照りなどは油脂類ととらえられる場合がある．
- 低エネルギー食品を欲する場合があるが，本来の目的とは異なるので使用しない．

■摂取してはいけない飲食物
禁忌 アルコール：薬物との相互作用，低栄養状態におけるアルコール摂取による肝炎，アルコール依存症への進展など

献立・調理法の工夫

- 量が多いと「エネルギーが多い」と感じるので，量の減る調理・盛付けを行う．
- 季節感・色彩・味・香りなどにより食欲をそそる工夫をする．

【土江節子】

経腸・静脈栄養療法

急性期（生命危機状態）に経口投与が不能な場合
- 体重でBMIが13を切った状態は，栄養学的に危険な状態となる．
- 重篤な低カリウム血症では生命の危険（不整脈や腸閉塞など）があるので，点滴による電解質などの補給を行う．
- 衰弱が激しい場合，中心静脈栄養や末梢静脈による完全非経口栄養補給が優先される．

低栄養状態，過食，嘔吐が慢性に続いて治療への動機づけが乏しい場合
- 生命にかかわる状況以外では，飢餓，低栄養のもたらす精神，身体への悪影響について話し合いながら（認知の修正），治療への動機づけを高めていく．親や関係者の協力を得ることは大切である．
- 同時に代謝機能の悪化をくい止め，体重減少を阻止するための栄養補給を行う．
- 1日3回よりも何回か間食をとらせながら，カロリーを漸増していく．
- 栄養回復期に再栄養症候群（refeeding syndrome）が生じやすいので，注意深く観察し，初期エネルギー量は20〜30 kcal/kgとする．

【野添新一】

栄養指導

- 食事へのこだわりの原因・パーソナリティ・環境（人間関係）・病態などが患者個々に異なる．患者の背景を把握し，患者の個々の状況に応じた指導が必要である．
- 「現状の体重・食行動を認識し，正しい体重・食行動を理解して，食行動を改善することにより体重を正す」ことを目標に，患者とともに取り組むというカウンセリングマインドが重要である．時間が必要な患者も多い．患者の歩みに合わせる．

* 患者の話を傾聴・受容し，共感的して理解（患者が目標栄養量の摂取を達成したときにはともに喜ぶなど）する．
* 話の内容や感情を言葉で確認し明確にしながら進めていく．
* 患者が依存する関係になってはならない．

- 病態・体重の改善状況に合わせ，基礎代謝量，摂取と消費エネルギー，各栄養素の体内での働きや食品群の栄養素の特徴などについて指導し，生命維持に必要なエネルギー・栄養量や正しい食生活について患者の理解をはかる．具体的な1日の摂取内容の指導は，摂取できない・多すぎるなど，こだわりの原因になる可能性もあるので慎重に行う．
- 共通の問題を抱える患者同士の集団指導は，行動変容への動機づけや継続に効果的である．
- 治療に対する，医師・看護師・臨床心理士・管理栄養士の統一のとれた見解・態度・対応が重要である．
- 最終的には，体重・必要栄養量についてのこだわりが減少し，正しい食生活が日常生活のなかで通常のこととして実施できるようになることが必要である．さらに，食べることが，楽しい・美味しい・嬉しいなど，プラスの感情としてとらえられるようになることが望ましい．

【土江節子】

看護のポイント

- 神経性食欲不振症では，痩せに伴い身体所見や検査結果に異常をきたす．看護を行うにあたっては，これらの症状の観察はたいへん重要である．
- 栄養療法についての看護としては，ただの低栄養ではなく心理的な問題があることを理解したうえでのかかわりをもつ．
- 経口摂取の場合，急激な食生活の変容は求めず，患者が食べたいものを勧めていくほうが意欲向上を望むことができる．ただ，脂肪や糖質の摂取を避け，食事回数も控えている患者が多いので，まずはバラン

スよく1日3食摂取できるように援助していく．
- 体重増加の必要性もきちんと理解してもらわなければならない．健全な食習慣を確立して正常体重に戻すこと，再発予防を講じておくことの2点が重要である．
- 家族の協力はもちろん，専門家の協力も得て，教育・支持と励まし・アドバイスを組み合わせた看護を行う．
- 過食症も同様に食習慣と体型・体重に対する考えを修正できるようなかかわりをもつ．
- 過食症患者は無茶食い行為を繰り返しては自己誘発性嘔吐や下剤の乱用をすることで，体重は正常であることが多い．このような行為を人に知られたくないため，隠していることも多い．電解質検査を行い，早期発見に努める．

【野田さおり】

MEMO

72 アトピー性皮膚炎

アトピー性皮膚炎では，第一選択としてスキンケアと外用療法による皮疹の治療を行う．離乳期の主要食品のアレルギーを合併した乳児では，代替食品による栄養バランスに配慮した除去食の指導が必要である．

疾患の知識

▶**概念**　アトピー性皮膚炎は増悪・寛解を繰り返す，瘙痒のある湿疹を主病変とする疾患である．患者の多くは，アトピー素因（気管支喘息，アトピー性皮膚炎，結膜炎，アレルギー性鼻炎のいずれか，複数の疾患の家族歴・既往歴をもち，またはIgE抗体を産生しやすい素因）をもつ．

▶**疫学**　乳幼児に発症することが多く，現在，4か月児～3歳児の13％，小学生の10.8％，大学生の8.2％，20代成人の9.4％，30代成人の8.3％にみられる．

▶**症状**　瘙痒を伴う慢性，反復性の湿疹性病変で分布に特徴がある．湿疹の程度と分布から軽症，中等症，重症，最重症の重症度分類がある．

▶**診断**　①瘙痒，②特徴的皮疹と分布，③慢性・反復性の経過（乳児で2か月，その他で6か月以上）がみられるもの．**特徴的皮疹**：乳児では，顔面皮膚または頭皮を中心とした紅斑または丘疹．耳切れ，搔破痕がある．幼児・学童では，頸部，腋窩もしくは膝窩の皮膚を中心とした紅斑，丘疹，苔癬化（つまむとかたい粗い皮膚）病変がある．乾燥性皮膚や粃糠様落屑（米ぬか様の皮膚断片）を伴う毛孔一致性角化性丘疹がある．耳切れや搔破痕がある．**診断の参考になる検査**：①白血球　好酸球数，②血清総IgE値，③アレルゲン特異IgE抗体，④皮膚テスト（プリックテスト，パッチテスト）がある．好酸球数の増加，総IgE高値，各種アレルゲンIgE抗体陽性（CAP-RASTクラス2～6），アレルゲンエキスによるプリックテスト陽性を示すことが多い．ただし検査は参考であり，診断は臨床症状で行う．

▶**治療**　正しい診断に基づき，発症・悪化因子の検索・対応，スキンケア，薬物療法を適切に組み合わせて行う．1）**悪化因子対策**：年齢，患者によって発症・悪化因子が異なる．2歳未満では①食物（卵，牛乳，小麦など），②外的刺激（汗，よだれ，石鹸，洗剤，衣服の刺激），③環境アレルゲン（ダニ，ホコリ，ペットのフケなど），④細菌・真菌の影響がある．幼児・学童では汗，乾燥，搔破や外的刺激，環境アレルゲンなどの影響が大きい．成人ではストレスが関与することもある．2）**スキンケア**：皮膚の清潔（入浴・シャワー），保湿・保護（保湿剤外用薬），刺激を

避ける(掻破対策,紫外線対策など).3)**薬物療法**:皮膚の炎症の治療として,抗炎症効果のある外用薬を使用する.ステロイド外用薬(重症度と皮疹の部位,年齢に応じて強度,剤形を選択して使用する).タクロリムス外用薬(顔面,頸部の皮疹に有用.ステロイド治療後の維持療法に適している).抗アレルギー薬,抗ヒスタミン薬:痒みの強い場合に併用.アレルゲンの関与する場合,他のアレルギー疾患合併で内服する.

【柴田瑠美子】

栄養病態

- 乳児に発症するアトピー性皮膚炎では食物アレルギーを合併していることが多い.離乳食開始前から卵,牛乳,小麦,大豆などに感作(食物アレルゲンIgE陽性,皮膚テスト陽性)を示し,これらの食品の摂取で湿疹の悪化や,即時型の食物アレルギー(蕁麻疹,喘鳴,嘔吐,下痢,アナフィラキシーショック)を発症することがある.
- アレルゲン食品の不適切な除去による栄養障害(低たんぱく・低アルブミン血症),鉄欠乏性貧血,ビタミンD欠乏症を呈することがある.
- アトピー性皮膚炎では腸管の消化吸収異常や下痢を伴う例がある.

【柴田瑠美子】

栄養食事療法

基本方針

- 食物アレルギーの治療においては,症状を予防する方法として,アレルゲンとなる食品を摂取しないようにする除去食を中心とした食事療法が基本となる.
- 栄養上不可欠な食品が除去食品として取り除かれる場合,代替食品を取り入れ,成長・発育段階の栄養状態に影響しないよう留意することが重要である.

栄養アセスメント

- 症状を引き起こしたと推定される食品の種類や摂取した食品の量,食物摂取から症状発現までの時間などについて確認する.
- 健康乳幼児の身長・体重の発育曲線と患児の発育とを比較し,標準の範囲を維持しているかを評価する.
- 小児の食物アレルギーでは,年齢的に耐性を獲得する傾向がある.耐性獲得の有無のための食物経口付加試験を行い評価する.

■モニタリング・評価のポイント

- 食事記録により,食事摂取量を把握し各栄養素の充足状況を評価する.

- 身長・体重を測定し，成長曲線で標準の範囲内であるかを確認する．
- 血清アルブミン，ヘモグロビン，肝機能検査および一般検査結果により，低たんぱく血症，鉄欠乏性貧血，巨赤芽球性貧血，肝機能障害などの異常がないかを確認する．
- 定期的に，食物経口負荷試験を行い原因食品に対する耐性獲得の有無を確認する．

栄養管理目標
必要栄養量
エネルギー　年齢別，性別エネルギーの食事摂取基準を満たす．
たんぱく質　食事摂取基準量を満たす．
脂質　脂肪エネルギー比 20～25％
抗炎症作用を有するエイコサペンタエン酸(EPA)，ドコサヘキサエン酸(DHA)など n-3 系多価不飽和脂肪酸比率を上げる．

栄養基準・食品構成
- 食物アレルギーにおいて，症状誘発の原因となるアレルゲンを含む食品を除去することを除去食療法という．
- 除去食には，「厳格な除去食(完全除去食)」と「加熱したもの，加工品ならよい(不完全除去食)」に分類され，患児の状態に応じて個々に対応する必要がある．
- 即時型の食物アレルギーの場合，年齢を経るにつれて過敏症状は軽快することが多いので，その程度に合わせて除去食を次第に解除していく．

完全除去食療法
- ごく微量の摂取でも，アナフィラキシーショックや呼吸困難などの重篤なアレルギー反応を示す場合に適応となる．
- 卵，乳製品は，パンや菓子類，かまぼこなどの練り製品などさまざまな加工食品にも原材料として混入している．
- 食物アレルギー出現頻度の高い特定原材料については表示が義務づけられている(表72-1)．
- 加工食品は，表示を確認し使用することが求められる．

不完全除去食療法
- 除去の程度は，過敏症状の程度によって異なる．
- 比較的症状が軽度の場合や，薬物療法の効果が認められる場合には，症状を確認しながらできるだけアレルゲンとなる食品を徐々に緩和できるよう進めていく．

表 72-1　表示義務または奨励すべき特定原材料

規定	特定原材料等の名称	理由
省令で表示を義務づけているもの	卵, 乳, 小麦, えび, かに	症例数が多いもの. なお, 牛乳およびチーズは(乳)を原料とする食品(乳および乳製品)を一括した分類に含まれるものとする.
	そば, 落花生	症状が重篤であり生命に関わるため, 特に留意が必要なもの.
通知で表示を推奨するもの	あわび, いか, いくら, オレンジ, キウイフルーツ, 牛肉, クルミ, さけ, さば, 大豆, 鶏肉, 豚肉, まつたけ, もも, やまといも, りんご, バナナ	症例数が少なく, 省令で定めるには今後の調査を要とするもの
	ゼラチン	牛肉, 豚肉由来であることが多く, これらは特定原材料に準ずるため, すでに牛肉, 豚肉としての表示が必要であるが, パブリックコメントにおいて「ゼラチン」として単独の表示を行うことへの要望が多く, 専門家からの指摘も多いため, 独立の項目をあてることとする.

(厚生労働省医薬局食品保健部企画課長・監視安全課長通知, 平成 20 年 6 月 3 日改訂より)

- 乳幼児期にアレルゲン食品として頻度の高い卵, 牛乳, 大豆について除去食品の例を示す(表 72-2)
- 亜鉛(牡蠣, 緑黄色野菜, 貝類など)やビタミン B_6(まぐろ, さんま, 牛レバーなど)はアトピー性皮膚炎の組織修復に重要であるため, 不足とならないように補給する. 【武部久美子】

MEMO

表72-2 食物除去の方法

		食べられないもの	それに代わるもの
卵およびその製品の除去	抗原強↓弱	生卵 卵を多く用いた料理 　卵焼き，オムレツ，茶碗蒸し，揚げものの衣 マヨネーズ 卵を生の状態で使用した菓子 　プリン，アイスクリーム，ミルクセーキ，ババロア 卵を多く使った菓子 　カステラ，ケーキ，ホットケーキ，ビスケット 卵をつなぎに使用した加工食品 　ハム，ウインナー，かまぼこ，ちくわ 鶏肉，鶏もつ，鶏肉を使用した料理，コンソメスープ 卵を使用した焼き菓子 　せんべい，菓子パン，食パン	たんぱく源 　鶏肉以外の肉類 　魚介類，大豆製品 ミルクノンビスケット マヨネーズタイプのドレッシング 卵を使用しない和菓子(ようかん，大福餅，草加せんべいなど)
牛乳およびその製品の除去	抗原強↓弱	牛乳，粉ミルク チーズ 牛乳を含む飲料 　コーヒー牛乳，フルーツ牛乳 牛乳を使用したデザート類 　プリン，アイスクリーム，ミルクセーキ，ババロア ヨーグルト，バター，マーガリン 乳酸菌飲料 牛乳を使用した料理 　グラタン，シチュー，ポタージュスープ 牛乳入りの菓子 　ビスケット，チョコレート，キャラメル，つなぎとして使用(食パン，ウエハース，ウインナー，カレールー)	たんぱく源 　牛肉以外の肉類 　魚介類，大豆製品 大豆乳(ボンラクト) アレルギー用ミルク (ニューMA-1，ミルフィーHP エレメンタルフォーミュラーなど) 100％天然果汁 ミルクノンマーガリン アレルギー用ルー(AIカレールーなど) ドロップ，飴玉 手作り菓子
大豆・豆およびその製品の除去	抗原強↓弱	大豆，小豆，落花生，枝豆 大豆油，ごま油，サラダ油，天ぷら油，白絞油，マーガリン ピーナッツバター，ココア，チョコレート カップめんなどのインスタント食品 スナック菓子などの油を使用した菓子 納豆，きな粉，あんを使用した菓子類 豆腐，もやし 味噌，しょうゆ 味噌，しょうゆを使用したと調味料 佃煮，漬物，ふりかけ，せんべい 肉，魚を調理した缶詰類	たんぱく源として，肉類，魚介類 なたね油，なたね油マーガリン 純粋な綿実油　オリーブ油 アレルギー用カレールー ダイズノンしょうゆ ダイズノン味噌 雑穀しょうゆ，雑穀味噌 いもようかん，いもあん

〔森川昭廣，前田昇三：小児科，馬場　實，中川武正(編)：食物アレルギーの手引き改訂第2版，南江堂，2003より一部改変〕

経腸・静脈栄養療法

低たんぱく・低アルブミン血症を呈するミルクアレルギーの合併

処方例

ミルクアレルギーでは，アレルギー用ミルクによる哺乳が困難な場合，アレルギー用粉ミルクまたはエレンタールPよる経腸栄養を行う．
市販粉ミルクではエレメンタルフォーミュラ(明治)またはニューMA1(森永)，ペプディエット(ビーンスタークスノー)を使用する．

【柴田瑠美子】

栄養指導

①除去食の必要性について十分に説明し，症状に合わせた，除去食品の種類や調理方法，除去方法について具体的に指導する．
②小児・乳幼児の場合，極端な制限により低栄養に伴う成長障害を招かないよう十分に注意を促し，代替食品やアレルギー患者用特別用途食品の活用方法について説明する．
③指示栄養量および食品構成に基づいた献立の立て方について，わかりやすく具体的に説明する．
④食事日記の記録を勧め，食事内容確認の習慣を促す．
⑤非アレルゲンのたんぱく質を含む食品を代替に使用する場合も，同一食品の頻回・大量摂取は好ましくないため，少量，多種類とする．また，加熱調理を心がけ，低抗原化に努める．
⑥加工食品使用にあたっては，原材料表示を必ず確認するよう指導する．
⑦除去食療法の維持にあたっての，家族の精神的負担や経済面も考慮し，指導する．

【武部久美子】

【文献】

[栄養食事療法，栄養指導]
1) 日本小児アレルギー学会　食物アレルギー委員会：食物アレルギー診療ガイドライン2005, 協和企画, 2005
2) 馬場實, 中川武正(編)：食物アレルギーの手びき　改訂第2版, 南江堂, 2003

73 アレルギー

アレルギー疾患は気管支喘息，アレルギー性結膜炎・鼻炎，蕁麻疹，アナフィラキシー，食物依存性運動誘発アナフィラキシー，アトピー性皮膚炎，消化管アレルギー，昆虫アレルギー，薬物アレルギーなど多彩である．このうち栄養療法が問題となるのは消化管アレルギー，アナフィラキシー，食物依存性運動誘発アナフィラキシー，食物アレルギーによるアトピー性皮膚炎，蕁麻疹などである．とくに，食物によるアナフィラキシーは決して少なくはなく，集団給食などでの誤食には細心の注意を要す（「30.食物アレルギー」を参照）．本項では，食物アレルギーによるアトピー性皮膚炎を中心に解説する．

疾患の知識

▶**概念** 皮膚疾患としての本症に関しては，「72.アトピー性皮膚炎」を参照．

▶**病因** 筆者らの検討では，アトピー性皮膚炎の90.5％に1種類以上の食物が関与する．また，本症患者の約60％にダニ特異IgE抗体が検出され，ダニ対策が重要である．

▶**疫学** 2003年の厚生労働科学研究による全国調査では，アトピー性皮膚炎の頻度は，生後4か月12.8％，1歳半9.8％，3歳13.2％，小学1年生11.8％，小学6年生10.6％，大学生8.2％であった．

▶**症状** 前項「72.アトピー性皮膚炎」を参照．

▶**診断** 前項「72.アトピー性皮膚炎」を参照．ここでは本症の食物アレルゲン診断について述べる．病歴や特異IgE抗体の結果は参考にすべきであるが，最終的には経口負荷試験により確定される．とくに，特異IgE抗体には，鶏卵，牛乳の場合，偽陰性が，小麦，米の場合，偽陽性が多いことに注意する．また，経口負荷試験は，食物アレルゲンの完全除去により，皮膚症状の軽快した状態で行われなければ，極めて感度が低くなることを銘記すべきである．RAST高値例，乳幼児例では，食物アレルゲンの摂取により強いアレルギー症状を呈すことが知られている．とくに，RASTスコア4以上の場合は負荷試験陽性である可能性が高く，医師の臨床的判断で，経口負荷試験の実施を先延ばしとしている場合もあることに注意したい．

▶**治療** 皮膚症状に対して，抗ヒスタミン薬の内服，ステロイド薬の外用が行われるが，治療の基本はアレルゲン除去にある．とくに，適切な除去食療法の実施は，栄養士の能力に負うところが大きい．除去食療法の基本は経口負荷試験により確定された食物アレルゲンのみを完全除去

することにある．本来，除去食とは適切な代替食物を用いて調理されるべきものであるが，昨今，アレルゲン食物を除去し，代替食物を用いないものを除去食と呼ぶ傾向があり，注意したい．代替食物を上手に使ったコピー食の作成など，楽しく食べられる献立に心がけたい．2002年から，容器包装された加工食品の場合，卵，乳または乳製品，小麦，そば，ピーナッツの5品目に関して，微量（10μg/mL）の混入であっても表示することが法的に義務づけられた（2008年からエビ，カニが追加された）．表示の目的はアナフィラキシーなどの即時型のアレルギー反応を防止することにあり，食物アレルギーによるアトピー性皮膚炎の治療を目指したものではないことを考慮する必要がある．すなわち，過敏な患者の治療においては表示義務以下の微量の混入にも注意しなければならない．

【小倉英郎】

栄養病態

除去食中の患者で，栄養失調，とくに，離乳遅延における鉄欠乏性貧血，まれに，ビタミン B_1・D欠乏症に遭遇することがある．母乳過信，医療不信，民間療法などが関与している場合がある．このようなリスクが予測される患者には，主治医との連携のもとに，栄養調査・指導を早めに行う必要がある．

【小倉英郎】

栄養食事療法

基本方針

- 飽和・不飽和脂肪酸の摂取バランスや，乳酸菌および食物繊維を摂取し，腸管免疫能の向上をはかることが必要である．
- アレルギー反応には，プロスタグランジン，ヒスタミンやロイコトリエンが関与し，炎症症状を呈するが，アレルギー症状の悪化と食事との関連性も明らかになってきた．わが国におけるアレルギー疾患の急増と食生活の変化，とくに脂肪酸の摂取バランスの変化や食物繊維の摂取量の減少との関連性が示唆されている．
- 低栄養状態では免疫能も低下するため，バランスのとれた栄養補給も重要となる．

栄養アセスメント

炎症症状に伴い，エネルギー代謝も亢進する．食事摂取状況，身体計測などにより，栄養状態を把握する．

①強い炎症症状を呈するときは，食思不振から食事摂取量低下を認めることもある．摂取状況の調査，問診を行う．

表 73-1 薬理活性物質（仮性アレルゲン）をもつ食品

ヒスタミン	ほうれん草，トマト，とうもろこし，魚類
セロトニン	トマト，バナナ，パイナップル，キウイフルーツ
アセチルコリン	トマト，なす，たけのこ，さといも，そば，まつたけ
ニコチン	牛乳，牛肉，じゃがいも，トマト，イースト

②症状が安定し体調がよいときの体重を基準とし，体重の変化（体重減少率，平常時体重比など），上腕三頭筋部皮下脂肪厚，上腕筋囲を測定する．
③組織修復に向け需要が増大する，ビタミン（とくにA，C），ミネラル，微量元素（とくに亜鉛，銅）が十分に補給されているかを確認する．

■モニタリング，評価のポイント

- 低栄養状態では，アレルギー反応で増加するIL-4，IL-10などの産生が増強される．体重の変化，食事摂取量および各栄養素の充足状況，血清アルブミン，ヘモグロビンなどより栄養状態を評価する．

栄養管理目標

■必要栄養量

エネルギー　年齢別，性別エネルギーの食事摂取基準を満たす
たんぱく質　食事摂取基準量を満たす
脂質　脂肪エネルギー比 20〜25％

- 食品中にリノール酸が過剰になるとアレルギー疾患の発生が多くなり，エイコサペンタエン酸（EPA），ドコサヘキサエン酸（DHA）が過剰になるとアレルギー疾患の発生が抑制される傾向がある．抗炎症作用を有するEPA，DHAなど，n-3系多価不飽和脂肪酸比率を上げることが重要である．
- ビタミン，ミネラルは食事摂取基準の推奨量を満たすこと．免疫能に影響するビタミンC，B_2，B_6，ナイアシン，亜鉛，鉄，Mgは不足しないよう十分に補給する．

MEMO

食品・食材の適否

推奨
- ビフィズス菌などの乳酸菌の摂取は，腸内細菌叢を整え，アトピーなどのアレルギー症状を軽減化する．
- 腸内細菌叢の環境調整には，腸内細菌の餌となる食物繊維を十分摂取することも必要である．
- n-6系多価不飽和脂肪酸を多く，植物油を控えめにし，n-3系多価不飽和脂肪酸を多く含む魚を摂取したほうが炎症症状は軽減される．
- α-リノレン酸は体内でEPAやDHAに代謝されるため，しそ油，えごま油などα-リノレン酸を多く含む油も利用する．しかし，酸化しやすいため加熱調理には不向きである．

不適
- 食品によってはヒスタミンやアセチルコリンなどの薬理活性物質(仮性アレルゲン)も含むため，大量摂取するとアレルギー症状を呈することがあるため，注意が必要である(表73-1)．

【武部久美子】

経腸・静脈栄養療法

- 乳児のアトピー性皮膚炎においては，多くの場合，アレルゲン除去母乳あるいはアレルギー用粉乳で対応可能であるが，離乳期以降の乳幼児で，何らかの理由により，固形食が摂取できない場合は，経腸栄養剤の使用も考慮される．多くの製剤は鶏卵，乳成分を含まないが，大豆成分を含むものがあり，製剤の選択には注意を要する．
- 経静脈栄養を行うことはほとんどないが，乳幼児の重症消化管アレルギーの場合は，適切なアレルギー用粉乳あるいは経腸栄養剤の使用においても，消化器症状の軽快が得られない場合がある．このような場合は，消化管粘膜のアレルギー炎症による障害からの回復を促進するために，早めに経静脈栄養に踏み切るべきである．

【小倉英郎】

栄養指導

- 免疫能を高め，アレルギーを予防するためにも規則正しい食事の習慣化を促す．
- 特定の食品に偏らず，多種類の食品を組み合わせ，たんぱく質，ビタミン，ミネラルが不足しない，栄養バランスのよい食事のとり方について指導する．

- 食物繊維，乳酸菌，DHA を多く含む魚類の摂取について献立の組み合わせ方を具体的に指導する．
- 乳幼児期は，消化管機能の発達が不十分なため，腸管に負担をかけない，消化吸収のよい食事とするよう指導する．　　　　　　　【武部久美子】

【文献】
[栄養食事療法，栄養指導]
1) 上野川修一：からだと免疫のしくみ，日本実業出版社，1998
2) 宮本昭正(監修)：臨床アレルギー学，南江堂，1998
3) 渡辺明治，福井富穂(編)：今日の病態栄養療法，南江堂，2006

MEMO

74 免疫疾患・膠原病

膠原病には，関節リウマチ(rheumatoid arthritis；RA)，全身性エリテマトーデス(systemic lupus erythematosus；SLE)をはじめ，全身性硬化症，多発性筋炎・皮膚筋炎，血管炎など種々の疾患があり，それぞれが多彩な全身の症状を呈するので，一括してとらえることは難しい．本項では，これらのなかで最も患者数が多いRAと，RAに次いで多く全身の臓器が冒されるSLEについて記述する．

疾患の知識

RAは，複数の関節炎を主体とする慢性に経過する進行性炎症性疾患である．関節の滑膜細胞に免疫応答と炎症が生じ，滑膜細胞の増殖から次第に周囲の軟骨，骨が侵され，関節の破壊と変形に至ることが多い．また，関節以外の症状として，皮下の結節，血管の炎症とそれに伴う神経障害や皮膚の潰瘍，肺の線維症などの症状をきたすことがあり，関節だけの疾患ではなく，全身性疾患として認識しなくてはならない．

SLEは若い女性に好発する原因不明の多臓器疾患である．細胞の核成分やDNAに対する自己抗体が検出され，補体が低下することから，自己抗原と自己抗体からなる免疫複合体が組織に沈着して，補体を活性化して組織傷害が生じることが病態の1つと考えられている．

顔面の蝶形の紅斑や日光過敏症などの皮膚症状，関節炎，心膜炎や胸膜炎などの漿膜炎，血球減少などの血液異常，腎炎(ループス腎炎といわれる)，中枢神経症状，腸病変，腹膜炎，膵炎などの消化管病変など，多彩な症状を呈する．

【山本一彦】

栄養病態

RAは慢性の消耗性疾患であり，炎症の持続とともに貧血も進行するので，バランスのよい食事に気をつける必要がある．

- ステロイド薬を含む治療薬の投与により症状が軽減し，さらにステロイド薬の副作用としての食欲増強により体重が増加することもある．関節への負荷軽減からは過度な体重の増加は抑制すべきである．また，骨粗鬆症が頻発するので，カルシウム，ビタミンの摂取は重要である．生活面では安静と適度の運動のバランスが重要である．慢性の炎症の持続による消化管アミロイドーシスが発症すると，下痢から栄養障害が生じる．
- SLEの発症時には食欲低下や体重減少が30～59%の患者にみられるが，体重減少の程度は通常10%以下である．もし体重増加のある場

合は，腎症によるネフローゼ症候群や腹水の可能性なども考慮しなくてはならない．診断の後，大量のステロイド薬を中心とした治療が始まり，原疾患の活動性の減少とともにステロイドの副作用で体重が増え，ムーンフェイスと呼ばれる顔貌や中心性肥満をきたすことがあり，適正な摂取カロリーを維持することが重要となる．一方，SLEでは健常者に比較して動脈硬化が進みやすいことが指摘されており，脂肪制限を含めた食事指導が必要である．ループス腎炎では，ネフローゼ症候群を呈する場合と腎機能低下を呈する場合，さらに高血圧を呈する場合がある．ネフローゼや腎不全の状態に合わせた，たんぱく制限，食塩制限を行う必要がある．

【山本一彦】

栄養食事療法

基本方針

消耗性疾患の1つであり，低栄養状態改善のため，エネルギー，たんぱく質，ビタミン，ミネラルを過不足なく補充し，全身状態を維持する．また，病状の進展につれて腎機能低下を認めるため，病態確認のための適切なモニタリングが必要となる．

①全身性エリテマトーデス（SLE）
- 慢性の炎症性疾患であり，たんぱく質の異化亢進を認める．活動期には十分なエネルギーとたんぱく質の補充が必要である．
- ステロイドを服用する症例では副作用である，糖尿病，骨粗鬆症，脂質異常症などの合併症予防のための食事療法も必要となる．

②関節リウマチ
- 全身症状として，発熱，全身倦怠感，食思不振，体重減少などを認める．低栄養状態を招きやすく，十分なエネルギー，たんぱく質の補給が必要である．
- 炎症が持続する場合は，鉄の利用障害から貧血の頻度も高くなるため，鉄，ビタミン B_6，B_{12}，Cなどの補給も重要である．
- 骨粗鬆症のリスクも高くなる．予防のために，CaやビタミンDの十分な摂取も必要である．
- 顎関節の障害を認める場合は，摂食・嚥下機能の低下も認められるため，咀嚼・嚥下しやすい食形態の調整が必要となる．

栄養アセスメント

炎症症状に伴い，エネルギー代謝も亢進する．食事摂取状況，身体計測などにより，栄養状態を把握する．
- 食思不振から食事摂取量が低下しやすいため摂取状況の調査，問診を

行う.
- 症状が安定し体調がよいときの体重を基準とし,体重の変化(体重減少率,平常時体重比など),上腕三頭筋部皮下脂肪厚,上腕筋囲を測定する.
- 筋肉の衰えも認めるため,クレアチニン身長係数,血清 Alb,ChE などによって,たんぱくの栄養状態を評価する.
- 発熱や炎症に伴い,エネルギー代謝も亢進するため,身体状況も常に確認する.
- 持続性たんぱく尿の有無を確認し,腎機能の程度を把握する.

■モニタリング・評価のポイント
- 筋力低下,貧血や骨粗鬆症のリスクが高いため,定期的なモニタリングが必要となる.
- 体重の変化,食事摂取量および各栄養素の充足状況,血清 Alb,Hb,たんぱく尿などを確認する.

栄養管理目標

🖋十分なエネルギーを補給し,たんぱく質は成人の推奨量を目安とし,ビタミン・ミネラルも推奨量を目安とし補充する.

■必要栄養量
エネルギー　30〜35 kcal/kg/日
たんぱく質　1.1〜1.3 g/kg/日
脂質　脂肪エネルギー比 20〜25%

- 腎機能障害を認める場合は,慢性腎臓病(CDK)に対する食事療法基準に基づき食事療法を行う.
- 肥満を認める場合(BMI 25 以上)は,炭水化物,脂質の過剰摂取に注意し,標準体重を維持するようエネルギーをコントロールする.

MEMO

栄養基準・食品構成

■栄養基準

	臓器障害を認めない場合	CKDステージ2（GFR 60〜89）	CKDステージ3（GFR 30〜59）
エネルギー(kcal/kg)	30〜35	27〜39	27〜39
たんぱく質(g/kg)	1.1〜1.3	尿たんぱく量0.5g/日以上の場合 0.8〜1.0	0.8〜1.0 尿たんぱく量0.5g/日以上の場合 0.6〜0.8
脂質(エネルギー比率)	20〜25%		
食塩(g)	8〜10	10未満 尿たんぱく量0.5g/日以上の場合 6未満	3以上6未満
カルシウム(mg) *骨粗鬆症を認める場合	800以上		
鉄(mg) *貧血を認める場合	13〜15		

※ステロイド起因性糖尿病を認める場合は，25〜30 kcal/kg 標準体重/日とする．

食品・素材の適否

推奨

①炎症のある場合：エイコサペンタエン酸(EPA)，ドコサヘキサエン酸(DHA)などのn-3系多価不飽和脂肪酸を多く含むさば，さんま，いわしなど青魚を摂取すると抗炎症作用効果が期待できる．

②貧血のある場合：豚レバーや蛤のつくだ煮など鉄分の摂取，ビタミンB_{12}，ビタミンCも十分に補充する（貧血の項参照）．

③炎症性疾患のため，ビタミンC，ビタミンB_1，パントテン酸などの需要が増大する．柑橘類やいちごなどの果実，緑黄色野菜，レバー類，動物性食品などを十分に摂取する．

④牛乳，乳製品，小魚，豆腐，小松菜，海藻類などCaを多く含む食品を十分に摂取する（骨粗鬆症の項参照）．

【武部久美子】

経腸・静脈栄養療法

- RAでは,非ステロイド性抗炎症薬により消化性潰瘍が引き起こされることがある.また,長期罹患例では,炎症の結果として,続発性アミロイドーシスが十二指腸,小腸などに好発する.また,腸管の循環障害,たんぱく漏出性胃腸症などの症状を呈することもある.関節症状が進行して,寝たきりの状態になることがある.このような場合,一般的な静脈栄養療法とともに,薬剤の経管的な投与も考慮しなくてはならない.
- SLEは消化管病変として,潰瘍,血管炎,出血,下血,偽性腸管閉塞,たんぱく漏出性胃腸症など多彩な病態を呈する.多くの場合,絶食,輸液,ステロイドの点滴静注が行われる.膵炎を呈した場合も,絶食,輸液,エフオーワイ®,抗生剤とSLE自体が原因と考えられる場合はステロイド薬の投与が行われる.

【山本一彦】

栄養指導

① 栄養状態の低下に伴い,身体状況が低下しやすいため,十分な栄養補給により体力維持に努めることの重要性を説明する.
② 食欲低下を認める場合は,少量で栄養価の高い食品,献立について説明する(乳製品,プリン,ポタージュスープなど).少量で頻回に摂取することも提案する.
③ 貧血や骨粗鬆症予防のため,鉄分やビタミン類(とくにB_6, B_{12}, C, D, 葉酸など),カルシウムも十分に摂取するよう指導する.乳製品が摂取困難な場合は,豆腐や小魚,海藻類などを摂取するよう提案する.
⑤ 腎機能低下を診断された場合は,慢性腎臓病(CDK)に対する食事療法基準に基づき,たんぱく質,食塩コントロールの指導を行う.
⑥ ステロイド薬の使用により,食欲亢進,体重増加をきたしやすいため,標準体重維持を目標とし,エネルギーコントロールの指導を行う.

【武部久美子】

【文献】
[栄養食事療法,栄養指導]
1) 内田詔爾(監):リウマチハンドブック,女子栄養大学出版部,1992
2) 橋本博史(編):膠原病・リウマチ,日本医事新報社,2000
3) 渡辺明治,福井富穂(編):今日の病態栄養療法,南江堂,2006

第6章
術前・術後の栄養療法

75 上部消化管手術

食道や胃の疾患は経口摂取に直接影響することが多い．疾患が重症でなくても検査や周術期管理で経口摂取制限を受けるので，経腸栄養や静脈栄養を駆使した総合的な戦略が必要となる．

栄養病態

- 健康診断で発見される早期胃癌や深達度の浅い食道癌，胃癌などは，食物の通過障害がなく，消化吸収には影響を与えないので，術前の栄養状態は良好であることが多い．
- 進行した悪性腫瘍や胃潰瘍などでは，鉄欠乏性貧血や出血性貧血を発症していることがある．
- 腫瘍や重症潰瘍などで起こる食道・胃の完全閉塞では経口栄養が困難となる[1]．
- 術前化学療法を行った症例では，薬剤の副作用などで，経口摂取量の低下や，肝機能障害などのために栄養障害に陥っていることがある．
- 感染を伴う炎症や進行した悪性腫瘍では，必要エネルギーとたんぱく質量が多くなるため，栄養素の必要量が多くなる．
- 術前に内服している薬剤の効果が減弱していることがあるため，内服薬を確認する．
- 糖尿病など代謝異常の基礎疾患が存在することがある． 【鷲澤尚宏】

術前栄養管理

- 術前の栄養状態は，消化管吻合の縫合不全や術後膿瘍など，術後合併症に大きく影響するため，術前の栄養状態に問題があるときには，疾患の進行状況を確認し，緊急性がなければ，術前に1〜2週間の栄養療法を行う．
- 経口摂取が十分行えるときには，経口栄養を行う．不十分な場合には，経腸栄養や経静脈栄養を行う．
- 消化管狭窄例でも，経鼻小腸カテーテルや経腹的に造設された小腸瘻など，消化管への栄養ルートが確保できたら，濃厚流動食や経管栄養剤などを投与する．
- 腫瘍からの微量出血による鉄欠乏性貧血には，静注用鉄剤（フェジン®など）を緩徐に静注または5％ブドウ糖液などに混注し，側管から点滴静注する．急性出血や大量の出血では，輸血を行う．

■栄養必要量

- エネルギーは基礎エネルギー必要量（BEE）に活動係数（ベッド上安静

1.2，ベッド外活動あり 1.3) とストレス係数を乗じた量を投与する．
- 胃癌や重症胃潰瘍では，ストレス係数が 1.1～1.3，穿孔性腹膜炎などの感染症では 1.1～1.5 とする．たんぱく質は 1.0～1.5 g/体重 kg とする．
- エネルギーの 20～30％は脂質で投与し，投与する総エネルギーからたんぱく質と脂質のエネルギーを引いた残りを炭水化物で投与する．
- ビタミンや微量金属は推奨量を投与するが，化学療法後の症例では抗酸化作用を期待して，セレンやビタミンC・Eなどを十分に投与する．
- 必要な薬剤は注射薬や貼付薬に切り替えるか小腸カテーテルなどの消化管瘻から投与する．

■栄養法

食道閉塞例

- 経口栄養や経管栄養が不可能な症例では，完全静脈栄養（TPN）を行う．閉塞部を通して肛門側へカテーテルが留置できたら濃厚流動食や経腸栄養剤の経管投与は可能である．同様に，細径内視鏡が通過すれば，Direct キットなどを使った Introducer 法による胃瘻の造設が可能なので，胃瘻による経管栄養が可能となる．制限された経口栄養と経管栄養，静脈栄養を併せて行う場合が多い．完全閉塞例では唾液の誤嚥に注意し，咽頭吸引の準備をする．
- 経管栄養の方法として，半消化態栄養剤や濃厚流動食，消化態栄養剤を用いる．基礎疾患に問題がなければ，特殊栄養剤は不要だが，術前 7 日間程度は術前免疫栄養[2]として，インパクト® 750～1,000 mL/日などを行うこともある．

℞処方例

【開始液（中心静脈カテーテルが留置されてから 1～2 日間）】
ネオパレン 1 号® 2,000 mL（1,120 kcal・アミノ酸 40 g/2,000 mL）
＋10％イントラファット® 200 mL（220 kcal/200 mL）/日

【維持液】
ネオパレン 2 号® 2,000 mL（1,640 kcal・アミノ酸 60 g/2,000 mL）
＋10％イントラファット® 200 mL（220 kcal/200 mL）/日

胃狭窄症例

- 経口栄養や経管栄養が不可能な症例では TPN を行う．経口ルートや狭窄部の肛門側へ留置された経鼻カテーテルから濃厚流動食や経腸栄養剤の投与は可能である．制限された経口栄養と経管栄養，静脈栄養を併せて行う場合が多い．
- 経管栄養の方法として，半消化態栄養剤や濃厚流動食，消化態栄養剤を用いる．基礎疾患に問題がなければ，特殊栄養剤は不要だが，術前

7日間程度は術前免疫栄養[2]として，インパクト®750〜1,000 mL/日などを行うこともある．

処方例

【開始液（中心静脈カテーテルが留置されてから1〜2日間）】
ネオパレン1号®2,000 mL（1,120 kcal・アミノ酸 40 g/2,000 mL）
＋10％イントラファット®200 mL（220 kcal/200 mL）/日

【維持液】
ネオパレン2号®2,000 mL（1,640 kcal・アミノ酸 60 g/2,000 mL）
＋10％イントラファット®200 mL（220 kcal/200 mL）/日

非腸閉塞症例
- 栄養状態が比較的良好で，経口食や濃厚流動食などを摂取できるときには，補助は末梢静脈栄養法で十分である．

処方例

【開始液】（維持液も同様）
ビーフリード®500 mL（210 kcal・アミノ酸 15 g/500 mL）＋10％イントラファット®200 mL（220 kcal/200 mL）/日

- 栄養状態が良好で，絶食期間が短い場合には，上記同様，補助栄養は不要だが，術前7日間程度は術前免疫栄養として，インパクト750〜1,000 mL/日などを行うこともある．

【鷲澤尚宏】

術後栄養管理

- 術後腸管麻痺の間は積極的な経口摂取や経腸栄養はできない．
- 腸管の使用開始時期は一般的には術後1〜5日間である．
- 従来，排ガスをもって，経口摂取開始を決定することが多かったが，通常，小腸の蠕動は手術当時から始まっているので，排ガスを待たずして，第1病日に経腸栄養を開始することもできる．

消化管吻合が行われた場合

上部消化管手術での腸管吻合は以下のaからgである．

a. 咽頭代用食道吻合：頸部食道癌術の再建法
b. 頸部食道代用食道吻合：胸部食道癌術後の再建法
c. 胸部または腹部食道残胃吻合：下部食道癌や穿孔での再建法
d. 食道空腸吻合：胃全摘や噴門側胃切除術での再建法
e. 胃十二指腸吻合：幽門側胃切除でのBillroth Ⅰ法再建
f. 胃空腸吻合：幽門側胃切除でのBillroth Ⅱ法再建やRoux-en-Y再建．さらに上記dの噴門側胃切除術の残胃と，つり上げた空腸を吻合する再建
g. 空腸空腸吻合：胃全摘後Roux-en-Y再建で，つり上げた空腸と十

二指腸側の空腸を端側または側々吻合する再建
- 一般的に消化管吻合術後縫合部の抗張力は 3～5 日目に最も低下するので，この時期に再発熱が確認された場合には縫合不全が疑われる．
- 術後第 1 病日から完全静脈栄養を開始する．

処方例
【開始液】
ネオパレン 1 号® 2,000 mL（1,120 kcal・アミノ酸 40 g/2,000 mL）
＋10% イントラファット® 200 mL（220 kcal/200 mL）/日
【維持液（術後 2 日目より）】
ネオパレン 2 号® 2,000 mL（1,640 kcal・アミノ酸 60 g/2,000 mL）
＋10% イントラファット® 200 mL（220 kcal/200 mL）/日

- 解熱やバイタルサイン（呼吸，血圧，脈拍）の安定を待って 2～5 日目に流動食から開始する．
- 経口摂取量や下記経管栄養の不足分を末梢，または中心静脈カテーテルからの静脈栄養で補充する．

処方例
【開始液】（維持液も同様）
ビーフリード® 1,000 mL（420 kcal・アミノ酸 30 g/1,000 mL）
＋10% イントラファット® 200 mL（220 kcal/200 mL）/日

- 術中に留置された経鼻小腸カテーテルや外科的に留置された小腸カテーテルからの経管栄養は第 1 病日から行うことができる[3-5]．
- 経管栄養例では，濃厚流動食，半消化態栄養剤や消化態栄養剤を算出された栄養素の半量から開始する．消化管の蠕動状態や腹部膨満などの理学的所見，吸引される注入前の消化管内残量や X 線写真の所見から，安全に投与が行われるか否かを確認しながら増量していく．
- 縫合不全を発症した場合，経口摂取は不可能なので，TPN または，縫合部より肛門側へ先端が留置された経管栄養を行う．

処方例
【維持液】
ネオパレン 2 号® 2,000 mL（1,640 kcal・アミノ酸 60 g/2,000 mL）
＋10% イントラファット® 400 mL（440 kcal/400 mL）/日

- 術後腸閉塞（麻痺性，癒着性など）発症時には食事を止め，静脈栄養となる．
- 胃癌手術では，郭清や剝離操作に伴う膵液瘻を起こすことがあるが，ドレナージが効いていれば，基本的に通常の栄養管理でよい．排液量が多いときには，一時的に経腸投与を止めたり，サンドスタチン® を注射で使用することもある．

- 術後合併症による敗血症の場合には,アルギニンを多く含んだ免疫栄養剤は使われない. 【鷲澤尚宏】

ERAS(enhanced recovery after surgery)について

次項参照 【鷲澤尚宏】

栄養指導

- 胃切除によって食物貯留能が低下していることから1日5〜6回食とすることを説明する.
- ゆっくりよく噛んで食べるよう指導する.
- 必要十分なエネルギー摂取と高たんぱく・高ビタミン食,鉄分やカルシウムの多い食事とすることを指導する.
- 退院後当初は消化のよい低残渣のものを選び,逆流性食道炎や胆汁分泌亢進の予防のために油脂類の一度の多量摂取は控えさせる.
- 香辛料,炭酸飲料,カフェイン飲料,アルコール飲料は避けさせる.
- 早期ダンピング症候群の予防のために,低糖質,高たんぱく質,中程度の脂質の摂取を基本とすることを指導する.
- 後期ダンピング症候群の予防のために適時に間食を摂取するとともに,発症時の飴などによる糖質補給法について指導する.
- 胃酸分泌の低下や喪失などから,摂取する食品は新鮮なものを用意し,食品衛生上の注意点を指導する.
- 必要時に栄養補助食品の利用法を指導する. 【外山健二】

【文献】

[栄養病態,術前栄養管理,術後栄養管理,ERASについて]

1) A.S.P.E.N. Board of Directors and The Clinical Guidelines Task Force : Guidelines for the Use of Parenteral and Enteral Nutrition in Adult and Pediatric Patients. JPEN 26 : 2002
2) Gianotti L, Braga M, Fortis C, et al : A prospective, randomized clinical trial on perioperative feeding with an arginine-, omega-3 fatty acid-, and RNA-enriched enteral diet : effect on host response and nutritional status. JPEN J Parenter Enteral Nutr 23 : 314-320, 1999
3) 福島亮治,岩崎晃太,山崎江里子,他:上部消化管穿孔手術症例に対する栄養管理—特に経腸栄養管理の有用性について.日本腹部救急医学会雑誌 28:929-932,2008
4) 最相晋輔,佐藤弘,根本昌之,他:高カロリー輸液を用いない胸部食道癌の周術期管理—術後早期経腸栄養の検討.日臨外会誌 68:1-7,2007
5) 土屋誉,生澤史江,林啓一,他:早期経腸栄養を導入した胃切除術後管理.日臨外会誌 65:878-886,2004

76 下部消化管手術

下部消化管の術前管理は腸閉塞の有無により異なり,術後合併症に関しては感染症への配慮が必要になる.

栄養病態

- 腫瘍や虚血性腸炎などで起こる腸閉塞は経口栄養,経腸栄養が禁忌となる[1].腸閉塞は消化吸収障害による栄養障害だけでなく,広義のバクテリアル・トランスロケーションなど,全身状態悪化の原因となるため,結果として消耗性の栄養障害となっていることが多い.
- 炎症性腸疾患では,必要なエネルギーとたんぱく質量が多くなり,疾患による消耗や漏出のため,微量栄養素の必要量が多くなる.持続的な腸管の炎症で,栄養状態を術前に改善するのが困難であることも多い.むしろ手術によって病巣が切除された後のほうが栄養管理しやすいことも多いので,術後の栄養療法に重きが置かれる.
- 腫瘍や腸炎による出血症例では,鉄欠乏性貧血や出血性貧血に陥っていることが多い.また,排泄部位に近い消化管の手術であるため,消化吸収部位の障害よりも,水電解質異常への配慮が必要となる.
- 下部消化管手術は術野の汚染や創部の汚染など手術部位感染(SSI)の危険性が高いので,宿主が免疫抑制状態にあることに注意しなければならない.
- 基礎疾患としての糖尿病は術前に病状を把握し,血糖降下薬やインスリンを用いて血糖値のコントロールをしておくことが必要である.

【鷲澤尚宏】

術前栄養管理

- 術前の栄養状態は,消化管吻合の縫合不全や術後膿瘍など,術後合併症に大きく影響する.
- 術前のアセスメントで栄養不良が認められたら,可能な範囲で栄養状態の改善を目指す.
- 穿孔などによる腹膜炎や出血で手術が優先される場合を除き,1～2週間の栄養療法を行う.大腸性腸閉塞に対して術前の減圧療法を行っている場合には,この期間を術前の栄養療法期間とする.
- 腫瘍からの微量出血による鉄欠乏性貧血には,静注用鉄剤(フェジン®など)を緩徐に静注または5%ブドウ糖液などに混注し,側管から点滴静注する.急性出血や大量の出血では,輸血を行う.

■栄養必要量

- 大腸癌や虚血性腸炎では,ストレス係数を 1.1〜1.3,結核などの感染症では 1.1〜1.5,クローン病や潰瘍性大腸炎では 1.1〜1.5,外傷による腹膜炎などでは約 1.5 とする.たんぱく質は 1.0〜1.5 g/体重 kg とする.
- エネルギーの 20〜30% は脂質で投与し,投与する総エネルギーからたんぱく質と脂質のエネルギーを引いた残りを炭水化物で投与する.
- ビタミンや微量金属は推奨量を投与するが,クローン病や潰瘍性大腸炎では,セレンなどの消費が多いので欠乏に注意する.

■栄養法

腸閉塞症例

- 経口・経腸栄養が禁忌となる腸閉塞症例では,完全静脈栄養(TPN)を行う.減圧用のロングチューブ(イレウス管)が使用され,先端が閉塞部近くまで届いている場合には,水分,あるいは成分栄養剤(ED,エレンタール®)などの経口・経管投与は可能である.左側結腸癌や直腸癌では経肛門的に減圧チューブを挿入し,腸管洗浄が十分可能な場合には,水分や成分栄養剤の経口投与が可能である.
- 完全静脈栄養の処方例

  【開始液(中心静脈カテーテルが留置されてから 1〜2 日間)】
  ネオパレン 1 号® 2,000 mL(1,120 kcal・アミノ酸 40 g/2,000 mL)
  +10% イントラファット® 200 mL(220 kcal/200 mL)/日

  【維持液】
  ネオパレン 2 号® 2,000 mL(1,640 kcal・アミノ酸 60 g/2,000 mL)
  +10% イントラファット® 200 mL(220 kcal/200 mL)/日

非腸閉塞症例

- 従来は,吻合操作に支障をきたさないために,手術前の腸管準備,つまり腸管洗浄が行われてきた.一般的には手術 3 日前から低残渣食とし,下剤を用いて残便を排出したうえで前日は水分のみとする.下剤としてはクエン酸マグネシウム(マグコロール®)やピコスルファートナトリウム(ラキソベロン®),経口腸管洗浄剤(ニフレック®)の投与が行われる.以前は腸内細菌清掃を目的として,小腸非吸収性の抗生物質を使用する施設も多かったが,現在では,あまり行われない.
- 栄養状態が比較的良好で,経口で低残渣食や濃厚流動食などを摂取するときには,末梢静脈栄養法で十分である.
- 末梢静脈栄養法の処方例

  【開始液】(維持液も同様)
  ビーフリード® 1,000 mL(420 kcal・アミノ酸 30 g/1,000 mL)+10%

イントラファット® 200 mL（220 kcal/200 mL）/日
- 栄養状態が比較的良好で，絶食期間が短い場合には，上記同様，末梢静脈栄養法で十分である． 【鷲澤尚宏】

術後栄養管理

- 術後腸管麻痺の間は積極的な経口摂取や経腸栄養はできない．
- 腸管の使用開始時期は一般的には術後1～5日間である．
- 従来，排ガスをもって，経口摂取開始を決定することが多かったが，通常，小腸の蠕動は手術当時から始まっているので，排ガスを待たずして，第1病日に経腸栄養を開始することもできる．

消化管吻合が行われた場合

下部消化管手術での腸管吻合は以下のa～eである．

a. 小腸結腸吻合：回盲部切除や右半結腸切除術における再建法
b. 結腸結腸吻合：結腸部分切除術での再建法
c. 結腸直腸吻合：高位前方切除術や低位前方切除術での再建法
d. 結腸肛門吻合：超低位直腸切除術後の結腸肛門吻合術での再建法
e. 小腸肛門吻合：大腸全摘術の回腸囊肛門吻合など

- 小腸と小腸の吻合に比べて，縫合不全の危険性は高いとされてきたため，食事開始に対して慎重な施設が多い．
- 一般的に消化管吻合術後縫合部の抗張力は3～5日目に最も低下するので，この時期に再発熱が確認された場合には縫合不全が疑われる．
- 術後第1病日から完全静脈栄養を開始する．
- 完全静脈栄養の処方例

【開始液】
ネオパレン1号® 2,000 mL（1,120 kcal・アミノ酸40 g/2,000 mL）
+10%イントラファット® 200 mL（220 kcal/200 mL）/日

【維持液（術後2日目より）】
ネオパレン2号® 2,000 mL（1,640 kcal・アミノ酸60 g/2,000 mL）
+10%イントラファット® 200 mL（220 kcal/200 mL）/日

- 解熱やバイタルサイン（呼吸，血圧，脈拍）の安定を待って4～5日目に食事を開始するが，流動食から開始する必要はない．
- 経口摂取量が不足しているときには末梢静脈栄養で補充する．完全静脈栄養に用いた中心静脈カテーテルが抜去されていないときにはこれを使用する．
- 末梢静脈栄養法の処方例

【開始液】（維持液も同様）
ビーフリード® 1,000 mL（420 kcal・アミノ酸30 g/1,000 mL）+10%

イントラファット® 200 mL（220 kcal/200 mL）/日
- 縫合不全を発症したが，再手術を行わず，手術で留置された吻合部のドレーンで治療する場合には，経口摂取は不可能なので，TPNを行う．
 【維持液】
 ネオパレン2号® 2,000 mL（1,640 kcal・アミノ酸 60 g/2,000 mL）
 ＋10％イントラファット® 400 mL（440 kcal/400 mL）/日
- 再手術としてストーマ造設術が行われた場合には，ストーマが使用可能か否かを見極めて食事を開始する．
- 術後腸閉塞発症時には食事を止め，静脈栄養となる．

ストーマ（人工肛門）がつくられた場合
- 吻合部を守るため，口側に一時的ストーマが造設される場合と，腹会陰式直腸切断術などのように吻合が行われず，永久ストーマが造設される場合がある．
- 経口摂取や経腸栄養は，一般的には術後1日目に開始できる．
- 経口摂取量が不足しているときには末梢静脈栄養で補充する．
- 末梢静脈栄養法の処方例
 【開始液】（維持液も同様）
 ビーフリード® 1,000 mL（420 kcal・アミノ酸 30 g/1,000 mL）
 ＋10％イントラファット® 200 mL（220 kcal/200 mL）/日
- 術後腸閉塞発症時には食事を止め，静脈栄養となる． 【鷲澤尚宏】

ERAS（enhanced recovery after surgery）について

- 従来行われてきた周術期の管理を見直し，患者の回復力強化に着目した総合的アプローチのことをERASという．結果として在院日数の短縮などの効果が得られている．
- 1990年代の後半にヨーロッパの施設で研究され，臨床応用された方法がわが国の施設でも導入され始めている．
- 術前には絶食も腸管洗浄もしないで準備し，手術に臨む．
- イレウスでなければ，またはイレウスであっても，腸管減圧チューブが機能していれば，手術当日に炭水化物を経口摂取することで，術後の耐糖能障害を抑制できるとし，回復力を強化する方法として定着してきている[2]．
- 術後4時間で経口摂取を開始するが，不可能な症例では，小腸瘻などを作成しておき，経管栄養を行う[3]．
- 術後1日目に静脈栄養を中止し，なるべく経口摂取を進めていく[4]．
- わが国でも近い将来，経口摂取や経腸投与を中断しない周術期管理が広まっていくことが予想される． 【鷲澤尚宏】

栄養指導

- 小腸術後については，残存小腸の部位・長さにより，水分・各種栄養素の消化・吸収能力に差があり，とくに回腸の残存・回盲弁の有無などにより，たんぱく質・糖質・脂質・各種ビタミン類の吸収障害に影響するため，個々の病態に応じた栄養指導を行う．
- 在宅中心静脈栄養法や在宅経腸栄養法を行う症例でも，経過とともに経口摂取が可能になる場合には，適した食品・調理法などを指導する．
- 大腸術後については，術後腸閉塞予防のためにも下痢・便秘などの便通異常を起こさないよう，規則正しい食事摂取を勧め，不溶性食物繊維や脂質の大量摂取などは避けるよう，便性をよくするためプロバイオティクスやプレバイオティクスの利用など，個々の病態に応じた栄養指導を行う．
- とくに人工肛門造設後の場合は，下痢をしやすい食品・調理法，ガスを発生させやすい食品の大量摂取，便臭を強くするような食品の摂取を避けるよう指導する．

【松原　薫】

【文献】

[栄養病態，術前栄養管理，術後栄養管理，ERAS について]

1) ASPEN Board of Directors and The Clinical Guidelines Task Force: Guidelines for the Use of Parenteral and Enteral Nutrition in Adult and Pediatric Patients. JPEN 26：18 SA-21 SA, 2002
2) Soop M, Carlson GL, Hopkinson J, et al：Randomized clinical trial of the effect of immediate enteral nutrition on metabolic responses to major colorectal surgery in an enhanced recovery protocol. Br J Surg 91：1138-1145, 2004
3) Lewis SJ, Egger M, Sylvester PA, et al：Early enteral feeding versus "nil by mouth" after gastrointestinal surgery: systematic review and meta-analysis of controlled trials. BMJ 323(7316)：773-776, 2001
4) Brandstrup B, Brandstrup B, Tønnesen H, et al：Danish Study Group on Perioperative Fluid Therapy. Effect of intravenous fluid restriction on postoperative complications: comparison of two peripoerative fluid regimens: a randomized assessorblinded multicenter trial. Ann Surg 238：641-648, 2003

77 肝・胆・膵手術

実質臓器の手術の場合は、臓器それぞれの働きを理解し、病態生理を把握することが大切である。また、手術方法も複雑であり、バリエーションが多い、疾患の特徴を理解し、栄養管理に関しては、術前からの栄養療法が必要になってくる。

栄養病態

- 肝胆膵領域の病態は非常に複雑である。栄養状態も個々の患者によってまちまちであるため、1人ひとりの病状を把握することが大切である。
- 手術方法（再建法）により、術後の食事摂取方法も変わってくるため、どんな手術をしたかということにも理解が必要である。

■疾患の特徴

肝疾患：ベースに肝炎をもっている患者が多く、肝硬変合併で手術を行う患者もいる。肝硬変の患者はもともと栄養障害が存在するうえに、手術という過大侵襲が加わるため、術後腹水のコントロールに難渋したり、黄疸が遷延することもある。また、門脈圧が高いことなどからバクテリアル・トランスロケーション（腸管内細菌が腸管外組織に移行する病態で、敗血症などの原因になる）を起こしやすい特徴がある。

主な肝疾患：原発性肝癌（肝細胞癌、胆管細胞癌など）、転移性肝癌、肝内結石症など

術式：肝切除術（開腹、腹腔鏡下）、肝切除＋胆道再建術（図77-1）など

胆道疾患：胆嚢結石症の患者を除いては、術前に黄疸を呈していることが多い。黄疸の時期が長くなると胆汁うっ滞性の肝障害を起こす。さらに、肝切除が行われることが多いので、肝不全に準じた栄養管理が必要になってくる。また、胆道からの感染を起こしやすく、敗血症など、重症になることもあり、注意が必要である。

主な胆道疾患：胆嚢結石症、総胆管結石症、胆管癌（肝門部、中部、下部）、胆嚢癌、Vater乳頭部癌、先天性胆道拡張症など

術式：胆嚢摘出術（開腹、腹腔鏡下）、肝切除＋肝外胆道切除再建術（図77-1）、膵頭十二指腸切除術、胆管切除＋胆道再建術など

膵：膵臓疾患も、術前に黄疸を呈してくることが少なくない。また、膵頭部切除を行う場合は、非常に高侵襲な手術となり、術後の経口摂取も遅れる傾向がある。膵全摘の場合はインスリンの分泌がなくなるため、特別な栄養管理（血糖管理）を行う必要がある。ほかに、糖尿病を合併している症例も多く、術後の耐糖能異常にも注意が必要である。また、長期には、消化吸収能が低下することや、糖尿病の合併が報告されたりし

摘出

図77-1 肝切除＋胆道再建術

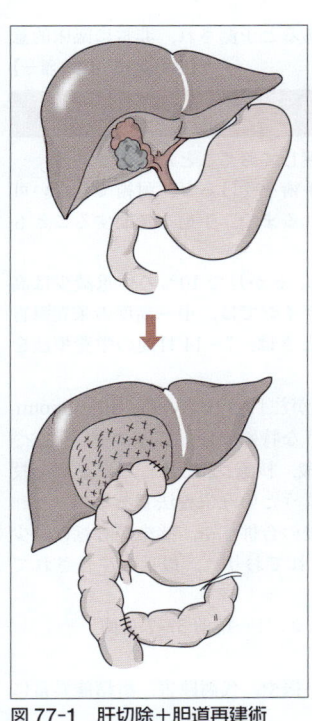

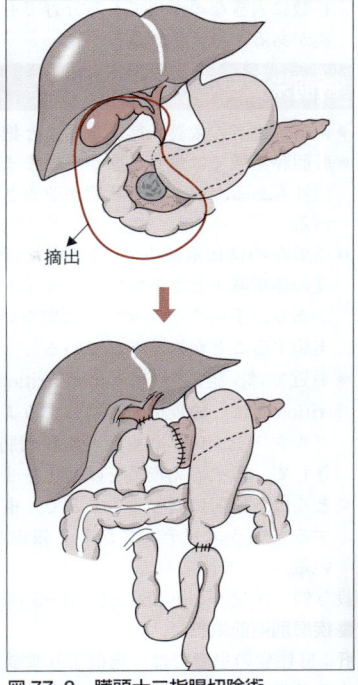

図77-2 膵頭十二指腸切除術

ている.
主な膵疾患：膵癌(頭部, 体部, 尾部), 膵管内乳頭粘液性腫瘍, 膵内分泌腫瘍, 膵炎(慢性, 急性)など
術式：膵頭十二指腸切除術(図77-2), 膵切除術(膵体部, 膵尾部, 膵部分), 膵全摘術, 膵管空腸吻合術など

- 術前術後の栄養療法の必要性は, 周術期の合併症や, 死亡率を少なくすることを目的としている.
- 周術期の栄養療法により, 術後合併症や感染が減少したという数多くの報告がなされている.
- 栄養不足の患者は, 栄養状態の良好な患者と比較して, 術後, 約20倍も合併症が多発しているという報告もある[1].
- 肝胆膵領域の疾患は, 手術侵襲も大きく, 合併症も多い. また, 病態も特殊である. 今後, 周術期の栄養管理により, 合併症や, 術後在院

日数に大きな差が出てくる分野でもあると予測され，非常に臨床的意義があると考えられる．
【濱野美枝・山本雅一】

術前栄養管理

- 術前に患者の栄養状態をきちんと把握しておくことが大切である．
- 肝胆膵領域では栄養状態が悪いまま手術を受けると，耐術できない可能性もあるため，栄養状態が改善されるまで，手術を延期することもある．
- 重要なのは体重減少で，1か月で5％，6か月で10％の体重減少は高度の体重減少とされている．ガイドラインでは，中～高度の栄養障害があり，手術を遅らせても問題ないときは，7～14日間の栄養療法を実施することが推奨されている[2]．
- 最近では，術前のImmunonutritionが注目されている．Immunonutritionとは，免疫機能を増強するような特殊成分（主に，アルギニン，グルタミン，n-3系多価不飽和脂肪酸，核酸）を配合した栄養剤を投与して，宿主の免疫系を賦活化させようという栄養法である．
- とくに，術前に投与することで，術後の合併症や，感染が有意に減少するというエビデンスが多く報告されており[3,4]，最近，注目されている．

投与例：インパクト250 mL　3～5パック/日　術前5～7日間

■疾患別術前栄養

肝：肝硬変の患者では，術前より食欲不振や，代謝障害，耐糖能異常による低栄養などが存在することが多い．
- 凝固機能や総コレステロール値，コリンエステラーゼなども調べておく．
- 術前に，BCAA製剤の投与を行う．

胆：胆管の狭窄による閉塞性黄疸の症例は，胆汁うっ滞による肝機能障害を起こしているため，胆汁ドレナージを行い，黄疸が改善してから手術を行う．
- 胆汁をすべて体外にドレナージしてしまうと，消化吸収障害が起こり，凝固機能異常などが起こるので注意を要する．
- ドレナージの排液量が多い場合は，胆汁とともに，大量の水分や電解質が喪失することがあり，脱水から腎機能障害，栄養障害を引き起こす例もある．できれば，胆汁を体内に還元することが望ましい．そうすることにより，代謝障害や肝機能なども改善される．

膵：膵疾患も閉塞性黄疸を起こすことがあり，ドレナージを要する場合もある．

- 腫瘍により，膵管が閉塞するため，膵機能障害を起こしているので，術前に膵機能検査をして評価しておく.

【濱野美枝・山本雅一】

術後栄養管理

- 肝胆膵手術は，ほとんどが高侵襲の手術と考えられる.
- 術後は，エネルギー消費が亢進し，エネルギーの要求量が増加している．このとき使われるのは，体内にもともと存在している貯蔵グリコーゲンやたんぱく，脂質である．貯蔵グリコーゲンはすぐ不足するため，筋たんぱくを利用し，糖新生を行ったり，アミノ酸に分解して不足を補う，いわゆるたんぱく異化亢進が起こる.
- このような生体内の反応がある状態では，過剰なエネルギー補給はむしろ，生体にとってストレスになる.
- 術後2〜3日は，25〜30 kcal/kg/日程度の栄養補給でよい.
- 高度侵襲時では35 kcal/kg/日以上は過剰投与になる.

■術後の早期経腸栄養

- 術後早期からの経腸栄養が推奨されている.
- 消化管は身体で最も大きな免疫臓器であり，人間の免疫機能の70％は腸管が担っている．腸管を使わないでいると，絨毛が萎縮し，これらの機能の保持が難しくなってくる.
- 早期経腸栄養による合併症の低下も報告されており，高侵襲下の術後にも適している.

投与例：術後12〜24時間より半消化態の経腸栄養剤を15〜20 mL/時から開始．徐々に投与量を増量.

■疾患別術後栄養療法

肝：正常肝や慢性肝炎では，術後の肝機能の回復は比較的早く，肝切除のみの術式では，特別の管理は必要ない.

- 肝硬変合併例や大量肝切除の症例では，エネルギーの代謝異常や耐糖能異常が起こり，免疫機能が低下する．このため，易感染性であり，バクテリアル・トランスロケーションなどによる感染を起こしやすい.
- 消化管機能を早く回復させ，免疫機能を上げる目的で，できるだけ早期に経口，経腸栄養を開始し，同時にBCAA製剤も投与する.
- 血中アルブミン濃度が低いと，容易に腹水貯留を招くため，適宜，補充が必要である.

胆：胆嚢結石症などは，低侵襲手術であり，とくに合併症がなければ特別な栄養管理の必要はない.

- 胆嚢，胆管癌の手術は肝切除＋胆道再建，場合によっては，肝切除＋膵頭十二指腸切除術など，かなりの高侵襲の手術となる．また，術前

から閉塞性黄疸を伴っていることが多く，肝機能低下がある．胆道を切除すれば，消化管と吻合を行う必要があるため，腸管の運動不全などがあると容易に感染する．
- 術後管理は肝硬変に準じ，早期に経口，経腸栄養を開始し，場合によりBCAA製剤も積極的に投与したほうがよい．
- 肝切除のみの術式とは異なり，消化管吻合が加わるため，スムースな経口摂取は難しい場合があるので，術中に経腸栄養チューブの挿入をしておくことも考慮する．
- 最近では，経腸栄養にこだわるあまり，経腸栄養が十分施行できなかった場合に栄養不良を引き起こしていることもある．適宜，TPN（中心静脈栄養法）などで，栄養補充をすることも必要である．

膵：膵は内外分泌能があるため，切除によりその機能が低下する．また，腫瘍による膵管閉塞のために，術前から膵機能が低下している場合もある．
- 術後に問題になるのは，インスリン欠乏による耐糖能低下や，消化吸収障害である．術後しばらくは，インスリン投与が必要となることが多く，こまめな血糖管理が必要である．
- 1日尿糖や，尿中ケトン体なども参考にする．
- 膵体尾部切除の場合は，消化管吻合がないため，比較的早期から経口摂取が開始できる．
- 膵全摘後は，外分泌機能が廃絶するため，血糖管理を主体とした術後管理となる．TPNを併用したり，持続的な経腸栄養管理を行うが，経口摂取が進めば必ずしも施行する必要はなく，低血糖が起きるようであれば，ブドウ糖液などの持続点滴でも対応できる．
- 膵頭十二指腸切除術の場合は，侵襲も大きく，多くの消化管吻合があるため，早期経口摂取により十分な栄養補給を行うのは難しい．また，術後に胃の動きが悪くなり，長期にわたり経口摂取が不能になる場合も少なくない．その場合は，術後経腸チューブを挿入して経腸栄養を行う．
- 以前はTPNを用いた栄養管理が必要とされていた．最近では，経腸栄養チューブからの早期栄養管理を併用することで術後合併症が減少したという報告や，経腸栄養での栄養管理のみで，血糖コントロールが良好であったとの報告があり，経腸栄養の有用性が注目されている．

【濱野美枝・山本雅一】

栄養指導

- 脂肪肝では，主食量を控え，良質のたんぱくを摂取し，低エネルギーの食事とする．
- 肝硬変でアンモニア高値(肝性脳症あり)の場合は，たんぱく制限食

(0.8～1.0g/kg)とし，食物繊維の多い穀類，野菜，海藻類を多くとり，便秘を予防する．また，分岐鎖アミノ酸(肝不全用経口剤)を併用する．むくみや腹水がある場合は，塩分制限(6g/日)とし，汁ものや漬けものなどを控える．
- 肝硬変では，8時間以上の絶食を避け，就寝前におにぎりやパン，乳製品など200kcal程度の補食をし，飢餓状態や低栄養状態を改善する．
- 膵頭十二指腸切除術後は，食事摂取量が少ないため1日5～6回食とし，水気の多い料理は控え，通過のよい卵・豆腐料理などから始め，肉・魚料理へと移行する．
- 脂肪制限が必要な場合は，料理に使用する油(植物油，バター，マヨネーズなど)を減らし，卵，肉，魚，乳製品などの脂も調整し，たんぱく質の不足に注意する．
- 糖代謝異常がある場合は，糖尿病食に準じ，間食を減らし，規則的な食事を心がける．
- アルコールは基本的に禁止とする．

【関根里恵】

【文献】

[栄養病態，術前栄養管理，術後栄養管理]
1) Buzby GP, Mullen JL, Matthews DC, et al : Prognostic nutrition index in gastrointestinal surgery. Am J Surg 139 : 160-167, 1980
2) 日本静脈経腸栄養学会(編)：静脈経腸栄養ガイドライン―静脈・経腸栄養を適正に実施するためのガイドライン第2版，南江堂，2006
3) Kudsk KA, Moore F, Martindale RG, et al : Consensus recommendation from the U.S. summit on immune-enhancing enteral therapy. JPEN 25 (suppl): S61-S62, 2001
4) Gianotti L, Braga M, Nespoli L, et al : A randomized controlled trial of preoperative oral supplementation with a specialized diet in patients with gastrointestinal cancer. Gastroenterology 122 : 1763-1770, 2002
5) 里井俊平，竹山宜典：肝胆膵手術における周術期栄養管．medicina 43：820-822，2006
6) 荒木孝明，土屋 誉，小針雅男，他：早期経腸栄養による膵頭十二指腸切除後管理．静脈経腸栄養 21：31-37，2006
7) 土師誠二，大柳治正：肝切除における術前及び術後早期の経口・経腸栄養の意義と成果．静脈経腸栄養 21：17-23，2006
8) 大熊利忠，金谷節子(編)：キーワードでわかる臨床栄養，羊土社，2007
9) 岡田 正，馬場忠雄，山城雄一郎(編)：新臨床栄養学，医学書院，2007
10) 近藤和雄，中村丁次(編)：臨床栄養学Ⅱ 疾患と栄養編，第一出版，2005
11) 武田英二：臨床病態栄養学，文光堂，2004

78 心臓手術

術前から心疾患による低心機能，心不全に対し塩分・水分制限が必要となる．脂質異常症，糖尿病や腎機能障害の合併例も多く，基礎疾患にも目を向ける必要がある．開心術後の全身性浮腫，異化亢進状態に対し，適切な水分・栄養管理を行うことで心肺機能を回復し，免疫機能を保持し創傷治癒を促すことを目標とする．

栄養病態

- 心臓手術の対象には虚血性心疾患(狭心症，心筋梗塞)，心臓弁膜症(狭窄症，閉鎖不全症)，先天性心疾患(心房・心室中隔欠損症など)，不整脈などがある．
- 低心機能状態からうっ血性心不全に陥ると，水分，ナトリウムが体内に過剰に貯留する．
- 基礎疾患として動脈硬化の原因となる高血圧，脂質異常症，糖尿病，肥満，さらに腎機能障害を有する場合が多い．
- 心拍動下バイパス術など人工心肺を用いない手術も近年増加しているが，心臓手術は通常「人工心肺」と呼ばれる体外循環を用い心停止下で行う．人工心肺を用いた心臓手術は，血液希釈，低体温，心停止の影響で，より侵襲が大きい．
- 心臓手術も他手術と同様に，手術侵襲がSIRS(全身性炎症反応症候群)と呼ばれる各種炎症性サイトカインを介した生体反応を引き起こし，内分泌系へ影響する．また，術後SIRSおよび強心剤使用の影響から高血糖が生じる．
- エネルギー代謝およびたんぱく異化は亢進する．
- 血管透過性は亢進し，血管外組織中への水分貯留による浮腫を生じ，体重が増加する．

【山内治雄・村上 新】

術前栄養管理

- 狭心症や心不全などの症状により安静を要することが多く，運動療法が行えないため，適切な栄養管理を要する．
- 低心機能に伴う心不全(呼吸苦，浮腫)に対し，塩分・水分制限を要する．
- 基礎疾患に応じて，高血圧なら降圧療法，虚血性心疾患や脂質異常症ならコレステロール制限，糖尿病や肥満があれば血糖コントロールなどが必要である．
- 糖尿病または耐糖能障害患者に対しては，食事中カロリー制限，経口

糖尿病薬内服の中止とインスリン導入(術前数日〜2週間)により血糖を調節する(目標血糖80〜110 mg/dL).
- 低心機能(低心拍出,うっ血)に伴う肝腎機能障害や,消化管機能低下による低栄養状態が増悪した状態は「心臓悪液質」と呼ばれ,術前から積極的な栄養管理が必要である.

■水・エネルギー・栄養の所要量(成人)

水分	40 mL/kg/日
エネルギー	(25〜)30 kcal/kg/日
たんぱく質	0.8〜1.5 g/kg/日 (NPC/N 150〜250 kcal/g,腎不全例では>300 kcal/g)
糖質	2〜5 g/kg/日
脂質	0.2〜1 g/kg/日
塩分	6 g/日

- 新生児・乳幼児は成長過程にあり水分,エネルギー,栄養所要量は成人と比べ多く,年齢とともに変化するため,先天性心疾患に対する手術の際に考慮する.

■年齢別の水分所要量

年齢	水分所要量(mL/kg/日)	年齢	水分所要量(mL/kg/日)
1日	30	1歳〜2歳	90
2日	60	2歳〜4歳	80
3日	90	4歳〜8歳	70
4日	120	8歳〜12歳	60
5日〜3か月	150	12歳〜18歳	50
3〜6か月	120	18歳〜	40
6か月〜1歳	100		

〔高内裕司:水,電解質,栄養管理,国立循環器病センター心臓血管部門(編):新心臓血管外科管理ハンドブック,p96,南江堂,2005より〕

MEMO

■年齢別のエネルギー・たんぱく質所要量

年齢 (歳)	エネルギー (kcal/kg/日)	たんぱく質 (g/kg/日)
0〜1	100	2.2
1〜3	80	1.7
3〜6	70	1.5
6〜10	60	1.3
10〜12	50	1.1
12〜15	40	0.9
15〜	30	0.8

〔高内裕司:水,電解質,栄養管理.国立循環器病センター心臓血管部門(編):新心臓血管外科管理ハンドブック,p93,南江堂,2005より〕

【山内治雄・村上　新】

術後栄養管理

- 術後早期は循環動態の安定および人工呼吸器からの早期離脱を目指す.
- 手術侵襲によるエネルギー代謝,たんぱく異化亢進,浮腫に対し,適切な水分・栄養管理を行うことで心機能を回復し,免疫機能を保持し創傷治癒を促す必要がある.

■術後急性期

- 輸液は術式に応じ5%(または10%)ブドウ糖溶液10〜40 mL/kg/日で少なめから開始する.
- 術後出血や末梢血管拡張などにより血圧が不安定な時期は,血液製剤または細胞外液製剤の補充を行う.
- エネルギー所要量は,水分制限と高血糖を考慮し50〜70%から開始し,2〜3日かけて漸増する.また,術前栄養状態,手術侵襲の大きさ,合併疾患などに応じ増減する.
- 循環動態が安定後,術前心不全状態,術中水分バランス,術式を考慮して,利尿薬(腎不全例では透析)を用いた「除水」を行い,人工呼吸器離脱に備える(尿量,体重を指標に).

■通常の経過

- 心臓手術当日から翌日に気管内チューブを抜管(人工呼吸器離脱)し,術後1〜2日目には食事摂取が可能となるため,積極的な栄養管理は必要ない場合が多い.
- 抜管後,経口摂取可能であれば,食事(新生児,乳児ではミルク)を開始する(成人;流動食→五分粥→全粥,塩分6 g/日制限,基礎疾患に

応じてエネルギーを調節).
- 水分摂取量は年齢,体格,術式,術後心機能,環境などに応じて調節する.

■経口摂取不能例
- 人工呼吸が長引く場合など経口摂取が不可能(不十分)の場合,消化管機能が正常であれば早期から経管栄養を開始する.消化機能不全がある場合は,中心静脈から高カロリー輸液(IVH)を行う.
- 糖質中心のエネルギーは二酸化炭素産生を増加し,呼吸商(二酸化炭素排泄量/酸素消費量)が上がり,人工呼吸器離脱が行いにくくなる.脂肪製剤を用い呼吸商を下げる.
- 長期の人工呼吸で気管切開が必要な患者にはPEG留置が望ましい.胃食道逆流が問題となる場合には,空腸瘻造設が必要である.

■経腸栄養の投与方法
- 5%ブドウ糖液または微温湯の少量投与→経腸栄養剤を50%濃度にして投与→胃食道逆流,下痢などの問題がないことを確認し,濃度,投与量を徐々に上げる.
- 主に半消化態栄養剤を使用する.

■注意点
- 人工弁置換術後や心房細動などに対しワルファリンを内服する場合,ビタミンKを多く含む納豆,クロレラは摂取してはいけない.ブロッコリーなどの緑黄色野菜も多量の摂食は控えたほうがよい.
- 多くの経腸栄養剤にビタミンKが含まれるため,経腸栄養使用状況によりワルファリンを調節する.
- 心不全や心房細動の治療にジギタリス製剤を使用する場合,低カリウム血症(< 3.5 mEq/L)がジギタリス中毒を誘発する危険があり,周術期は特に注意する.適正な血清カリウム値($4.0 \sim 4.5$ mEq/L)となるようカリウム補充などを行う.
- 冠動脈バイパス術で胃大網動脈をグラフトとして使用する場合には,術後に胃消化吸収が減弱する可能性があり,食事や経管栄養を開始する際には注意を要する.
- 乳び胸:手術によるリンパ管,胸管損傷などが原因で術後胸腔ドレーンから白色混濁の排液がみられ,脂肪摂取で増悪する.中鎖トリグリセリド(MCT)などの低(無)脂肪食を使用する.改善がなければ中心静脈栄養への変更,手術を考慮する. 【山内治雄・村上 新】

栄養指導

- 体重の増加は心臓の負担となるので,経時的に患者の体重変化を観察

し，エネルギー処方量の調整を行う．
- 動脈硬化の誘因となるコレステロールや動物性食品（魚を除く）に多く含まれる飽和脂肪酸の摂取を控える．
- 塩分・水分のとりすぎは心臓への血流を増加させ，血圧上昇や手足の浮腫のもとになるため，塩分は1日6g未満を指導し，水分出納に注意し摂取水分量の調整を行う．
- 心臓や消化器の負担を軽減するために，食事はよく噛んでゆっくり食べるように指導する．
- 1日3食，規則正しく時間を決めて摂取させ，過食や偏食をさせない．
- 心拍数の増加の一因となるアルコールやカフェイン（コーヒー，紅茶など）の過剰摂取を避ける．
- 排便時の努責は血圧上昇につながるため，便秘予防に食物繊維の多い食品摂取を指導する．
- 喫煙は末梢血管を収縮させ血圧を上昇させたり，心拍数の増加をきたすため，禁煙指導を行う．
- ワルファリン服用者には，抗凝血作用を阻害するビタミンK高含有食品の納豆，クロレラを禁止し，緑黄色野菜・海藻類の摂取は控えるように指導する．

【中出美代】

MEMO

79 呼吸器手術

肺の一部あるいは片肺全部を切除する術式を総称して肺切除手術という．切除方法には非解剖的な肺部分切除，解剖学的区域切除，肺葉切除，片肺全摘出などがあげられる．手術適応疾患としては，主に原発性非小細胞肺癌，他臓器悪性腫瘍よりの肺転移，良性肺腫瘍，自然気胸をはじめとする囊胞性肺疾患，治療抵抗性の限局性感染性肺疾患（結核・非結核性肺抗酸菌症，肺アスペルギルス症など）があげられる．肺移植手術は，機能廃絶したレシピエントの肺を切除し，ドナーの片肺，両肺，あるいは肺葉を移植することで呼吸機能改善を目指すものである．末期びまん性肺疾患に対し，条件つきで適応が考慮される．

栄養病態

- 消化器悪性腫瘍疾患の患者と比較すると，呼吸器疾患による栄養障害の率は概して低いといえる．しかしながら，長期にわたる低呼吸機能・高度呼吸不全に起因する呼吸困難により，あるいは慢性感染症による消耗により，あるいは既往の消化管手術（食道切除・胃切除など）のために，栄養摂取が障害され，著しい痩せや低たんぱく血症，低アルブミン血症に陥っている患者に遭遇することもまれではなく，このような人に対してはとくに術前後の栄養管理が重要となる．
- 比較的頻度高く遭遇する糖尿病患者の場合，糖尿病のコントロールが不十分であると，細胞内飢餓状態となっていることが危惧され，創傷治癒障害や感染に対する免疫機能低下には特別な注意を要する．
- ここで呼吸機能障害・呼吸機能不全患者での呼吸商を考えてみる．呼吸商は以下の式で表される．

  呼吸商 =（単位時間あたりの CO_2 排出量）/（単位時間あたりの O_2 消費量）

  酸素取り込みや二酸化炭素排出が障害されている呼吸不全状態では，呼吸商が低くなり，栄養指導が重要となることが理解される．慢性閉塞性肺疾患患者などでは低糖質で呼吸商が低く，エネルギー効率もよい脂質を多く含む栄養剤（プルモケア®-Ex など）を選択することも考える．
- 三大栄養素である糖，脂質，たんぱく質の呼吸商はそれぞれ，糖質 1.0，たんぱく質 0.8，脂質 0.7 とされる．

【村川知弘・中島　淳】

術前栄養管理

- 経口摂取に関しては、呼吸器手術では手術前日夕食まで普通食摂取可である。手術前日深夜以降は経口摂取・飲水不可となる。
- 糖尿病合併や極度の低栄養状態は、術後の致命的となりうる合併症（呼吸不全・肺炎・気管支縫合不全による気管支断端瘻など）の危険因子となりうるため、術前の積極的栄養管理が望まれる。糖尿病のコントロールに関しては「51. 1型糖尿病」「52. 2型糖尿病」の項を参照.
- 中等症以上の呼吸不全例では前述したような呼吸商を考慮した栄養管理を行う.
- 呼吸困難による食事摂取不良の場合は、経鼻胃管や胃瘻造設による強制的摂取量アップも考慮しうる選択である.
- 胃食道逆流症（GERD）や食道切除後・胃切除後などで腸管内容物逆流・栄養吸収障害が認められる患者の場合、これらによる食思不振・低栄養状態のことがある。薬物治療や食事指導が望ましい.
- GERDは肺感染症や肺移植後拒絶の危険因子となることが近年報告されており、場合によっては逆流予防手術も考慮すべきであろう.

【村川知弘・中島　淳】

術後栄養管理

- 術翌日からは一般的には経口摂取可能であり、手術終了時間や麻酔からの覚醒状態次第では手術当日夕方から経口摂取可能となることもありうる。このため、栄養管理については、大方の場合は術前からの継続を行えばよいということになる.
- リンパ節郭清や挿管による反回神経麻痺や誤嚥を認める場合は、誤嚥性肺炎の危険があるため、経口摂取を中止とし、中心静脈経路での高カロリー輸液や経鼻胃管経路での経管栄養を考慮する.
- 術後急性肺障害（ARDS）などによる経口挿管あるいは気管切開下人工呼吸器管理となった場合の栄養管理も、中心静脈経路での高カロリー輸液や経鼻胃管経路での経管栄養を考慮する.
- 人工呼吸管理を要する患者の場合、とくに前述したような呼吸商を考慮した栄養管理が望ましいと思われる.
- 胸腔内のリンパ管本幹である胸管を術中（とくにリンパ節郭清時）に損傷することがある。術後経口摂取開始後、胸腔内に留置した胸腔ドレーンからの中性脂肪滴やリンパ球で白濁した多量の排液で気づかれる。乳び胸といわれる合併症であるが、多い場合では1,000～2,000 mLの排液を認めることがあり、体液バランス・栄養分喪失・リンパ喪失

による免疫低下の観点から積極的にコントロールに努めなければならない．まずは経口摂取禁とし中心静脈経路での高カロリー輸液を試みる．多くはこれで治癒が望まれるが，難治性の場合，胸管結紮などの手術的治療が考慮される場合もある．経口開始後はしばらく脂肪制限食が無難であろう．軽症例でかつ経口禁による精神的苦痛が強い場合は，中鎖脂肪酸含有の MCT ミルク摂取であれば許容しうることもある．
- 術後疼痛のため，あるいは鎮痛薬副作用のために食欲低下をきたすことがあり，低栄養・遅発性合併症のリスクとなりうるため注意を要する．
- 癌患者の場合は原病に対する強い不安から抑うつ状態となり，経口摂取低下・低栄養となることがあり，早期の精神科コンサルトが望ましい．

【村川知弘・中島 淳】

栄養指導

- 過食は横隔膜を圧迫し呼吸困難を招くので，腹八分目を心がけさせる．
- 食後の疲れやだるさ，食べ物の停滞感がある場合は，食事回数を増やしたり，間食を利用したりして必要量を確保させる．
- 消化のよい形態の調理を指導する．
- 術後の体力や抵抗力を高めるため，赤身の肉や白身魚など良質のたんぱく質を含む食品や，緑黄色野菜などビタミン，ミネラルが豊富な食材が不足しないように指導する．
- 努責は呼吸困難を招くので，便秘予防のため，食物繊維の多い食品の摂取を指導する．
- 咽喉を刺激して咳を誘発する刺激物（香辛料，熱いもの，炭酸飲料など）は控えるよう指導する．
- 急いで食べてむせると咳を誘発し，肺炎の原因になることがあるため，よく噛んでゆっくり食べるように指導する．
- 誤嚥性肺炎予防のため，口腔内を清潔にし，起座位での食事摂取を指導する．
- 喫煙は痰の量を増加させるので禁煙を徹底させる．

【中出美代】

【文献】

［栄養病態，術前栄養管理，術後栄養管理］

1) 日本呼吸器学会 COPD ガイドライン第 2 版作成委員会編：COPD（慢性閉塞性肺疾患）診断と治療のためのガイドライン（第 2 版），メディカルレビュー社，2004.（要約版は日本呼吸器学会ホームページ http://www.jrs.or.jp/home/ →「学会ガイドライン＆ステートメント」よりダウンロード可能）
2) Mitchell JD, et al : Anatomic lung resection for nontuberculous mycobacterial disease. Ann Thorac Surg 85 : 1887-1893, 2008

80 泌尿器手術

泌尿器手術のうち，とくに癌に対する手術は対象症例が高齢者に多く，貧血や低たんぱく血症をきたしている場合が少なくない．術後に縫合不全などの合併症をきたしやすいため，栄養療法には細心の注意が必要である．ここでは，定例的手術のうち最も侵襲が多いと思われる，膀胱全摘除術について述べる．

栄養病態

膀胱全摘除術の他手術との大きな違いは何らかの尿路変向（図80-1）を必要とすることである．一部の症例で尿管皮膚瘻を選択する場合を除いて，大半の症例に腸管利用の尿路変向が行われる．したがって，術前は栄養状態を低下させることなく腸管内をできるだけ空虚にする必要があり，術後は栄養管理と早期の経口摂取再開が重要である．

【武藤　智・堀江重郎】

術前栄養管理

- 尿路変向として腸管を利用する場合には，腸管内容の排除（bowel mechanical preparation）が重要である．
- 術前4日前より低残渣食を開始し，術前日より禁食とする．
- さらに3日前より下剤（プルゼニド®2錠）を就寝前に内服し，前日には，マグコロールP®，塩化ナトリウム，塩化カリウム，炭酸水素ナトリウムおよび無水硫酸ナトリウムの混合散薬（ニフレック®）2Lによる腸内容の洗浄を行う．
- カナマイシンなどのケミカルプレパレーションは，菌交代によりMRSA腸炎などの発症リスクを高めるため行わない．
- 腸管を利用しない，たとえば尿管皮膚瘻造設術の場合にも，軽めに腸管処理を行っておく．腸管が空虚なほうが，術後の腸閉塞の頻度も少なく経過もよい．CVカテーテルは術直前に留置している．
- 術前は全身状態の細かい観察や検査を行い，計画的な輸液などで状態を改善させる必要がある．

R 処方例

ソリタ-T3号G®　　　1,000 mL
ヴィーンD注®　　　1,000 mL
ビタメジン静注用®　　1A

- 脱水を避けるために前日就寝時まで水分摂取させる．前日より輸液を行い，電解質バランスを調整する．

【武藤　智・堀江重郎】

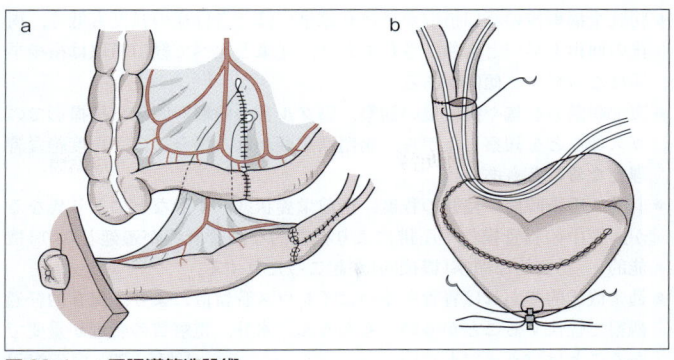

図 80-1 a：回腸導管造設術
　　回腸末端 20 cm より 15 cm 遊離し導管とする．

図 80-1 b：回腸新膀胱造設術
　　回腸末端 20 cm より 55 cm 遊離．遊離腸管を球状に縫合再構築し尿管・尿道と吻合する．

術後栄養管理

- 術後，十分なエネルギー量を補給する．一般的には 20～30 kcal/kg/日が推奨されている．
- 術後早期，経口摂取開始前は積極的に中心静脈栄養を行う．
- 術後 1 週間は尿管，尿道にカテーテルが留置されているため，逆行性感染を防ぐためにも十分な尿量が必要であり，水分バランスにも十分注意する．

処方例

ネオパレン 2 号®	2,000 mL	1,640 kcal
ビーフリード点滴静注用	500 mL	
塩化ナトリウム 10%	1 A	
カルチコール 8.5%®	10 mL	
ビタメジン静注用®	1 A	
エレメンミック注キット®	1 A	

- 腸閉塞予防の意味からも早期離床を促す．
- 胃管は腸管蠕動が良好で排ガスがあれば呼吸器合併症を増やすとの報告もあり，可能な限り早めに抜去する．その後は少量から水分摂取を開始し，流動食から常食まで上げていく．

- 膀胱全摘術後の経口摂取が早ければ早いほど合併症の頻度も低く,術後の回復も早いとも報告されており,従来と比べて経口摂取は術後早期になっていく傾向がある.
- 腹部膨満の有無や排便量の観察,腸グル音の聴取,腹部単純撮影でのガス像などを観察しながら,腸閉塞が疑われる場合には,再度絶食管理となることもある.
- 麻酔,手術時間,侵襲の程度,術前栄養状態,年齢などにより異なるが,術中の腸管操作や圧排により機能的な腸管麻痺が遷延したり(機能的),器質的な閉塞(機械的)が起こったりする.
- 通常機能的であれば胃管あるいはイレウス管留置により,保存的経過観察で軽快することが多い.もちろん,水分,電解質の管理が重要であることは言うまでもない.

【武藤　智・堀江重郎】

栄養指導

■前立腺肥大症の手術
- 尿路感染症予防・排尿を促すため,1日1,500〜2,000 mLの水分摂取を指導する.
- 力みは血尿を助長させる.便秘予防のため,食物繊維の多い食品の摂取を指導する.
- 排尿痛を誘発させる刺激物(アルコール,香辛料)や,利尿作用のあるカフェイン入り飲料を控える.

■尿路結石の手術
- 結石は濃縮尿で再発しやすいので,1日2,000 mL以上の水分摂取を指導する.
- 尿をアルカリ化することで結石の発生頻度が減少するため,動物性たんぱく質や動物性脂肪,砂糖,塩分摂取を控え,野菜,海藻,いも類,穀類を多めにとるように指導する.
- 食事による尿中諸物質排泄量の増加を均一化させるため,3食規則正しくバランスよく摂取するよう心がけさせる.
- 睡眠中の尿は,夕食に起因する排泄量増加により結石ができやすい環境となりやすいため,夕食はやや控えめにし,就寝までおよそ4時間程度,間隔をあけるよう指導する.
- シュウ酸結石時には,シュウ酸を多く含むほうれん草,たけのこ,チョコレート(ココア),紅茶,緑茶などの過剰摂取を避けるように指導する.また,シュウ酸の吸収抑制に,カルシウムを多く含む食品と同時に食べるよう指導する.
- 過食に注意して,適正な体重の維持を促す.

■膀胱全摘除術

- 尿路感染症予防・排尿を促すため,1日1,500～2,000 mLの水分摂取を指導する.
- とくに食事制限はないが,下腹部への圧迫を避けるため便秘に注意し,食物繊維の多い食品をとるよう指導する. 【中出美代】

MEMO

81 移植時の栄養管理

今日ではわが国において年間約10例前後の脳死ドナーから臓器提供があり，各臓器(心，肺，肝，膵，腎，小腸)の移植が行われている．脳死移植の待機患者は約12,000人(2008年6月30日現在)であり，その待機中の死亡率は約35%である(透析療法が可能な腎不全を除く)．一部の臓器では生体ドナーからの移植(肺，肝，膵，腎)も施行されている．この項では，わが国において年間約500例行われている生体肝移植について述べる．

栄養病態

臓器移植前は，準備や待機時間が延長することにより臓器不全が進行し，全身状態が悪化することで低栄養の状態になる可能性がある．

【金子順一・菅原寧彦】

術前栄養管理

- 肝硬変の状態で，より進行すれば肝不全となり低栄養状態を合併する．肝硬変患者の約65〜90%に，たんぱく質・エネルギー栄養失調症(PEM)が合併するとされる．
- 肝移植において，移植前の低栄養状態は移植後の予後に影響する．
- 標準体重におけるエネルギー投与量の目標は，基礎代謝量に基礎代謝量の30%程度を加算し，成人男性では1,800〜1,900 kcalを，成人女性では1,400〜1,500 kcal程度を目標にしてもよい．
- 食事摂取量が低下している場合は経腸栄養剤の内服が推奨される．
- 浮腫や腹水貯留があれば塩分や水分の調節，高アンモニア血症の場合にはたんぱく制限を考慮する．
- 出血傾向の改善のためにケイツーN®の静注を行う．
- 肝硬変に肝性脳症を発症している患者には分岐鎖アミノ酸(BCAA)製剤であるアミノレバン®やモリヘパミン®の点滴用製剤の投与を行う．急性肝不全患者に肝性脳症を発症した場合には，分岐鎖アミノ酸製剤の効果は，わかっていない．

【金子順一・菅原寧彦】

術後栄養管理

- 肝移植手術終了後は，集中治療室(ICU)で人工呼吸器を含む全身管理が必要である．術中の大量出血例，再手術例や肺炎発症例ではICU在室期間が延長する．
- 重症患者に対し経腸栄養を行うと感染症発症率は低下し，予後は改善

する．術翌日から経腸栄養を少量より開始し，食事の摂取量に合わせ，その後増減する．免疫抑制剤のステロイド，プログラフ®ないしネオーラル®には高血糖の副作用がある．頻回の血糖測定と積極的なインスリン投与で血糖を管理する必要がある．
- プログラフ®，ネオーラル®は，相互作用をもつ食品に注意が必要である．グレープフルーツジュースなどに含まれている成分はプログラフ®，ネオーラル®を代謝する酵素の働きを抑えるため，血液中の濃度が高くなる．
- ハーブの一種であるセント・ジョーンズ・ワート(セイヨウオトギリソウ)は，気持ちを落ち着ける作用があることが知られ，サプリメントとして市販されている．これに含まれる成分はプログラフ®，ネオーラル®を代謝する酵素の量を増やす働きをもっており，これらの免疫抑制剤の血液中の濃度が低くなり，拒絶反応が起こる可能性がある．
- 肝移植後の長期経過中の問題として，免疫抑制剤が原因と考えられる術後に新たに発症する糖尿病や高脂血症がある．肝移植後の20％に新たに糖尿病が発症するといわれ，プログラフ®，C型肝炎の合併，移植前のBMIが25以上，術前の空腹時血糖が高いことなどが発症の危険因子として知られている．
- ステロイド投与例における肥満や，免疫抑制剤により腎機能障害をきたすこともあり，この場合，血圧の管理や食事指導，専門内科医へのコンサルトが必要である．

【金子順一・菅原寧彦】

栄養指導

- 移植後3か月程度まで，あるいは体の抵抗力が弱っているときは，生食(魚，卵，野菜，果物)を避け，加熱した食事をとるように指導する．
- 肝機能が安定し，全身状態が落ちついたら(術後半年くらい)，通常の食事が可能となる．
- バランスのよい食事を心がけさせる(糖質：たんぱく質：脂質＝55～60％：15～20％：20～25％)．
- ビタミン，ミネラルおよび食物繊維を十分摂取し，貧血にならないよう留意させる．
- 肥満にならないよう，理想体重を維持させる(生活活動量と標準体重から適正エネルギー量を算出する)．
- 脂肪のとりすぎに注意し，コレステロールの多い食品の摂取を控えるよう指導する．
- 塩分をとりすぎないよう指導する．

- 免疫抑制剤を服用している場合は，グレープフルーツジュースやスウィーティーは摂取しないよう指導する（体内における薬の分解が抑制され，薬の血中濃度が高くなることで，薬の作用や副作用が強く現れることがあるため）．

【南　久則・赤星亜朱香】

MEMO

82 術前・術後の看護

栄養管理の基本的な進め方を，図82-1に示すが，術前・術後も同様に進めていく．看護を行ううえでも，十分に熟知していただきたい．看護のポイントについて，術前・術後に分けて述べる．

術前の看護

術前の栄養管理は，手術成績・術後経過に影響を及ぼす要因となりうる．術前の栄養管理を行う目的は，水分・電解質の補給や低栄養の改善であり，十分な栄養アセスメントのもとに看護を行うことで，術中・術後の合併症の減少を目指したい．対象患者の術式や手術部位による特徴を十分に踏まえ，アセスメントを行う．また，NST（栄養サポートチーム）を有する施設では，術前からNSTとコンタクトを取り，多職種による介入を行うことで患者の栄養状態の維持・改善に努める．術前より，予測される術後の食事変容についての説明を行い，指導を行っておくことも重要である．

■栄養アセスメントのポイント

- 栄養状態をアセスメントする際には，一般的にSGA（主観的包括的評価）を用いる．
- 体重の変化・食物摂取量の変化などは，健常時と比して評価を行う．とくに，体重測定は最も重要な指標の1つであり，術前のみならず術後も，毎日測定することが望ましいとされている．
- 疾患によっては消化器症状（嘔気・嘔吐・下痢・食物通過障害・腹部膨満感など）の出現により体重が大きく変化している場合も少なくない．本人や家族より情報を得，評価を行う．

■術前の栄養管理

- 経口摂取が可能である疾患患者の場合，本人の嗜好を十分に踏まえて食事提供を行うことは言うまでもない．補食についても家族や栄養士とも相談し，栄養素の偏りがないように提供する．また，半消化態栄養剤を補助食品として使用する施設も多い．経口摂取による栄養投与が不十分な場合には，経静脈栄養の併用も考慮する．
- 経口摂取が不可能な場合や絶食を要する場合，中心静脈栄養・末梢静脈栄養や経腸栄養が患者の状態や疾患によって選択される．入院前の栄養状態がよくない症例に関しては，一気に目的投与カロリーを投与することはなく，脱水・電解質異常などの推移をみながら是正していくのが一般的である．患者に説明しながら管理を行う．ADLが比較的保たれている患者の場合，これらの栄養投与方法は日常生活の妨げ

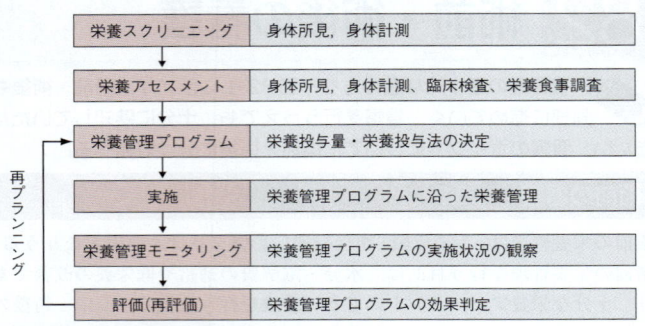

```
栄養スクリーニング  → 身体所見,身体計測
      ↓
栄養アセスメント    → 身体所見,身体計測,臨床検査,栄養食事調査
      ↓
栄養管理プログラム   → 栄養投与量・栄養投与法の決定
      ↓
実施          → 栄養管理プログラムに沿った栄養管理
      ↓
栄養管理モニタリング  → 栄養管理プログラムの実施状況の観察
      ↓
評価(再評価)     → 栄養管理プログラムの効果判定
```
(左側に「再プランニング」のループ)

図82-1 栄養管理の進め方

となりうる.必要に応じて夜間の栄養投与などの工夫を行うことにより,術前の拘束を減少させ,患者の苦痛を回避できる.
- 最近では,術前入院期間は短縮され,入院後からのかかわりでは不十分となり,外来看護がこれまで以上に重要視されてきている.クリニカルパスに組み込まれている施設もあり,外来看護師に対する期待は大きい.術前の栄養管理を行うためには,外来看護師の協力は必須であり,外来フォロー中に低栄養是正を行うことが理想的である.日頃から,栄養に関心をもった外来看護を展開していく.また,外来看護師と病棟看護師の情報交換・協力体制も欠かせないであろう.

術後の看護

術後の栄養管理は,飢餓の改善,手術侵襲・術後合併症による異化亢進状態の改善,術後合併症の減少が目的である.以下にあげるいずれの手術においても,術後一般的観察項目(バイタルサイン・IN-OUTバランス・ドレーン排液量・電解質などの生化学検査値・疼痛の有無と程度など)の評価を行うことは当然である.また,ショック状態の患者では栄養療法よりも循環動態の安定を最優先させるべきである.看護を行ううえにおいても,これらを踏まえて患者をよく観察し,アセスメントを行う.図82-1に示したように,プランニング・実施・モニタリング・再プランニングを繰り返しながら,日々の栄養療法を行っていただきたい.

■胃術後
- 通常,絶食期間は短期間であり,絶食中は輸液管理が一般的である.術後は第3〜5病日より経口摂取は再開される.
- 胃術後の主な障害について,表82-1に示す.
- 胃術後に最もよく起こる問題として,早期ダンピング症候群があげら

表82-1 胃術後の主な障害

ダンピング症候群 (早期，後期) 輸入脚症候群 小胃症状 消化吸収不良 胃食道逆流症	残胃胃炎 下痢 嚥下障害 貧血 骨障害 体重減少

れる．これは，食開始後30分以内の腹部膨満感や張りが特徴で，悪心・嘔吐・眩暈・動悸・冷汗などの症状を伴う．これらを回避するためには，少量食を頻回にとることで，一般的には胃切後食と呼ばれている．また，糖類の少ない食べ物が予防となる．食べるときには十分に咀嚼して嚥下することや，消化の悪いものの摂取は控える．術前より食事摂取方法について家族も含めた説明・指導を十分に行い，予防に努めることが重要である．食事再開後，数回は看護師も食事に立会い，声をかけながら実際に指導を行う．早期ダンピング症候群の予防にもなり，異常の早期発見にもつながるためである．また，アルコールは控えるよう指導する．

- 十分なカロリーを得ることができないときには，経口補助食品・補液との併用も勧められる．
- 術前より，長期間の絶食が予測される患者では，術中に空腸栄養チューブを挿入し，早期の経腸栄養を開始する場合もある．
- 栄養剤投与初期では，注入速度は10～25 mL/時程度と低速度から開始し，注意深く観察する．
- 患者によっては，栄養剤のにおいが鼻を突く・胃部膨満感や腹痛・嘔気などの症状を訴えることもあり，注入速度や栄養剤の選択などの工夫を要す．
- 問題が生じない場合には速度・注入量の増加を試みる．
- IN-OUTバランスの考慮も極めて重要である．
- 退院後も食事に関する注意事項がある患者は多い．また，同居している配偶者などは，食事摂取の注意点のほかに，メニューや調理法も知りたい場合が多い．看護師のみではそのニーズに応えることは困難である．栄養士の協力を得，直接患者・家族に指導を行ってもらうことが肝要である．

■腸術後

- 結腸・直腸の手術の場合，術後の経口摂取制限は必要ないと報告されており，術後1～2病日より水分が開始され食事開始も術数日後である．しかし術式によっては，合併症のリスクを考え摂食時期を遅らせる場

合もある．また，術後縫合不全を合併した患者に関しても，術後経口摂取の開始は慎重に考慮したほうがよいとされる．いずれにしても，経口摂取の要求がある患者は欲求が満たされないことに対する不満が生じる．十分な説明と注意深い観察が必要である．術前に十分な経口摂取ができなかった症例に関しても，術後の栄養管理は細やかに行われる．看護師は，一般的な術後の観察に加えて，そのつど患者の状態や経口摂取の状況（喫食量・食事時間など）を観察し，栄養士と相談しながら，患者が摂取しやすい食事を提供することが大切である．

- 炎症性腸疾患では，薬物療法の期間や術前栄養状態などを踏まえて術後の栄養管理を行う．クローン病においては，複数回の手術を行っている場合がある．残存小腸の程度にもよるが，安定するには数年がかかるとされる．不安定な時期では，下痢や吸収障害が起こり，入退院を繰り返す患者が多い．病棟・外来双方の看護師で，きめ細やかな看護を提供することが重要である．一般的に，術後は中心静脈栄養管理から始まり，徐々に経口摂取を開始していく．開始時には成分栄養（エレンタールなど）が選択されるが，味の面から経口摂取をするのが困難な症例が多い．フレーバーの使用やジュースを混ぜる，ゼリーやシャーベットにするなどの工夫により，患者の負担を軽減することが可能である．退院後，在宅にて経腸栄養を行う症例が多い．クローン病の発症年齢が若年層であることも加味して，退院前から患者自身での経腸栄養施行を目標に，計画的に指導を行う．近年では，仕事の昼休みや夜間を利用して経腸栄養を行いながら，通常の生活を送る患者がほとんどである．早期からの指導は，患者の日常生活の確立にも大きく寄与する．最近では，クリニカルパスに組み込まれている施設も多い．

- ストーマ造設（回腸瘻）の患者に関しては，普通の食事の摂取が可能である．ストーマがあることで自発的に食事制限をしてしまいがちであるので，いろいろな食事を試し，よく噛むように指導する．食物繊維を多く含む食品は，排泄物の増加を招く．また，ナッツや果物の種，豆類やとうもろこしなどの穀類は消化が悪いので摂取を控えさせる．下痢の際には，水分と電解質の補充を行う．魚・たまねぎ・にら・にんにくなどの食品は，他の食品と比べて排泄物の臭いが強くなる．就寝中の排泄物貯留が不安な患者には，朝・昼の食事を多くとり，夕食を少なめにする．ストーマ造設患者は，身体変容についての不安や受け入れ困難が生じることが少なくない．自己管理をするまでには時間を要することであろう．食事と患者が最も不安に感じるであろう排泄は，切って考えることはできない．患者の受け入れ度合いによってか

かわり方を考え，適当な時期の指導を行うこと，また，家族も含めての指導が極めて重要である．外来看護においては，日常生活だけでなく食事に関する継続的な指導も期待する．

■肝術後

- 胆道再建を伴わない症例に関しては，術翌日からの経口摂取が可能であり，少なくとも，術後第3病日には経口摂取を開始することが推奨されている．胆道再建術症例でも，術中にあらかじめ栄養投与目的で腸瘻を造設しておき，肝不全用の経腸栄養剤の投与が併用されることがある．
- 絶食による腸管粘膜の萎縮などを避けるため早期からの経腸栄養が推奨される．
- 肝機能が低下している症例には，分岐鎖アミノ酸(BCAA)が多く含まれるものが勧められる．これは，エネルギーとして利用されやすく肝性脳症を引き起こしにくいこと，低アルブミン血症を改善することなどの働きがあるためである．薬剤では，リーバクト，アミノレバンEN などがこれにあたる．最近では経腸栄養剤や清涼飲料水も多く出ており，栄養士と相談しながら患者の味覚に合った，とりやすい食品を勧める．

【野田さおり】

【文献】
1) 日本静脈経腸栄養学会(編)：コメディカルのための静脈・経腸栄養手技マニュアル，南江堂，2003
2) 合田文則：よく分かる臨床栄養管理実践マニュアル，全日本病院出版会，2009
3) 細谷憲政，他：ヒューマン・ニュートリション—基礎・食事・臨床，医歯薬出版，2004
4) 東口高志　他：NST完全ガイド，照林社，2005

MEMO

第7章

特殊状態の栄養療法

83 妊産婦

妊娠により母体は，胎児およびその付属物（胎盤，臍帯，羊水，卵膜など）の発育，生成，乳腺の発達，循環血液量の増加など全身の変化がみられる．また，妊娠，分娩，産褥の経過に伴い，母体の代謝も変化する．

栄養生理の特徴

- 妊娠中は母体の栄養状態が妊娠，分娩，産褥などの経過や胎児，乳児の発育に影響を与える．妊娠中は，児の健全な発育を促すために，必要十分なエネルギー量の確保と適切な栄養配分を考慮しなくてはいけない．
- 胎児期の低栄養は児の将来の高血圧症，冠動脈疾患，糖尿病，脂質異常症などの発症率を高めるといわれている．
- 体重増加が多すぎると妊娠高血圧症候群，微弱陣痛，分娩遷延，弛緩出血，帝王切開などのリスクが増加するが，少なすぎても低出生体重児，神経管閉鎖不全などのリスクが増す．

■エネルギー

- 妊産婦のエネルギー量については，非妊娠時のエネルギー所要量に妊娠，授乳に伴って必要となるエネルギー量を付加する．
- 妊娠中の身体活動レベルは減少するが，母体の基礎代謝は妊娠によって亢進し，妊娠末期には非妊娠時の+20%程度になる．
- 妊娠各期におけるエネルギー付加量は妊娠による総エネルギー消費量とエネルギー蓄積量の和として求められ，妊娠初期は+50 kcal，妊娠中期は+250 kcal，妊娠末期は+450 kcalである．
- 肥満妊婦には必ずしも付加量は必要ないが，極端なエネルギー制限は行うべきではない．母体の血中ケトン体が児の知的発達に影響するという報告もある．
- 授乳期に関しては，日本人の母乳の平均分泌量を780 mLとして計算すると，授乳期の1日平均付加エネルギー量は450 kcalである．

■たんぱく質

- 妊娠時のたんぱく質の付加量の推奨量は10 g/日である．
- たんぱく質のエネルギー比率は20%未満とされている．
- 授乳期のたんぱく質付加量は泌乳に対する付加量のみで，1日平均泌乳量を780 mLとすると20 g/日である．

■脂質

- 脂肪のエネルギー比率は，非妊娠時と同様で20〜30%である．

- アラキドン酸や DHA は神経組織の重要な構成脂質であり，妊娠中は胎児の神経組織の形成のため，より多くの n-3 系多価不飽和脂肪酸の摂取が必要とされる．妊娠中は 2.1 g/日を目安量としている．
- 妊娠中の n-6 系多価不飽和脂肪酸の摂取目安量は 9 g/日である．
- 授乳婦の n-6 系多価不飽和脂肪酸，n-3 系多価不飽和脂肪酸の摂取目安は各々 10 g/日，2.4 g/日である．
- 飽和脂肪酸の目標量は，非妊婦と同様で 4.5〜7％エネルギーである．

■炭水化物
- 非妊娠時の成人女性と同じで，炭水化物のエネルギー比率は，50〜70％である．

■その他
- 妊娠全期間を通して循環血液量が増加し，妊娠中期以降は胎児，胎盤での鉄の必要量が増す．このため，妊娠中の鉄の推奨量は，「月経なし」に 13.0 mg を付加し，授乳婦は 2.5 mg 付加である．
- 妊娠中はカルシウム吸収効率が上昇するため付加量は必要なく，非妊娠時の目安である 700 mg/日を摂取する．
- ビタミン A は非妊娠時の推定必要量に 50 μg レチノール当量/日，推奨量に 70 μg レチノール当量/日を付加する．過剰摂取により胎児奇形が報告されているため，上限量は 3,000 μg レチノール当量/日とされている．
- 葉酸は神経管閉鎖障害のリスクを低減するため，妊婦のみならず妊娠の可能性のある女性は通常の食品以外から 400 μg/日の摂取が勧められる．

【柳沢慶香】

起こりやすい問題

■妊娠悪阻
- 妊婦の 8 割ほどに妊娠初期につわり症状がみられる．この時期は骨，内臓の形成時期なのでカルシウム，たんぱく質の不足に注意する．
- つわりの程度が強く，脱水，栄養障害，意識障害をきたす場合には，輸液による水分補給と栄養補給が必要である．
- とくにビタミン B_1 が欠乏した場合の中枢神経障害であるウェルニッケ脳症に注意する．

■妊娠糖尿病，糖尿病合併妊娠
- 妊娠中の耐糖能障害は，妊娠前から糖尿病を診断されていた糖尿病合併妊娠と，妊娠中に発症したか，または初めて認識された耐糖能低下である妊娠糖尿病の 2 種類に分けられる．
- 器官形成期である妊娠初期の血糖コントロールが不良であると，児の

表83-1 食事摂取基準

栄養素の分類	栄養素等名	指標	成人期女性 18〜29歳	成人期女性 30〜49歳	妊婦（*以外は付加量）初期	妊婦（*以外は付加量）中期	妊婦（*以外は付加量）末期	授乳婦（*以外は付加量）
エネルギー・マクロ栄養素 *身体活動レベルⅡ	エネルギー*（kcal）	EER	2,050	2,000	+50	+250	+500	+450
	たんぱく質（g）	RDA	50	50	+10			+20
	総脂質（％エネルギー）	DG	20以上30未満	20以上25未満	20以上30未満*			20以上30未満*
	飽和脂肪酸（％エネルギー）	DG	4.5以上7.0未満	4.5以上7.0未満	4.5以上7.0未満*			4.5以上7.0未満*
	n-6系脂肪酸（g）	AI	10	9.5	9.0*			10*
	n-3系脂肪酸（g）	DG	2.2以上	2.2以上	−（AI：2.1）*			−（AI：2.4）*
	コレステロール（mg）	DG	600未満	600未満	600未満*			600未満*
	炭水化物（％エネルギー）	DG	50以上70未満	50以上70未満	−	−	−	−
	食物繊維（g）	DG	17	17	−	−	−	−
水溶性ビタミン	ビタミンB$_1$[1]（mg）	RDA	1.1	1.1	+0	+0.1	+0.3	+0.1
	ビタミンB$_2$[1]（mg）	RDA	1.2	1.2	+0	+0.2	+0.3	+0.4
	ナイアシン[1]（mgNE）	RDA	12	12	+0	+1	+3	+2
	ビタミンB$_6$[1]（mg）	RDA	1.2	1.2	+0.8			+0.3
	葉酸[2]（μg）	RDA	240	240	+200			+100
	ビタミンB$_{12}$（μg）	RDA	2.4	2.4	+0.4			+0.4
	ビオチン（μg）	AI	45	45	+2			+4
	パントテン酸（mg）	AI	5	5	+1			+4
	ビタミンC（mg）	RDA	100	100	+10			+50
脂溶性ビタミン	ビタミンA（μgRE）	RDA[4]	600	600	+70			+420
		UL[5]	3,000	3,000	−	−	−	−
	ビタミンE[6]（mg）	AI	8	8	+0			+3
		UL	600	700	−	−	−	−
	ビタミンD（μg）	AI	5	5	+2.5			+2.5
		UL	50	50	−	−	−	−
	ビタミンK（μg）	AI	60	65	+0			+0

(つづく)

表83-1（つづき）

ミネラル	マグネシウム (mg)	RDA	270	280	+40	+0
	カルシウム (mg)	AI	700	600[3]	+0[7]	+0[7]
		DG	600[2]	600[2]	–	–
		UL	2,300	2,300	–	–
	リン (mg)	AI	900	900	+0	+0
		UL	3,500	3,500	–	–
微量元素	クロム (μg)	RDA	30	30		
	モリブデン (μg)	RDA	20	20		
		UL	240	250		
	マンガン (mg)	AI	3.5	3.5	+0	+0
		UL	11	11	–	–
	鉄[8] (mg)	RDA	10.5 (6.5)[3]	10.5 (6.5)	+13.0	+2.5
		UL	40	40	–	–
	銅 (mg)	RDA	0.7	0.7	+0.1	+0.6
		UL	10	10	–	–
	亜鉛 (mg)	RDA	7	7	+3	+3
		UL	30	30	–	–
	セレン (μg)	RDA	25	25	+4	+20
		UL	350	350	–	–
	ヨウ素 (μg)	RDA	150	150	+110	+190
		UL	3,000	3,000	–	–
電解質	ナトリウム[9] (mg)	EAR	600	600		
	カリウム[10] (mg)	AI	1,600	1,600	+0	+370

注）EER：推定エネルギー必要量，EAR：推定平均必要量，RDA：推奨量，AI：目安量，DG：目標量，UL：上限量

1) 身体活動レベルⅡの推定エネルギー必要量を用いて算定．
2) 妊娠を計画している女性，または，妊娠の可能性がある女性は，神経管閉塞障害のリスクの低減のために，400μg/日の摂取が望まれる．
3) 前後の年齢階級における値を考慮して，値の平滑化を行った．
4) プロビタミン・カロテノイドを含む．
5) プロビタミン・カロテノイドを含まない．
6) α-トコフェロールについて算定した．α-トコフェロール以外のビタミンEは含んでいない．
7) 付加量は設けないが，目安量をめざして摂取することが勧められる．妊娠中毒症の胎盤機能低下がある場合は積極的なカルシウム摂取が必要である．
8) 過多月経（月経出血量が80 mL/回以上）の者を除外して策定した．成人期女性（18～69歳）の鉄の（ ）内は月経なしの数値である．
9) エネルギー摂取量の測定が可能な場合は，1～69歳（男女）で4.5 g/1,000 kcal未満．
10) 体内のカリウム平衡を維持するために適正と考えられる値を目安量として設定した．

第一出版編集部（編）厚生労働省　策定　日本人の食事摂取基準〔2005年版〕，第一出版，付録　XViii-XiX，ライフステージ別食事摂取基準のまとめ（抜粋）より抜粋

先天奇形の発生が高率となる．また，母体では糖尿病合併症である網膜症や腎症の悪化がみられるため，計画妊娠が重要である．
- 妊娠中の母体の高血糖は巨大児，新生児低血糖症の原因となり，母体では，飢餓性ケトーシス，糖尿病ケトアシドーシス，妊娠高血圧症候群，羊水過多症，流産，早産，尿路感染症などのリスクが高くなる．
- このような母児合併症の予防のため，妊娠中は厳格な血糖管理が必要であり，食事療法やインスリン療法を行う（妊娠中の血糖コントロールの目標は，HbA_{1c} 4.3〜5.8%，食前血糖 100 mg/dL 以下，食後2時間血糖 120 mg/dL 以下である）．
- 1985年日本産科婦人科学会栄養代謝問題委員会が提起した耐糖能異常妊娠に対する食事療法は，理想体重1 kg あたり 25〜30 kcal に，妊娠前半期 150 kcal，妊娠後半期 350 kcal の付加量としている．

■ 妊娠高血圧症候群

- 妊娠高血圧症候群とは，妊娠20週以降，分娩12週までに高血圧がみられる場合，または高血圧にたんぱく尿を伴う場合のいずれかで，かつこれらの症状が単なる妊娠偶発合併症によらないものとされている．
- 妊娠高血圧症候群は，母体の脳出血，子癇など，児の発育遅延，胎内死亡などの原因となる．
- 治療の基本は第一に安静であり，必要に応じて降圧薬を使用する．
- 塩分制限は浮腫，高血圧を改善するが，循環血漿量の低下につながるため，極端な塩分制限は勧められない．

【柳沢慶香】

栄養管理

妊産婦の栄養管理の目的

- 妊産婦の栄養管理の目的は，妊婦の健康・胎児の健康な発育を目的としている．
- 近年，妊産婦のライフスタイルの変化とともに，食事のあり方も多様化してきており，個人に対応した栄養管理の必要性が強調されている．

MEMO

表83-2 推奨される体重増加

体格区分	低体重(痩せ) BMI 18.5 以下	普通 BMI 18.5 以上 25.0 未満	肥満 BMI 25.0 以上
推奨体重増加量	9〜12^{*1} kg	7〜12^{*2} kg	少なくとも 5 kg

厚生労働省「健やか親子 21」(2001)

BMI = 体重(kg) ÷ [身長(m)×身長(m)]
体格区分は非妊娠時の体格による
*1:体格区分が「ふつう」の場合,BMI が「低体重(痩せ)」に近い場合には推奨体重増加の上限側に近い範囲を,「肥満」に近い場合には推奨体重増加量の下限側に近い範囲を推奨することが望ましい.
*2:BMI が 25.0 をやや超える程度の場合は,おおよそ 5 kg を目安とし,著しく超える場合には,他のリスクなどを考慮しながら,臨床的な状況を踏まえ,個別に対応していく.

- とくに若い女性の痩せが増加している現状にある.国民栄養調査結果(平成 18 年度)の身体状況および生活習慣等の状況の調査の「1. 肥満とやせの状況」の項目では,20 代の約 2 割が低体重(BMI 18.5%未満が 21.7%)であった.妊娠期においても,必要な摂取量が確保されていない状況のもとに,近年,平均出生体重が減少傾向にあり,低出生体重児の割合が増加している.
- これらのことから,若い女性に対する適正体重についての栄養指導の必要性を強く感じている.また妊娠期においては,体重増加量が画一的に抑制されることなく妊婦個人に対応した栄養管理のあり方が求められている.

■妊産婦の栄養管理の原則

1. 妊娠期における望ましい体重増加量を示すため,非妊時体格区分(BMI を用いる)による推奨体重増加量の設定.2006 年 2 月「すこやか親子 21」推進検討会では,「妊娠期の至適体重増加チャート」(表83-2)を作成し,妊娠中の体重増加の目安とした.
2. 付加量を満たしたバランスのとれた食事.食事摂取基準や妊産婦のための食生活指針を参考とする.

妊産婦の食事摂取基準

- 妊産婦の食事摂取基準は,2005 年 4 月 1 日より「日本人の食事摂取基準(2005)」を用いることとなった.
- エネルギー・たんぱく質・鉄・カルシウム量などが改定されている(表83-3).

表83-3 妊産婦の食事摂取基準[1]

年齢		エネルギー (kcal) 身体活動レベル		たんぱく質 (g)	脂質 (g)	ビタミン			ナイアシン	葉酸 (μg)	食塩 (g)
		Ⅰ	Ⅱ			B₁ (mg)	B₂ (mg)	B₆ (mg)	(mgNE)		
初期	18〜29歳	1,800	2,100	60	20%以上30%未満	1.1	1.2	2	12.0	440	10未満
	30〜49歳	1,750	2,050								
中期	18〜29歳	2,000	2,300			1.2	1.4		13.0		
	30〜49歳	1,950	2,250								
末期	18〜29歳	2,250	2,550			1.4	1.5		15.0		
	30〜49歳	2,200	2,500								

年齢		ビタミン						カルシウム (mg)	鉄 (mg)	銅 (mg)	亜鉛 (mg)
		B₁₂ (μg)	C (mg)	A (μgRE)	E (mg)	D (μg)	K (μg)				
初期	18〜29歳	2.8	110	670	8	7.5	60	700	19.5	0.8	10
	30〜49歳						65	600			
中期	18〜29歳						60	700			
	30〜49歳						65	600			
末期	18〜29歳						60	700			
	30〜49歳						65	600			

【竹内純子】

栄養指導

■妊産婦のための食生活指針

- 2006年2月「健やか親子21」推進検討会報告書により妊産婦期・授乳期に望ましい食生活が実践できるように，何をどれだけ食べたらよい

表 83-4 食事摂取基準にかかわる妊婦・授乳婦の留意事項

エネルギー	非妊娠時,非授乳時の食事摂取基準を年齢階級別に算定したうえで,妊婦・授乳婦に付加すべき量を加えている.
たんぱく質	胎児および胎盤などの胎児付属物が増大するため必要量が高まり1日10gを付加している.
鉄	特に妊娠中期以降は,胎児および胎盤での鉄の需要が増大するため,鉄欠乏性貧血を起こしやすくなる.
カルシウム	従来妊娠中のカルシウム量は付加量を多く設定していたが,妊娠中は腸管からのカルシウム吸収率が上昇しているため,非妊娠時の目安量でよいとの理由により付加量は示されていない.
ビタミンA	器官形成期の妊娠初期におけるビタミンA過剰症が問題とされている. 妊婦の上限量は3,000μgレチノール当量/日とされている.
ビタミンB_1	妊娠前や妊娠によって食事摂取が不十分な場合,ビタミンB_1欠乏症が発症する.
葉酸	細胞の分化・増殖に重要な役割を果たしている. 受胎前後に摂取することで神経管閉鎖障害のリスクを低減できることが明らかになってきている.

かをわかりやすく伝えるための指針が作成された.
- 対象は基本的に妊産婦としている.
- 妊産婦向けに具体的でわかりやすい内容とし,また指導者向けには科学的根拠も十分に盛り込んだ指針である.
- 内容については,妊産婦が注意すべき食生活上の課題を明らかにしたうえで,妊産婦に必要な栄養素や食事内容,ライフスタイルなどについて解説している.

妊産婦のための食生活指針

- 妊娠前から,健康なからだつくりを
- 「主食」を中心に,エネルギーをしっかりと
- 不足しがちなビタミン・ミネラルを,「副菜」でたっぷりと
- からだつくりの基礎となる「主菜」は適量を
- 牛乳・乳製品を毎日とる習慣づくりを
- 妊娠中の体重増加は,お母さんと赤ちゃんにとって望ましい量に
- 母乳育児も,バランスのよい食生活のなかで
- たばことお酒の害から赤ちゃんをまもりましょう
- お母さんと赤ちゃんの健やかな毎日は,からだと心にゆとりのある生活から生まれます

厚生労働省

■つわり・妊娠悪阻

- 悪阻は妊娠5～6週ころに始まり,妊娠14～16週頃まで持続する.
- 主症状は嘔気や嘔吐であり,軽度の食欲不振で,胎児への影響はほとんどないとされている.
- 妊娠悪阻の妊婦に,妊娠初期の栄養量の摂取を促すことは難しい.
- 食欲不振が続く場合は,"食べたいときに食べたいものを食べる"を基本とし,1回量を少量ずつ摂取する方法で,喉ごしのよいもの,水分の多いものを妊婦の嗜好を確認しながら進めていく.

つわり時の食事対策

1. 食べたいときに食べたいものを食べる.
2. 手軽で簡単に食べられるものを選ぶ.
3. 臭気を避け,冷たくして食べる.
4. 口あたりがさっぱりして酸味のあるものを選ぶ.
5. 適度に水分を補給する.
6. スパイスや香辛料などは使用量に注意し,香ばしい味のものは避ける.
7. 既成調理食品を適宜利用する.
8. 空腹にしない.1日の食事を6～7回程度の分割食にする.
9. 就寝前のビタミン剤の摂取で朝の吐き気が緩和される.
10. 便通を整え,食後の休養を十分にとる.

■妊婦肥満

- 肥満妊婦は増加傾向にある.しかし,体重増加が著しいからといえ,欠食や極端な食事制限を行うことはできない.前述した2006年2月に作成された「妊娠期の至適体重増加チャート」を目安に,栄養指導を実施する.
- 肥満妊婦の多くは体重増加を気にしながら,食事量の減量(食事摂取基準を満たしていない)を行っているため,指導内容は①必要栄養量の確保(目安量),②栄養バランス,③低エネルギー食品の提示・食べ方の工夫などを要点として行う.肥満の要因として以下の点があげられる.

食事内容	①間食量が多くなる	炭水化物の摂取→菓子類・果物・菓子パン
	②外食が多くなる	脂質・塩分の摂取
食習慣	①夕食時間が遅くなる	夜型の食生活

■妊娠糖尿病

- 血糖コントロールは,母体や胎児の合併症の予防,妊娠中の糖代謝の

生理的変化などを考慮し厳格に行う．
- 妊娠中であるため，妊婦として必要な栄養量の確保が大切である．
- 栄養素の配分に配慮する．

> 炭水化物：総エネルギー量の50～55%
> 脂質エネルギー比：20～30%
> たんぱく質エネルギー比：12～14%
> ビタミン・ミネラルの十分な補給

- 血糖コントロール目的に分割食とする（1日5～6回食）．

■貧血
- 食事摂取基準の鉄の推定平均必要量は前述の表83-3を参照．
- 鉄の補給のみでは不十分なため，食事内容（バランス）への配慮が重要である．
- たんぱく質食品・ビタミンの摂取を勧める．
- 偏食傾向・極端なダイエットを行っている妊婦への指導を強化する．

【竹内純子】

看護のポイント

- 妊娠初期は，つわりの影響で十分な栄養摂取が難しい場合がある．そのようなときは，無理に摂取しようとせず，妊婦の嗜好に合わせ，口にしやすいものを少量ずつ，回数を分けて摂取するよう指導する．症状が重篤で栄養状態が著しく悪い場合は，医療の適応となる．
- 妊娠中期以降は，血液量の増加などにより鉄欠乏性貧血になりやすいため，鉄分，たんぱく質，ビタミン類を補給するよう指導する．
- 妊娠高血圧症候群の症状である高血圧，浮腫，たんぱく尿の出現に注意を払うとともに，肥満を防ぎ，十分な睡眠・休養，減塩によりその予防に努める．
- 妊娠期間を通して，体重増加は7～10 kg程度に抑えることが望ましく，カロリー摂取が過剰にならないよう注意が必要である．
- 軽い家事労働や妊婦体操などの適度な運動は，体重のコントロールに加え，妊娠中に起こりやすい腰痛の予防にも有効である．腹部を圧迫する姿勢や腹圧のかかる動作は避け，体調をみながら無理のないよう運動する．
- 妊娠中は，規則正しい生活を心がけ，ストレスを避け，ゆったり過ごすことが望ましい．
- 産褥期は感染防止のため身体の清潔に努め，十分休養して疲労の回復をはかり，悪露の状態をみながら徐々に日常生活行動の拡大をはかる．

褥婦が必要な休養を得られるよう，家族の協力などについても助言する．
- 産褥期の食事は，母体の回復と母乳分泌のための栄養が付加される．動物性脂肪を控え，良質のたんぱく質，カルシウム，鉄，ビタミンなどの栄養をバランスよく摂取する．
- 妊娠・分娩・産褥の経過は多大な生理的変化を伴い，重大な健康障害につながりやすいので，適切な間隔で健康診査を受け，管理に努める必要がある．

【矢島正榮】

【文献】

[栄養生理の特徴，起こりやすい問題]
1) 栄養代謝問題委員会：妊娠糖尿病，糖尿病合併妊娠の管理指針(案)，日本産科婦人科学会雑誌 37：473-477，1985
2) 第一出版編集部(編)：厚生労働省策定 日本人の食事摂取基準〔2005年版〕，第一出版，2005
3) 「健やか親子21」推進検討会：妊産婦のための食生活指針，2006

[栄養管理，栄養指導]
1) 厚生労働省策定 日本人の食事摂取基準(2005年版)，東京第一出版，2005
2) 「周産期医学」編集委員会(編)：周産期の栄養と食事，周産期医学2005 Vol35 増刊号，東京医学社，2005
3) 中村丁次(編)：栄養食事療法必携 第3版，医歯薬出版，2007
4) 岡田正(監修)：臨床栄養治療の実践基礎編，金原出版，2008
5) 平成18年国民健康・栄養調査結果の概要 厚生労働省健康局総務課生活習慣病対策室，2008
6) 妊産婦のための食生活指針 「健やか親子21」推進検討会報告書，2006
7) 瀧本秀美：ペリネイタル・ケア 25：pp852-856，メディカ出版，2006

MEMO

84 新生児

胎児は胎盤を経由して母体からから栄養分を摂取している．出生後は自ら消化管を通して栄養をとるようになる．授乳が開始され，生後10日ほどで児は胎外生活環境に適応するようになる．新生児は身体の機能が未熟で，免疫能も不十分であるため，感染症などにかかりやすく重症化しやすい．低出生体重児や早産児として出生した場合はより未熟性が強く，安定した栄養摂取ができるまでは，より長期の日数を必要とする．

栄養生理の特徴

- 新生児の成長発達に必要な栄養の基本は乳汁栄養であり，母乳栄養・人工栄養によって行われる．
- 新生児は日齢による変化が大きい．出生時の身体計測は児の健康状態や発育状況をアセスメントする基準となるので，経時的な変化に注意し，児の栄養状態を継続的に把握する．
- 新生児の消化吸収能の特徴として，固形物を食べられない，嘔吐をしやすい，消化管の運動機能・吸収が不十分である，栄養代謝が未熟である，などがあげられる．
- 栄養成分，免疫性などからは人工乳に比べ母乳の利点が多く，可能であれば母乳栄養が望ましい．
- 成熟児では授乳間隔は3時間ごとに，1回の授乳は10～20分くらい，1日に6～8回程度の哺乳が標準である．通常は1回20mLより開始し，1日毎に増量し所要量まで増やしていく．
- 低出生体重児ではより少量(1回量：体重あたり2mL，1日8回)を目安として開始し，徐々に増量していく．
- 在胎週数が34週未満の低出生体重児では，いまだ経口哺乳が不可能であり，胃内チューブを挿入し注入する．

■母乳栄養

- 母乳は，たんぱく質が豊富でカゼインが少ない，感染防御因子が含まれる，シスチンやタウリンの含有量が多い，吸収性のよい不飽和脂肪酸が豊富である，消化吸収率や利用率が高いなど，さまざまな利点をもつ．
- 母乳は初期に分泌される初乳から移行乳を経て，成熟乳(成乳)が分泌されるようになる．
- 分娩後5日くらいまでの母乳を初乳という．淡黄色を帯び，濃厚で粘稠性があり，成熟乳に比較してたんぱく質が多い．また，ラクトアル

ブミン，ラクトグロブリンおよび IgA などの免疫グロブリンを多く含むため，感染防御機構に有用である．
- 分娩後，母乳成分は日ごとに変化する．分娩後 2 週間を過ぎると，母乳は一定の成分（成熟乳）となるが，初乳から成熟乳に移行する乳汁を移行乳という．
- 成熟乳は初乳に比べるとたんぱく質は少ないが，乳糖が豊富である．
- 早期の母乳栄養の開始が望ましいとされるようになってきた．初期は 8 時間毎の哺乳を目安とするが，欲しがるときに授乳する自律哺乳へ移行するのを原則とする．
- 母乳を直接授乳する場合は，乳房を親指と人さし指で支え，児の吸啜反射を使い乳輪まで十分にふくませる．
- 時間的理由などで直接授乳できない場合には，搾乳した母乳を保存し哺乳瓶で与えてもよい．ただし細菌の増殖など保存状態には十分に注意する．
- 母乳不足の見分け方としては，授乳に 30 分以上かかる，授乳後 1 時間後くらいで再びほしがる，体重の増加不良がみられる，尿量・尿回数の減少，継続する便秘傾向，不機嫌などがあげられる．

■混合栄養

- 母乳不足や母親の就労などで継続的な授乳が困難な場合に，母乳栄養の不足分を人工栄養（調整粉乳）で補う方法である．
- 一般的には母乳を優先し，母乳を先に出るだけ飲ませた後，足りない分を調整粉乳で補う方法が多い．母親が就労で児と離れて生活している場合のみ調整粉乳を使用する場合もある．市販の調整粉乳は母乳の代替品として十分な栄養がある．
- 母親が重篤な心疾患，腎疾患，糖尿病，悪性腫瘍などに罹患している場合では，母親の体力消耗，栄養不良などから母乳栄養は望ましくないことがある．また，HIV（ヒト免疫不全ウイルス），成人 T 細胞白血病ウイルスなどに感染している場合も含まれる．長期間にわたり薬物治療を受けている場合に，一部の薬剤では母乳へ分泌されることがあり確認が必要である．

■人工栄養

- 母親が母乳を与えられないときに行う栄養法で，市販の調整粉乳が一般的に使用される．
- 今日市販されている調整粉乳は，たんぱく質ではカゼインを減らしラクトアルブミンを増やし，アミノ酸組成を母乳に近づけてある．脂肪に関しては不飽和脂肪酸を増量し，ビタミン，カルシウムやリンも添加されている．母乳代替品として十分に安心して利用できるが，可能

- であれば母乳栄養を試みるのが一般的である.
- 低出生体重児の生理的特性に応じて調整された低出生体重児用の人工乳,乳児後期に使用するフォローアップミルクなどの種類もある.
- 代謝異常症やアレルギー疾患を有する児のための治療用ミルクもあるが,使用にあたっては必要性や哺乳計画などにつき専門的な判断が必須である.
- 哺乳瓶を用いて授乳する場合は,乳児の飲み方や成長に応じて乳首の形や穴の大きさを選択する.哺乳瓶の穴が大きいとむせ,小さすぎると乳汁が出にくくなる.

【大関武彦】

新生児に起こりやすい問題

■黄疸
- 新生児にみられる黄疸は,生理的黄疸と病的黄疸に分けられる.生理的黄疸でも強度の場合は核黄疸予防のために光線療法などの治療が必要なことがあるが,多くは無治療でも10日間ほどで軽快し後遺症は残さない.母乳が遷延性黄疸の原因になることがある.遷延性黄疸は1〜2か月間続くので,胆道閉鎖症,新生児肝炎,溶血性貧血などとの鑑別が必要になる.

■嘔吐
- 新生児は胃内容を逆流しやすくなっており,授乳の際に大量の空気を同時に飲み込んでも排気しやすい.乳汁が逆流する現象を溢乳と呼び原則として病的ではない.胃や横隔膜などの収縮により吐くのが嘔吐である.新生児では嘔吐も少なくないが,治療を要する病的な嘔吐かを見極める必要がある.胆汁の混入(十二指腸からの逆流),血性,頻回の嘔吐などは消化器系をはじめとする疾患が存在する可能性がある.活動性低下,哺乳力減少,体温上昇などがみられる場合にも病的な嘔吐も念頭において対処する.

■低出生体重児
- 低出生体重児(出生体重2,500g未満),極低出生体重児(1,500g未満),超低出生体重児(1,000g未満)では,体重や成熟度および病態に応じた栄養が必要である.
- 低出生体体重児や早産児では,吸啜運動と嚥下運動が未熟で哺乳が困難なことが多い.必要に応じて経静脈栄養を行い,新生児のアミノ酸代謝を考慮した輸液を行う.
- できる限り母乳を摂取したほうがよいが,新生児集中治療室(NICU)に収容されていたり,母体の状態から,早期の母乳栄養が困難なこともある.

■ビタミンK欠乏症
- 新生児期に一過性にビタミンKが不足し出血をみることがある．多くは消化管出血で真性メレナ（新生児メレナ）という．母乳栄養児で起こりやすく，まれに頭蓋内出血をきたし重症化する．予防のためにビタミンK製剤を経口投与する． 【大関武彦】

栄養食事療法

基本方針

◆ 新生児は出生から28日未満の乳児であり，新生児期は急速な発育に見合う栄養を乳汁で確保することを目標とする．
- 母乳は，新生児にとって最も理想的な食品であり，母乳で育てることが望ましい．
- 新生児期においては，乳児の欲しがるままの自律授乳を基本とする．

栄養アセスメント

◆ 急速な発育状況と栄養状態の評価のため，経時的な身体計測が必要である．
- 顔色，皮下脂肪，皮膚の弾力，手足の運動性，元気に泣くかなどを観察する．在胎期間，出生時の身体状況（身長・体重・頭囲，胸囲）や乳汁栄養法を確認する．
- 新生児マス・スクリーニングにて先天性代謝異常児の早期発見に努める．
- 乳幼児身体発育パーセンタイル曲線を参考に発育状況の評価をする．

栄養管理目標

◆ 母乳栄養を基本とするが，母子のやむをえない事情の場合は人工栄養とする．

◆ 黄色味を帯びて粘稠性がある初乳は，分娩後4～5日頃までに分泌され，成熟乳よりたんぱく質，ミネラルが多い．また，感染抑制作用がある免疫グロブリンA，抗菌物質のラクトフェリンなどを多く含み，新生児にとって大切であり，できる限り飲ませたい．

■栄養補給方法
経口：乳汁栄養とする．
経管：低出生体重児で嚥下反射が確立していないときは，経管栄養とする．

栄養基準

📌 成熟児・低出生体重児・先天性代謝異常児は個々の発育に応じた栄養管理を行う．

成熟児	● 母子の回復を見ながら，なるべく早めに授乳を開始する． ● 母乳分泌は，当初少なく不規則な授乳間隔であるが，次第に量も増え，授乳回数も定まってくる． ● 1回の授乳時間は10～15分ほどであり，哺乳量の1週目頃は400～500 mL，1か月頃は600～700 mL程度である．
低出生体重児	● 低出生体重児とは2,500 g未満児，極低出生体重児は1,500 g未満，超低出生体重児は1,000 g未満児をいう． ● 乳児の出生体重，在胎期間により嚥下，消化吸収，水分代謝機能の未熟度が異なるため，個々に適した栄養量とする． ● 低出生体重児の母親の乳汁は，成熟児の母親の乳汁よりもたんぱく質・ミネラルが多く，脂肪は少ないため低出生体重児に適している． ● 低出生体重児用粉乳は，消化，吸収，代謝機能の未熟な児に適した内容となっている． ● 経管栄養時には，効率的に栄養を与える目的で，たんぱく質，カルシウム，リン補給に強化母乳（森永HMS-1），エネルギー補給に中鎖脂肪酸（MCTオイル）を利用する場合もある．
先天性代謝異常	● 先天性代謝異常とは，生まれつき代謝酵素の欠損または活性低下によって引き起こされる疾患をいう． ● ガラクトース血症は，ガラクトースを代謝する酵素の欠損により起こる疾患である． ● フェニルケトン尿症は，フェニルアラニンをチロシンに変える酵素の欠損により起こる疾患である． ● ホモシスチン尿症は，ホモシスチンが代謝されず蓄積し尿中へ排出される疾患である． ● 先天性代謝異常のため，代謝障害物質を除去した登録特殊ミルクが必要となるが，国の助成事業として医療機関を通して無償で提供される．

■母乳栄養と人工栄養

母乳栄養	●特徴および利点 ●乳清たんぱくや必須脂肪酸が多く,消化もよい. ●乳糖やオリゴ糖を含み腸内細菌叢はビフィズス菌優位で,便は酸臭で黄緑色を帯びている. ●無機質は,牛乳の1/3程度であり未熟な腎機能の負担は少ない. ●免疫物質を含み,感染抑制に適した栄養素が最適に含まれている. ●菌の汚染も少なく,アレルギーを起こしにくい. ●肌の触れ合いにより,母子間での精神的満足感が高い. ●留意点 ●母乳不足(体重増加が少ない,哺乳時間が長い,哺乳回数が多い,便秘がち,気嫌が悪いなど)に注意する. ●新生児黄疸が長引く(1〜2か月)こともある. ●ビタミンK欠乏出血症予防のために,ビタミンK投与が行われている.
人工栄養	●特徴 ●牛乳を主原料として,母乳にできるだけ近づけるよう工夫され内容も優れており,現在育児用粉乳は6製品がある. ●たんぱく質は,アミノ酸組成を母乳に近づけ,タウリンなども配合し,必須脂肪酸も増やしている. ●乳糖やオリゴ糖を含み,ビフィズス菌を増やして便状も母乳に近い. ●腎機能の負担軽減のため,ミネラルの量や内容を調整している. ●留意点 ●感染・免疫成分がなく,牛乳アレルギーへの注意が必要である. ●乳児の目を見てしっかりと抱きリラックスした気分で与える. ●必要な哺乳量は個人差があるので,母乳と同じように自律授乳でよい.その後,だいたい授乳回数と時間が定まってくる.

■母乳栄養と人工栄養(つづき)

	● 市販特殊粉乳 ● 牛乳,大豆などのたんぱく質アレルギーや乳糖,脂肪吸収が悪い乳児のための特殊粉乳も作られている.
混合栄養	● 特徴 ● 母乳不足や母親の就業などで,粉乳を補うことを混合栄養という. ● 母乳を十分に吸わせたのち,人工乳を飲むだけ与える. ● なるべく乳児に乳首を含ませ吸綴刺激を与え続ける. ● 可能なら,冷蔵母乳,冷凍母乳として母乳栄養を続ける.

献立,調理の工夫

- 調乳の場合,各製品の標準濃度(13〜14%)に合わせ,正確に計量する.
- 衛生に気を配り,粉乳,哺乳びん,乳首への細菌汚染を防ぐ.

【徳永佐枝子】

栄養指導

- 当初,母乳の分泌が悪くても,継続して吸わせることを指導する.
- 栄養と睡眠を十分にとり,精神の安定をはかるように指導する.
- 母親のアルコール,喫煙,薬剤は母乳へ影響を及ぼすため控える.
- 発育状況は個人差が大きいため,乳幼児身体発育パーセント曲線を目安とする.

【徳永佐枝子】

看護のポイント

- 新生児期は,母体外の生活に適応していく時期であり,保育者の養護の適否が児の健康を大きく左右する.
- 体温調節機能が十分でないため,衣服の調節だけでなく,室温や空気の流れにも注意を払い,保温に努める必要がある.冬季夜間の授乳の際などには注意を要する.
- 感染への抵抗力が弱く,清潔への格別の配慮が必要である.児の身体や環境は常に清潔に保つ.授乳や調乳の際は必ず手洗いをして清潔な手技で行う.母乳を直接授乳する場合は乳頭,乳輪を清浄綿で拭く.人工乳や搾乳した母乳を与える場合は消毒した調乳器具・哺乳瓶を用い,飲み残しは捨てるよう指導する.
- 生後間もなくは,母乳の分泌が十分でなく,児も乳首の吸い方に慣れ

ない時期である．母乳の分泌は児の吸啜刺激によって促されるので，頻回の授乳を勧める．
- 授乳は落ち着いた環境でゆったりと行う．姿勢は前かがみにならないよう，児の頭が胸の高さになるように横抱きにする．膝の上にクッションなどを置いて，高さを調節するとよい．
- 乳輪まで深くくわえさせる．
- 片方の乳房が空になったら，もう片方を飲ませ，飲み残しは絞ってしまう．次回は初めに飲ませる側を変えて，左右バランスよく飲ませる．

【矢島正榮】

85 乳幼児

栄養的には乳汁中心から固形食への移行の時期である．成長・発達が目覚ましく，乳児期は体重・身長増加の割合が一生のうちで最も大きい時期にあたる．したがって，十分なエネルギー，たんぱく質，脂質，ミネラルの摂取が必要である．また，排泄習慣の自立，消化吸収機能が発達する時期でもある．

栄養生理の特徴

- 乳児期前半は乳汁栄養が主体だが，乳児期後半には離乳食が開始される．
- 幼児期早期は咀嚼機能が未熟なため，必要な栄養素が摂取できるよう調理方法を配慮する．3歳くらいから味覚が発達し，食物の好き嫌いを主張するようになる．幼児期は食生活の基本を決める重要な時期にあたるので，食物が偏らないようにバランスのとれた栄養指導が大切である．
- 乳幼児は体重に占める水分の割合が成人と違って大きいため，発熱や嘔吐などがあると，容易に脱水を起こしやすい．

■乳児期の特徴

- 乳児期は出生後から1歳になるまでの1年間を指すが，この間，児の成長は形態的にも機能的にも変化が著明である．体重は出生時の約3倍，身長は出生時の約1.5倍になる．また，栄養は授乳から離乳食に摂取方法が変わる．
- 身長，体重の増加を観察することは，栄養のみならず健康度の指標としても有用である．
- 胎盤を通して獲得した母親由来の免疫能は数か月以内に低下する．活動範囲が広がり感染者との接触の機会も増えるため，生後6〜12か月以後は各種の感染症に罹患しやすい．

■離乳

- 離乳とは，母乳や調整粉乳などの乳汁栄養から幼児期の固形食に移行する過程である．摂食機能が発達して，食物を噛みつぶして摂取するようになる．
- 成長が活発になると乳汁だけでは栄養素が不足するようになる．生後5か月ころから，鉄，たんぱく質，ビタミンなどが不足しやすくなる．
- 離乳時期は一般的に4〜5か月頃，あるいは体重が7kgを超えた頃から始まり，12〜15か月頃（遅くとも18か月頃）には完了する．離乳開始が早すぎると，消化管が十分に消化吸収できない，食物アレルゲンの感作，栄養の不足や偏りなどの危険がある．

- 離乳指導は，乳児の発育状況，家庭の食習慣を考慮したうえで，無理のない形で指導する．
- 離乳初期は，歯ぐきでつぶせる粥状のものから与え，徐々に固形食にしていく．粥，卵，豆腐，ヨーグルト，肉，野菜などの穀類，たんぱく質，野菜・果物をバランスよく与える．母乳・調整粉乳は徐々に減らし中止する．乳汁以外の食物を摂取することで，腸内細菌叢の発育が促進される．
- 児の発育状況に応じて，食事回数は1日1食から1日3食に増やしていく．また，1〜2回の間食と牛乳または粉乳を摂取することは栄養上から望ましい．

■幼児期の特徴

- 1日3回の食事だけでは栄養素が不足するため，必要な栄養素を補うために間食をとる．間食がスナック菓子や清涼飲料水などが主体となることは避け，かつ児にとって楽しみになるように内容を工夫する．不適切な間食の習慣はその後に大きく影響する．
- 身体の発育は乳児期よりやや緩慢になるものの，精神機能，運動機能など脳神経系の発達が目覚ましい．生後6か月くらいから萌出しはじめた乳歯は3歳くらいまでに20本生えそろう．
- 咀嚼機能の発達とともに，かたさのある食物が噛めるようになってくる．咀嚼運動は顎や脳の発達とも関連するので，調理方法を工夫し，咀嚼機能を促進するような噛みごたえのある食事を提供する．

■食習慣の確立

- 社会生活に必要な基本的生活習慣（食事，睡眠，排泄，更衣，清潔行動）を獲得する時期にあたり，自立性，自主性が養われる．
- この時期は，遊び食い，むら食い，偏食など食行動上の問題が起こりやすいが，規則正しい食習慣を身につけることが重要である．
- 過体重傾向は幼児期からスタートしていることが少なくないので，将来的な肥満予防のためにも大切な時期といえる．

【大関武彦】

乳幼児に起こりやすい問題

■下痢と便秘

- 離乳の時期に起こる下痢を離乳期下痢という．乳汁だけの栄養とは違い，離乳食を開始するとさまざまな食物を摂取するため，消化管は摂取した栄養に反応して便性が変わることがある．離乳食開始後は，児の便性に注意する．
- 下痢は，発熱とともに多くみられる症状である．原因はさまざまだが，とくにウイルス感染に注意する．重度の下痢は脱水を起こし，輸液を

必要とすることもある．
- 授乳期間中の便秘は，母乳やミルク不足を疑う．離乳開始後の便秘は，調理方法や食形態が月齢に合っているかを確認し，発酵食品や食物繊維を取り入れるよう工夫する．幼児期の便秘は，栄養の偏りや排便習慣が確立していない可能性があるので，栄養バランスに配慮するとともにトイレットトレーニングを行う．腹痛や嘔吐を伴う場合は各種の疾患を念頭において対処する．

■低出生体重児
- 乳児期から幼児期にかけて，体重や身長が標準値に近くまで追いついていくことも少なくない．ただし出生時の栄養状態が不良なまま急速な成長時期を迎え，栄養不足となる場合があり，未熟児くる病，未熟児貧血，低たんぱく血症などを発症しやすくなる．成長の追いつきがみられず発育不良の傾向が続くこともある．

■アトピー性皮膚炎，食物アレルギー
- かゆみのある湿疹を主訴とするアトピー性皮膚炎は，成長とともに増悪・寛解を繰り返す．適切なスキンケア，家庭などの環境整備が必要である．食物が抗原となっている場合は，原因となる食物を除去するが，制限の程度や期間，代替となる食物の可能性については専門的な検査や判断が必要である．安易な制限や効果の確認されていない食品などは，成長・発達の阻害やアトピーの増悪をもたらす危険性がある．

■気管支喘息
- 一部では食物が原因となるものがある．食事制限が必要な場合はその内容や期間に十分に注意しないと，効果がないだけでなく副作用が出現することとなる．大部分はダニを含むハウスダスト，花粉，動物の毛などを吸入することにより発症する．

■鉄欠乏性貧血
- 児は出生後しばらくは母体から移行した鉄を貯蔵してまかなっているが，生後半年を過ぎると鉄が不足して貧血を起こす．とくに早産児や低出生体重児では，母体からの鉄の移行量が少ないため鉄欠乏性貧血を認めることが多い．鉄分が少ない牛乳の多飲は，貧血の原因になることがある．

【大関武彦】

栄養食事療法

基本方針

🖉 乳児とは，満1か月から満1歳未満までをいう．乳汁栄養から固形食へ移行する時期である．必要な栄養を確保し，噛むこと，色々な味を経験し楽しみながら食べることを目標とする．

- 乳児の食欲,発育状況,家庭の食環境などを考慮し離乳を進める.
- 幼児とは,1歳から満6歳未満をいう.身体的,精神的発達が目覚ましく,食べることだけでなく基本的生活習慣の確立が目標となる.
- 偏食,肥満などに気をつけ正しい食習慣を身につけさせる.

栄養アセスメント

急速な発育時期であるため,経時的な身体計測が必要である.食事内容,摂取状況の把握が必要となる.
- 乳幼児の顔色や皮膚の弾力,活動性を観察する.
- 家庭環境,出生時状況,食事摂取量について確認する.
- 臨床検査においては,血液・尿成分などを評価する.
- 身体状況は乳幼児身体発育パーセンタイル曲線にて評価する.
- 身長,体重のバランスの判定には,肥満度やカウプ指数で評価する.

■カウプ指数判定基準

カウプ指数 = 体重(kg) / 身長(m)^2

	乳児	1歳児	2〜3歳児	4〜5歳児
太りすぎ	20以上	19以上	18.5以上	18以上
普通	16〜18	15.5〜17.5	15〜17	14.5〜15.5
痩せすぎ	14.5以下	14以下	13.5以下	13以下

＊通常2歳以下の乳幼児の栄養状態の判定に用いる.

〔中村丁次,山本茂(編):管理栄養士技術ガイド第1版,p406,文光堂(2008)一部改変〕

栄養管理目標

離乳食は,子どもの食欲・成長・発達の状況に合わせた調理形態とし,食事のリズムを整え食習慣の確立をはかる.

■必要栄養量(乳児期の食事摂取基準)

年齢(歳)	推定エネルギー必要量(kcal/日) 身体活動レベルⅡ		たんぱく質目安量(g/日) 身体活動レベルⅡ	
	男	女	男	女
0〜5か月	母乳 600 人工乳 650	母乳 550 人工乳 600	母乳 10 人工乳 15	母乳 10 人工乳 15
6〜11か月	700	650	母乳 15 人工乳 20	母乳 15 人工乳 20

〔厚生労働省策定:日本人の食事摂取基準(2005年版),第一出版,2005より引用〕

■ 栄養補給方法

生後 1〜5 か月頃：乳汁栄養とする．
生後 5 か月以降：乳汁栄養と離乳食とし，離乳完了後は食事＋間食（2 回）とする．

栄養基準・食品構成

✎乳児は発育に応じた栄養を確保しながら，無理のない離乳を進める．

離乳開始・流れ	●首がしっかりすわっている，支えれば座れる，食物に興味を示す，舌で押し出すことが少なくなる頃を目安とする． ●なめらかにすりつぶした状態のものより始める． ●少しずつ食品の数と回数を増やしながら生活のリズムを整える．

■ 食品構成例（生活活動Ⅱ）

	1〜2 歳男子	3〜5 歳男子
エネルギー	1,050 kcal（推定エネルギー必要量）	1,400 kcal（推定エネルギー必要量）
たんぱく質	20 g（推奨量）	25 g（推奨量）

	分量(g)	分量(g)
米飯	300（1 食当たり 100）	420（1 食当たり 140）
いも類	50	60
魚介類	30	30
肉類	30	30
卵類	30	50
豆類	40	60
乳類	200	200
緑黄色野菜	80	100
淡色野菜	100	170
果物類	100	150
油脂類	5	10
砂糖類	5	5

食品・素材の適否

推奨
- 開始当初は穀類から始め,いも類,かぼちゃ,にんじんなどの緑黄色野菜を利用する.
- その後,豆腐,白身魚,卵黄などを増やし,全卵,赤身魚,白身魚へと進め,ヨーグルト,チーズなども利用する.
- 鶏肉,豆類,各種野菜,海藻なども加えるが,脂肪の多い肉類は少し遅らせる.

不適
- はちみつは乳児ボツリヌス症予防のため満1歳まで使用しない.

献立・調理法の工夫

乳児期

■献立
- 離乳食開始時は,食べることに慣れるため,食材の数は少しずつ増やす.
- 発達状況に応じて,調理形態やバランスに注意し,食材の数を増やす.
- 生後9か月以降は,鉄不足にならないよう赤身の魚,肉,レバーを献立に取り入れる.
- 育児用粉乳を献立に取り入れたり,ベビーフードを活用してもよい.

■調理法
- やわらかくて消化がよく,食べやすい形態で薄味に調理をする.
- 衛生面には,細心の注意を払って調理をする.

幼児期

■献立
- 主食,主菜,副菜のバランスが整った献立を基本とする.
- 間食は,穀類,いも類,乳製品,果物,野菜などを利用する.

■調理法
- 嫌いな食材があれば,小さく刻む,好きなものに混ぜるなどの工夫が必要となる.
- 消化のよい調理法から,焼きもの,揚げもの料理も少しずつ取り入れる.

【徳永佐枝子】

離乳食の進め方の目安

	離乳の開始 →			離乳の完了
	生後5,6か月頃	7,8か月頃	9～11か月頃	12～18か月頃
食べ方の目安	○子どもの様子を見ながら,1日1回1さじずつ始める. ○母乳やミルクは飲みたいだけ与える.	○1日2回食で,食事のリズムをつけていく. ○いろいろな味や舌ざわりを楽しめるように食品の種類を増やしていく.	○食事のリズムを大切に,1日3回食に進めていく. ○家族一緒に楽しい食卓体験を.	○1日3回の食事のリズムを大切に,生活リズムを整える. ○自分で食べる楽しみを手づかみ食べから始める.
調理形態	なめらかにすりつぶした状態	舌でつぶせる固さ	歯ぐきでつぶせる固さ	歯ぐきで噛める固さ
1回当たりの目安量				
穀類(g)	つぶし粥から始める.すりつぶした野菜なども試してみる. 慣れてきたら,つぶした豆腐,白身魚なども試してみる.	全粥 50～80	全粥～軟飯 90～80	軟飯～ご飯 90～80
野菜・果物(g)		20～30	30～40	40～50
魚(g)		10～15	15	15～20
または肉(g)		10～15	15	15～20
または豆腐(g)		30～40	45	50～55
または卵(個)		卵黄1～全卵1/3	全卵1/2	全卵1/2～2/3
または乳製品(g)		50～70	80	100

上記の量は,あくまでも目安であり,子どもの食欲や成長・発達の状況に応じて,食事の量を調整する.

成長の目安	成長曲線のグラフに,体重や身長を記入して,成長曲線のカーブに沿っているかどうか確認する.

(厚生労働省:授乳・離乳の支援ガイド 2007,一部改変)

栄養指導

乳児期

- 離乳食は子どもの様子を観察し,無理強いはしないよう指導する.
- 離乳食後の,母乳または育児用粉乳は乳児の欲する量とする.
- 下痢,発熱,吐き気,嘔吐などの場合,水分補給として白湯,お茶類,リンゴジュース,スープ,小児用経口補水液などを少量ずつ頻回に摂取させる.
- 便秘の場合,母乳不足がないか,離乳食では,ヨーグルトや野菜類の

摂取を増やすことを指導する.

幼児期
- 食事の前の手洗い,あいさつ,片付けの手伝いなどの正しい食習慣を身につけさせる.
- よく噛む習慣をつけるため根菜類,海藻などを献立に取り入れるよう指導する.
- アレルギーの場合は,栄養素の不足を招かないよう代替食品の利用を勧める.医師の指示のもとアレルギー状態を考慮した食材選びを指導する.
- 食欲不振の場合,食事が楽しいと感じられる料理の工夫,雰囲気が大事である.適度な運動,睡眠と規則正しい生活をさせるよう指導する.

【徳永佐枝子】

看護のポイント

- 乳幼児期は,乳汁のみから栄養を得る状態から,離乳食,幼児食を経て大人の食事に近づいていく変化に富んだ時期である.食物を消化吸収するための口腔の機能や消化機能の発達に応じて,段階的に摂取量や食品の種類を増やし,献立や調理形態も変えていく必要がある.また,摂食行動が自立へと向かっていくことへの配慮も必要である.
- 5～6か月頃,舌は前後運動のみなので,ドロドロの状態にした粥などを舌の奥に乗せるように与える.午前中の児の機嫌がよいときに,静かで落ち着いた環境を整えて与える.最初は1日1回1さじから,徐々に量を増やし,食品の種類も,粥から始めてじゃがいもや野菜,果物など徐々に増やし,さらに慣れてきたら豆腐や白身魚なども加えていく.新しい食品は1さじから始める.味付けは必要ない.離乳食を与えた後は,便の状態やアレルギー反応の有無など,児の変化に注意を払う.離乳食開始後,1か月を過ぎた頃から1日2回食にし,穀類,野菜・果物,たんぱく質性食品を組み合わせた食事とする.
- 7～8か月頃になると,豆腐程度のかたさのものを舌と上あごで潰すことができる.卵黄,鶏ささみなどのたんぱく質を多く含む食品も徐々に増やしていく.食塩,砂糖,油など使用できるが少量にとどめる.
- 9か月頃から3回食にする.バナナ程度のかたさの物を口の中で回し,歯茎で潰すことができる.
- 12～18か月頃には,歯茎で噛めるかたさのものを与える.また,前歯で噛み切ることができるので,小さく切ったもののみでなく大きな塊を与え,自分にとっての適量を噛んで口に入れる練習をさせる.メニューを工夫したり,こぼしてもよい環境を整えたりして,手づかみ

食べを十分させる.
- 乳汁は,離乳食の後に与えるほか,離乳食とは別に母乳ならば欲しがるだけ,人工乳ならば7～8か月頃までは3回程度,9か月頃からは2回程度与える.
- 離乳完了後も,直ちに大人と同じ食事に移行するわけではない.幼児期は味覚が発達する時期でもあるので,食品そのものの味を覚えるためにも引き続き薄味を心がけ,また,消化の悪い食品は与え方に注意する.
- 幼児の成長発達は著しく,必要な栄養素やエネルギーが多いわりに胃の容量が小さく,3食で必要な栄養素を十分摂取することは難しいため,1日1～2回の間食が必要となる.間食は食事の一部ととらえ,1日の栄養バランスを考えてメニューを選ぶ.また,次の食事に影響しないよう,時間と量を調節する.だらだらと食べ続けることは肥満や齲歯の原因となるので,決まった時間に与えることが望ましい.
- 1歳半から2歳にかけて,遊び食い,むら食いが多くなるが,3歳頃から次第に落ち着いて食べられるようになることが多い.十分遊ばせて空腹で食卓に向かわせ,食事の時間を過ぎたら片付けて,間食で補うようにする.また,偏食は1歳半ごろから増加していく.子どもは,香りの強いものや苦味のあるものを嫌う傾向にある.無理に食べさせようとせず,他の食品で栄養を補いながら,調理方法や盛りつけを工夫したり,家族がおいしく食べる様子を見せたりして,徐々に食べられるよう促していく.
- 幼児期は,家族と一緒に食べることを楽しんだり,食事を通してマナーを学んだりしていく時期である.また,家族や仲間と一緒に食事づくりや準備にかかわったり,栽培,収穫などを体験したりすることも,食にかかわる力を身につけていくために重要である. 【矢島正榮】

MEMO

86 小児（学童・思春期）

学童期は安定した成長が続き食習慣が確立していく時期である．思春期は成長・発達の盛んな時期であるが，その程度には個人差が大きく，体重や身体活動状況によっても必要とする栄養量は異なる．自我意識，自主性が発達し，性意識が芽生え，この時期の食習慣そして体格の偏り（肥満・痩せ）は成人期につながっていく．神経性食欲不振症などの摂食異常症もみられるようになる．

栄養生理の特徴

- 学童期は就学から第二次性徴発現までの時期にあたり，思春期は第二次性徴の発現から始まる．性ホルモンの作用によって，女子は男子より約2歳ほど早く思春期が発来する．10～12歳頃の女子は身長が男子より高いが，その後は男子が高くなる．
- 思春期の発来時期には個人差が大きく，標準の時期より2歳程度のずれは疾患がなくても生じうる．
- 基礎代謝量が増加し，1日の体重あたりの必要栄養量は最大となる．なかでも，身体の各臓器を構成する成分であるたんぱく質，脂質，カルシウム，鉄などを多く摂取することを勧める．
- 体格や運動量に個人差が大きくなる．体格の大きい場合は総栄養所要量も増加する．また，スポーツ活動を行う小児には，活動量に見合った十分な栄養を配慮する．
- 幼児期，学童期にすり込まれた食習慣は，その後一生続くと考えられる．規則正しい食習慣の確立が生活習慣病の予防として重要である．思春期は自立の時期であるが，好ましくない食事の習慣がつく危険性も有している．
- 小児は自分で栄養を選択することが難しい．厚生労働省が発表している「日本人の食事摂取基準」を参考に，母親・保護者がバランスよい食事内容を心がけるとともに，正しい栄養の知識をもてるように指導する．偏食の克服は多くの栄養上の問題点を解決するキーである．
- 近年，パソコンやテレビゲームなど室内の遊びに興じて，運動不足になる小児が増えている．間食の過剰，不規則な摂取，通常の食事の軽視，ストレスによる過食，夜間の食物摂取の増加など栄養上の問題点を伴いやすい．これらの機器は適切にコントロールして使用する習慣をつける．

■不規則な食生活，外食の増加

- 学校給食が開始され，小児の栄養は給食に依存する割合が大きくなる．

また，活動範囲が地域社会へと拡大し，下校後の習い事や塾通いをする小児も少なくない．外食を利用する機会も増え，食生活が不規則になりやすい．
- ファストフード，インスタント食品やスナック菓子，清涼飲料水などを頻繁にとると，エネルギーや脂肪の過剰摂取となりやすく，肥満の原因になる．反対に必要とするたんぱく質やビタミン，ミネラルは不足がちになる危険性がある．

■朝食を抜く
- 朝食をとらない小児が増えている．朝起きられなかったり食欲がなかったりすることが多く，夜更かし・睡眠不足がうかがえる．また，朝食を抜きながらもスナック菓子などの間食，夜食をとる傾向にある．
- 朝食をとると胃・大腸反射が起こり，登校前に排便をすませることができる．また，朝食は知能の発達に重要であることが指摘されている．
- 朝食を抜くと便秘になったり，学校で便意をもよおし授業に集中できないなどの問題が起こりやすい．

■カルシウム不足，偏食
- とくに女子では貧血予防のために鉄分の摂取，骨粗鬆症予防のためにたんぱく質とカルシウムの摂取を指導する必要がある．骨塩量は10歳代から増加し20歳代頃にピークを示し，以後は低下していく．とくに女性では閉経期以後に骨塩量は低下し，骨粗鬆症から骨折を起こし重症化することがある．思春期に骨塩量の増加をはかることは，そのピークを高め，将来の骨折のリスクを減らすことができる．
- 最近は，魚より肉類を好む傾向にある．魚を食べる機会が少ないためカルシウム不足につながり，また，肉類中心の食事は脂肪摂取の過剰をもたらしやすい．また，魚の食べ方がわからない小児も増えている．

■食物繊維や噛みごたえのある食品の不足
- 6歳くらいから永久歯が萌出しはじめ，乳歯は脱落して永久歯と交代する．噛む力をつけるために食物繊維や噛みごたえのある食品を提供する必要がある．しかし，実際にはハンバーグなどのやわらかい加工食品を好む傾向にある．

■ビタミン不足
- スナック菓子やインスタント食品は塩分や脂肪が多く，ビタミンが不足しやすい．
- ビタミンが不足すると倦怠感，食欲不振，疲労感などにつながり，各種のビタミン欠乏症の危険がある．

【大関武彦】

小児(学童・思春期)に起こりやすい問題

■鉄欠乏性貧血
- 学童期は鉄の需要量が増加する.とくに思春期の女子は月経によって鉄を喪失するため,鉄欠乏性貧血を起こしやすい.また,過度の不適切なダイエットはさらなる鉄不足をまねく.

■肥満,生活習慣病
- 幼児期,学童期の過食や運動不足は肥満につながり,そのまま放置すれば成人肥満へと移行しやすく,生活習慣病・メタボリックシンドロームの予備軍になりうる.
- 近年,小児の糖尿病,脂質異常症,高血圧症は増加傾向にある.小児は成長・発達段階にあるため極端な食事制限を避けるとともに,保護者が正しい栄養の知識をもって,適切な食事療法や運動療法を生活に取り入れ,肥満をコントロールすることが重要である.
- 偏食をなくし何でも食べられるようにすることは,その年齢や生活にふさわしい食品をとることを可能にする.食べられない食品が多いと栄養指導が実践できず,ライフスタイルの修正が必要なときにも,それを行うことができない.

■思春期早発症,思春期遅発症
- 思春期早発症とは思春期が基準の年齢より早く発来する疾患である.性ホルモン分泌が亢進しており,原因は視床下部-下垂体と性腺に大別される.反対に思春期遅発症は性成熟の開始が遅れる疾患で,同様に中枢と性腺の異常により発症する.

■神経性食思不振症
- 主に思春期の女子にみられる.器質的疾患や特定の精神的疾患がないのに,拒食や過食などの食行動の異常がみられ,極端な痩せ,無月経などを呈する.しばしば,自己誘発性嘔吐や下剤・利尿薬を使用して痩せようとする傾向があり,「痩せ願望」が強く,極度に痩せているにもかかわらず,本人は太っていると感じていることが多い.
- 卵巣機能が低下し卵胞ホルモンなどの女性に必要なホルモン分泌が低下し,性腺機能低下状態となっている.
- 学童期から思春期は骨形成の最盛期にあたる.この本症では性腺機能低下や低栄養などのため,20歳に頂点に達する骨密度を著しく低下させ,将来的に骨粗鬆症の誘因となる.
- 低栄養状態による症状として,低血圧,低体温,徐脈,うぶ毛,貧血,浮腫などを認める.重度の痩せがみられる場合は,入院による栄養療法(輸液,経管栄養,中心静脈栄養など)が行われる.

【大関武彦】

栄養食事療法

基本方針

🍖学童期とは，6歳から12歳までをいう．発育・運動量に見合った栄養量を確保し，食育を通して適正な食生活を学び自己管理能力を形成することを目標とする．

- 食事，間食はバランスのとれた内容とする．
- 学校給食を通し，食事について正しい理解と望ましい習慣を養う．

🍖思春期は，第二次性徴の発現から性成熟までをいう．身体と精神の発達のバランスに留意し，生涯の健康づくりの基礎を形成することを目標とする．

- 食事内容の乱れに留意し，エネルギー，動物性脂肪の過剰摂取を控える．
- 痩せに対する憧れから，食事量の減少や食事内容の偏りなどがみられる．それらが身体の発育にどのような弊害を及ぼすかを考える必要がある．

栄養アセスメント

🍖急速な成長と栄養状態の評価のため，経時的な身体計測や血液検査が必要である．また，食生活状況把握のため，食事摂取調査は必須である．

- 子どもの顔色や表情，体格状況，活動性を観察する．
- 臨床検査では，血圧，血糖値，血清総コレステロール，HDL・LDL コレステロール，中性脂肪，ヘモグロビン，ヘマトクリットなどを評価する．
- 身体計測では身長，体重，胸囲，頭囲，皮下脂肪厚を把握する．肥満の判定には，肥満度やローレル指数で評価する．

■ローレル指数判定基準

ローレル指数　体重(kg)/身長$(m)^3 \times 10$

	判定基準
太りすぎ	160 以上
正常	145〜115
痩せすぎ	100 以下

＊2歳以上の幼児および学童に対して用いる．
〔中村丁次，山本茂（編）：管理栄養士技術ガイド第1版, p406, 文光堂, 2008, 一部改変〕

■モニタリング・評価のポイント

- 食事内容，生活活動状況，生活時間の把握も組み合わせて評価する．

栄養管理目標

- 学童期には,発育・活動量に必要なエネルギー,たんぱく質,脂質,ビタミン,ミネラルは十分に補給する.
- 小学校高学年の女子では月経に伴い,鉄を十分摂取する.
- 肥満児には,たんぱく質,ビタミン,ミネラルは十分に与え,糖質や脂肪の過剰摂取は控える.

■必要栄養量　学童・思春期の食事摂取基準

年齢 (歳)	推定エネルギー必要量(kcal/日) 身体活動レベルⅡ		たんぱく質推奨量(g/日) 身体活動レベルⅡ	
	男	女	男	女
6〜7	1,650	1,450	35	30
8〜9	1,950	1,800	40	40
10〜11	2,300	2,150	50	50
12〜14	2,650	2,300	60	55

〔厚生労働省策定　日本人の食事摂取基準(2005年版),第一出版,2005より引用〕

■栄養補給方法

学童期:食事+間食(1日1回)とする.
思春期:食事のみとする.

栄養基準・食品構成

学童期・思春期は,活発な発育と身体活動量に見合った栄養量とし,肥満や痩せの問題がある場合は,個々の状態に合わせた栄養量とする.

学童期	●たんぱく質の体重あたりの推奨量は,成人〔0.93g〕の約1.5倍確保する. ●脂肪のエネルギー比は,20〜30%未満とし,飽和脂肪酸,動物性脂肪の増加には注意する. ●砂糖の過剰摂取に注意し,ミネラルを十分に摂取する. ●アレルギーがある子どもは,主治医の指示に従う.
思春期	●貧血防止のため,たんぱく質,鉄,ビタミンCを十分に摂取する. ●神経性食欲不振症の場合,一定の基準はなく,個々の状況に適した栄養量とする.

■食品構成例(生活活動Ⅱ)

	8〜9歳男子(学童期)	12〜14歳男子(思春期)
エネルギー	1,950 kcal (推定エネルギー必要量)	2,650 kcal (推定エネルギー必要量)
たんぱく質	40 g (推奨量)	40 g (推奨量)

	分量(g)	分量(g)
米飯	660 (1食あたり220)	850 (1食あたり280)
いも類	80	100
魚介類	70	80
肉類	70	80
卵類	50	50
豆類	80	100
乳類	400	400
緑黄色野菜	100	100
淡色野菜	250	250
果物類	200	200
油脂類	20	25
砂糖類	10	10

食品・素材の適否

推奨	●アミノ酸価の高い動物性食品〔脂肪の量に注意〕 ●牛乳・乳製品,小魚の食品 ●緑黄色野菜・淡色野菜・海藻・きのこ・果物
不適	●砂糖・動物性脂肪含有量の多いもの

献立・調理法の工夫

■献立
- 主食,主菜,副菜を揃えた内容とする.
- 食物繊維豊富な,根菜類,海藻,きのこ類などを利用する.
- 間食は市販品ばかりでなく,穀類・いも類・乳製品・野菜も取り入れる.

■調理法
- 野菜スープ,汁ものは野菜たっぷりの具だくさんとする.
- 揚げものなどに偏らないように,焼きもの,煮もの,蒸しものなどの

調理も取り入れる.
- 薄味を心がける. 【徳永佐枝子】

栄養指導

- 肥満は,早期発見に努め,食事内容,生活スタイル,身体活動量について指導する.
- 1日3食の規則正しい食生活を指導する.
- 料理を通して生活技術の習得,衛生,安全について指導する.
- 神経性食欲不振は,医療機関でのカウンセリング,家族を含めた治療が必要となり,継続的な支援が必要である. 【徳永佐枝子】

看護のポイント

- 学童,思春期は成長,発達の目覚ましい時期であり,健康の保持・増進のためには生活リズム,食生活,運動など生活習慣の確立が重要な要素となる.本人の認識,食育を含む生活習慣の確立への支援が大切である.
- 学童期の肥満は増加しており,思春期,成人肥満へと移行する危険もある.食育と運動で肥満を予防し,生活習慣病を予防する.
- 思春期の不適切な食行動が,貧血,摂食異常症(神経性食欲不振症,神経性過食症),ビタミンB欠乏症などの健康障害を起こす.とくに神経性食欲不振症は思春期に発生しやすい.
- 神経性食欲不振症の増加,罹病年齢の低年齢化がいわれており,男女比は1:10である.
- 神経性食欲不振症は内分泌,中枢神経系,骨代謝等への影響が大きいのみでなく,隠された心の問題もあるので,心身両面からの支援が必要であり,家庭,学校,地域(保健所等)が連携協力し,食育を推進する. 【梅林奎子】

【文献】
[看護のポイント]
1) 日本肥満学会(編):小児の肥満症マニュアル,pp23-33,114-123,医師薬出版,2005
2) 井川聡子:学童期における栄養の基礎知識,小児看護7,臨時増刊号,1015-1020,2008
3) 村井文江:思春期における栄養の基礎知識,小児看護7,臨時増刊号,1021-1030,2008

87 高齢者

生理機能および栄養状態の低下を栄養生理の特徴とする高齢者においては，特有の病態栄養上の諸問題が発生する．それに対応した適正な栄養管理には，高齢者における個人差も含め，身体的，精神的，社会的な特性や食事摂取基準を理解し，留意点に配慮した栄養指導と生活指導が極めて大切である．

栄養生理の特徴

生理機能低下および栄養状態の低下が特徴．

■加齢に伴う生理的変化

- 身体の生理機能は，年齢とともに直線的に低下する（腎機能や肺機能は急速に，代謝率の変化は緩徐）．
- 体組成では，水分や筋肉成分の減少，脂肪組織の増加がみられる．

■栄養状態に及ぼす加齢の影響

高齢者における栄養生理に共通して起こってくる問題は低栄養で，たんぱく・エネルギー栄養失調症（PEM）が特徴であり，とくに要介護高齢者や後期高齢者に多い．

- 渇機能および飲水行動の低下による水分不足傾向（→脱水症）
- 栄養素の合成低下または喪失増加（→低栄養）
- 感覚器機能の低下による食欲低下や咀嚼機能低下による摂食量の減少に基づく栄養摂取低下（→栄養摂取不足）
- 栄養の過剰摂取および身体活動の減少に伴う栄養素利用の減少（→過栄養）
- 加齢に伴う免疫能および感染防御機能の低下に基づく栄養素喪失（下痢症）
- 心理社会的または環境的ストレスによる食行動の変化（食行動の変容）
- 疾病とそれに伴う治療薬による栄養状態への影響（肝障害ほか薬剤の影響）

【中野忠澄】

高齢者に起こりやすい問題

①脱水症：高齢者では，容易かつ頻繁に生じやすい．とくに，利尿薬内服中，高温環境下，高血糖による多尿時などの場合に起こりやすい．発症しても自覚症状が生じにくいため，本人からの訴えがない．したがって，高齢者に対しては，普段から周囲の人たちの注意や見守りが必要である．高齢者では，自身の用足しを厄介に思い，必要な水分補給をむしろ制限するきらいがあることを認識しておく必要がある．さ

らに、極端な病態として、高度の脱水に伴う腎前性腎不全、基本病態は脱水である高血糖高浸透圧症候群（以前、非ケトン性高浸透圧性昏睡と呼ばれていた病態）、外気温上昇と体温調節異常に基づく熱中症などでは、脱水の程度は重篤である。場合により、心機能などの監視下での速やかな水分や電解質補給が必要となる。

②**栄養摂取不足**：加齢に伴う感覚器機能（味覚・視覚・嗅覚・唾液分泌）の低下は食思不振をもたらし、また咀嚼機能低下（歯牙の欠落や疾患）は栄養素の摂食量を減少させる。その結果、栄養障害（低エネルギー摂取状態、低たんぱく血症、電解質異常など）を引き起こす。

③**低栄養**：腫瘍性疾患、感染（炎症）性疾患、消化器疾患、腎臓疾患などによるもので、栄養摂取の困難、栄養素の消化・吸収・合成障害、栄養素の喪失などに起因する。

④**過栄養**：栄養摂取の過剰および身体活動の減少に伴う栄養素利用の減少に基づき、肥満、糖尿病、脂質異常症（高脂血症）、高血圧などのいわゆる生活習慣病を引き起こす。自立高齢者ないしは前期高齢者では、動脈硬化症の発症につながるメタボリックシンドロームに代表される過栄養が、健康上の大きな問題となっている。

⑤**食行動の変容**：社会的または環境的ストレスにより、食行動に変容をきたし、主として食思不振に陥るが、過剰摂取に伴う上記④となることも多い。また、精神疾患（とくに、うつ状態やうつ病）やアルコール依存症による栄養障害もみられる。認知症患者では、過食、拒食の両方に注意しなければならない。

⑥**加齢による免疫能低下に伴う感染防御機能の低下（下痢症）**：ウイルス性胃腸炎による下痢や高齢者に多い便秘が食欲不振をもたらし、低栄養の一因を形成する。

⑦**疾病とそれに伴う治療薬による栄養状態への影響（疾病と薬剤）**：高齢者は、複数疾患を有することが多く、多種類の薬剤を投与されることがしばしばある。その場合、それらは栄養状態に多かれ少なかれ影響を及ぼす。薬物による食思不振、下痢などの消化管障害、黄疸などの肝機能障害、血糖上昇や電解質異常などの代謝障害が、代表的である。また、向精神薬の服用が口渇による多飲症を引き起こすこともある。

⑧**環境要因**：経済的な問題（制約）もある。高齢者世帯では買物など食品の入手の不十分なことや調理の困難さがある。食事提供サービスなどの社会支援が不十分なことも、低栄養の要因となる場合がある。

⑨**微量栄養素の摂取不足**：カルシウムやビタミンDの不足は骨塩減少に伴う骨粗鬆症や骨折をきたし、ビタミンEは抗酸化作用・細胞膜保持・血行促進などの作用を有するためその不足は動脈硬化をはじめとする

老化の促進をもたらす．ビタミン B_6 の不足は細胞性免疫の低下，ビタミン B_{12} の不足は巨赤芽球性貧血，鉄分の不足は鉄欠乏性貧血を，それぞれきたす．亜鉛は，代謝の促進・胃酸分泌能・腸管粘膜機能の維持・毛髪の正常な発育などのために必要で，亜鉛不足は上記の障害のほか味覚の障害をもたらす原因になることが知られている．

【中野忠澄】

栄養管理

高齢者の栄養を考えるうえで留意すべきことは，個人差が大きい点にある．たとえば，地域社会で大いに活躍する元気なお年寄りから，寝たきりで要介護の高齢者まで幅広い生活状況が存在する．また，生活習慣病対策が必要な過剰栄養の高齢者も，低栄養状態で疾病治癒の遅延や褥瘡などを繰り返す高齢者もいる．したがって，身体的，精神的，社会的な要因すべてにわたる多面的な取り組みが必要となる．

■高齢者に多い疾病と栄養素，多く含む食品

疾病	効果的な栄養素	多く含む食品
高血圧	カリウム，カルシウム，コリン	カリウム：昆布，大豆，きな粉，豆，栗，肉類，レバーなど．カルシウム：牛乳，チーズ，ヨーグルト，干し海老，煮干，コリン：レバー，タマゴ，大豆など．
脳梗塞	抗酸化物質（ポリフェノール，ビタミンE，C，カロチノイド）	ポリフェノール：ナス，赤カブ，シソ，赤ワイン，チョコレート，ココアなど．ビタミンE：小麦胚芽，アーモンド，ウナギなど．ビタミンC：サツマイモ，芽キャベツ，ブロッコリー，イチゴ，オレンジ，柑橘類など．カロチノイド：緑黄野菜，ニンジン，レバーなど．
脊椎障害	カルシウム，たんぱく質	カルシウム（上記），たんぱく質：肉，魚，豆腐，納豆，大豆．
関節症	コンドロイチン，コラーゲン	コンドロイチン：納豆，山芋，オクラ（ねばねばしたもの），コラーゲン：鶏の手羽先，豚足，牛筋，貝類，ドジョウ，ナマコなど．
歯の病気	ビタミンE，コエンザイムQ10	アーモンド，ウナギ，タラコ，レバー，牛肉，豚肉，カツオ．
白内障	抗酸化物質，アスタキサンチン	抗酸化物質（上記）．アスタキサンチン：カニ，エビ，サケ，スジコなどの赤い色の動物性食品
認知症	抗酸化物質，コエンザイムQ10	抗酸化物質（上記）．他に過度の飲酒，喫煙，ストレスを避ける

(つづく)

■高齢者に多い疾病と栄養素, 多く含む食品(つづき)

疾病	効果的な栄養素	多く含む食品
脳内出血	コラーゲン, ビタミンC	コラーゲン, ビタミンC(上記).
肺炎	高たんぱく質食品	たんぱく質(上記).
癌	抗酸化物質(ポリフェノール, ビタミンE, C, カロテノイド)	(上記). ほかに塩分のとりすぎ, 過度の飲酒, 喫煙などを避ける.

栄養摂取に関する高齢者の特徴

■高齢者の特徴と栄養管理上の注意点

高齢者の生理的な特徴	栄養管理上の注意点
食欲の低下	たんぱく質, ビタミン類, ミネラルなどが不足しやすい
喉の渇きが感じにくい	水分摂取量の低下, 脱水になりやすい
消化液の分泌が低下	下痢をしやすい
腸管の蠕動運動が弱くなる	便秘しやすい, 腸の病気になりやすい
嚥下反射の低下	飲み込みにくくむせやすい, 誤嚥しやすい
握力が低下	箸やフォークなど持ちにくく, こぼしやすい
歯が欠損	噛み砕く力が弱い
味覚・嗅覚・視覚の衰え	味がわかりづらく, 食欲が低下する
唾液分泌の減少	食べ物が喉を通りにくい
口の開閉の障害	食べづらく, 食が細くなる

■食事摂取量の低下

以下にあげた生理的変化は, 総じて食欲低下を招きやすく, 食事摂取量の減少から低栄養に陥る危険性が高くなる.

- 歯周病から歯の喪失によって咀嚼・嚥下機能が低下しやすい.
- 味蕾の減少によって味覚の感受性が低下する.
- 唾液腺の萎縮によって唾液分泌の減少が起こる.
- 消化管粘膜の萎縮から各消化酵素の分泌量が低下する.
- 筋肉量の減少によって基礎代謝量が低下する.

■水分摂取量の減少

- 口渇中枢機能が低下し, のどの渇きを感じにくくなるので, 定期的な水分補給の配慮が必要となる.
- 1日の水分摂取量が1,000 mL(食事中の水分を含めて)より少ない場

合は，極めて脱水の危険性がある．
- 運動障害などで自ら排尿行動を制限するために，意図的な水分摂取を制限する場合もみられる．

■有病率の上昇
- 疾病に対する抵抗力が弱まり，多臓器罹患が多くなる．
- 画一的な対応は困難となり，複雑な病態に応じた個別の栄養管理が必要となる．

■咀嚼・嚥下機能の低下
- 食事摂取量の低下を引き起こすことがないよう，咀嚼力や嚥下障害のレベルに合った食品選びと調理形態の工夫が重要となる．

■嚥下障害がある場合の調理のポイント

1. 性状が均一であること
   (味噌汁など液体と固体の混在する汁物は避ける)
2. ペースト状であること
   (例：カスタードクリーム，市販のベビーフード)
3. 表面が滑らかで，口腔内に付着しにくいこと
   (海苔は付着しやすい．また，パン，カステラなど唾液を吸収する素材は避ける)
4. 適度な粘性をもち，口腔内でばらばらになりにくいこと
   (例：白身魚，野菜，果物のゼラチン寄せ．きざみ食は不適当)
5. 硬さが少なく，凝集性があり，粘度が少ないこと
   (例：プリン，ババロア)
6. 弾性や可逆性が高い食材は避けること
   (餅，かまぼこ，こんにゃくなどは窒息の危険がある)
7. 甘い，辛いなどはっきりした味であること
   (味のはっきりした食品は嚥下反射を誘発する．ただし，味つけの濃いものや酸味の強いものはむせやすいので避ける)
8. 温度は体温程度のものより，熱いか冷たいかはっきりしたものであること(熱いか冷たいほうが嚥下反射を誘発する．ただし，60℃以下とする)
9. 軽量のものより重量感のある食品であること
   (重量感のある食品は嚥下反射を誘発する．例：いもや野菜のペースト)
10. 対象者の食生活歴や嗜好を重視すること
    (好物は上手に食べることができる)

〔杉山みち子：栄養ケアプランの例．細谷憲政(監修)：高齢者の栄養管理．pp151-152，日本医療企画，2005 を一部改変〕

■偏食傾向
- 味覚機能の低下などによって食べ物の嗜好が偏り，摂取する食品の種類が単一的となりやすい．

- 塩分の濃いものを好むようになり、食塩過多となりやすい.

■便秘になりやすい

- 食事量の低下，生理的機能の低下，自律神経失調などによって便秘になりやすくなる.
- 咀嚼機能の低下や義歯の問題からやわらかく消化のよいものを好むようになり，食物繊維摂取不足が要因ともなる.

■高齢者(70歳以上)の食事摂取基準

栄養素			推奨量 (☆:目標量, ※:目安量)		上限量	
			男性	女性	男性	女性
エネルギー必要量*		kcal	1600 *	1350 *	—	—
三大栄養素	たんぱく質	%エネルギー	25%未満 ☆	25%未満 ☆	—	—
	総脂質	%エネルギー	15〜25% ☆	15〜25% ☆	—	—
	炭水化物	%エネルギー	50〜70 ☆	50〜70 ☆	—	—
食物繊維		g	19.0 ※	15.0 ※	—	—
水溶性ビタミン	ビタミンB_1	mg	1.0	0.8	—	—
	ビタミンB_2	mg	1.1	0.9	—	—
	ナイアシン	mgNE	11	9	300	300
	ビタミンB_6	mg	1.4	1.2	60	60
	葉酸	μg	240	240	1,000	1,000
	ビタミンB_{12}	μg	2.4	2.4	—	—
	ビオチン	μg	45 ※	45 ※	—	—
	パントテン酸	mg	6 ※	5 ※	—	—
	ビタミンC	mg	100	100	—	—
脂溶性ビタミン	ビタミンA	μgRE	650	550	3,000	3,000
	ビタミンE	mg	7 ※	7 ※	700	600
	ビタミンD	μg	5 ※	5 ※	50	50
	ビタミンK	μg	75	65	—	—
ミネラル	マグネシウム	mg	310	270	—	—
	カルシウム	mg	750	650	2,300	2,300
	リン	mg	1,000 ※	900 ※	3,500	3,500
微量元素	クロム	μg	30	25	—	—
	モリブデン	μg	25	20	270	230
	マンガン	mg	4.0 ※	3.5 ※	11	11
	鉄	mg	6.5	6.0	45	40
	銅	mg	0.8	0.7	10	10
	亜鉛	mg	8	7	30	30
	セレン	μg	30	25	400	350
	ヨウ素	μg	150	150	3,000	3,000
電解質	ナトリウム (食塩相当量)	g	目標量 (10 未満)	目標量 (8 未満)	—	—
	カリウム	mg	2,000 ※	1,600 ※	—	—

*エネルギー必要量は身体活動レベルⅠである.
(厚生労働省策定:日本人の食事摂取基準, 2005年版)

高齢者の食事摂取基準

- エネルギー:推定エネルギー必要量は,基礎代謝量(kcal/g)×身体活動レベルで算出する.過不足のないエネルギー摂取が重要.
- たんぱく質:身体活動量が低下すると骨格筋のたんぱく質代謝が低下し,たんぱく質の必要量が大きくなる.また,エネルギー摂取量が低い場合も同様で,そのような高齢者ではたんぱく質摂取量の増加を考慮する必要がある.
- 脂質:総脂質の上限は成人と同じ25%(エネルギー比)未満である.
- 炭水化物:炭水化物の特性は,脳,神経細胞,赤血球,腎尿細管などの組織にエネルギー源としてのブドウ糖を供給することである.成人と同じく1日に必要なエネルギーの約50~70%程度とする.
- 食物繊維:目安量は,1,000 kcal 当たりの平均的な摂取量としてほぼ10 g である.
- 水溶性ビタミン:上限量が設定されているナイアシン,ビタミンB_6,葉酸などは,サプリメントやビタミン剤の服用時に留意する.
- 脂溶性ビタミン:上限値の設定は,ビタミンA,ビタミンE,ビタミンDである.高齢者ではビタミンD産生能が若年者に比べて低いので,食事からの摂取が重要となる.
- ミネラル:高齢者ではとくにカルシウムの腸管からの吸収率が低下するので,目安量の男性750 mg/日,女性650 mg/日は摂取する.
- 微量元素:クロム以外の微量元素については上限量が設定されているが,極端に偏った食事内容や摂取量低下が続けば不足をきたす.
- 電解質:ナトリウムについては,高齢者の濃い味付けを好む傾向や,平均的な日本人の食塩摂取量からも過剰摂取に留意が必要である.カリウムは,逆に日本食では調理損失が大きいので目標量の設定となっている.

高齢者の栄養管理

- 高齢者の栄養管理では,正確な栄養評価を行うことが重要である.基礎疾患の有無や経過,服薬の有無とその内容,自立度や介護状況と食事の内容,全身状態など詳細に把握する.
- 栄養管理の手順は,①栄養スクリーニング,②栄養アセスメント,③栄養ケアプランニング,④栄養補給の実施,⑤モニタリング,さらにアウトカムを得るまで①から⑤を繰り返し,経時的な観察を行う.

【大谷幸子】

栄養指導

①個人差に考慮しながら，疾病・病態や身体機能，食習慣に対応するよう配慮する．
②家族・介護者の食事記録を記載する．脱水，低栄養を早期に発見しすばやい対応を可能とする．
③食事の偏りがある場合は，本当に必要なものがきちんと摂取できているのかを聞き取ることが必要である．
④一人暮らしの場合では，新鮮な野菜や果物を食べなくなるのでビタミンA，ビタミンCなどの欠乏症に留意する．
⑤高齢者が使いやすい安全な調理器具の確認と工夫をする．
⑥一番の好物はそのまま摂取し，ほかのもので補正する．
⑦嚥下障害や誤嚥のある場合には，そのレベルに合わせた形態のものをおいしく調理する．
⑧相手の気持ちや訴えを理解したうえで，こちら側の伝えることを話す．
⑨本人とのコミュニケーションがとりにくい場合は，家族や介護者に対して行う．

【大谷幸子】

看護のポイント

- 高齢者の食生活は，長年の習慣で培われているので，それを考慮した援助を行う．
- 高齢者は，味覚・咀嚼力・嚥下機能・唾液分泌や視力など加齢による機能低下に加え，各疾患による障害や症状が複雑に絡み合っていることが多いため，それらを総合的にアセスメントし，食事のかたさや形態，摂取方法を工夫する．
- 高齢者の食欲低下は，身体的・精神的影響を受けやすい．脱水症状・義歯の不具合や口内炎・便秘・発熱などが原因の場合は，それぞれの症状に対するアセスメントをしたうえで，援助を行う．抑うつ・孤独・環境の変化によるストレスが原因となる場合は，なじみの環境に近づけることや高齢者の希望に配慮する．また，薬の副作用が原因になることもあるので，薬の内容を確認し，必要に応じて医師に薬の調整をしてもらう．
- 認知症の場合は，認知機能低下のため，食べたことを忘れたり，食べる手順が混乱したり，食べられないものを口に入れるなどの行動を起こしやすい．これらの特徴を踏まえ，そのつど，声をかけ，食事に関係ないものはテーブルに置かないなどの工夫をする．

■退院指導・生活指導・在宅療養指導

- 高齢者の摂食障害に応じて,自宅でも簡単にできる調理方法や胃瘻管理方法について介護者に指導する.
- 高齢者は脱水症状を起こしても症状が出にくく本人も訴えないため,意識して声をかけ,飲水を促すよう指導する.
- 発熱などにより体調を崩しているときは,嚥下機能も低下しやすいということに注意し,誤嚥予防(乾燥したものを避け,やわらかくとろみのあるものの摂取など)や誤嚥による肺炎予防(口腔内の清潔や食事時の体位など)について指導する.

【上山真美・内田陽子】

【文献】

[栄養管理,栄養指導]

1) 厚生労働省:Ⅱ各論.第一出版編集部編:日本人の食事摂取基準 2005 版.pp27-194,第一出版,2005
2) 佐藤悦子:スリーステップ栄養アセスメントによる在宅高齢者食事ケアのすすめ.蓮村幸兒,佐藤悦子,塚田邦夫(編):在宅高齢者食事ケアガイド.pp67-74,第一出版,2006
3) 廣瀬喜久子,他:高齢者の食事の現状と栄養.学校法人誠心学園,日本食環境研究所編:高齢者に喜ばれる楽しい食事.pp82-89,日本医療企画,2002.
4) 井上八重子:無理なくできる高血圧予防の食事法.食生活編集部(編):高齢者の栄養指導.pp106-107,カザン,2006
5) 江澤郁子:高齢期の栄養.江澤郁子,津田博子(編):応用栄養学 第3版.pp158-164,健帛社,2006

MEMO

88 緩和栄養

緩和ケアにおける栄養介入の最終目標は，延命や栄養状態の維持ではなく，生活の質を高めることである．とくに癌終末期によくみられる栄養障害の場合では，栄養介入の基本は食事指導であり，強制栄養補給はその適応が限定されていることを念頭において対応すべきである．

栄養病態

- 進行した癌患者にみられる栄養障害は多くの要因が複雑に絡み合って発生するが，主な要因は，①栄養摂取量の減少，②悪液質誘発物質による代謝異常，③癌治療などである（表88-1）．
- 栄養摂取量低下の原因となる食欲不振は，癌終末期では高率に出現する症状であり，その原因は多岐にわたる（表88-2）．
- 栄養状態の低下や日常生活動作の低下などがさらに食欲不振や栄養摂取量の低下を促進させ，栄養障害の悪循環が完成し，癌悪液質という不可逆的な病態が作り出される．
- この癌悪液質は「宿主の消耗状態による体重減少を引き起こす混合性代謝異常と栄養摂取，吸収，利用障害を示す臨床症候群」と定義されており，進行性の体重減少，無気力状態，食欲不振，貧血，皮膚の乾燥や浮腫，骨格筋の萎縮と体脂肪の減少，内臓たんぱくの減少，免疫能の障害など多彩な症状を含む症候群である．
- 出現する混合性代謝異常は，急速に発育する腫瘍に対する生体免疫反応の産物である炎症性サイトカイン（腫瘍壊死因子，インターロイキン-6，インターロイキン-1，インターフェロン α など）と癌組織から分泌されるトキシホルモン（たんぱく融解誘発因子，脂質運搬因子，癌貧血誘発物質など）により引き起こされる（図88-1）．また，これらの液性因子は直接あるいは間接的に脳の摂食調整機構に影響し，食欲不振をもたらすものと考えられている[1]．

MEMO

表88-1 進行癌における栄養障害の要因

- ●栄養摂取量の減少
  - 食欲不振
  - 摂食の障害
  - 消化管機能障害
    - ・消化管通過障害
    - ・消化管吸収障害
    - ・消化管運動障害
  - 心理的要因
    - ・うつ状態, 不安, 恐怖, 悲嘆など
- ●体たんぱく漏出
  - 出血・下痢・腹水胸水排液
  - 潰瘍形成
- ●癌悪液質誘発物質による代謝障害
- ●癌治療
  - 手術
  - 放射線治療
  - 化学療法

表88-2 食欲不振の原因

〈病状に関連した原因〉 　口や咽頭のあれ 　胃の内容物の停滞 　症状(嘔気, 発熱, 痛み, 呼吸困難, 　　倦怠感, 便秘, 下痢, 腹部膨満 　　感など) 　脱水 　生化学的異常 　　高カルシウム血症 　　低ナトリウム血症 〈臓器機能不全に関連した原因〉 　腎不全	肝不全 〈治療に関連した原因〉 　薬物 　手術, 放射線治療, 癌化学療法 〈状況に関連した原因〉 　調理中の食べ物の臭い 　多すぎる食事摂取量 　味のよくない食べ物 　歯の不具合 〈その他〉 　不安, 抑うつ

〔世界保健機関(編), 武田文和(訳):終末期の諸症状からの解放, p 9, 医学書院, 2000より一部改変〕

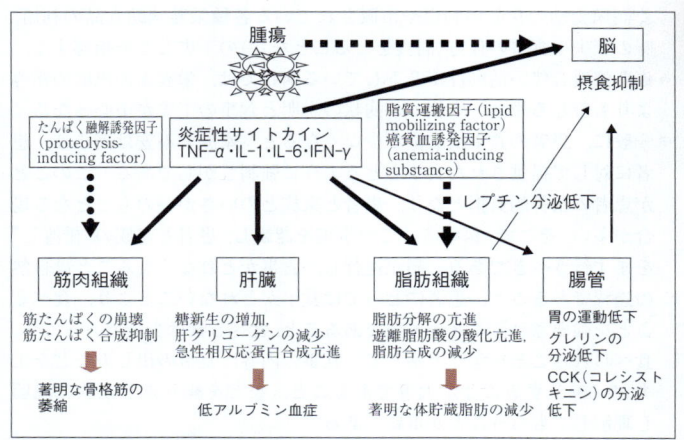

図88-1 癌悪液質の成因(概略)

栄養療法

- 緩和ケアにおける栄養介入の目的は、①癌治療に伴う栄養障害の予防および改善、②癌治療の有効性を高めることによる生存期間の延長、③生活の質(QOL)の改善、④症状緩和などであるが、あくまでも最終目標は、延命や栄養状態の維持・改善ではなくQOLを高めることである。
- 栄養介入が必要となる時期は、放射線治療や化学療法などの癌治療を行っている時期、および癌の進行により食事が少なくなる時期、あるいは経口摂取ができなくなる時期である。後者の場合、原因として、癌などによる消化管通過障害による場合と癌悪液質による場合がある。いずれの場合においても、通常、食欲がない、あるいは、食事が思うようにとれないという訴えがあった時点で栄養介入が始まる。
- 栄養介入の具体的方法はそれぞれの時期によって当然異なっているが、どの時期においても重要なのは患者本人あるいは家族に対する食事指導である。とくに外来治療(化学療法、放射線治療)を行っている場合など、患者自身が遠慮して、あるいは言い出せないで不安を直接訴えないことも少なくない。このため、治療開始時に食事指導を行うことが望ましい。また、外来治療中あるいは外来通院中には、担当医や外来看護師あるいは化学療法担当看護師は、食事の摂取状況について積極的に聴取し、病状に応じたアドバイスを行う必要がある。
- 食事指導の方法は、比較的活動性が保たれている場合には、高たんぱく高栄養価の食品の利用や市販されている各種栄養補助食品の利用、味の工夫や食事の仕方(間食をとることなど)の工夫などを指導する。
- 癌悪液質を伴い活動性が低下している病状では、栄養素の摂取の指導よりもむしろ患者・家族への病状の説明と食事の工夫が中心となる。
- 一般に、患者の食事摂取量が少なくなると、家族の不安は高まり、患者に対して提供された食事をとるように強制しがちである。このことが患者の精神的負担となり、患者と家族とのいさかいのもととなる場合が多い。そこで、医療者はこの事実を認識し、患者と家族の"橋渡し"をまず行うべきである。癌が進行し、食事がとれなくなることは自然の過程であること、患者にとっては食事がとれないことより、食べることを強要されることが苦痛であること、食べる量は少量であっても、食べられることを幸せと感じて、食事の内容、食事の出し方などを工夫(表88-3)することが大事であること、などを繰り返し家族に説明し理解してもらうことが重要である[6]。
- 栄養介入の方法としての人工栄養補給は、わが国ではどのような病状

表 88-3　終末期における食事の工夫

- 食事を楽しくすること
- 好みの食べ物を用意する
- 香りのよい物を用意する
- 栄養価にはこだわらない：栄養価より楽しい食事にすることを重視する
- 盛り付けに配慮する
- 少量の食事を小さな食器に盛り付ける
- 食事を食べたいと言ったときにすぐに食べ物が用意できるようにする（電子レンジなどですぐに温めて提供する）

表 88-4　人工栄養補給を行う前に評価すべき項目

① 腫瘍の状態：腫瘍の部位，主要臓器への転移の有無，病期，腫瘍の発育速度，治療の可否，治療の有効性
② 臨床上の特徴：年齢，performance status（PS），併存疾患（合併症）の有無
③ 症状の有無：栄養障害や脱水による症状の有無，食事摂取に影響する症状の有無，癌の進行に伴う症状の有無
④ 予測される生存期間
⑤ 脱水や栄養障害の有無
⑥ 食事・水分の摂取状況あるいは摂取量
⑦ 消化管の通過障害および機能障害の有無
⑧ 病状の理解度：患者が関連する情報を開示されたうえで理解しているかどうか
⑨ 患者や家族の希望：人工的栄養補給の希望の有無，在宅医療の希望の有無

であっても安易に行う傾向があるが，とくに終末期においてはその適応を十分吟味しなければならない．というのも，世界的なコンセンサスでは終末期の人工栄養補給は適応がないとされており[2-4]，人工栄養補給により栄養状態の改善は望めないこと，延命につながることはないこと，行動が制限されること，新たな症状（過剰輸液による浮腫や呼吸困難など）を引き起こすこと，そして医療経済学的に利点がないことなどがその理由とされている．

- 人工栄養補給が相対的適応となる病状は，一時的な病状の悪化に対して原因治療，および1週間程度の短期間の適切な栄養，あるいは水分補給で回復すると予測される場合，あるいは，癌による直接的あるいは間接的な消化管通過障害が原因である場合などである．
- 人工栄養補強を行う前に評価すべき項目を表88-4に示す[7]．
- 積極的な栄養補給を行う基準として，原則的には，生命予後が3か月以上予測されること，身体的活動度では多少制限はあっても日常生活を営めること，癌が比較的限局していることなどが目安となる．
- 人工栄養補給法には経腸栄養法と静脈栄養法があり，それぞれ利点と欠点がある．

- 経腸栄養法では管理が簡単, より生理的, 感染症の合併症が少ない, コストが安いなどの理由で, 頭頸部癌や食道癌などの限られた癌腫で, 経口摂取できない場合には第一選択となる. 投与経路は経鼻胃管, 胃瘻, 空腸瘻などがあるが, 内視鏡的に胃瘻が造設されることが多い. この治療法の欠点は, 経鼻胃管では, 行動が制限されること, 胃管留置に伴う不快さ, 胃瘻では, 胃瘻造設時の合併症, 胃瘻留置に伴う合併症(チューブ誤挿入, 栄養剤リーク, 逆流による誤嚥性肺炎など)がある.
- 静脈栄養法では, 末梢静脈経由と中心静脈経由の栄養補給法があるが, 末梢静脈栄養法は可逆的で一時的な栄養障害に対しては選択肢となり得るが, それ以外では, 活動性が極端に制限され, 自宅に帰る可能性を閉ざしてしまうため推奨できない.
- 中心静脈栄養輸液は携帯用自動輸液ポンプを利用することによって, 活動性を保ち, また, 自宅でも継続できるために, 適応がある場合には第一選択となる. とくに, 長期予後が期待できる場合には, 皮下埋め込み式静脈用ポートを利用することで, 多少ではあるが, 入浴などの面で生活しやすくなる. 中心静脈栄養法の欠点は, カテーテル挿入に伴う合併症, 感染症の発生, 高血糖などの代謝合併症などである.

在宅栄養管理

- 2007年4月に施行された「がん対策基本法」では, 癌治療早期からの緩和ケアの提供と終末期における居宅での緩和ケア提供体制の整備が明示されている. したがって, 今後のわが国における終末期緩和ケアの主な実践の場は, 病院や緩和ケア病棟ではなく自宅を含めた居宅となり, 居宅における栄養管理システムの構築が課題となっている.
- 在宅栄養管理法はすでに確立された治療法であるが, 外来通院ではなく在宅医療の体制で行うことがこれまでと異なる点であり, 急性期病院, 在宅療養支援診療所, 訪問看護ステーション, 保険薬局などの施設の, 栄養士を交えた幅広い職種による, 食事指導を含めた包括的な栄養管理の地域連携の構築が必要である[7].

【蘆野吉和】

【文献】
1) 蘆野吉和:がん悪液質の成因と栄養障害. 緩和医療学 8:347-353, 2006
2) 世界保健機関(編), 武田文和(訳):終末期の諸症状からの解放. 医学書院, pp10-14, 2000
3) American Society for Parenteral and Enteral Nutrition Guidelines for the use of parenteral and enteral cancer patients. European Association for Palliative Care. Nutrition 12:163-167, 1996

4) 日本静脈経腸栄養学会(編)：静脈経腸栄養ガイドブック 第2版, 南江堂, p51, 2006
5) Bachmann P, Marti-Massoud C, Blanc-Vincent MP, et al : Summary version of the Standards, Options and Recommendations for palliative or terminal nutrition in adults with progressive cancer (2001). Br J Cancer 89 (Suppl 1) : S107-110, 2003
6) 蘆野吉和：在宅癌患者の栄養補給法, 臨床栄養 94：635-640, 1999
7) 蘆野吉和：悪性腫瘍, 緩和ケアにおける在宅静脈経腸栄養法, 栄養評価と治療 23：257-260, 2006

MEMO

第8章

栄養療法と薬剤

89 薬剤師のための服薬指導・薬剤管理

薬剤師は，薬のすべてを知るエキスパートであらねばならない．輸液剤や経腸栄養剤はもちろんのこと，食事に影響する内服薬にまで至る．そして，すべての薬に関して，薬剤師が関与し，管理するべきである．

栄養薬剤の服薬指導

- 輸液剤や経腸栄養剤は，製剤ごとにそれぞれの役割がある．その役割を理解したうえで患者や家族に服薬指導する必要がある．

静脈栄養製剤[1,2]

■末梢静脈栄養（PPN ; peripheral parenteral nutrition）製剤

複合電解質製剤

①等張電解質液（細胞外液類似液）
- 電解質組成が血漿の浸透圧とほぼ同等の浸透圧（285 mOsm/L）を示す．
- 細胞外液補充液の最も基本となるのが生理食塩水である．
- 出血・脱水が高度で血圧低下などがある場合，細胞外液を急速に補充する目的で使用する．
- アシドーシスが強い場合は，生理食塩水よりアルカリ化剤を加えた乳酸リンゲル液や酢酸リンゲル液のほうが望ましい．

②低張電解質液
- 基本的に生理食塩水と5％ブドウ糖液の配合の割合によって1～4号液の製剤がある．
- 1号液は1/2～2/3等張で，カリウム（K）を含まず，脱水の初期に用いる．
- 2号液は1/2～2/3等張で，低張性脱水症での細胞内電解質の喪失を補うために用いる．
- 3号液は1/3～1/4等張で，短期間の水分や電解質の維持に用いる．
- 4号液は1/5等張で，3号液からカリウムを抜いた製剤が多く，カリウムの投与を控えるときに有用である．

アミノ酸加総合電解質液
- 糖とアミノ酸を同時に投与可能な維持電解質液でPPNに用いられる．
- マックアミン®を除き7.5％のブドウ糖と約3％のアミノ酸が投与できる．
- 浸透圧比が3前後と高いことに注意が必要である．

- ビタミン B_1 を配合した製剤にはビーフリード®,パレセーフ®,アミグランド®などがある.

脂肪乳剤
- 主な組成は大豆油と卵黄レシチンで,n-6系多価不飽和脂肪酸が大部分である.
- 主に必須脂肪酸欠乏の予防,エネルギーの補給に用いる.

■中心静脈栄養(TPN ; total parenteral nutrition)製剤
高カロリー輸液用基本液
- アミノ酸,ビタミン,微量元素,電解質液などを必要に応じて混注し,食事と同じような組成内容の輸液剤を作成するための基本液である.
- 組成としては,糖質,電解質,微量元素として亜鉛が含まれている.
- ハイカリック液-1~3号®にはナトリウム(Na)とクロールが含まれていないため注意する.
- トリパレン®は糖質をグルコース(G),フルクトース(F),キシリトール(X)を4:2:1の割合で配合している.また1号と2号ではNa^+の含有量が異なる点も注意する.

高濃度アミノ酸製剤
- 経静脈的にたんぱく質の補給に用いる.
- アミパレン®,アミゼットB®,アミニック®は,外科的侵襲時のエネルギー源となる分岐鎖アミノ酸(BCAA)を多く含み,筋肉でのたんぱく合成と分解抑制に重要な働きをしている.

脂肪乳剤
- TPNにおける脂肪乳剤の役割は,3週間以上の無脂肪静脈栄養管理での必須脂肪酸欠乏の予防,糖質の過剰投与による高血糖や脂肪肝の防止である.

総合ビタミン剤
- TPN時には,乳酸アシドーシス防止のためビタミンB_1投与は不可欠である.
- ビタミンA,B_1,B_2,B_6,C,Kの投与時には,遮光が必要である.

微量元素製剤
- 微量元素製剤は鉄,銅,マンガン,亜鉛およびヨウ素の5種類の元素を含有する.
- 高カロリー輸液には亜鉛が含まれているが,亜鉛以外の微量元素を投与するため微量元素製剤を添加する.

高カロリー輸液キット製剤
- ピーエヌツイン®とアミノトリパ®は,糖質液とアミノ酸液が隔壁で仕切られたダブルバッグ製剤である.アミノトリパ®はトリパレン®

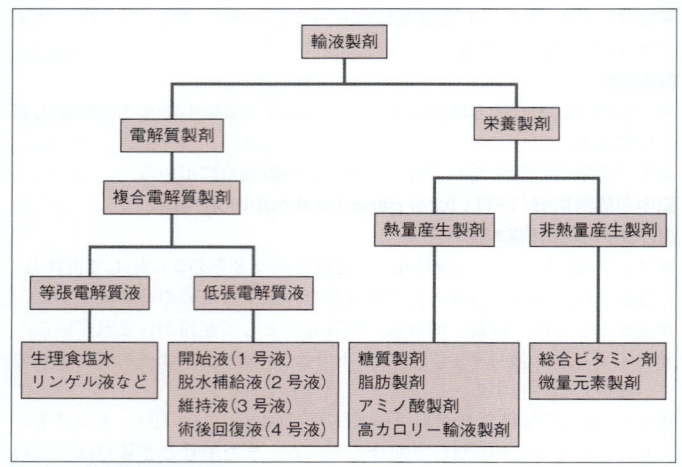

図 89-1　輸液製剤の種類
(北岡建樹：よくわかる輸液療法のすべて，p61，永井書店，2003 より一部改変引用)

と同様の糖質(GFX)を充填している．
- ユニカリック®は1つの室内に調合したシングルバッグ製剤であり，滴定酸度が高く，アシドーシスの発生に注意する[3,4]．
- TPN用総合ビタミン剤を予め配合する製剤がフルカリック®とネオパレン®である．1日2バッグ使用しない場合にはビタミンが不足することに注意する．
- ミキシッド®は糖質，脂質，アミノ酸の三大栄養素を配合しており，ビタミン剤と微量元素製剤のみが混注可能な製剤である．

■ 病態別特殊アミノ酸製剤
- 腎不全用アミノ酸製剤のネオアミユー®，キドミン®は必須アミノ酸/非必須アミノ酸(E/N)比が高く，必須アミノ酸が多く配合されている．
- 肝不全用アミノ酸製剤のアミノレバン®，モリヘパミン®は血漿アミノ酸パターンのインバランスを是正する目的でBCAAを多く含み，肝性脳症の原因とされる芳香族アミノ酸の含有量が抑えられている．

経腸栄養製剤の特徴[5]

- 医薬品経腸栄養剤は，天然食品を人工的に処理，もしくは合成したものからなる人工濃厚流動食だけである．窒素源の違いにより消化が必要か否かが異なる(表89-1)．

表89-1 人工濃厚流動食の種類と特徴

		成分栄養剤	消化態栄養剤	半消化態栄養剤
栄養成分	窒素源	アミノ酸	アミノ酸 ジペプチドおよび トリペプチド	たんぱく質 ポリペプチド
	脂肪含有量	極めて少ない	少ない	比較的多い
製剤の性状	消化	不要	ほとんど不要	多少必要
	浸透圧	高い	高い	比較的低い
	味	不良	不良	比較的良好
	剤形(粉末)	エレンタール® エレンタールP®	エンテルード®	
	剤形(液状)		ツインライン®	エンシュア・リキッド® エンシュア・H® ラコール® ハーモニック-M® ハーモニック-F®

(大濱 修:経腸栄養. 島田滋彦, 他(編):実践 静脈栄養と経腸栄養 基礎編. p128, エルゼビアジャパン, 2003 より一部改変引用)

■成分栄養剤(ED;elemental diet)
- 窒素源はアミノ酸の形で配合されているため, 消化管からの吸収が容易である.
- 脂肪含有量が極めて少なく, 全エネルギーの1~2%のみ配合される.
- 単独で長期使用する場合は, 定期的に脂肪乳剤を経静脈的に投与し, 必須脂肪酸を補給する必要がある.
- 消化吸収能の低下した疾患(消化管術直後, 短腸症候群, クローン病, 膵疾患など)に用いる.
- 脂肪吸収能の低下した状態でも使用が可能である.
- アミノ酸を窒素源とするため, 分子の数が多く, 浸透圧が高いため, 浸透圧性の下痢を起こす場合があり, 投与方法の工夫が必要である.
- 製品としてはエレンタール®と小児用のエレンタールP®がある.

■消化態栄養剤(oligomeric formula)
- 窒素源はアミノ酸や低分子ペプチド(ジペプチド, トリペプチド)から構成されている.
- 消化はほぼ不要であり, アミノ酸として吸収される経路と, 低分子ペプチドがそのままの形で吸収される経路がある.
- これらの吸収系では, 小腸の低分子ペプチドの吸収速度は遊離アミノ酸より速く, 吸収に必要なエネルギーも少なくてすむといわれ, 消化

吸収能の低下した疾患に用いられる．
- 脂肪を含むため，長期使用でも必須脂肪酸の欠乏になることはない．
- 脂肪含有量が多いことより，高度吸収障害の場合には下痢を誘発する危険性がある．
- 成分栄養剤と同様に浸透圧が高く，下痢を起こす危険性が高くなる．
- 製品としては粉末のエンテルード®と液状のツインライン®があり，脂質含有量が異なる．
- エンテルード®の脂質エネルギー比は11.7%である．ツインライン®は長鎖脂肪酸（LCT；long chain triglyceride）よりも約5倍の速度で加水分解を受ける中鎖脂肪酸（MCT；medium chain triglyceride）を主成分とし，脂質エネルギー比は25%である．

■ 半消化態栄養剤（polymeric formula）
- 吸収されるためには，消化の過程を経る必要がある．
- 消化吸収能の低下や，消化管を安静にする必要がある疾患には不適応である．
- 窒素源はたんぱく質の形で配合されている．
- 浸透圧は比較的低いために，浸透圧性の下痢は起こりにくい．
- 脂質エネルギー比が20～30%であり，長期使用でも必須脂肪酸の欠乏になることはない．
- 栄養チューブ先端において腸内細菌の増殖で栄養剤のpHが下がると，蛋白質が変性して，ヨーグルト様に固形化（カード化）する．このため細いチューブは詰まりやすい傾向がある．
- 製品としてはエンシュア・リキッド®，MCTを含有するラコール®とハーモニック-M®，食物繊維を含有するハーモニック-F®，高濃度（1.5 kcal/mL）のエンシュア・H®がある．
- ラコール®は抗炎症作用や免疫調節作用のあるn-3系多価不飽和脂肪酸を含有する．
- ハーモニック-F®は食物繊維を含有し，下痢や便秘の改善，小腸粘膜絨毛の萎縮の軽減[6]などの効果を期待できる．

薬剤管理

- 静脈栄養，経腸栄養を投与中において，併用に注意する薬剤がある．

栄養薬剤と薬剤
■ 経腸栄養剤と薬剤の代表的相互作用[7]
- ワルファリンカリウム投与中に経腸栄養が必要となる場合や経腸栄養剤が変更になる場合は，ビタミンK含有量の確認が重要である．

表89-2 TPN製剤や経腸栄養剤中のビタミンKの含有量

	製品名	ビタミンK含有量
TPN製剤	TPN用総合ビタミン剤 注)M.V.I.®は含有量0	2 mg
	フルカリック® ネオパレン®	1 mg/バッグ(2 mg/日) 添付文書上の1日使用量は2バッグ
経腸栄養剤 (医薬品)	ハーモニック-M® エンシュアリキッド® ラコール® ツインライン® エンテルード® エレンタール®	0 70 μg/1,000 kcal 625 μg/1,000 kcal 630 μg/1,000 kcal 1250 μg/1,000 kcal 30 μg/1,000 kcal

(倉本敬二, 他:栄養サポートチームQ&A. p213, じほう, 2007より)

- TPN製剤や経腸栄養剤中のビタミンK含有量は表89-2に示すように大きく異なり, 同一製品であっても容量の変更時には注意が必要である.
- TT(トロンボテスト)やINR(international normalized ratio)のモニタリングを定期的に行うことを推奨する.
- ワルファリンカリウムの作用機序としては, 血液凝固因子(第Ⅱ, Ⅶ, Ⅸ, Ⅹ因子)のグルタミン酸残基をγ-カルボキシルグルタミン酸に変換するカルボキシラーゼの必須補欠因子がビタミンKであり, ワルファリンカリウムはビタミンKに拮抗することにより, カルボキシラーゼを阻害し抗凝固作用を示す.
- ビタミンK 1,000 μg/日以上の投与では, 凝固系への影響が明らかであり, 200~300 μg/日程度であれば影響が少ないと報告されている.

■食事と薬剤[8]
- 食事の時間が薬の吸収に影響を与える.
- 経腸栄養を摂取している場合には, 薬剤の投与時期を考慮する必要がある. 食事の影響を受ける主な薬剤とその理由について表89-3にまとめた.
- 多くの薬剤は食後に服用するが, 食事の影響を受け吸収が減弱する薬剤は, 食前あるいは食直前に服用することになる(表89-4).
- 食直後に服用の指示がある薬剤は, 主に胃腸障害を引き起こすことが報告されている薬剤である.

表89-3 食事の影響を受ける主な薬剤

薬剤名	理由
アルギン酸ナトリウム（逆流性食道炎・消化性潰瘍治療薬）	消化管粘膜に直接接触して，潰瘍の症状，自覚症状を改善するため，食後では粘膜に接触しづらいため効果不十分になると考えられる．
塩酸トリエンチン（ウィルソン病治療剤）	他剤や食物（軽食など）により本剤の吸収が妨げられ，作用が減弱するおそれがある．
D-ペニシラミン（抗リウマチ・ウィルソン病治療・金属解毒剤）	金属との結合による不活性化を抑え，吸収を高めるため，他の薬剤，食物，牛乳を摂取した場合少なくとも1時間前後に服用している．
リファンピシン（リファンピシン製剤）	食後，食直後により薬物吸収の抑制が考えられる．
テトラサイクリン塩酸塩（テトラサイクリン系抗生物質製剤）	カルシウム（Ca），マグネシウム（Mg），アルミニウム，または鉄剤と相互作用を有する． 消化管内で難溶性のキレートを形成して，本剤の吸収を阻害する． 本剤の吸収が低下し，効果が減弱されるおそれがある． 両剤の服用間隔を2〜4時間とする．
アレンドロン酸ナトリウム水和物 リセドロン酸ナトリウム水和物 （骨粗鬆症治療薬）	水以外の飲料（Ca, Mgなどの含量の特に高いミネラルウォーターを含む）や食物あるいは他の薬剤と同時に服用すると，本剤の吸収を妨げることがあるので，起床後，最初の飲食前に服用し，かつ服用後少なくとも30分は水以外の飲食を避ける．
エチドロン酸ニナトリウム（骨代謝改善薬）	本剤はカルシウム等と錯体を作ること，また動物実験で非絶食投与により，吸収が著しく低下することが確認されている．吸収をよくするため，服薬前後2時間は食物の摂取を避ける．
ジダノシン（抗ウイルス化学療法薬）	胃酸により分解するため，食事の影響により吸収率が低下するので，必ず食間に投与すること．
エンテカビル水和物	食事とともに投与することにより吸収率が下がる［最高血中濃度（Cmax）44〜46％，血中濃度曲線下面積（AUC）18〜20％低下］ 本剤は，空腹時（食後2時間以降かつ次の食事の2時間以上前）に服用する．
エルロチニブ塩酸塩	高脂肪，高カロリーの食事には，AUCが増大する． 本剤は，食事の1時間以上前または食後2時間以降に服用する． ＊高脂肪：脂肪が食事中のカロリーの約50％を占める食事 　高カロリー：約1,000 kcal
ホリナートカルシウム	食後投与時のウラシルのAUC，テガフールから変換された5-FUのAUCはそれぞれ66％，37％減少し，ホリナートのAUCは61％上昇した．一方テガフールのAUCには著明な変化はなし． 本剤は，食事の前後1時間を避けて服用する．
ボリコナゾール	高脂肪食（約1,000 kcal）とともに投与することにより吸収率が下がる．（Cmax 34％，AUC 24％低下）最高血中濃度到達時間（Tmax）は1.4時間遅延した． 本剤は，食間に服用する．

（山東勤弥，他：レジデントのための栄養管理基本マニュアル．p173, 文光堂，2008より一部改変引用）

表89-4　食直前に服用する薬剤

アカルボース，ボグリボース ミグリトール （α-グルコシダーゼ阻害薬）	小腸粘膜微絨毛膜に存在するグルコアミラーゼ，スクラーゼ，マルターゼを用量依存的に阻害し，食後の著しい血糖上昇を抑制する． ミグリトールはα-グルコシダーゼのなかで唯一吸収される特性をもち，吸収成分は薬効を発現しない．
セベラマー塩塩酸 （高リン血症治療薬）	ポリカチオンポリマーであり，消化管内でリンと結合して糞中リン排泄を促進することにより，消化管からのリン吸収を抑制し血中リン濃度を低下させる．
ナテグリニド （速効型インスリン分泌刺激剤）	臨床薬理試験により，食前0分，10分，30分および食直後のうち，食直後投与では吸収速度の低下がみられたが，食前投与群では速やかな血漿中濃度の上昇に伴い，食後血糖上昇の抑制が確認された． なお，食前30分投与では，食事開始前に軽度な血糖降下がみられたため，毎食前10分以内（食直前）と設定した．
ミチグリニドカルシウム水和物 （速効型インスリン分泌促進剤）	臨床薬理試験により，食後投与で本剤の吸収が遅延することがわかっている．また，食前30分投与では食前15分に血中インスリン値が上昇し食事開始時の血糖が低下することが報告されているため，〔毎食直前（5分以内）〕と設定した．

（山東勤弥，他：レジデントのための栄養管理基本マニュアル．p174，文光堂，2008より一部改変引用）

【谷口知慎・谷村　学】

【文献】

1) 日本静脈栄養学会編：コメディカルのための静脈経腸栄養ハンドブック．222-229，2008
2) 北岡建樹：よくわかる輸液療法のすべて．pp67-70，永井書店，2003
3) 東海林徹：静脈栄養を展開するためのコメディカルの立場—薬剤師の立場—．静脈経腸栄養 15：39-46，2000
4) 杉浦伸一，他：高カロリー輸液施行時の家兎における酸代謝に対する塩酸および酢酸の影響．静脈経腸栄養 14：272-275，1999．
5) 東海林徹，他：Q&Aで学ぶ栄養療法と薬学管理．薬局 59：110-115，2008
6) 細田信道，西正晴，中川学，他：ラット小腸構造並びにODA活性に及ぼす経腸・経静脈栄養の影響に関する検討．外科と代謝・栄養 22：26-33，1988
7) 倉本敬二，他：栄養サポートチームQ&A．pp212-213，じほう，2007
8) 山東勤弥，他：レジデントのための栄養管理基本マニュアル．pp172-174，文光堂，2008

90 飲食物と治療薬との相互作用

生命維持のうえで，飲食物の摂取は必要不可欠であり，また，同時に治療薬を服用するという事態もありえる．そうすると，消化管内で治療薬と飲食物が出会ってしまい，相互に影響を及ぼすことがありうる．それは基本的に飲食物と治療薬の吸収が同じであるからである．ここでは，その相互作用の起こるメカニズムについて概説する．

三大栄養素と治療薬の吸収の相違

小腸上皮細胞

- 小腸上皮細胞の腸管腔側は線毛で覆われた粘膜のひだでできており，栄養素も治療薬も血管側の側底膜を通過して吸収される．
- 一般的に小腸上皮細胞は脂質膜で構成されているので，脂溶性のものほど通過しやすく水溶性のものは通過しにくいといわれているが，栄養素と治療薬の吸収には多少の違いがある．

三大栄養素の吸収（図90-1）

■脂質

食事として摂取された脂質は膵リパーゼの分泌および胆汁酸分泌を促し，膵リパーゼによって脂質は脂肪酸と2-モノアシルグリセロールに分解され，胆汁酸と混和してミセルを形成する．ミセルのうち2-モノアシルグリセロールと脂肪酸が小腸上皮細胞に取り込まれ，胆汁酸は回腸から吸収され再利用される．取り込まれた2-モノアシルグリセロールと脂肪酸は，小腸上皮細胞で再びトリアシルグリセロールに再合成され，他の脂質（コレステロールエステル，ホスファジルコリンなど）とともに側底膜から吸収される．これらの脂質はカイロミクロンに取り込まれリンパ管を経由して静脈系に入る．なお，水溶性を有する中鎖脂肪酸MCTは直接小腸上皮細胞から吸収され，門脈を経由して肝臓に運ばれる．

■糖・アミノ酸

糖やアミノ酸は生命活動維持に重要で，積極的に取り込まれる必要があるので，水溶性にもかかわらずよく吸収される．これらの吸収には小腸上皮細胞表面にある輸送担体が重要な役割を担っている．輸送担体はたんぱく質から構成されており，トランスポーターとも呼ばれている．食事由来の炭水化物は単糖類に分解（消化）され，Na^+とともにトランスポーター（グルコース輸送担体：SGLT1）を介して吸収される．また，食事由来のたんぱく質はアミノ酸あるいはジペプチドに分解（消化）され

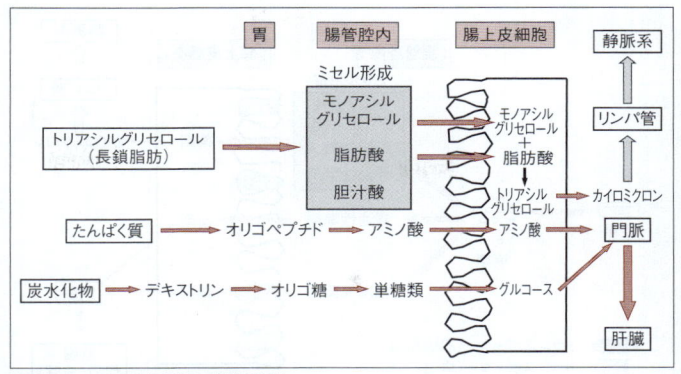

図 90-1　三大栄養素の消化吸収

た後にトランスポーター(Na^+/アミノ酸共有輸送担体，H^+/ジペプチド共有輸送担体)を介して吸収される．吸収された糖類，アミノ酸は門脈を経由して肝臓に運ばれ，蓄積され，必要に応じ利用されることになる．

治療薬の吸収(図 90-2)

食物と治療薬の吸収は基本的に同じである．内服した錠剤は胃で吸収されるものもあるが，むしろ多くは胃で崩壊し，小さな粒状になって小腸に送り込まれたのちに吸収される．吸収されるためには分散した治療薬が溶解あるいはミセルを形成する必要がある．

水溶性の治療薬は取り込み側のトランスポーターを介して小腸上皮細胞に取り込まれる．しかし，薬は体にとって異物であり，小腸上皮細胞に取り込まれたものを再び腸管腔内に排泄しようとする作用が生じる．この排泄に関与するのは排泄側のトランスポーターである．排泄側のトランスポーターについては後述する．最終的に小腸上皮細胞に取り込まれた一部の水溶性の治療薬が門脈から吸収され肝臓に運ばれることになるが，多くは肝臓で分解されてしまう(初回通過効果)．この分解を免れた治療薬が病んでいる臓器に運ばれ薬効を示す．

一方，一部の脂溶性の治療薬は脂質のミセルに混和され，小腸上皮細胞でカイロミクロンに取り込まれリンパ系を介して吸収される．したがって，初回通過効果を回避できるので，臓器に運ばれ薬効を示す治療薬の量は水溶性に比べ多くなる．さらにシクロスポリンなどの脂溶性の治療薬は食事中の脂質によって吸収が促進される[1]．

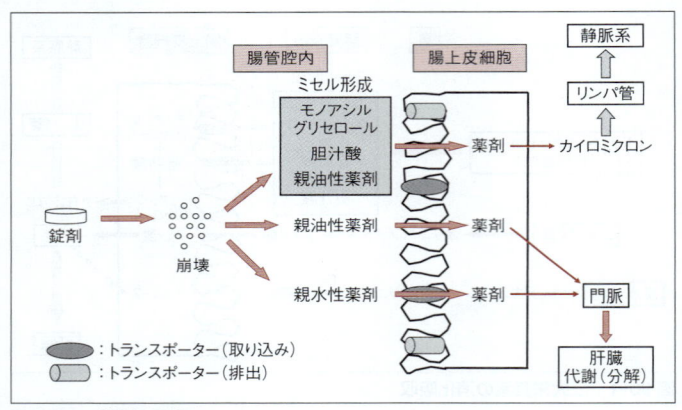

図 90-2　薬剤の吸収
〔東海林　徹：経腸栄養法における薬剤・栄養素．日本静脈経腸栄養学会(編)：コメディカルのための静脈経腸栄養ハンドブック，p195，南江堂，2008 より改変〕

表 90-1　胃内容物排出時間に影響を与える要因と影響のある治療薬

	要因	治療薬
遅延	食物 高い浸透圧(ショ糖，アミノ酸，高濃度の塩) 高い粘度 高い酸性度	抗コリン作用薬(アトロピンなど) 三環系抗うつ薬(イミプラミンなど) 抗ヒスタミン薬 麻薬性鎮痛薬 フェノチアジン系薬物
短縮	空腹 不安，緊張	メトクロプラミド

〔中島恵美(編)：薬の生体内運命改訂 3 版，p61，ネオメディカル，2007 より改変〕

胃内容排出時間に影響を与える要因(表 90-1)[2]

- 治療薬の吸収部位は主に小腸であることから，治療薬が胃を通過して小腸へ移行する時間(胃内容物排出時間)やその速度が治療薬の吸収に大きく影響する．
- 一般的に食事をとることにより，胃内容物排出時間が延長すると吸収は減少する．ただし，グリセオフルビン(抗真菌薬)は脂溶性の治療薬なので脂肪食の摂取により吸収が亢進する場合もあり，治療薬の吸収に及ぼす飲食物の相互作用は単純ではない[3]．

治療薬の服用時間

- 治療薬の服用時間は，飲食物と治療薬の相互作用により薬の作用が増強したり，十分に治療効果が得られなかったりという問題を回避するために指示している場合が多い（表90-2）．
- 一般的に食後とは食事後30分，食前とは食事前30分であり，空腹時とは食後2時間である．
- 食事の影響がないものは，基本的に食後に服用することが多い．これは治療薬の飲み忘れを防ぎ，治療薬による胃腸障害を和らげるなどのメリットがあるからである．
- 食前および空腹時に服用しなければならない治療薬は，飲食物によって吸収が抑制されてしまうと考えてよい．
- 食直後に服用しなければならない治療薬は，消化器への刺激作用がある場合と飲食物によって吸収を促進させる場合がある．
- 食直後あるいは食直前と指示がある場合には，文字どおり食事の直後あるいは直前に服用するということである．表90-2に食直前・食直後および空腹時服用の記載がある治療薬を示した[4]．

治療薬の分解（代謝）に及ぼす飲食物の相互作用例

治療薬が小腸から吸収され肝臓で分解される過程には，薬物代謝酵素が関与している．この薬物代謝酵素に影響を及ぼすと治療薬の効果が増強したり（副作用発現），十分な治療効果が得られない場合がある．

薬物代謝酵素とP-糖たんぱく質[5]

- 薬物代謝酵素とは，その名の通り薬物を代謝・分解する酵素である．代表的なものにチトクローム P450（cytochrom P450；CYP）がある．CYPは薬物代謝反応の約8割に関与するといわれており，肝臓・小腸をはじめとし，さまざまな臓器に発現し，種類も数多く存在する．
- P-糖たんぱく質という排出側のトランスポーターも小腸などには存在している．これは，取り込み側のトランスポーターとは反対に，治療薬を体外に排出する方向に作用するものである（図90-3）．
- 飲食物の中には，CYPなどの薬物代謝酵素やP-糖たんぱく質のようなトランスポーターを阻害あるいは誘導するものがあり，治療薬の効果に影響を及ぼす場合があるので注意が必要である．

■グレープフルーツジュース

グレープフルーツジュースの飲用により表90-3のような治療薬の血中濃度が上昇し，作用が増強することが知られている[6]．これはグレープ

表 90-2　内服時間が指定されている治療薬

	治療薬	理由
空腹時に服用するもの	アルギン酸ナトリウム [逆流性食道炎・消化性潰瘍治療薬]	消化管粘膜に直接接触して、潰瘍の症状、自覚症状を改善するため。食後では粘膜に接触しづらいため効果不十分になると考えられる。
	塩酸トリエンチン [ウイルソン病治療薬]	他剤や食物(軽食など)により本剤の吸収が妨げられ、作用が減弱するおそれがある。
	サントニン [回虫駆除薬]	回虫にサントニンを接触させることにより効果が現れるため、食後ではサントニンが回虫に接触しづらくなり、効果不十分になる。
	D-ペニシラミン [抗リウマチ・ウイルソン病治療・金属中毒治療薬]	金属との結合による不活性化を抑え、吸収を高めるため、他の薬剤、食物、牛乳を摂取した場合少なくとも1時間前後に服用としている。
	尿素(13 C) [ヘリコバクター・ピロリ感染診断用薬]	H.pyloriに直接薬剤が接触するよう、空腹時投与であると考えられる。
	リファンピシン [結核・ハンセン病治療薬]	食後、食直後により薬物吸収の抑制が考えられる。
	インジナビル硫酸塩エタノール付加物 [HIVプロテアーゼ阻害薬]	高カロリー、高脂肪、高たんぱく食後に本剤を投与すると、空腹時と比較してAUC、Cmaxが大幅に低下することが認められているため。
	硫酸鉄 [徐放性鉄剤]	食物(チーズ、卵、アイスクリーム、ミルク、紅茶、全粒パン、穀類)による吸収の低下。
	テトラサイクリン塩酸塩 [テトラサイクリン系抗生物質]	Ca、Mg、アルミニウムまたは鉄剤と相互作用を有する。消化管内で難溶性のキレートを形成して、本剤の吸収が低下し、効果が減弱されるおそれがある。 両剤の服用間隔を2～4時間とすること。
	リセドロン酸ナトリウム水和物 [骨粗鬆症治療薬]	水以外の飲料(Ca、Mgなどの含量の特に高いミネラルウォーターを含む)や食物あるいは他の薬剤と同時に服用すると、本剤の吸収を妨げることがあるので、起床時に服用。また服用後少なくとも30分は水以外の飲食を避ける。
	エチドロン酸二ナトリウム [骨代謝改善薬]	本剤はCaなどと錯体を作ること、また動物実験で非絶食投与により、吸収が著しく低下することが確認されている。吸収をよくするため、服薬前後2時間は食物の摂取を避ける。
	オルノプロスチル [PGE1系胃潰瘍治療薬]	動物実験から本剤は主として胃粘膜に直接作用すると考えられるため。
	ジダノシン [抗ウイルス薬]	胃酸により分解するため、食事の影響により吸収率が低下するので、必ず食間に投与すること。
食直前に服用するもの	アカルボース [α-グルコシダーゼ阻害薬]	小腸粘膜微絨毛膜に存在するグルコアミラーゼ、スクラーゼ、マルターゼを用量依存的に阻害するほか、膵液および唾液のα-アミラーゼを阻害し、食後の著しい血糖上昇を抑制する。
	セベラマー塩酸塩 [高リン血症治療薬]	塩酸セベラマーはポリカチオンポリマーであり、消化管内でリンと結合して糞中リン排泄を促進することにより、消化管からのリン吸収を抑制し血中リン濃度を低下させる。
	ナテグリニド [速効型インスリン分泌刺激薬]	臨床薬理試験により、食前投与群では速やかな血漿中濃度の上昇に伴い、食後血糖上昇の抑制が確認された。なお、食前30分投与では、食事開始前に軽度な血糖降下がみられたため、毎食前10分以内(食直前)と設定した。

表 90-2（つづき）

	治療薬	理由
食直前に服用するもの	ミチグリニドカルシウム水和物 [速効型インスリン分泌促進薬]	臨床薬理試験により，食後投与で本剤の吸収が遅延することがわかっている．また，食前 30 分投与では食前 15 分に血中インスリン値が上昇し食事開始時の血糖が低下することが報告されているため，「毎食直前（5 分以内）」と設定した．
	ボグリボース [α-グルコシダーゼ阻害薬]	腸管において二糖類から単糖への分解を担う二糖類水解酵素（α-グルコシダーゼ）を阻害し，糖質の消化・吸収を遅延させることにより食後の過血糖を改善する．
食直後に服用するもの	イコサペント酸エチル [EPA 製剤]	脂肪酸である本剤は胆汁酸がないと吸収が低下するため，食直後服用（胆汁酸分泌は食直後が一番盛んである），また，消化器症状の副作用も防ぐという目的で食直後服用としている．
	イトラコナゾール [抗真菌薬]	本剤を空腹時に投与したとき，食直後投与時の最高血漿中濃度の約 40% であり，主活性代謝物であるヒドロキシイトラコナゾールも同様の傾向が認められ，食直後投与によってイトラコナゾールの生物学的利用率が向上する．
	クロファジミン [ハンセン病治療薬]	消化管からの吸収促進をはかるために，食直後に服用または食事，ミルクなどとともに服用する．
	サナクターゼ配合剤 [消化酵素製剤]	食物との接触時間が長いほうが効果が出るため食直後服用としている．
	スリンダク [消炎・鎮痛薬]	プロスタグランジン合成阻害作用に基づくとされる消化器への直接刺激作用を防ぐため．
	沈降炭酸カルシウム [高リン血症治療薬]	炭酸カルシウムは，消化管内で食物由来のリン酸イオンと結合して効能を示すため，食直後服用がよい．
	ニセリトロール [脂質代謝・末梢循環改善薬]	空腹時に服用すると潮紅，熱感などの発現が多くなるので，食後すぐに服用することが望ましい．
	ヒロダーゼ配合剤 [消化酵素製剤]	食物が共存する状態で消化を助けるため，食後すぐに服用．
	ビオヂアスターゼ 2000 配合剤 [消化酵素製剤]	食物が共存する状態で消化を助けるため，食後すぐに服用．
	フルスルチアミン [ビタミン B_1 誘導体]	消化器症状（悪心，胸焼け，胃痛，胃部不快感，下痢，口内炎）の副作用を防ぐ目的で食直後服用としている．
	プログルメタシンマレイン酸塩 [消炎・鎮痛薬]	胃腸障害の発現を少なくするため，食直後に服用または食物，ミルク，制酸剤などとともに服用することが望ましい．
	ブロモクリプチンメシル酸塩 [持続性ドパミン作動剤]	消化器症状の副作用を防ぐ目的で食直後服用としている．
	ペルゴリドメシル酸塩 [パーキンソン病治療薬]	消化器症状の副作用を防ぐ目的で食直後服用としている．
	アタザナビル硫酸塩 [HIV プロテアーゼ阻害薬]	本剤を食事とともに投与すると，バイオアベイラビリティーが増大し，薬物動態の変動が減少するため食直後服用としている．
	レボドパ [パーキンソン病治療薬]	酸性側で溶解度が高いため，胃内 pH が酸性側で吸収される，よって食直後服用としている．

〔東海林 徹：経腸栄養表における薬剤・栄養素．日本静脈経腸栄養学会（編）：コメディカルのための静脈経腸栄養ハンドブック，pp196-198，南江堂，2008 より改変〕

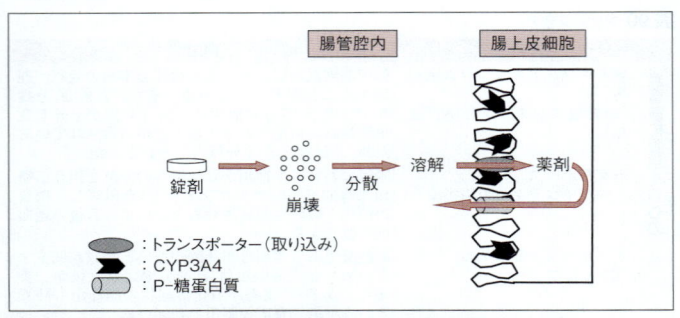

図 90-3 薬剤の吸収にかかわる CYP3A4 および P-糖たんぱく質
〔東海林 徹:経腸栄養法における薬剤・栄養素,日本静脈経腸栄養学会(編):コメディカルのための静脈経腸栄養ハンドブック,p199,南江堂,2008 より改変〕

表 90-3 グレープフルーツジュースと相互作用のある治療薬

分類	一般名
カルシウムチャネル阻害薬	フェロジピン ニフェジピン アムロジピン フェロジピン ニソルジピン
免疫抑制薬	シクロスポリン タクロリムス
HMG-CoA 還元酵素阻害薬	シンバスタチン ロスバスタチン アトルバスタチン プラバスタチン
睡眠導入剤	トリアゾラム ミダゾラム ジアゼパム
その他	サキナビル エストラジオール　など

フルーツジュースの成分(フラノクマリン類)が治療薬の吸収部位である小腸上皮に存在する CYP3A4 を阻害して,薬物の代謝(分解)を抑制することによる.さらに小腸でグレープフルーツジュースが P-糖たんぱく質の活性を阻害し,治療薬の排出を抑制することによる.したがって,この相互作用は治療薬を内服した場合のみに生じ,静脈内投与では起こらない[7].

表 90-4　アルコールと相互作用を起こす治療薬

アルコールにより代謝が変化する薬物		アルコールの代謝に影響を及ぼす薬物	
代謝抑制	シクロスポリン ニフェジピン フェニトイン シクロスポリン ワルファリンカリウム	アルコールの吸収促進	ベラパミル
		アルコール代謝酵素阻害	シメチジン ラニチジン
代謝促進	アセトアミノフェン イソニアジド グリベンクラミド グリクラジド トルブタミド フェニトイン プロプラノロール ワルファリンカリウム	アルデヒド脱水素酵素阻害	アセトヘキサミド イソニアジド カルモフール グリセオフルビン ジスルフィラム フルコナゾール メトロニダゾール ラタモキセフ　など

■**アルコール**（表 90-4）

アルコールにより CYP が誘導されるため，アルコール常飲者ではアルコールの代謝亢進に加えて，治療薬の代謝も亢進する．一方，大量飲酒者は，アルコールと同時に治療薬を服用した場合は，アルコールと治療薬の代謝が競合するため治療薬の作用が増強される場合ある．また，治療薬によってはアルコールの代謝酵素の１つであるアルデヒド脱水素酵素を抑制し，アルコールの代謝に影響を及ぼすものもある[8]．

■**コーヒー**

カフェインは CYP1A2 を介して代謝される．そのため，コーヒーのようにカフェイン含有飲料を CYP1A2 阻害作用のあるシメチジン（H_2 阻害薬），エノキサシン（ニューキノロン系抗菌薬）やマレイン酸フルボキサミン（抗うつ薬）と同時服用すると，カフェインの代謝が阻害され，不眠や頭痛などの症状が現れることがある．また，テオフィリン服用中にカフェイン含有飲料を大量摂取すると，テオフィリンとカフェインの代謝が相互に阻害され，両者の血中濃度が上昇する可能性がある[9]．

■**セント・ジョーンズ・ワート**

セント・ジョーンズ・ワート（セイヨウオトギリソウ）は健康食品に含まれている．セント・ジョーンズ・ワートは CYP1A2 や 3A4 を誘導し，この CYP で代謝される治療薬の血中濃度を低下させ効果を減弱させる可能性がある[10]．

表90-5 牛乳・乳製品と相互作用のある治療薬

骨粗鬆症治療薬 　エチドロン酸ナトリウム 　アレンドロン酸ナトリウム 抗癌剤 　リン酸エストラムスチンナトリウム ニューキノロン系抗菌薬 　シプロフロキサシン 　ノルフロキサシン 　プルリフロキサシン	テトラサイクリン系抗菌薬 　デメクロルテトラサイクリン 　テトラサイクリン 　ミノサイクリン 抗真菌薬 　グリセオフルビン 角化症治療薬 　エトレチナート 慢性便秘・常習性便秘治療薬 　ビサコジル製剤

その他の相互作用

■ビタミンK含有食品

- ビタミンKは血液凝固に重要な役割を果たしている．血液の凝固には12種の血液凝固因子（I～XIII，VIは欠番）がかかわっており，これらの連続的な酵素反応によって行われている．凝固反応のなかでも重要な因子である第II，VI，IIX，X因子はビタミンK依存性凝固因子とも呼ばれ，肝臓においてビタミンK存在下で生合成され血液中に放出される．
- 血液抗凝固作用をもつワルファリンカリウム服用中は，ビタミンKを含むとされる納豆，クロレラの摂取，緑葉野菜の大量摂取は避けるべきである．これは，ワルファリンがビタミンKの代謝サイクルを阻害し，作用を示すからである[11]．
- ビタミンKは食品のみならず経腸栄養剤にも含まれるので併用する際は注意が必要である．ただし，安易にビタミンKの投与を中止するのではなく，薬剤中のビタミンKの含有量を考慮し，必要に応じて定期的に血液凝固能検査を実施するべきである[12]．

■Ca^+，Mg^{2+}を多く含む食品

- 牛乳や乳製品のようにCa^+を多く含む食品と同時に服用すると吸収が低下し，十分な治療効果が得られない薬品がある（表90-5）[13]．

■チラミンを多く含む食品

- チーズ，ワイン，ニシン，レバーなどに含まれるチラミンは腸管壁中に大量に含まれるMAO（モノアミン酸化酵素）によって不活性化させる．このMAOを阻害する治療薬であるイソニアジド（抗結核薬）と同時摂取すると，チラミンが不活性化されず，発汗，動悸，頭痛，血圧上昇および悪心・嘔吐などが起こる可能性がある[14]．

■ **低塩食**
- 食塩の制限をしている患者に炭酸リチウムの投与は禁忌である．また，食事および水分の摂取量が不足している患者においては，慎重に炭酸リチウムを投与する必要がある．キニジン服用患者においても血中濃度が上昇する可能性があるので，極端な食塩制限は患者には服用を考慮する必要がある[15]．

上述した以外にもビタミン B_6，B_{12}，D や葉酸を含有する食品や健康食品と注意を要する治療薬がある．

飲食物と治療薬の相互作用は上述したほかにも多数存在する．同時に摂取しなければよいのかというとそういう問題ではない．治療薬によっては長時間，体内に留まるものもある．また，健康志向が高まる現代，治療薬のほかに健康食品やサプリメントを摂取している人も少なくない．飲食物も含め体内で治療薬と出会う可能性があるものには注意をする必要がある．

【渡邉由香・東海林 徹】

【文献】

1) 湯浅博昭：食事による薬物のリンパ吸収促進．薬局 52：11-16, 2001
2) 中島恵美(編)：薬の生体内運命．pp60-62, ネオメディカル, 2004
3) 山田安彦, 高柳理早, 澤田康文, 他：薬物動態に及ぼす食事の影響．月刊薬事(臨時増刊)42：959-963, 2000
4) 日本静脈経腸栄養学会(編)：コメディカルのための静脈経腸栄養ハンドブック．pp194-200, 南江堂, 2008
5) 加藤隆一, 鎌滝哲也(編)：薬物代謝学 第2版, pp13-24・111-114, 東京化学同人, 2000
6) 山添 康：グレープフルーツジュースとの相互作用．薬局 50：2171-2179, 1999
7) 渡辺善照, 芳賀 信(編)：標準製剤学, p247, 南江堂, 2003
8) 根岸悦子, 山田安彦, 澤田康文, 伊賀立二字：薬物動態に及ぼすアルコールの影響．月刊薬事(臨時増刊)42：979-985, 2000
9) 折井孝男(監修)：臨床で役立つ薬の知識．pp17-18, 学研, 2006
10) 佐藤哲男, 仮家公夫, 北田光一(編)：医薬品トキシコロジー 改訂第2版, p186, 南江堂, 2000
11) 青崎正彦, 岩出和徳, 越前宏俊(監修)：Warfarin 適正使用情報 第3版, pp13-18, エーザイ, 2006
12) 斎木明子, 中村敏明, 政田幹夫：ワーファリン服用患者におけるビタミンK含有製剤の投与指針．医薬ジャーナル 39：2072-2079, 2003
13) 澤田康文：薬と食の相互作用(上巻・下巻)．pp139-143(上巻)・pp141-162(下巻), 医薬ジャーナル, 2005
14) 澤田康文：処方せんチェック 消化管吸収と相互作用．薬局(別冊)52(臨時増刊)：279-282, 2004
15) 澤田康文：薬と食の相互作用 上巻, pp113-115・154-157, 医薬ジャーナル, 2005

索引

欧文

%LBW 11, 455
—— の判定 214
%UBW 11

ADH 85
AF 27
AGN 442, 445
AIDS 関連症状 196
Alb 15
ALS 495
ALT 18
AMA 13
AMC 13
ARDS 548
AST 18
Atwater 係数 31
A 型肝炎 287

BCAA 300, 301
BCAA 含有量の多い食品 403
BEE 27
BIA 14
BMI 14, 116, 455
B 型肝炎 287, 294, 295

Ca 386
CGN 442, 445
ChE 17
CHI 19
CKD 460
COPD 30, 406
CRP 15
CT 14
Curreri の式 151
CYP 627, 630
C 型肝炎 287, 294, 295

DEXA 14
DHA 516, 565
Direct 法 56
DOTS 189

EB 184
ED 619
eGFR 460
EN 22, 44
EPA 516
ERAS 534

FFQ 3
Friedewald の式 368

Galveston の式 151
GERD 220, 548
GFO 150
GFR 85
GSD 340

HAART 191
HIV 感染症 191
HPA 334
HPN 67

IDPN 468
IgA 腎症 442
immunonutrition 538
INH 184, 186
Introducer 法 55, 527
IOE 法 493
IPAA 468

LCD 124
LES 300, 301, 304, 305, 307

MAC 13
major complication 56, 57
Maroni の式(法) 29, 30, 463
MCNS 443, 444
MCT 30, 275
minor complication 56, 57
MPGN 442

n-6/n-3 比 30
NASH 312
NB 19
NERD 220
NYHA(New York Heart Association)心機能分類 427

ORS 168

P-糖たんぱく質 627, 630
PA 15
Parkland の公式 146
PD 495
PEG 24, 44, 52, 545
PEG-J 24
―― に関連したおもな合併症 57
―― の絶対的禁忌 54
―― の相対的禁忌 54
―― の適応 54
PEG 後のアウトカム 59
PEM 139, 300, 301, 307, 408, 455, 462
PFC バランス 207
PICC 68
PIH 435
PKU 334
―― の改定勧告治療指針 336
PN 66
PPN 22, 23, 66, 70
PPN 製剤 616
PTEG 44

Pull 法 54
Push 法 55
PZA 184

RA 519
RBP 15
refeeding syndrome 29, 505
RFP 184
RTP 15, 17

SBW 11
septic shock 77
SF 27, 28
SGA 8, 22
―― の項目 214
―― の評価方法 214
―― の様式 215
SIRS 542
SLE 519
SMP 比 30
SSF 11
SSI 531

t-PA 486
TEE 29
Tf 15
TNM 分類 228
TP 15
TPN 22, 23, 66, 67
TPN 製剤 617
―― のビタミン K の含有量 621
TPN 中の合併症 69
TSF 11
TTR 15

UBW 11
Urea-3-MH 19

VLCD 124, 126, 373

和文

1 型糖尿病　345
2 型糖尿病　355
24 時間思い出し法　3

あ

亜鉛　19, 33, 147, 257, 601
　──の欠乏　33
　──を多く含む食品　142
アディポサイトカイン　122
アテローム血栓性脳梗塞　485
アトウォーター係数　31
アトピー性皮膚炎　508, 585
アミノ酸　624
アミノ酸加総合電解質液　616
アラキドン酸　565
アルギニン　147
アルコール　631
　──と相互作用を起こす治療薬　631
アルコール性肝障害　294
アルコール性膵炎　329
アルブミン　15, 17, 330
　──を用いた栄養アセスメント　18
アレルギー疾患　514

い

胃潰瘍　242, 526
胃癌　24, 526
胃癌手術　529
胃狭窄症　527
移行乳　576
維持水分量　83
胃術後の主な障害　559
易消化食　40
胃静脈瘤　235
胃食道逆流(症)　48, 220, 548
胃切後食　559

イソニアジド　182, 184, 186
一過性脳虚血発作　485
溢乳　577
一般食　36, 37
胃内容物排出時間　626
イレウス　279, 534
胃瘻カテーテル　52
胃瘻造設　499
胃瘻法　44
インターフェロン療法　295, 298
インフルエンザ　83

う

ウイルス肝炎　287
ウエスト周囲長　13
ウェルニッケ脳症　565
う蝕　199
後ろ向き調査　2
うっ血性心不全　427, 542

え

永久歯　593
エイコサノイド　147
エイコサペンタエン酸　516
栄養アセスメント
　──, アルブミンを用いた　18
　──のポイント　557
栄養アセスメントたんぱく値　455
栄養管理の進め方　558
栄養食事調査　2, 3
　──の方法　7
栄養成分別分類　38
栄養評価検査項目　16
エタンブトール　184, 189
エネルギーコントロール食　38
エネルギー・たんぱく質所要量, 年齢別の　544

エネルギー投与量　29
嚥下訓練(粥)食
　　　　　　131, 132, 177, 231
嚥下困難食　37
嚥下(機能)障害　24, 116, 128, 495
　──　がある場合の調理のポイント　603
　──　の栄養ルート　488
嚥下食　131, 132, 134
嚥下食(スクリーニング)テスト
　　　　　　131, 492
嚥下食ピラミッド　129, 131, 132
炎症性腸疾患　23, 531, 560
塩分コントロール食　39

お

黄色腫　366
黄疸　110, 577
思い出し法　2

か

カーボカウンティング表　352
介護食　131, 132
外傷　154
外傷初期看護　158
回腸病変　257
回腸瘻　560
回転食　209
潰瘍　242
潰瘍食　231
潰瘍性大腸炎　249
カウプ指数判定基準　586
顎関節症　199
喀痰培養検査　179
学童期　592
学童・思春期の食事摂取基準
　　　　　　596
陰膳法　2
過重型妊娠高血圧腎症　435
過食症　501
活動係数(AF)　27, 28
カテーテル塞栓　69

カテーテル発熱　69
カテーテル迷入　69
過敏性腸症候群　104, 108, 267
カフェイン　631
下部消化管手術　531
ガラクトース血症　579
カルシウム　386
カルシウム拮抗薬　491
癌悪液質　608
　──　の成因　609
肝移植　554
簡易水分必要量計算式　32
肝炎　116, 536
肝型糖原病　340
　──　の食事計画　342
肝癌　306
癌患者にみられる栄養障害　608
間欠的口腔食道経管栄養　493
肝硬変
　　　　　　116, 235, 300, 536, 540, 554
肝細胞癌　306
肝障害　116
緩徐進行1型糖尿病　346
肝性脳症　307, 554
肝性浮腫　85
肝切除術　536
関節リウマチ　519
感染型食中毒　160
冠動脈疾患　366
肝不全　23
肝不全用アミノ酸製剤　618
肝不全用経腸栄養剤　290, 310
緩和ケア　608
　──　における栄養介入の目的
　　　　　　610

き

機械的イレウス　279
気管支喘息　585
気胸　69
きざみ食　37
義歯　42

基礎代謝量　27
機能的イレウス　279
逆流性食道炎　212, 220, 530
吸収不良症候群　271
急性肝炎　287
急性冠症候群　420
急性感染性腸炎　167
急性肝不全　287, 554
急性呼吸不全　399, 400
急性糸球体腎炎　442
急性腎不全　90, 452
急性膵炎　23, 323, 367
急性腸管感染症　167
牛乳・乳製品と相互作用のある治療薬　632
狭心症　420, 542
胸部外傷　155
胸部損傷　158
虚血性心疾患　367, 420, 542
虚血性腸炎　531
拒食症　501
巨赤芽球性貧血　479, 480
筋萎縮性側索硬化症　495
筋型糖原病　340

く

空腸瘻造設　545
クモ膜下出血　485
グルコース　31
グルタミン　150, 152
クレアチニン身長係数　19
グレープフルーツジュース　627
　―― と相互作用のある治療薬　630
クローン病　25, 255, 560

け

経管栄養　44
経口栄養(法)　22, 25, 36
　―― における診療報酬　41
経口栄養適応　36
経口摂取開始の基準　176

経口補水液　168
経静脈栄養(法)　66, 149
経腸栄養(法)
　　　　　22, 24, 44, 149, 233, 612
経腸栄養剤　618
　―― の種類　45, 46
　―― の水分含有量　32
経腸栄養剤中のビタミンKの含有量　621
経鼻胃管法　44
経皮経食道胃管挿入術　44
経皮内視鏡的胃瘻造設術(造設法)
　　　　　24, 44, 52
痙攣性イレウス　279
外科的空腸瘻造設術　24
劇症肝炎　287
血液透析　469
血液透析患者　463
結核　181
血清カリウム濃度　456
血清総たんぱく　15
結石　552
血栓性静脈炎　64, 65, 71
血栓溶解療法　486
下痢　48, 92
減塩食の工夫　89
厳格除去食療法　209
肩甲骨下部皮下脂肪厚　11
検査食　40
顕性腎症　471

こ

降圧薬　491
高カイロミクロン血症　368, 369
高カロリー輸液キット製剤　617
高カロリー輸液用基本液　617
抗凝固薬　491
口腔ケア　42, 51, 500
口腔食　231
高血圧症　413, 594
抗結核薬　184
抗結核薬別副作用一覧　185

膠原病 519
高コレステロール血症 369
甲状腺機能亢進症 391
甲状腺機能低下症 391
甲状腺クリーゼ 398
高トリグリセリド血症 368, 369
口内炎 199
高尿酸血症 379
高濃度アミノ酸製剤 617
高フェニルアラニン(Phe)血症 334
絞扼性イレウス 279
抗利尿ホルモン 85
高齢者 599
── に多い疾病と栄養素 601
── の栄養管理 605
── の食事摂取基準 604
── の特徴と栄養管理上の注意点 602
誤嚥性肺炎 48, 174, 175, 179
誤嚥予防 493
呼吸器手術 547
呼吸商 407, 545, 547
呼吸不全 399
骨粗鬆症 385
骨代謝に悪影響を及ぼす栄養素 386
五分(粥食)菜 25, 37
コリンエステラーゼ 17
コレステロール結石 317
混合栄養 576, 581
コンピュータ断層撮影法 14

さ

再栄養症候群 505
在宅静脈栄養 67
在宅成分栄養経管栄養法指導管理料 50
在宅寝たきり患者処置指導管理料 50
細胞外液類似液 616
鎖骨下静脈穿刺法 68

三大栄養素の消化吸収 625
三分(粥食)菜 25, 37

し

子癇 435
弛緩性便秘 104, 107
ジギタリス製剤 545
糸球体腎炎 442
糸球体ろ過値 85
自己抜去 57
自己免疫性肝炎 294
脂質 30, 624
脂質異常症 366, 594
脂質コントロール食 39
歯周病 199, 204, 602
思春期 592
思春期早発症 594
思春期遅発症 594
七分菜 37
シックデイ 476
膝高計測の方法 11
膝高による身長推定式 10
疾病別分類 38
脂肪肝 31, 312, 540
脂肪乳剤 617
尺骨皮静脈穿刺 68
シュウ酸結石 552
就寝前軽食 301
自由水 429
十二指腸潰瘍 242
終末期
── における食事の工夫 611
── の人工栄養補給 611
主観的包括的評価 8, 22
── の様式 215
手術部位感染 531
出血性胃十二指腸潰瘍 23
出血性潰瘍 242
出血性ショック 158
術後急性肺障害 548
術後5回食 231
術後食 40

術後腸管麻痺　528,533
術後腸閉塞　529
術後の早期経腸栄養　539
術前(後)の栄養管理　557,558
術前免疫栄養　527,528
授乳　575
消化液　92
消化管運動異常　267
消化管知覚過敏　267
消化管吻合　528,533
消化態栄養剤　45,619
常菜　37
常食　38
脂溶性ビタミン　33
小児1型糖尿病　345,346
上部消化管手術　526
静脈栄養法　22,612
上腕筋囲　13
上腕筋面積　13
上腕三頭筋皮下脂肪厚(TSF)　11
　── の計測方法　12
上腕周囲長(MAC)　13
　── の計測方法　12
除去食品　208
除去食療法　510,514
食塩含有量の多い食品　417,432
食塩相当量　418
食事喫食調査　136
食事記録法　2
食事制限療法　124
食事摂取基準　566
食事の影響を受ける主な薬剤　622
食事バランスガイド　349
褥瘡　138
褥瘡予防および治療に必要な栄養量の目安　140
食中毒　160
食直前に服用する薬剤　623
食道アカラシア　212
食堂加算　42
食道癌　24,228,526

食道静脈瘤　235
食道閉塞　527
食品分類表　359
食物アレルギー　205,509
食物除去試験　206
食物除去の方法　512
食物摂取頻度調査法　2,3
食物負荷試験　206
ショック　74
初乳　575,578
心筋梗塞　420,542
神経・筋変性疾患　495
神経性過食症　501,598
神経性食欲不振症　116,501,594,598
心原性ショック　78
心原性脳塞栓症　485
人工栄養　575,576,580
人工栄養補給　610
　── を行う前に評価すべき項目　611
進行癌における栄養障害の要因　609
人工肛門　534
人工呼吸器　179
人工濃厚流動食　618
　── の種類と特徴　619
腎後性急性腎不全　452
腎症前期　471
腎性急性腎不全　452
新生児　575
新生児メレナ　578
腎性貧血　480
心性浮腫　85
腎性浮腫　85
真性メレナ　578
腎前性急性腎不全　452
心臓悪液質　543
心臓手術　542
心臓弁膜症　542
身体活動量　27
身体計測　10

心不全　89, 427
腎不全　23
腎不全用アミノ酸製剤　618

す

膵炎　537
膵癌　537
推奨される体重増加　569
膵切除術　537
膵全摘後　540
膵臓癌　24
水中体重秤量法　13
水中比重法　13
推定エネルギー必要量　348
推定たんぱく質摂取量　463
膵頭十二指腸切除術
　　　　　537, 540, 541
水分欠乏性脱水　63
水分の役割　31
水分必要量　32
——，年齢別の　543
水分量　31
ステロイド薬　519
ストーマ　534
ストーマ造設　560
ストレス係数　27, 28
スライド方式　257

せ

生化学的臨床検査項目　8
生活活動強度　375
生活習慣病　201
成熟児　579
成熟乳　576, 578
成人期の三大栄養素比率　358
成人ネフローゼ症候群の診断基準
　　　　　444
生体肝移植　554
生体指標　8
生体電気インピーダンス分析法
　　　　　14
生体内水分　60

成分栄養剤　25, 45, 619
セイヨウオトギリソウ　555, 631
生理食塩水　616
生理的黄疸　577
摂食異常症　598
摂食(機能)障害　116, 128
ゼラチン　132
遷延性黄疸　577
全粥食菜　25
全身性エリテマトーデス　519
全身性炎症反応症候群　542
先天性心疾患　542
先天性代謝異常(症)　334, 579
——の新生児スクリーニング対象疾患　335
セント・ジョーンズ・ワート
　　　　　555, 631
前立腺肥大症　552

そ

早期腎症　471
早期ダンピング症候群　558
——の症状　100
総合ビタミン剤　617
相互作用のある治療薬　630-632
総コレステロール　17
巣状糸球体硬化症　442
創傷治療における栄養素の役割
　　　　　140
総たんぱく質必要量　29
創部感染　56
総リンパ球数　19
咀嚼(機能)障害　128
損傷　154

た

体液
　——の浸透圧　62
　——の電解質分布　62
　——のpH　62
体液欠乏量　92
体格指数　14

体脂肪率の推定式　12
代謝性アシドーシス　162
体重減少率　11, 118
　── の判定　214
体重増加　121
　── の原因　121
体重変化率　455
代償性肝硬変　301, 302
代替食品　208
耐糖能異常　69
耐糖能異常妊娠に対する食事療法　568
体内水分量　31, 60
多価不飽和脂肪酸　175, 326, 331, 368
多剤耐性結核　182
多剤併用療法　191
脱水(症)　49, 63, 161, 599
胆管結石　317
胆管細胞癌　306
炭酸リチウム　632
胆汁酸代謝異常　256
胆汁ドレナージ　538
胆汁分泌亢進　530
単純性イレウス　279
炭水化物　30, 624
　── の1日必要摂取量　31
胆石症　317
胆石症・胆嚢炎の食事療法　321
短腸症候群　25, 262
胆嚢炎　317
胆嚢結石(症)　317, 536
胆嚢胆管切除後の栄養管理プロトコール　319
胆嚢胆管切除後の栄養食事療法　318
胆嚢摘出術　536
たんぱく質　29
たんぱく質・エネルギー栄養失調症(PEM)　139, 300, 301, 307, 408, 455, 462, 599

たんぱく質コントロール食　38
ダンピング症候群　99, 530

ち

知覚過敏　199
窒素出納　30
　── の目標値　30
窒素投与量　148
窒素排泄量　148
窒素平衡(バランス)　19, 148
チトクローム P450　627
中鎖脂肪　275
中鎖脂肪酸　30
中心静脈栄養　22, 23, 66, 67, 72, 149
中心静脈栄養製剤　612, 617
チューブ型胃瘻カテーテル　53
腸液　92
調整粉乳　576
超低エネルギー食　376
超低エネルギー(カロリー)療法　124, 126, 373
腸閉塞　280, 531, 532
腸瘻法　45
直接監視下服用　189
直腸型便秘　104, 108
チラミン　632
　── を含む食品　186
治療食　41
　── の服用時間　627
治療用低たんぱく食品　339

つ

痛風　379
つわり　565, 572, 573
つわり時の食事対策　572

て

低アルブミン血症　174
低栄養　599
低栄養状態の評価　130
低エネルギー療法　124

低カリウム血症 65
低カルシウム血症 65
低残渣食 39, 231
低出生体重児 577, 579, 585
低体温 159
低たんぱく食 461
低たんぱく食事療法 464
低張電解質液 616
低ナトリウム血症 65
テタニー 65
鉄 33
―― の含有量が多いもの 482
―― の吸収を妨げるもの 483
―― の吸収を促進するもの
　　　　　　　　　　 483
鉄強化食 39
鉄欠乏性貧血
　479, 483, 526, 531, 585, 594
電解質異常 49, 69

と

糖 624
銅欠乏性貧血 483
糖原病 340
―― の分類 341
糖原病Ⅰ型 340
―― の食事療法の基本 341
橈骨皮静脈切開法 68
糖質 30
―― の過剰投与 31
透析時の食事 462
透析中非経口(経静脈)栄養 468
透析療法 461
透析療法患者 464
糖代謝異常 49
等張電解質液 616
糖尿病 116, 355, 594
糖尿病合併妊娠 565
糖尿病ケトアシドーシス
　　　　　　　　 345, 351
糖尿病食事療養のための食品交換表 361

糖尿病性腎症 471
頭部外傷 155, 158
動脈硬化性疾患 366
動脈穿刺 69
投与水分量 83
特殊組成栄養剤 45
毒素摂取型食中毒 160
特定原材料 210, 510
特別食 36, 38, 41
特別用途食品 41
ドコサヘキサエン酸 516
トランスサイレチン 15
トランスフェリン 15
トランスポーター 624
とろみ食 37

な

内臓脂肪型肥満 123, 373
―― の減量目標 124
内服時間が指定されている治療薬
　　　　　　　　　　 628
ナトリウム欠乏性脱水 63
ナトリウムコントロール食 39
軟菜 37

に

二重エネルギーX線吸収測定法
　　　　　　　　　　 14
入院時食事療養費 41
入院時食事療養費制度 36
乳酸アシドーシス 31
乳歯 584
乳児期 583
―― の食事摂取基準 586
―― の特徴 583
乳汁 591
乳汁栄養 575
乳び胸 545, 548
乳幼児 583
尿素窒素(BUN)/クレアチニン(Cre)比 17
尿中3-メチルヒスチジン 19

尿路結石　552
尿路変向　550
妊産婦　564
　── の栄養管理　568
　── の食事摂取基準　570
　── のための食生活指針　570, 572
妊娠悪阻　565, 572
妊娠高血圧症候群　435, 568, 573
妊娠高血圧腎症　435
妊娠中毒症　435
妊娠中の耐糖能障害　565
妊娠糖尿病　565, 573
認知症　606
妊婦肥満　572

ね

熱傷　146
ネフローゼ症候群　86, 443, 445
　── の食事療法　445
年齢別のエネルギー・たんぱく質所要量　544
年齢別の水分所要量　543

の

脳血管障害　485
脳血管障害後遺症　24
脳梗塞　485
脳出血　485
脳卒中　485

は

パーキンソン病　495
肺移植手術　547
肺炎　174
バイオマーカー　8
肺切除手術　547
肺塞栓　64
バクテリアル・トランスロケーション　23, 44, 536
橋本病　391
バセドウ病　391

発熱　80
ハリス-ベネディクトの式　27
バルーン型胃瘻カテーテル　53
半消化態栄養剤　25, 45, 150, 620
バンパー型胃瘻カテーテル　53
バンパー埋没症候群　58

ひ

非アルコール性脂肪肝炎　294, 312
皮下脂肪厚　11
微小変化型ネフローゼ症候群　443
ヒスタミンの多い食品　186
非代償期肝硬変　89
非代償性肝硬変　303
ビタミン　32
　── の食事摂取基準　223
ビタミン A　565
ビタミン B_1　19, 31
　── 欠乏症　69
　── の不足　31
ビタミン C　19
ビタミン D　386
ビタミン K　386, 621, 632
ビタミン K 含有食品　632
ビタミン K 欠乏症　578
ビタミン必要量基準　32
非腸閉塞症　528
泌尿器手術　550
非秤量法　2
非びらん性胃食道逆流症　220
肥満（症）　31, 121, 201, 373, 594
　── の食事療法　124
肥満治療食　376
　── の分類　376
肥満判定基準　123
病院食　36
標準体重　11
病的黄疸　577
病的肥満　373
秤量食事記録法　3

秤量法　2
ピラジナミド　184, 189
微量栄養素基準量　33
微量元素欠乏　69
微量元素製剤　617
微量元素の食事摂取基準　223
貧血　479

ふ

フェニルケトン尿症　334, 579
フォーミュラー食　126
不感蒸泄　31
不感蒸泄量　83
複合電解質製剤　616
複雑性イレウス　279
腹部外傷　155
腹部損傷　158
腹膜透析　464, 469
浮腫　63, 85
プリン体　379
プリン体制限食　39
プリン体摂取量　380
プレアルブミン　15
分粥食　177
分岐鎖アミノ酸　301
分岐鎖アミノ酸製剤　300

へ

平常時体重　11
閉塞性イレウス　279
便秘　104

ほ

包括的呼吸リハビリテーション　406
膀胱全摘除術　550, 553
飽和脂肪酸　368
保存療法患者　463, 464
ボタン型胃瘻カテーテル　53
母乳栄養　575, 580
ホモシスチン尿症　579
本態性高血圧症　413

ま

前向き調査　2
膜性腎症　442, 444
膜性増殖性腎炎　442
末梢静脈栄養　22, 23, 66, 70, 72, 149
末梢静脈栄養製剤　616
麻痺性イレウス　279
マラスムス型　408
マロニの式　29, 30
慢性肝炎　294
慢性甲状腺炎　391
慢性呼吸不全　400
慢性糸球体腎炎　442
慢性腎臓病（CDK）　460
　──　に対する食事療法基準　465, 521
慢性心不全　427
慢性腎不全　460
慢性膵炎　328
慢性閉塞性肺疾患　30, 406
慢性閉塞性肺疾患患者　547

み

ミールラウンド　136
ミキサー食　37
ミネラル　33

め・も

メタボリック症候群　121
メナード反応　68
免疫疾患　519
免疫能賦活栄養剤　46
免疫抑制剤　555, 556
門脈圧亢進　235

や

夜間就寝前栄養　300, 307
薬剤の吸収　626
約束食事箋　37
薬物代謝酵素　627

薬理活性物質（仮性アレルゲン）を
　　もつ食品　516
痩せ　116

ゆ

輸液製剤
　──の種類　618
　──の副作用　64
輸液療法　60
輸送担体　624

よ

葉酸　251, 480, 565
葉酸欠乏性貧血　480
幼児期の特徴　584
ヨード　392
　──を多く含む食品と含有量
　　　　　　　　　　　　396
ヨード制限　396

ら

ラクナ梗塞　485
理想体重　11
離乳　583

離乳期下痢　584
離乳食　583, 590
　──の進め方の目安　589
リノール酸　516
リファンピシン　184, 189

り

流動　37
流動食　25
るい痩　116
ループス腎炎　443, 519

れ・ろ

レチノール結合たんぱく　15
瘻孔周囲の消毒　58
ローレル指数　14
ローレル指数判定基準　595
ロサンゼルス分類　220

わ

ワルファリンカリウム
　　　　　　491, 545, 546, 620, 632
　──の作用機序　621